傷寒論訳注

家本誠一

緑書房

はしがき

一、本書は『宋本傷寒論』の全文について訳注を加えたものである。

テキストとして日本漢方協会学術部編、『傷寒雑病論（三訂版）』（第三刷、東洋学術出版社・二〇〇六年四月刊）を使う。同書巻末の記載によれば、同書は明の趙開美本を底本とし、句読点は宋の成《セイ》無《ム》已《イ》の『注解傷寒論』を参考としたものである。

二、日本人は平安末期、一三世紀後半以来『傷寒論』を読んできた。しかしいまだに正確に読めない。なぜか。一つには『素問』『霊枢』をまともに読んでこなかったからである。傷寒卒病論集には『素問』『霊枢』を参考にしたことが記されている。弁脈法、平脈法、傷寒例の各篇にはその引用がしばしば見られる。『素問』『霊枢』を読まなければ『傷寒論』は読めないのである。

本書は『素問』『霊枢』にもとづいて訳注を加えた。

三、『傷寒論』は編纂物である。傷寒卒病論集に「勤めて古訓を求め、博く衆方を采り、『素問』、『九巻』、『八十一難』、『陰陽大論』、『胎臚薬録』并せて『平脈辨證』を撰用す」とある。巻第一から巻第十までの全文を読まなければ仲景の医学は理解できない。

四、『傷寒論』の三陰三陽篇の文章はその文体と内容から見て四つの種類に分けることができる。

①基本文献　『傷寒論』の骨格を作っている文章である。例えば『漢書』芸文志・方技略の経方に載せる風寒熱十六病方等が考えられる。その文体は古風で簡潔明断である。前漢の文章である。

これは張仲景の書いた文章ではない。

②①の文章の補遺あるいは説明。

③薬方服用後の変化とその対応。

④その他余説。

②以下の文章は冗漫で説明もくどくどしている。後漢の文章である。従来仲景の古に非ずといわれたものを多く含むが、実際はこれこそ張仲景や王叔和等の記すところであると思われる。これら全てを含めて『傷寒論』である。我々は宋の林億等が校正した『傷寒論』を読んでいる。張仲景の『傷寒論』を読んでいるのではない。

徳川中期以来、①の文章を張仲景のものとして、②以下を衍文あるいは後人のものとして軽視してきた。そして中国の方有執、兪昌、程応旄の流に倣って、わからない所や理論的な部分は後人の竄入として読まないとするやり方をとるようになった。

日本の漢方、その主流を作る古方派は、主として処方の記されている条文だけを読んで、その運用に専念した。現象論の末梢に拘泥して本体論の追究を放棄した。経験を尊重して理論を軽蔑した。個人の経験が社会の財産になることは難しい。故に古方派的漢方は百年同意語反復の世界に沈溺しているのである。

これでは『傷寒論』は理解できない。

五、傷寒とは病名である。現代の中国語では腸チフスを意味する。ちなみに感冒は傷風という。『傷寒論』の傷寒も腸チフスを含む熱性感染症である。

六、傷寒はまた病理を意味する。傷とは物がどんとぶつかって人や物に衝撃を与えて障害、傷を負わせることである。寒は気象条件としての「冷え」である。しかしその作用からいうと現代医学の病原微生物に相当する。この事情は「風」についても同様である。「風」は気象現象であるとともに病原微生物としての性格をもつ。ただし「風」に比べて「寒」にはより強い侵襲力がある。例外もあるが、「風」はウイルス、「寒」は細菌に比定すると理解しやすい。

七、人体の構成

人体は内外あるいは表裏に分類される。胸腹腔の内に存在するものを内藏という。この内藏を取り除いた後に残った部分を外という。表は外と一致する。裏は口から肛門に至る消化器である。故に裏は内の一部となる。その状況は次の通りである。

外表　体表の皮肉筋骨である。

中間　表裏内外を連絡する経脈。経脈とは血管とその外周を伴走する神経からなる血管神経複合体である。手足と内藏を流注する十二の経脈がある。

内裏　五藏六府の内藏である。肝心脾肺腎、胃、大小腸、胆、膀胱、三焦。

現代日本の古方派は経脈を認めない。そのため、『傷寒論』の読解に大きな障害となり、偏向をきたし、これを正確に読めなくしている。

八、『素問』『霊枢』の疾病記載論

『素問』と『霊枢』には多くの疾患が登場する。傷寒、瘧、風、痺、痿、厥等である。それぞれの疾患はほぼ共通の疾病記載の様式をもっている。即ち皮肉筋骨の症状、六経脈の症状、五藏六府の症状によって構成されている。ただし皮肉筋骨の症状を単独に記載しているのは痺の場合だけで、他の疾患では皮肉筋骨の症状は経脈の症状のなかに含まれている。その他の疾患では、軽症では経脈の症状、重症では藏府の病として記載されている。

傷寒は六経の病として記載されているが、別に五藏の熱病があり、両者をあわせると熱病は六経の病と藏府の病から構成されていることになる。

古方派は『傷寒論』のみによって病の構成を考える。経脈の病の他に皮肉筋骨、五藏六府の病があることを知らない。『金匱要略』は皮肉筋骨と藏府の病に関する医学書である。

また一般に表から裏に進むに従って予後は悪くなる。しかし『傷寒論』で一番死亡が多いのは少陰病である。心腎、血管系の病による心腎の死である。次が厥陰病である。肝膿瘍による敗血症、菌血症である。

九、病の展開

中国古代医学においては、風雨寒暑という外からの邪気によって起こる病は表から裏へ、外から内へ進展すると考えている。故に『傷寒論』でも病は太陽膀胱経から始まり、陽明経、少陽経を経て陰経に入り、太陰経、少陰経、厥陰経へと進展してゆく。

太陽病　太陽膀胱経の病である。経脈の流注に従って頭痛、背腰痛、四肢の疼痛を起こす。

陽明病　陽明胃経の病。胃腸障害の症状を示す。譫語、鄭声等の精神症状は胃の症状ではない。肝障害による肝性脳症である。瀉心湯類は胃熱の薬方である。

少陽病　少陽胆経の病。少陽経は身体の側面を走る。しかし『傷寒論』の少陽病は肝の病症である。感染初期の肝脾の免疫系細胞の反応と考えられる。

太陰病　太陰脾経の病。胃腸障害である。建中湯類は脾胃の虚寒の薬方である。

少陰病　少陰心経、少陰腎経の病。少陰経は心血管系である。腸チフスの死は心死が多い。『傷寒論』でも少陰病が最も死亡が多い。

厥陰病　厥陰肝経の病。肝膿瘍による敗血症と考えられる。ここでも死証が多い。

傷寒論の歴史

中国

二二〇　漢　張仲景　『傷寒雑病論十六巻』（自序）

二八〇　晋　王叔和　『張仲景方』（甲乙経、皇甫謐序）

四七〇　劉宋　陳延之　『張仲景弁傷寒并方』（小品方）

七三七　唐　唐令　医師の考試に傷寒論を採用

一〇六五　北宋　林億等　『宋本傷寒論』校定。これが基本

一一四四　南宋　成無已　『注解傷寒論』

一五八九　明　方有執　『傷寒論条弁』王叔和竄入説を発明した本

一五九九　明　趙開美　『仲景全書』（『宋本傷寒論』を含む）。中国に二部、日本に一部が存する

一六四八　清　兪昌　『傷寒尚論篇』方有執路線

一六七〇　清　程応旄　『傷寒論後条弁』仝上。この両者は日本古方派の源流

一九二三　民国　商務院書館、下記堀川本の改造本。一九六八に石原明氏覆刻　燎原書店

一九九一　中国　劉渡舟　『傷寒論校注』北京図書館収蔵の趙開美原刻本を底本とする

日本

一二八四　鎌倉　惟宗具俊　『本草色葉抄』本邦で初めて『注解傷寒論』を引用

一八三五　天保　『注解傷寒論』元刊本の覆刻。最善の精刻本

一八五八　安政　堀川済『翻刻宋版傷寒論』紅葉山文庫所蔵の趙開美原本に基づく

一九八八　昭和　明趙開美本『傷寒論』国立公文書館内閣文庫所蔵の趙開美本に基づく。最善本である。北里研究所附属東洋医学総合研究所／医史文献研究室　燎原書店

凡例

一、本書は『宋本傷寒論』の全文についての訳注である。

一、底本は『傷寒雑病論』三訂版（日本漢方協会学術部／編、東洋学術出版社、二〇〇六年四月六日、第三刷）である。合わせて『傷寒論校注』（劉渡舟／主編、人民衛生出版社刊行、一九九一年六月第一版第一次印刷）を参照した。

一、文字は、底本の文字以外、原則として現代通用の新字体のものを使用した。

一、漢字のふり仮名は音読みはカタカナ、訓読みはひらがなを使用した。

一、薬方については、一部全文を紹介し、それ以外は読み下し文のみの掲載とした。

一、薬物の薬効記載において、斜線（／）の上は『神農本草經』、斜線の下は『名医別録』の文章である。

一、訳注の作成には次の書物を参考にした。

『臨床応用傷寒論解説』大塚敬節／著、創元社、一九六六年五月一日、初版

『傷寒論演習』講師／藤平健、編者／中村謙介、緑書房、一九九七年二月二十日、初版

『傷寒論解説』金子幸夫／著、たにぐち書店、一九九五年六月十日、第一刷

『現代語訳・宋本傷寒論』劉渡舟、姜元安、生島忍／編著、東洋学術出版社、二〇〇〇年十一月十五日、第一版第一刷

一、校勘には次の書物を使用した。

『金匱玉函經』（『玉函』と略記する）、『敦煌残巻傷寒論』、『脉經』、『千金翼方』、『外臺秘要』、『太平聖恵方』、『注解傷寒論』

『漢語大詞典』漢語大詞典出版社、上海、一九九一年

『学研新漢和大辞典』藤堂明保、加納喜光／編、学習研究社二〇〇五年五月三十一日、初版

目次

傷寒論　訳注

刻仲景全書序

注

○仲景全書　明の萬暦二十七年、西暦一五九九年、趙開美が版行した張仲景の著作集。二十六巻。張仲景の『傷寒論』（宋本傷寒論）十巻、成無已の『注解傷寒論』十巻、宋雲公の『傷寒類論』三巻、張仲景の『金匱要略方論』三巻の四種を含む。

一

歳乙未
吾邑疫厲大作
予家臧獲率六七就枕席
吾呉和緩明卿沈君南昉在海虞
藉其力而起死亡殆徧
予家得大造于沈君矣
不知沈君操何術而若斯之神
因詢之

歳、乙《イツ》（きのえ）未《ミ》（ひつじ）
吾が邑《ユウ》（まち）疫厲《レイ》大いに作《おこ》る
予の家の臧獲《ソウカク》率《おおむ》ね六七枕席に就く
吾が呉の和緩、明卿・沈君南昉は海虞《カイグ》に在り
其の力を藉《か》りて死亡を起すこと殆ど徧《あまね》し
予《ヨ》の家は沈君に大造（大恩）を得たり
沈君が何の術を操って斯《かく》の若く神なるかを知らず
因って之《これ》（沈君）に詢《と》う

訳

西暦一五九五年、乙未の歳、明の萬暦二十三年、私の町では激しい流行病があった。家僕の六七割が寝込むほどであった。昔の医和、医緩にも比すべき我が呉地方の名医、明卿・沈南昉先生は海虞におられた。その医学の力によって多くの人が死を免れた。私の家は沈先生に大きな御恩を被ったわけである。沈先生はどうしてこのような神業ともいうべき優れた医術を獲得されたのか。伺ってみた。

注

○歳乙未　明の萬暦二十三年。日本の文禄四年。西暦一五九五年。**○邑**　音ユウ。都に対して地方の町や村をいう。**○疫厲**　疫は流行病。厲は激しい意。疫厲も流行病を意味する。**○臧獲**　臧は「すらりとして格好の良いこと」。獲は「捕えられた奴隷」。臧獲は「ボディーガード役の体格の良い男の奴隷」。**○呉**　地名。江蘇省のうち、長江以南の地を中心とする一帯。**○和緩**　中国の春秋時代、秦国の名医、医和と医緩のこと。『春秋左氏傳』に記事がある。呉の和緩とは医和、医緩にも匹敵する呉の名医の意。**○海虞**　地名。今の江蘇省常熟県の東にあった。**○大造**　大恩。**○起死亡**　起死回生の意味。**○詢**　音ジュン。問う。一部始終を質問すること。

二

君曰
予豈探龍藏秘典
剖青嚢奥旨而神斯也哉
特于仲景之傷寒論
窺一斑兩斑耳

君は曰《い》う
予《われ》豈《あ》に龍藏の秘典を探り
青嚢の奥旨を剖《わ》けて斯《これ》を神にせんや
特《ひと》り仲景の傷寒論において
一斑、兩斑を窺《うかが》うのみ

訳

先生は言われた。
「私は龍王の秘密の書物を探ったり、青嚢の奥義を割り出したりして自分の医術を神秘化するようなことはしない。ただ張仲景の傷寒論のひとかけらを学んだだけだ」。

注

○龍藏秘典　唐の孫思邈《ソンシバク》の『備急千金要方』のこと。龍宮の秘方として龍王から授けられた書だという説話による。また龍宮の蔵書で仏教の経典をいう。インドの龍樹菩薩が龍宮に入って『華厳経』をもたらした故事による。「秘典」は秘密の典籍。**○青嚢奥旨**　「青嚢」は青い袋。古代の医師が医書を入れていた袋。「青嚢書」は医書、医術をいう。三国時代の魏の華佗が獄吏に渡そうとした青嚢書に由来する。『三国志演義』第七十八回に記事がある。なお晋の郭《カク》璞《ハク》が郭公から授かった青い袋に入れた五行、天文、占筮《センゼイ》に関する九巻の書物をいうこともある。『晋書』郭璞傳に記事がある。奥旨は学問や宗教の奥深い意味、肝要な事柄。奥義。○神　自然界における霊妙不可思議な力をもつもの。日月風雨雷鳴等。ここは神秘化すること。○剖　刀で切って二つにすること。裂く。割る。○一斑　斑は豹の毛皮の斑紋。一斑は物の一部分をいう。

三

予曰　　予は曰う
吾聞是書于家大夫之日久矣　　吾は是の書を家大夫（父親）より聞くの日久し
而書肆間絶不可得　　而れども書肆の間《カン》（あいだ）絶えて得可からず
君曰　　君は曰う
予誠有之　　予は誠に之有り（持っている）と
予讀而　　予は讀んで
知其為成無已所解之書也　　其の成無已《セイムイ》の（注）解する所の書為《た》るを知る（『注解傷寒論』）
然而魚亥不可正　　然れども魚亥《ギョガイ》正す可からず
句讀不可離矣　　句讀《クトウ》離す可からず（句読点が打ってない）
已而購得數本　　已《すで》にして數本を購《あがな》うことを得たり
字為之正、句為之離　　字は之が為に正しく、句は之が為に離る
補其脱略、訂其舛錯　　其の脱略を補い、其の舛錯《センサク》を訂《ただ》す
沈君曰　　沈君は曰う
是可謂完書、仲景之忠臣也　　是れ完（全の）書と謂う可し、仲景の忠臣なりと

予謝不敏

予は不敏《フビン》を（どういたしましてと）謝す

訳

私は申し上げた。

「傷寒論については父親から前々から話を聞いております。ただ本屋さんには見かけることがありません」。

先生は言われる。

「私は実際にその本を持っている」。

私が拝見してみると、その本は成無已の『注解傷寒論』だった。しかし沈先生の本は誤植があり、句読も正確に施されていなかった。そのうち『注解傷寒論』の版本をいくつか購入することができた。これによって、文字を正し、句読を切り、脱略を補い、誤りを正した。

沈先生は「これは完璧な本だ。貴方は張仲景の忠臣というべきである」と言われた。

私は「とんでもございません」と、お褒めの言葉にお礼を申し上げた。

注

○**家大夫**　大夫とは医師のこと。宋代に医官には大夫、郎、医効等という一般とは別の官位が与えられた。そこで後には医生（医師）を大夫というようになった。しかしここは家大人の意味ではなかろうか。家長のことである。なお普通には大夫といえば、漢代、第五位にあたる爵位にあたる庶民のこと。日本では、五位の官人の通称。一般にはタユウと読まれているが、正しくはタイフと読む。○**書肆**　音ショシ。書店。肆はみせ（店）。○**成無已**　日本では「セイムイ」、中国では成無己と書いて「セイムコ」と呼んでいる。『注解傷寒論』の著者。○**魚亥**　魯魚亥豕《ロギョガイシ》の略。魯と魚、亥と豕は、文字の形が似ていて伝写の際に誤りやすいことをいう。東晋の葛洪の『抱朴子』に「書は三たび写せば魚は魯と成り、虚は虎と成る」とある。○**句讀**　句は文章の切れ目、讀は文中の切れ目で息を休めるところ。それぞれ句点、読点を打つ。○**舛錯**　舛は音セン。食い違うこと。錯は音サク。交じること。舛錯で入り交じること。○**不敏**　才知の劣っていること。愚か。○**謝**　お礼あるいはお詫びをすること。○**予謝不敏**　「私は愚かでお褒めにあずかるような者ではございません」という謙遜の言葉。

四

先大夫命之
爾其板行、斯以恵厥同胞
不肖孤曰唯唯
沈君曰
金匱要略仲景治雜證之秘也
盍并刻之、以見古人攻撃
補瀉緩急調停之心法
先大夫曰、小子識之
不肖孤曰
敬哉、既合刻則名何從
先大夫曰
可哉、命之名仲景全書

先大夫は之（私）に命ず
爾《なんじ》は其れ板行し、斯を以て厥《そ》の同胞に恵め
不肖孤《フショウ》は曰う、唯唯《イイ》（はいはい）
沈君は曰う
金匱要略は仲景が雜證を治するの秘（訣を記した書）なり
盍《なん》ぞ并《あわ》せて之を刻し、以て古人の攻撃
補瀉、緩急、調停の心法を見《あらわ》さざる
先大夫は曰う、小子之を識《しる》せ
不肖孤《コ》は曰う
敬哉《ケイサイ》、既に合刻せしときは則ち名は何に從わん
先大夫は曰う
可哉《かなるかな》、之を命じて仲景全書と名づけよ

訳

父親は私に「お前はこの『注解傷寒論』を版行して世間の人々の役に立つようにしなさい」と命令した。

私は「ハイ、ハイ、承知いたしました」と答えた。

沈先生は「『金匱要略』は張仲景が雑病を治療する上の秘訣を記した本だ。これを翻刻して昔の名医の攻撃、補瀉、緩急、調停の核心の術を世の中に広めないで良いことがあろうか（合刻するべきだ）」と言われた。

亡父が「お前はこのことをよく覚えておきなさい」と言った。

私は「畏まりました」と返事をした。そして翻刻を行った後、本はどう書名をつけたらよいか尋ねた。

亡父は「よろしい。『仲景全書』と名づけるのが良い」と言った。

注

〇爾　音ジ。汝。**〇板行**　版行。出版。**〇厥**　その、それ。其と同意。**〇不肖孤**　不肖は愚かなこと。愚かな子供。孤は親に死に別れた子。孤児。不肖孤は謙遜の自称。**〇唯**　畏まって急いで答える返事。唯唯で「はいはい」。ゆっくり考えて答える場合は諾《ダク》という。

〇盍　「なんぞ……ざる」と読む。再読文字。**〇心法**　以心伝心の方法。核心的な方法。**〇識**　音シ。書き留める。**〇敬**　身を引き締めてかしこまること。敬哉で「かしこまりました」。**〇合刻**　刻はきざむ意。版刻は版木に彫ること、出版することである。合刻は合わせて版木に彫ること。**〇可哉**　よろしい。よしよし。

五

既刻已復得宋板傷寒論焉
予曩固知成注非全文
及得是書、不啻拱璧
轉巻間而後知成之荒也
因復并刻之
所以承先大夫之志歟

既に刻し已《おわ》りて復た宋板傷寒論を得たり
予は曩《さき》に固より成注の全文に非ざるを知る
是の書を得るに及び啻《ただ》に拱璧《キョウヘキ》のみならず
巻を轉ずる間よりして後に成（注）の荒（不完全）を知る
因って復た并《あわ》せて之を刻す
先大夫の志を承《う》ける所以なり

訳

成無已本の覆刻が終わった後、また『宋本傷寒論』を手に入れた。もともと成無已の注解が『傷寒論』の全文でないことは知っていた。いま『宋本傷寒論』を得て立派な玉を得たようにうれしく思ったが、それだけでなく、この本をいろいろ読んで見ると、成注本の荒っぽさがわかってきた。そこでこの宋本も合わせて翻刻した。これは亡父の遺志を受け継ぐためである。

注

〇宋板傷寒論　宋の林億等が校勘し治平二年（西暦一〇六五年）に刊行した『傷寒論』。現行本はこの仲景全書に収められているものの複刻である。**〇曩**　音ノウ。昔、以前に。**〇不啻拱璧**　拱は音キョウ。敬意を表すために両手を胸の前に組み合わせる。こまねく。璧は音ヘキ。平らな輪の形をした美しい玉。拱璧で一抱えもある大きな玉。**〇啻**　「ただに……のみならず」と読み、「たんに……

だけではない」と訳す。大きな美しい玉を得てうれしく思っただけではない。

六

又故紙中検得傷寒類證三巻
所以櫽括仲景之書
去其煩而歸之簡
聚其散而彙之一
其于病證脈方
若標月指之明且盡
仲景之法于是粲然無遺矣
乃并附于後
予因是哀夫世之人
向故不得盡命而死也

又故紙中より検して傷寒類證三巻を得たり（これに依って）
仲景の書を櫽括《インカツ》（訂正）し
其の煩を去って之を簡に歸し
其の散を聚《あつ》めて之を一に彙《あつ》むる所以（道具）なり
其の病證脈方において
月を標《ヒョウ》（まと）して之を指す若《ごと》く明且つ盡せり
仲景の法は是において粲然として遺《のこ》すもの無し
乃ち并せて後に附す
予は是に因って夫《か》の世の人
向故（過去）に命を盡くすを得ずして死するを哀しむなり

訳

また古い書物を調べているうち、『傷寒類証』三巻を発見しました。この本は張仲景の誤りを訂正し、煩雑を取り除いて簡潔なものにし、あちらこちらに散らばっているものを一ヵ所にまとめる上で手かがりになった。

これによって『傷寒論』の病証、脈状、薬方は闇夜に月を指差すように明瞭で完璧なものになった。仲景の方法は燦然として明確になり疑問を残すところがなくなった。そこで成注と宋本の後に附載した。

それにつけても、以前には世間の人々は、このような優れた書物による治療を受けることができず、寿命を全うすることができなかったことが痛ましく思われる。

注

○傷寒類證　金の宋雲公の著書。三巻。西暦一一六三年刊行。**○櫽括**　櫽は「曲がった木を伸ばす道具、ためぎ」。括は栝とも書く。栝は「木を四角に曲げるための道具」。櫽括で「間違いを正すこと」。**○彙**　ハリネズミ。あつめる。あつまる。**○標**　目印。的《まと》（標的）。**○向故**　向は中世の俗語で於と同意。故は古と同じ。向故は於古で、「以前」、「昔」の意となる。

七

夫仲景殫心思于軒岐
辨證候于絲髪
著為百十二方以全民命
斯何其仁且愛
而躋一世于仁壽之域也

夫れ仲景は心思を軒岐《ケンキ》に殫《つ》くし
證候を絲髪（微細）に辨じ（分析）
著《あらわ》して百十二方と為し以て民の命を全くす
斯《こ》れ何ぞ其の仁にして且つ愛なるや
而《しこう》して一世を仁壽の域に躋《のぼ》すなり

訳

そもそも仲景は黄帝と岐伯の医学を精魂を注ぎ込んで研究し、症候を微細に分析し、それに対応する百十二の薬方を作り、人々の命を救った。まことに仁愛に満ちた仕事で、世間の人々が天寿を全うするようにしてくれたのだ。

注

○軒岐　軒轅《ケンエン》の丘に都した黄帝とその臣下の岐伯のこと。『素問』の問答の主役。ここは軒岐の医学の意味で『素問』『霊枢』のこと。**○殫**　音タン。つきる。つくす。**○躋**　音セイ。高い所にのぼる。

八

乃今之業醫者舎本逐末
超者曰東垣、局者曰丹溪已矣
而最稱高識者則玉機微義是宗
若素問若靈樞若玄珠密語
則嗒焉茫乎而不知旨歸
而語之以張仲景劉河間
幾不能知其人與世代

乃ち今の醫を業とする者は本を舎（捨）て末を逐《お》う
超者は東垣と曰い、局者は丹溪と曰うのみ
而して最も高識を稱する者も則ち玉機微義を是れ宗とす
素問の若《ごと》く、靈樞の若く、玄珠密語の若きは
則ち嗒焉、茫乎として（主）旨（の）歸（着）を知らず
而して之に語るに張仲景、劉河間を以てすれば
幾《ほとん》ど其の人と世代とを知る能わず

訳

ところで今の医師たちを見ると、人々の病苦を和らげ命を守るという本来の仕事をおろそかにして、名誉や金銭という末梢的な事柄に熱中している。

優秀な人でも李東垣を尊重し、平凡な者は朱丹溪に私淑する程度にしか医学について知らない。最も識見が高いという人でも『玉機微義』をお手本にしているに過ぎない。『素問』や『霊枢』、『玄珠密語』という医学書に至っては、ポカンとして何のことかわからず、全く理解することができない。

この人たちに張仲景や劉完素のことを話しても、彼らがいつの時代の人で何をしたのかも知らない。

注

〇**超者**　越える。優秀な人。〇**局**　縮んで狭い。ここは超の優秀に対して了見の狭い人。〇**東垣**　李東垣《リトウエン》。李杲《リコウ》。金代の著明な医師。金元四大家の一。河北省真定（今、正定）の人。『脾胃論』、『内外傷辨惑論』等の著書がある。温補派。西暦一一八〇—一二五一年。〇**丹溪**　朱丹溪《シュタンケイ》。朱震亨《シュシンコウ》。元代の著明な医師。金元四大家の一。浙江省義烏の人。『格致余論』、『局方発揮』、『丹溪心法』等の著書がある。西暦一二八一—一三五八年。〇**玉機微義**　明の洪武二十九年、西暦一三六九年刊。総合的医書。〇**宗**　音ソウ。訓「むねとす」。宗は「むね」、中心。中心として重んずること。〇**玄珠密語**　「玄珠」は黒い玉。道家で道の実体、真実。また賢人、宝貴なものの例え。玄珠密語については未詳である。〇**嗒焉**　音トウエン。吾

を忘れて満足すること。〇**茫乎**　音ボウコ。心がうつろでぼんやりしている様。〇**旨歸**　音シキ。旨は趣旨、主旨で物事の本来の意味、考え。帰は帰趣、物事の趣く所、落ち着く所。旨帰は本来の趣旨、真実の道理である。〇**劉河間**《リュウカカン》　劉完素。金代の著明な医師。金元四大家の一。寒涼派。『素問玄機原病式』一巻、『宣明論方』十五巻等の著書がある。華北省河南の人。西暦約一一一〇—一二〇〇年。

九

猶靦然曰
吾能已病足矣
奚高遠之是務
且于今之讀軒岐書者必加誚曰
是夫也
徒讀父書耳、不知兵變已

猶靦然《テンゼン》として（あつかましくも）曰う
吾は能く病を已《いや》せば足れり
奚《なんぞ》之を高遠にすることを是れ務めんや
且つ今の軒岐の書を讀むものには必ず誚《ショウ》（悪口）を加えて曰う
是の夫《フ》（男）や
徒《いたずら》に父の書を讀むのみ、兵變（臨機応変）を知らざるのみと

訳

更に厚かましくも「私は病人の治療ができれば充分だ。高尚な理論など問題ではない」と言う。

その上、『素問』、『霊枢』を読んでいる人に対しては「この人たちは昔の書物を読むだけで、理論は知っても、実地の臨床上で病人に臨機応変に対応することは知らない」と悪口を言って非難する。

注

〇**靦然**　靦は音テン。つらの皮。靦顔はあつかましい顔付。〇**已**　やめる。中止する。病の場合は症状が取れる、病勢が緩和する意味に使う。完治ではなくて軽快である。「やむ」と読む。〇**奚**　音ケイ。「なんぞ……（ならんや）」と読み、「どうして……であろうか（いや……ではない）」と訳す。反語である。〇**誚**　音ショウ。せめる。そしる。悪口。〇**徒**　いたずらに。ただ……のみ（ただ……に過ぎない）。〇**兵變**　兵法上の臨機応変の対応。

一〇

夫不知變者世誠有之
以其變之難通而遂棄之者
是猶食而咽也
去食以求養生者哉
必且不然矣
則今日是書之刻
烏知不為肉食者大嗤乎
説者謂
陸宣公達而以奏疏醫天下
窮而聚方書以醫萬民
吾子固悠然有世思哉

夫れ變を知らざる者は世々誠に之有り
其の變の通じ難きをもって遂に之を棄つる者は
是れ猶食して咽《むせ》ぶや
食（物）を去って以て生を養うことを求める如きか
必ず且《まさ》に然らざるなり
則ち今日是の書を刻するは
烏《いずくん》ぞ知らん、肉食を為さざる者大いに嗤《わら》はんことを
説者は謂《い》う
陸宣公は達（在官）にしては奏疏して天下を醫し
窮（民間）しては方書を聚《あつ》めて以て萬民を醫す
吾子は固より悠然として世（の中を憂える）思有るかな

訳

確かに臨機応変の対応を知らない人は存在する。臨機に応変することは難しいことであるが、これを避けてしまってはいけない。

食べ物が咽に支えたからといって取り出してしまい、それで栄養を取ろうとするようなもので、それはできない相談だ（『素問』、『霊枢』、『傷寒論』のような基本的理論的な医学書は難しいからといって研究をしないのは間違っている）。

今、この本を翻刻するのは、このような（理論より実際だという）人々の嘲笑を受けるかも知れない。

ある人が私にこう申された。「陸宣公という人は、在官のときは上奏して天下の政治を治め、退官して在野のときは医学書を集めて民衆の病を治療しました。あなたも陸宣公のように広く世人を救おうという心がおありでしょう」と。

注

○**咽**　のど。のどにつかえてむせぶこと。○**烏**　「いずくんぞ……」と読み「どうして……か」の意。○**嗤**　あざ笑う。○**達**　出世する。順境で在官の時。○**窮**　行き詰まって動きのとれないこと。困窮。逆境で民間にあるとき。○**奏疏**　音ソウソ。「奏」は奏上。所見を君主に申し上げること。「疏」は上奏文。○**方書**　方術の書。医学書。○**悠然**　悠は遠く、遥かなこと。○**世思**　世の中のことを憂い思いやる心。

一一

予曰
不不、是先大夫之志也
先大夫固嘗以奏疏醫父子之倫
醫朋黨之漸、醫東南之民瘼
以直言敢諫醫諂諛者之膏肓
故躓之日多、達之日少
而是書之刻也
其先大夫宣公之志歟
今先大夫歿垂四年而書成
先大夫處江湖退憂之心
蓋與居廟堂進憂之心同一
無窮矣

予は曰う
不《フ》、不、（いないな）、是れ先大夫の志なり
先大夫は固より嘗って奏疏を以て父子の倫《みち》を醫し
朋黨の漸（染）を醫し、東南の民の瘼《バク》を醫し
直言敢諫を以て、諂諛《カンユ》する者の膏肓を醫す
故に躓《つまず》くの日多く、達するの日少し
而して是の書を刻するは
其れ先大夫と宣公の志か
今、先大夫歿して四年に垂《なんなん》として書成る
先大夫、江湖に處りて憂いを退《しりぞ》くるの心は
蓋し廟堂に居りて憂を進めるの心と同一にして
窮りなかりしなり

訳

私は申し上げた。

「いえ。いえ。これは私の考えではありません。亡父の遺志です。亡父は上奏して親子の道を正し、仲間内の自己中心的な傾向を直し、東南地方の人々の病を治療しました。またおべっか使いの人々の悪習に直言して諌めたりしました。そのために、不遇の日々が多く、得意のときはあまりありませんでした。今この本を翻刻するのは亡父の遺志でもあり、陸宣公の志にならうものでもあります。父親が亡くなって四年になろうとするとき、ようやく本が完成しました。亡父は民間においては人民の憂いをなくするように心掛け、官庁にあっては人々のことを心配しておりました。どこにいても心を一つにして民衆を憂いました」。

一二

客曰　　客は曰う

子實為之而以為先公之志　　子は實は之を為すも以て先公の志と為す

殆所謂善則稱親歟　　殆ど所謂善は則ち親を稱《たた》える（という諺の様）か

不肖孤曰　　不肖孤は曰う

注

○父子之倫　倫は仲間。仲間の行動規範。倫理、人倫。道徳。親子関係の正しい道。**○朋黨之漸**　朋党は仲間。漸は次第に、ようやく、じわじわと進む意。また、ひたす、じわじわ滲みる意味。ここは友達たちの間で、善悪ともに、次第に感化されたり、習慣に染まったりすること。醫朋黨之漸とは友人たちが悪い習慣に染まらないように教訓することである。**○瘼**　音バク。病。**○諂諛**　音カンユ。諂はへつらう、おもねる。諛もへつらう意。**○膏肓**　膏は心の下、肓は横隔膜の上。病膏肓に入る（『春秋左氏傳』成公十年の記事）の膏肓で、不治の病の例え。**○垂**　「なんなんとす」と読み「……しようとする」の意味とする。**○江湖退憂之心**　「江湖《コウコ》」は朝廷に対して民間、地方をいう。また世間。「退憂之心」とは官職をやめて引退し、民間にあって社稷を憂えること。**○廟堂進憂之心**　「廟堂《ビョウドウ》」は朝廷。また「御霊屋」。朝廷にあって進んで国家を憂えること。

不不是先大夫之志也
萬暦己亥三月穀旦
海虞清常道人趙開美序

不不、是れ先大夫の志なり
萬暦己亥《キガイ》（つちのとい）三月の穀旦（吉日）
海虞の清常道人、趙開美序す。

訳

お客人は言った。

「実際はあなたがこの本を作ったのです。それを亡くなった父上の遺志を成し遂げただけだという。ご先祖に花を持たせるお考えですね」。

不肖な子である私は申し上げる。

「いえ。いえ。そうではありません。これは亡父の遺志なのです」。

萬暦二十七年、己亥の歳、三月吉日、海虞の清常道人・趙開美序す
注

○子實為之而以為先公之志　子は「あなた」。実際にはあなたがこの仕事を成し遂げた。しかし亡くなられた親の志を強調して、手柄を親に譲っている。**○善則稱親**　稱は音ショウ。ほめる。称（賞）賛。善いことは親の手柄にして称賛するの意味。**○萬暦己亥**　萬暦二十七年、西暦一五九九年。

傷寒論序

注
〇傷寒　傷とは強く物がぶち当たって「きず」がつくことである。傷寒は寒気が人体にぶち当たって生じた病をいう。現代中国では腸チフスを意味する。**〇論**　すじ道を立てて道理を説くこと。また説いた文章。**〇序**　著書の初めに著書の意図や成立の事情を述べた文章。

夫傷寒論
蓋祖述大聖人之意
諸家莫其倫擬
故晉皇甫謐序甲乙鍼經云
伊尹以元聖之才
撰用神農本草以為湯液
漢張仲景論廣湯液為十數巻
用之多驗
近世太醫令王叔和
撰次仲景遺論甚精
皆可施用
是仲景本伊尹之經
伊尹本神農之法

夫れ傷寒論は
蓋《けだ》し大聖人の意を祖述《ソジュツ》す
諸家其れ倫擬《リンギ》するもの莫《な》し
故に晉の皇甫謐は甲乙鍼經に序して云う
伊尹《イイン》は元聖の才を以て
神農本草を撰用し、以て湯液を為《つく》る
漢の張仲景は湯液を論廣し十數巻と為《な》す
之を用いるに（効）驗多し
近世の（西晋の）太醫令、王叔和は
仲景の遺論を撰次すること甚だ精《くわ》し
皆施用す可し
是れ（すなわち）仲景は伊尹の經に本《もと》づき
伊尹は神農の法に本づく

得不謂祖述大聖人之意乎

大聖人の意を祖述すると謂《い》わざるを得んや

訳

いったい『傷寒論』という書物は、思うに偉大な聖人の考えを継承し発展させたものであって、誰もこれに肩を並べて比較することのできない優れたものである。

そこで西晋の皇甫謐は『甲乙經』の序文に「伊尹《イイン》は『神農本草經』を撰述して湯液（煎じ薬による治療法）を作成した。後漢の張仲景は伊尹の湯液を更に発展させて『傷寒論』十数巻とした。これを使用してみると大変有効である。近代の西晋の太医令の王叔和は、散逸しかかっていた張仲景の著書を集めて精密に編集した。その編集本は実際に運用して効果を上げている」と書いた。

以上のように、張仲景は伊尹の湯液に基づき、伊尹は神農の本草に基づいている。まさに『傷寒論』は偉大な聖人の意思を継承したものであるということになるではないか。

注

○祖述　先人の学説を継承発展させること。**○倫擬《リンギ》**　倫は仲間、擬はなぞらえる、似ていること。仲間に似ている、肩を並べるの意。**○皇甫謐《コウホヒツ》**　二一五―二八二年。『甲乙經』を編纂した。**○伊尹《イイン》**　殷（商）の人。『神農本草經』を撰用して初めて湯液を作ったといわれている。**○王叔和《オウシュクワ》**　一八〇―二七〇年。西晋の医師。太医令。『脈經』の作者。

張仲景漢書無傳
見名醫錄云
南陽人、名機、仲景乃其字也
舉孝廉、官至長沙太守
始受術於同郡張伯祖

張仲景は漢書《カンジョ》に傳無し
名醫錄を見るに云う
南陽の人、名は機、仲景は乃ち其の字《あざな》なり
孝廉《コウレン》に舉げられ、官は長沙の太守に至る
始め術を同郡の張伯祖に受く

時人言、識用精微過其師
所著論、其言精而奥、其法簡而詳
非淺聞寡見者所能及

時人言う、識用精微にして其の師に過ぐ、と
著論する所、其の言精にして奥、其の法簡にして詳
淺聞寡見《カケン》の者の能く及《よ》ぶ所に非ず

訳

張仲景は後漢の人であるが、その時代の歴史を書いた『後漢書』には、その伝記が載っていない。『名医録』という本を見ると次のように記されている。

河南省の南陽郡の出身である。名前は機。仲景は即ち字《あざな》である。孝廉として推薦されて役人になり、官位は長沙の太守にまで登った。医学は初め同じ南陽郡の張伯祖に就いて学んだ。当時の人々は、張仲景は学問の知識も臨床の実際も精密で行き届いており、先生より勝っている、という評判であった。

その著書についていえば、その理論は正確で奥深く、実際の方法は簡潔で精細なものである。

その学識は、見聞の狭い、識見の浅い者の到底理解できるようなものではない。

注

○漢書《カンジョ》　七八年ころ成立。後漢の班固（三二―九二年）の著書。前漢の高祖から王莽《オウモウ》の滅亡に至る二三〇年間の歴史書。**○後漢書**　四二六年ころ成立。宋（四二〇―四七九年）の范曄《ハンヨウ》（三九八―四四五年）の著。後漢一代の歴史書。**○字**　男子が元服してから、本名の他につける名前。日常は字で呼んだ。**○孝廉**　漢代の官吏登用法。郡国の役人が地方の孝行で清廉な人を朝廷に推薦した。**○長沙太守**　長沙は中国、湖南省の省都。太守は郡の長官。**○識用精微**　学識とその運用の力が精密微細で優れている。**○淺聞寡見**　見聞が狭く識見の浅いこと。

自仲景于今八百餘年
惟王叔和能學之

仲景自《よ》り今にいたる八百餘年
惟《ただ》王叔和のみ能く之を學ぶ

其間如葛洪、陶景、胡洽
徐之才、孫思邈輩、非不才也
但各自名家而不能脩明之

其の間、葛洪、陶（弘）景、胡洽《ココウ》
徐之才、孫思邈の輩の如きは不才には非ざるなり
但だ各自名家にして之を脩明すること能《あた》わざるのみ

訳

張仲景が『傷寒論』を作ってから現在（北宋の治平年間）に至るまでには八百年余りの年月が経過しているが、本書をよく理解し習得したのはただ王叔和だけである。

この間には葛洪、陶弘景、胡洽、徐之才、孫思邈というようなそれぞれ相当の才能のある人々がいた。しかしながらこれらの人々は各自、一家言のある学識、技量をもった名医ではあるが、張仲景の学術を充分に理解、体得して世の中に顕彰することはできなかった。

注

○**葛洪**《カッコウ》（二八三—三四三年頃）。東晋（三一七—四二〇年）の道士。号は抱朴子。江蘇の人。仙術を好み、煉丹に励んだ。『抱朴子』、『神仙伝』の著書がある。○**陶景**　陶弘景のこと。（四五六—五三六年）。南朝、梁（五〇二—五五七年）の道士。江蘇の人。医学や道教に通じていた。『神農本草經集注』の著書がある。○**胡洽**　胡道洽のこと。南朝、劉宋（四二〇—四七九年）の医師。医術に優れていた。『治百病方』の著書があるが、亡佚した。○**徐之才**《ジョシサイ》（四九二—五七二年）。北朝、北齊（五五〇—五七七年）の人。医学に詳しい家系で、『薬対』の著書がある。○**孫思邈**《ソンシバク》（?—六八二年）。隋唐時代の医師。『千金要方』の著者。○**脩明**　事柄を修学、解明して学問や技術を身に着けること。

開寶中、節度使高繼沖曽編録進上
其文理舛錯、未嘗考正
歴代雖藏之書府、亦闕於讐校

開寶中、節度使高繼沖曽《か》って編録して進上す
其の文理舛錯《センサク》し、未だ嘗て考正せず
歴代之を書府に藏すと雖も、亦た讐校を闕《か》く

是使治病之流舉天下無或知者
國家詔儒臣校正醫書
臣奇續被其選
以為百病之急、無急於傷寒
今先校定張仲景傷寒論十卷
總二十二篇、證外合三百九十七法
除複重定有一百一十二方、今請頒行
太子右賛善大夫臣高保衡
尚書屯田員外郎臣孫奇
尚書司封郎中祕閣校理臣林億等謹上

是れ治病の流をして天下を擧げて或は知る者無からしむ
國家儒臣に詔して醫書を校正せしむ
臣奇續いて其の選を被《こう》むる
百病の急は傷寒より急なるは無しと為すを以て
今先ず張仲景の傷寒論十巻を校定す
總て二十二篇、證の外《ほか》合せて三百九十七法
複重を除き一百一十二方を定め、今頒行を請う
太子右賛善大夫臣高保衡
尚書屯田員外郎臣孫奇
尚書司封郎中祕閣校理臣林億等謹上

訳

宋の太祖の開寶年間（九六八―九七八年）、節度使の高継沖が『傷寒論』を編録して朝廷に献上した。しかしその文章には錯簡があって、論理が入り乱れていたが、これに対する校正はしなかった。この本は代々政府の書庫に貯蔵されていたが、これまで異本と対比して校合するという作業も行われていない。このような事情で、本書は世間の治療家にその存在が知られていなかった。

宋の政府は仁宗の嘉祐二年、一〇五七年、校正医書局を置き、儒教の学者たちに医書を校正させて、これを刊行した。孫奇たちは引き続いてこの事業に選ばれ従事している。

たくさんの急性の病気のなかでも、傷寒の病ほどに急卒に死生にかかわる病変を起こすものはない。そこで英宗の治平二年、一〇六五年に、まず張仲景の傷寒論十巻を校正した。

本書は二十二篇からなる。症状は三九七条、処方は重複を除いて一一二方である。

謹んで世の中に頒布されることをお願い申し上げる。

太子右賛善大夫臣高保衡
尚書屯田員外郎臣孫奇

尚書司封郎中秘閣校理臣林億等
謹しんで上奏いたします。

注

〇開寶　北宋の初代の皇帝、太祖の年号。九六八年より九七五年に至る。**〇節度使**　中国は唐、五代に置かれた軍職。辺境防衛軍の総司令官。安史の乱の後は藩鎮と呼ばれ民政も掌握した。宋以後はなくなったという。高継沖は宋以前の続きで、太祖の初期には残存していたものであろう。**〇文理舛錯**　文章のすじ道がすっきりと通達せず、錯誤があること。舛は音セン。食い違うこと。錯は音サク。交じり合うこと。舛錯で「入り混じり乱れる」意味。**〇考正**　文章や文字の誤りを比べて正しくすること。校正。**〇讎校**　讎は音シュウ。ともがら、相手のこと。讎校は二人で本を読み比べ字句の違いを正すこと。

注

○傷寒論の小字本出版の事情が述べられている。

國子監

准
尚書禮部元祐三年八月八日符
元祐三年八月七日酉時准都省送下
當月六日勑、中書省勘會

（批）准
尚書禮部元祐三年八月八日の符（公文書）
元祐三年八月七日酉時、都省より送下す
當月六日勑により中書省勘會（審査）す

訳

尚書礼部元祐三年（一〇八八年）八月八日の通知。
元祐三年八月七日酉時（午後六時）、都省（尚書省）より送下した。
本月六日の詔勅により中書省において診査議定した。

注

○**國子監**　国立学校を管理した教育行政官庁。○**准**　音シュン。ジュンは慣用音。中世以後の公文書用語。「……により、……によれば」。批准は君主が臣下の奏上する文書の終わりに裁許するむね記すこと。○**尚書省**《ショウショショウ》　中央行政機関。六部（吏礼兵刑戸工）を統括した。中書省、尚書省、門下省は三省を構成し、行政事務を総攬した。詔書を司った。○**禮部**　礼儀、祭祀、官吏の試験を司る官庁。尚書省に所属する。○**符**　部下に対する命令、あるいは通知。○**酉**　午後六時前後。○**勑**　勅に同じ。皇帝の詔書。

下項醫書、冊數重大
紙墨價高、民間難以買置※
八月一日奉聖旨
令國子監別作小字雕印

下項の醫書は冊数重大
紙墨の價高くして、民間以て買置難し
八月一日聖旨を奉じ
國子監をして別に小字の雕印（版木）を作らしむ

校

※置　原文は「直」に作る。誤植である。

訳

下記の医学書は文字が大きく冊数が多いので、印刷の紙や墨が高価になる。そのため、民間では買うことが困難である。そこで八月一日、皇帝の思し召しによって国子監に小文字による版木を作るように命令した。

注

○**冊數重大**　『宋本傷寒論』は初め大文字で印刷されたので冊数が増えた。○**聖旨**　聖上（皇帝）の意向。考え。○**雕印**　雕は彫と同じ。

内有浙路小字本者
令所屬官司校對
別無差錯即摹印雕版
並候了日廣行印造

内に浙路（浙江省）に小字本なる者有り
所屬の官司をして校對せしむ
別に差錯無ければ即ち雕版を摹印《モイン》（模刻）す
並びに了《おわ》る日を候《ま》って廣く印造を行う

訳

公認のものではなかったが、浙江省に小文字の『傷寒論』があった。関係官庁に命じて大字本と対校させる。別に間違いがなければ早速この小字本を模刻し、模刻が終了した日に広く一般に向けて印刷出版する。

注

○**内**　内密。非公認。○**路**　宋代の行政区画。省に当たる。○**浙路**　浙江省。○**校對**　各種の異本を対比して校合《コウゴウ》すること。○**差錯**　差異錯誤。入り乱れること。間違い。○**摹印**　模刻。原本を引き写して彫ること。

只收官紙工墨本價　只だ官紙工墨の本價を收め
許民間請買　民間の請買を許す
仍送諸路出賣　仍《よ》って諸路に送り出売す

訳

価格については紙代や工賃、墨代等を徴収するのにとどめ、（安価に）民間が購入できるようにする。そこで各省に送って販売する。

奉勅如右　勅を奉ずること右の如し
牒到奉行　牒（公文書）到れば奉行す
前批八月七日未時　前（以上）の批《ヒ》（文書）は八月七日未時に
付禮部施行　禮部に付して施行す

訳

詔勅の趣旨、以上のように承り、公文書が到着したら実行する。

以上の文書は八月七日午後二時、礼部において施行した。

續准禮部符
元祐三年九月二十日
准都省送下
當月十七日勅
中書省尚書省
送到國子監狀、據書庫狀、

續いて禮部の符により
元祐三年九月二十日
都省より送下す
當月十七日の勅により
中書省、尚書省より
送った國子監の狀、據書庫の狀

訳

続いて礼部よりの文書
元祐三年九月二十日、都省より送下す。
本月十七日の詔勅により中書省、尚書省に送った国子監の文書、
書庫の文書に據る。

注

○狀　上部に向けて意見や事実を陳述する文書。

准朝旨
雕印小字傷寒論等醫書出賣
契勘工錢、約支用五千餘貫

朝旨により
小字傷寒論等の醫書を雕印し出賣す
工錢を契勘するに五千餘貫を支用することを約す

未委於是何官錢
支給應副使用

未だ是を何官の錢に於いて
支給應副使用するかを委《ゆだ》ねず

訳

朝旨によって小字の『傷寒論』を印刷し、出版、販売する。制作費を勘案するのにおおよそ五千貫あまりが必要である。いまだどの官庁の金銭で支払うかは決めていない。

注

○**契勘**　宋元時代の公文書用語。診査。○**工錢**　工作の手間賃。費用。○**約**　あらまし。大約。○**貫**　貨幣の単位。錢一千文。穴あき錢千枚を紐で貫いたもの。○**應副**　対応。処置。支付（支払う）。

本監比
欲依雕四子等體例
於書庫賣書錢内借支
又緣所降朝旨候雕造了日
令只收官紙工墨本價
即別不收息
慮日後難以撥還
欲乞朝廷特賜
應副上件錢數支使
候指揮尚書省勘當

本（国子）監の比《ヒ》（先例）は
雕四子（学庸論孟）等の體例に依り
書庫に於ける賣書の錢内にて借支せんと欲す
又朝旨の降る所に緣《よ》り雕造の了る日を候ち
只だ官紙工墨の本價のみを收めしめ
即ち別に（利）息を收めず
後日の以て撥還（返還）することの難《かた》きを慮《おもんぱか》り
朝廷の特賜を乞い
上件の錢數の支使に應副せんことを欲す
尚書省の勘當の指揮を候《ま》つ

訳

国子監の先例に依れば、四書を印刷するときの例により、書庫が販売した書籍の収入の内から借用して支払いたい。

また朝廷が下された考えにより、印刷が終了したときに印刷にかかった官の紙代や工賃、墨代等だけを徴収し、別に利益は求めないようにする。

ただ後日借用した金銭の返還が困難なことを考えて朝廷の特別の御下賜をお願いし、上件の金銭の支払いを処置したいと考える。

尚書省の審議決定の命令を待つ。

注

○比　比較の材料になる先例。判例。**○四子**　『大學』、『中庸』、『論語』、『孟子』の四つの聖典。四書という。『五経』（易書詩礼春秋）とともに儒教の根本的テキスト。**○候**　まつ。現れるのを待ち受けること。**○勘當**　診査議定。**○指揮**　詔勅と命令の総称（唐宋時代）。

欲用本監見在賣書錢　本監見（現）在の賣書の錢を用いんと欲す
候将来成書出賣　将来の成書の出賣を候って
毎部只収息壹分　毎部只だ（利）息壹分のみを収む
餘依元降指揮　餘は元《もと》降ろしたる指揮に依る

訳

国子監としては現在、書物を売った収入を用いたいと考える。将来書物が出版、発売されたら、一部について一分の利息を取るだけとする。その他については下された命令に従う。

奉聖旨依國子監主者　聖旨を奉じ國子監の主者に依り
一依勅命指揮施行　一に勅命に依り指揮施行す

治平二年二月四日進呈
奉聖旨鏤版施行

治平二年二月四日進呈す
聖旨を奉じて鏤版施行す

訳

治平二年二月四日呈上。
聖旨を奉じて印刷、出版する。

皇帝の主旨により、国子監の主管する所に従い、ひとえに勅命に従って施行する。

朝奉郎守太子右贊善大夫同校正醫書飛騎尉賜緋魚袋臣高保衡
宣徳郎守尚書都官員外郎同校正醫書騎都尉臣孫奇
朝奉郎守尚書司封郎中充祕閣校理判登聞檢院護軍賜緋魚袋臣林億
翰林學士朝散大夫給事中知制誥充史館修撰宗正寺脩玉牒官兼判太常寺兼禮儀事兼判祕閣祕書省同提擧集禧觀公事兼提擧校正醫書所輕車都尉汝南郡開國侯食邑一千三百戸賜紫金魚袋臣范鎭
推忠協謀佐理功臣金紫光祿大夫行尚書吏部侍郎參知政事柱國天水郡開國公食邑三千戸食實封八百戸臣趙概
推忠協謀佐理功臣金紫光祿大夫行尚書吏部侍郎參知政事柱國樂安郡開國公食邑二千八百戸食實封八百戸臣歐陽脩
推忠協謀同徳佐理功臣特進行中書侍郎兼戸部尚書同中書門下平章事集賢殿大學士上柱國廬陵郡開國公食邑七千一百戸食實封二千二百戸臣曾公亮

推忠恊謀同德守正佐理功臣開府儀同三司行尚書右僕射兼門下侍郞同中書門下平章事昭文館大學士監脩國史兼譯經潤
文使上柱國衛國公食邑一萬七百戶食實封三千八百戶臣韓琦
知兗州錄事參軍監國子監書庫臣郭直卿奉議郞國子監主簿雲騎尉臣孫準
朝奉郞行國子監丞上騎都尉賜緋魚袋臣何宗元
朝奉郞守國子司業輕車都尉賜緋魚袋臣豐稷
朝請郞守國子司業上輕車都尉賜緋魚袋臣盛僑
朝請大夫試國子祭酒直集賢院兼徐王府翊善護軍臣鄭穆
中大夫守尚書右丞上輕車都尉保定縣開國男食邑三百戶賜紫金魚袋臣胡宗愈
中大夫守尚書左丞上護軍太原郡開國侯食邑一千八百戶食實封二百戶賜紫金魚袋臣王存
中大夫守中書侍郞護軍彭城郡開國侯食邑一千一百戶食實封二百戶賜紫金魚袋臣劉摯
正議大夫守門下侍郞上柱國樂安郡開國公食邑四千戶食實封九百戶臣孫固
太中大夫守尚書右僕射兼中書侍郞上柱國高平郡開國侯食邑一千六百戶食實封五百戶
臣范純仁
太中大夫守尚書左僕射兼門下侍郞上柱國汲郡開國公食邑二千九百戶食實封六百戶
臣呂大防

傷寒卒病論集

注

○卒病　卒は急卒である。卒病は急性病である。傷寒は現代の腸チフスに当たる。代表的な急性伝染病である。

論曰、余毎覧越人入虢之診、望齊侯之色
未嘗不慨然歎其才秀也

論に曰く、余は越人、虢に入るの診、齊侯の色を望むを覧《み》る毎に
未だ嘗って慨然として其の才秀を歎ぜずんばあらざるなり

訳

論に曰く。
私は扁鵲が虢の太子の尸厥《シケツ》を治療したり、斉の桓公を望診しただけでその予後を判定した話を見るたびに、その優秀な才能に感歎しないではいられない。

注

○越人　扁鵲のこと。**○虢**　音カク。古代の国名。西虢は現在の陝西省宝鶏市の東にあった。東虢は現在の河南省成皐《セイコウ》県、虢亭である。西虢は、平王が東遷して東周になった後、河南省陝県の東南に移って南虢となる。扁鵲伝の虢は恐らく東虢であろう。扁鵲は虢の太子の一過性脳虚血発作による意識障害を治療して直した。**○望齊侯之色**　扁鵲は斉《セイ》の桓公《カンコウ》の顔色を望見しただけで、病が次第に深部に侵入し、予後不良になることを判断し警告した。いずれも『史記』扁鵲伝に載せる所で、扁鵲の診断、治療の技術の優れていたことを示す故事である。**○慨然**　感心して嘆声をあげること。

怪當今居世之士

怪しむらくは當今居世の士

曽不留神醫藥、精究方術
上以療君親之疾
下以救貧賤之厄
中以保身長全、以養其生

曽《か》って神を醫薬に留め、方術を精究し
上は以て君親の疾（病）を療し
下は以て貧賤の（災）厄を救い
中は身を保って長全し、以て其の生を養わざるを

訳

扁鵲の優秀な才能に感歎するにつけても、不思議なことだと思うのは、現代の知識階級の人々が医学や薬学に大いに関心をもたず、その学術を精細に研究しようとしないことである。

人々がこの医薬方術によって、目上の人としては君主や重臣の病を治療し、下々のものでは貧乏で身分の低い人々の災厄を救済したり、あるいは自分自身の保健、衛生を心掛けて長寿を図り、養生に務めようとしないのはおかしなことである。

注

○方術　医師の学術を方技という。方術とは医学、医術である。

但競逐榮勢、企踵權豪
孜孜汲汲、惟名利是務
崇飾其末、忽棄其本
華其外、而悴其内
皮之不存、毛將安附焉

但だ競って榮勢を逐《お》い、踵を權豪に企（つま立）て
孜孜《シシ》汲汲として惟だ名利を是れ務む
其の末を崇飾し、其の本を忽棄《コッキ》し
其の外を華やかにしてその内を悴《やつ》れしむ
皮の存せざれば毛は將《は》た安《いず》くにか附かん

訳

ただただ争って栄華や権勢を追い求め、権門や豪家の恵みを待ち望む。ひたすら名利を求めて動き回る。

根本的なことを打ち棄て、大切にしないで、つまらない末梢的なことを飾り立てる。外面的なことを華やかにして内面的なことをおろそかにする。

皮がなければ毛は生える場所がない。学問技術を習得して実力を充実させなければ社会的な名声等何の意味もないのである。

注

○企踵　企は、爪先立って何かを待ちわびること。踵は「きびす」、「かかと」である。企踵で「強く待ち望むこと」。**○權豪**　権門豪家。権勢のある家柄や富豪。**○孜孜汲汲**　孜は休まずこまめに務めること。汲は水をくみ上げることである。汲汲はたゆまず動き回ること。孜孜汲汲で一生懸命務め励むことである。**○崇飾**　崇は、高い、尊ぶ意。崇飾は「立派に飾る」こと。**○忽**　音コツ。おろそかにすること。**○悴**　やつれる。痩せ衰えること。

卒然遭邪風之氣、嬰非常之疾
患及禍至而方振慄
降志屈節、欽望巫祝
告窮歸天、束手受敗
賚百年之壽命、持至貴之重器
委付凡醫、恣其所措

卒然として邪風の氣に遭い非常の疾に嬰《かか》り
患い及び禍至り而して方《まさ》に振慄し
志を降し節を屈し、巫祝《フシュク》を欽望し
窮を告げて天に歸し、手を束《つか》ねて敗を受く
百年の壽命を賚《たまわ》り、至貴の重器を持ち
凡醫に委付し、其の措《お》く所を恣《ほしいまま》にす

訳

突然、思いがけなく悪質な風邪に会い、異常な病気に取り付かれるという心配事や災難がやって来ると、初めて震え上がり、普段の意気込みもどこへやら、節操も主義をひん曲げて、普段は軽蔑している巫女や神主を敬い頼って彼らのなす所に任せきるようになる。

困ったときの神頼みで頼りにならないものを頼って失敗してしまう。

天から百年の寿命を授かり、最高に大切な命をもちながら、これを凡庸な医師の手にゆだね、つまらぬ治療に身を任せてしまう。

注

○**遭**　思いがけなく出会う。○**嬰**　病に取り付かれること。嬰児、首飾りの意味もある。○**患**　病気や心配事。○**禍**　神のたたり等思いがけない不幸。○**欽望**　欽はうやまう、かしこまる、謹むこと。望はほしがる、希望、切望の意。○**巫祝**　巫は「みこ」。祝は神主。人と神や祖霊との仲立ちをする人。○**賚**　音ライ。賜物。天の恩恵。○**委付**　委任し付託する。任せること。○**恣**　思いのままにする。

咄嗟嗚呼

厥身已斃

神明消滅、變為異物

幽潛重泉、徒為啼泣

痛夫

擧世昏迷、莫能覺悟

不惜其命、若是輕生

彼何榮勢之云哉

咄嗟《トッサ》（ああ）嗚呼《ああ》

厥《そ》の身已《すで》に斃《たお》れ

神明消滅し、變じて異物と為《な》る

重泉に幽潛《ユウセン》し徒に啼泣を為《な》す

痛ましいかな

世を擧げて昏迷し、能く覺悟するもの莫《な》し

其の命を惜まず、是の若《ごと》く生を輕《かろ》んじ

彼何ぞ榮勢を之《これ》云はんや

訳

ああ悲しいことだ。体は死んで命は絶え、精神は消滅し、変敗して土塊となる。魂は地下の冥界に沈没して泣き悲しむことになる。

痛ましいことだ。

世の人々は皆目がくらんで理性を失い、しっかりした道理を悟ることができない。このように大切な命を惜しまず、生命を軽々しく扱っていては、上っ面の栄華や名声等をどうしていう資格があろうか。ありはしない。

注

○**重泉**　黄泉。死者の世界。あの世。よみの国。九泉とも。

而進不能愛人知人
退不能愛身知己
遇災値禍、身居厄地
蒙蒙昧昧、惷若遊魂
哀乎、趨世之士
馳競浮華、不固根本
忘軀徇物
危若冰谷至於是也

而《しか》も進んで人を愛し人を知る能わず
退いて身を愛し己を知る能わず
災に遇《あ》い禍に値《あ》い、身厄地に居り
蒙蒙昧昧、惷《シュン》として遊魂の若《ごと》し
哀しいかな、趨世の士
浮華に馳せ競い根本を固めず
軀《み》を忘れ物に徇《したが》い
危うさ冰谷の若《ごと》きこと、是に至るなり

訳　世の人々は外に向かっては人を愛し人を知ることをせず、内的にも体を大事にし己のことを知ろうともしない。愚かで道理に暗く、まるでふらふらと世の中に漂う魂のようである。
悲しいことだ。世間の名誉や富貴を求める人々は、浮ついた華やかさを追い求め、己の大切な心身をしっかりと守ることをしない。体を忘れて外の物を大事にする。薄い氷の張った谷を渡るような危険な状況になっている。

注　○**遇**　思いがけずに出会う。○**値**　まともに当たる。○**蒙昧**　蒙はもと草が覆いかぶさることで、道理に暗い意。昧も愚かで道理に暗いこと。○**惷**　うごめくこと。○**遊魂**　魂は肝に藏されている。病のときには肝から遊離して体の内外を遊行することがある。

余宗族素多、向餘二百
建安紀年以来、猶未十稔

余の宗族素《もと》多し、向《さき》には二百に餘る
建安紀年以来、猶未だ十稔（年）ならざるに

其死亡者三分有二
傷寒十居其七
感往昔之淪喪
傷横夭之莫救
乃勤求古訓、博采衆方
撰用素問九巻八十一難
陰陽大論胎臚藥錄并平脉辨證
為傷寒雑病論合十六巻
雖未能盡愈諸病
庶可以見病知源
若能尋余所集思過半矣

其の死亡する者は三分の二有り
傷寒は十に其の七に居る
往昔の淪喪《リンソウ》に感じ
横夭の救う莫《な》きを傷《いた》み
乃ち勤めて古訓を求め、博く衆方を采《と》り
素問、九巻（霊枢）、八十一難（難経）
陰陽大論、胎臚藥錄并《ならび》に平脉、辨證を撰用し
傷寒雑病論合せて十六巻を為《つく》る
未だ盡くは諸病を愈《い》やす能わずと雖も
以て病を見て源を知る可きに庶《ちか》からん
若《も》し能く余の集むる所を尋ぬれば思半を過ぎん

訳

私の一族はもともとたくさんおり、二百以上もいた。それが建安の始めからまだ十年もたたないうちに三分の二の家族が死亡してしまった。その七割が傷寒によるものである。

昔の一族の滅亡にショックを受け、事故や災害によって若死した人々を痛ましく思い、そこで努力して古い教科書を探し求め、たくさんの処方を採用し、『素問』、『九巻』、『八十一難』、『陰陽大論』、『胎臚薬録』並びに『平脉辨證』を参考にして『傷寒雑病論』十六巻を作った。

これによって全ての病気を直すことはできないけれども病気の病理、病態を知ることができる。それは私の本を見れば十分納得するであろう。

注

○宗族 共通の祖先をもつ血縁集団。一門。**○建安** 後漢、献帝の年号。一九六―二二〇年。**○淪喪** 淪は「しずむ」、「ほろびる」

意。喪は「うしなう」、「ほろびる」意。淪喪で滅亡。○**横夭**　横死は事故死、災害死。夭折は若死。

夫天布五行以運萬類　　夫《そ》れ天は五行を布《し》き以て萬類を運《めぐ》らす
人稟五常、以有五藏　　人は五常を稟《う》けて以て五藏有り
經絡府兪、陰陽會通　　經絡、府兪《フユ》、陰陽會通《カイツウ》す
玄冥幽微、變化難極　　玄冥幽微、變化極め難し
自非才高識妙　　才高く識妙なるに非ざる自《よ》りは
豈能探其理致哉　　豈《あ》に能く其の（道）理（の極）致を探らんや

訳

そもそも天には木火土金水の五つの原理があり、地上の万物の生存、活動を規制している。人には五つ基準があって行動を規制し、五藏、六府、経絡や兪穴があって体の内外の機能を運営している。この生命の機構は奥が深く微妙で理解し難く、その変化は複雑で追及し尽くせないほどである。よほど優秀な才能、高度の知識がなければその最高の理論を探究することはできない。

注

○**五常**　人の守るべき五つの道徳。仁義礼智信。また父の義、母の慈、兄の友、弟の恭、子の孝。○**五藏**　肝心脾肺腎。○**經絡**　外の皮肉筋骨と内の五藏六府を循環して栄養と神経支配を行う機構。経脈の中には血液が流れ、外には神経とリンパが巡っている。血管神経複合体である。○**府兪**　府は六府で、胃、小腸、大腸、胆嚢、膀胱、三焦をいう。兪は兪穴で、経脈上に点在するツボである。内藏の疾患の診断と治療に利用される。○**陰陽**　ここでは陰は内藏、陽は頭と四肢と体表である。

上古有神農黄帝岐伯
伯高雷公少兪少師仲文
中世有長桑扁鵲
漢有公乗陽慶及倉公
下此以往未之聞也

上古には神農、黄帝、岐伯
伯高、雷公、少兪、少師、仲文有り
中世には長桑、扁鵲有り
漢に公乗陽慶及び倉公有り
此を下って以往は未だ之を聞かざるなり

訳

世々の名医といわれた人としては、上古には神農、黄帝、岐伯、伯高、雷公、少兪、少師、仲文がおり、中世には長桑君、扁鵲がおり、漢には公乗陽慶と倉公がいた。

これ以後には高名の医師について聞いたことがない。

注

○神農　神農は三皇の一人。人々に農業、商業を教えた。『神農本草經』に名を冠する。**○黄帝**　三皇の一人。『黄帝内経』に名を冠している。**○岐伯**　『素問』で黄帝の師範として医学を講じている。**○伯高、雷公、少兪、少師**　『霊枢』で黄帝とともに医学を講じている。**○仲文**　古代の医師である。**○長桑扁鵲**　長桑君は扁鵲の先生。扁鵲は戦国時代の医師。『史記』に伝記がある。**○公乗陽慶**　倉公淳于意は前漢の医師。公乗陽慶は倉公の先生。両者のことは『史記』の倉公淳于意伝に詳しい。

觀今之醫
不念思求經旨以演其所知
各承家技、終始順舊
省疾問病、務在口給

今の醫を觀るに
經（典の本）旨を思（案、追）求し以て其の知る所を演ずることを念《おも》わず
各々家技を承《う》け、終始舊に順う
疾を省《かえり》み病を問うに、務は口給に在り

相對斯須、便處湯藥
按寸不及尺、握手不及足
人迎趺陽、三部不參
動數發息、不滿五十
短期未知決診
九候曽無髣髴
明堂闕庭盡不見察
所謂窺管而已

相對すること斯須《シシュ》、便ち湯藥を處す
寸を按じて尺に及ばず、手を握って足に及ばず
人迎、趺陽《フヨウ》（足背）、三部參ぜず
動數、發息、五十に滿たず
短期未だ決診を知らず
九候曽って髣髴すること無し
明堂、闕庭《ケッテイ》盡くは見察せず
所謂管《カン》を窺うのみ

訳

現代の医師の様子を見ていると、経典の本旨を思案追究し、学習した事柄を演繹して活用するようなことはしない。それぞれ代々家に伝わる技術を受け継いで、旧来のしきたりを順守するだけである。新しい局面を開拓する意欲はない。

その診療のやり方を見てみると、専ら患者におべんちゃらを使うことに熱心で、真面目に治療に取り組んではいない。病人に向かい合ったかと思うとすぐに煎じ薬を処方する。慎重な診察をしないのである。

寸口の脈は診ても尺中には触れず、手の脈は診ても足の脈は診ない。頸の人迎穴も足の趺陽穴の脈も診ない。まして三部九候の複雑の脈診等しない。脈や呼吸の様子を診るにしても、せいぜい五十拍にもならない。ほんのわずかな時間しか数えない。

そんなわずかな時間の診察では正確な診断は下せない。九候の状況等をはっきりと把握できない。顔面に割り当てられた五藏六府の見所も完全に視診しない。これでは細い管の穴から天をのぞくようなもので正確な診断等できはしない。

注

○**家技**　一家に代々伝わった技術。公共の場での試錬によって公認されたものではない。○**口給**　話が上手なこと。口達者。○**斯須**　須臾に同じ。ほんの短い時間をいう。○**按寸不及尺、握手不及足**　不十分な脈診をいう。寸口は診ても尺中は診ない。手の尺寸は診ても足の趺陽や少陰（太谿穴）の脈は診ない。○**人迎趺陽**　人迎は頸

動脈の拍動部。趺陽は足背動脈。**○三部**　寸関尺の三部。あるいは三部九候診の略。**○九候**　脈診法の一つ。頭、手、足の三部に、各々天地人の三ヵ所の脈所がある。**○髣髴**　髣は同じような髪の毛が並ぶ様。髴は髪の乱れていること。髣髴でよく似ていること、ありありと思い浮かぶこと。**○明堂**　鼻である。**○闕庭**　闕は眉間、庭は顔、額である。『霊枢』五色第四十九参照。

夫欲視死別生、實為難矣
孔子云
生而知之者上
學則亞之
多聞博識、知之次也
余宿尚方術
請事斯語

夫れ死を視て生を別つは實に難《かた》しと為す
孔子云う
生れながらにして之を知る者は上
學ぶは則ち之に亞《つ》ぐ
多聞、博識は知の次なり、と
余《ヨ》（自分）は宿《つと》に方術を尚《とおと》ぶ
請う斯《こ》の語を事とせん

訳

そもそも生死の判定をし、病人の予後を決定することは大変に難しいことである。

『論語』の季子第十六の第九章に「生まれながらに知る人は最上である。勉強して知る人はその次である」とある。

私はもともと方術を志向している者である。孔子のこの言葉にあやかって本業に邁進したい。

仲景全書第一

漢　張仲景述
晉　王叔和撰次
宋　林　億校正
明　趙開美校刻
　　沈　琳同校

傷寒論　卷第一

辨脈法　第一

注

○**辨**　分別すること。弁脈はいろいろの脈状を分別して、脈状の意味するところ、症状の内包する病理過程を明確にする。○**脉**　脈とも書く。この字の旁《つくり》は水の流れが細かく分かれて通じる様。脉、脈は細かく分かれて通じる血管を意味する。弁脈の脈は脈拍の打ち方、特徴をいう。○**法**　方法。決まり。

第一章

問曰
脉有陰陽、何謂也
答曰
※凡脉大浮數動滑、此名陽也
脉沈濇弱弦微※、此名陰也
凡陰病見陽脉者生
陽病見陰脉者死

問《と》うて曰《いわ》く
脉に陰陽有りとは何の謂《いい》ぞや
答えて曰く
凡そ脉、大浮數動滑、此を陽と名づくるなり
脉、沈濇弱弦微、此を陰と名づくるなり
凡そ陰病に陽脉を見《あら》わす者は生く
陽病に陰脉を見わす者は死す

校

※凡脉　『太平聖恵方』巻八、下に「洪」の字あり。
※微　『太平聖恵方』巻八、下に「緊」の字あり。

訳

質問。
脈に陰陽の区別があるというが、どういう意味か。
答。
大（巾広く高い）、浮（軽く指を下して触れる）、数《サク》（脈数が正常

より多い）、動（上下に強く打ち付ける）、滑（玉を転がすように滑らかに早く打つ）の脈状を示すものは陽の脈と名づける。

沈（指を強く押して触れる）、濇《ショク》（渋る、とろとろと滞りがちな打ち方）、弱（指に弱く触れる）、弦（弓の弦を張ったような緊張した感じの打ち方）、微（かすかに触れる）の脈状を示すものは陰の脈と名づける。

陰（裏）の病に陽の脈状を現す場合は予後が良く、回復の可能性がある。陽（表）の病に陰の脈状を示す場合は予後不良で、死の転帰を取る。

注

○問　門は二枚の扉。閉じて中を隠す意味がある。問は隠されてわからないことを口で探り出す意。**○陰陽**　自然においては太陽エネルギーの存在様式である。陽は明温乾動の性質をもち、陰は暗冷湿静の性質をもつ。生物においてはエネルギー代謝を制御する機構である。陰はエネルギーを産生して陽に供給する。陽は陰が作ったエネルギーを利用して各種の生理活動を行う。**○陽**　場所としては頭と四肢体表。経脈としては陽経。藏府でいえば六府。病因としては風。症状としては熱。また胃気のある脈を陽という。胃気とは生命力である。**○陰**　場所は裏、内藏。経脈は陰経。藏府では五藏。病因は寒。症状としては冷え。また眞藏の脈を陰という。眞藏とは藏気だけで胃気のない脈である。即ち肝では弦、心では鈎、肺では毛、腎では石だけで胃気のない脈をいう。**○予後**　病は一般に表陽より裏陰に進む。陰病では病は深部にあり重症が多い。陰病で陽脈を示すのは病が裏から表に移行し、軽快する傾向を示すものである。故に生という。陽病で陰脈を現すときは病が表から裏に転ずることを示しており、重症化、慢性化することを意味する。故に予後不良とする。また胃気のある脈即ち陽の脈は予後佳良、眞藏の脈即ち陰の脈は予後不良である（『素問』陰陽別論篇第七、脈要精微論篇第十七、平人氣象論篇第十八参照）。

第二章

一　問曰
脉有陽結陰結者何以別之
答曰
其脉浮而數

問うて曰く
脉に陽結、陰結有り、何を以て之を別《わか》つか
答えて曰く
其の脉浮にして數

能食不大便者此為實
名曰陽結也
期十七日當劇

能《よ》く食して大便せざる者は此を實と為《な》す
名づけて陽結と曰《い》うなり
十七日を期して當に劇しかるべし

訳

質問。

脈診上の用語に陽結、陰結という言葉がある。両者はいかにして区別するのか。

答。

脈診すると浮（表、府）で数（熱）の脈状を示す。食欲は良好でよく食べることができる（胃熱）。大便は秘結して出ない（脾実熱）。これは胃（に邪気が）実（して排便の機能を障害しているの）である。この病状を呈する者を陽結と名づける。結とは大便の秘結をいう。陽とは脈状も食欲も陽性を示しているからである。

十七日目には症状が激しくなることが予期される。

注

○期十七日當劇　病は三陽三陰を六日かけて経過して七日目に治癒する。治癒しないと再び六経脈を伝経する。これを再伝経という。ここでも治癒しないと過経となり、また六経の伝経を始める。陽結は脾胃の火熱によって起こる。過経十七日目は火熱が少陰腎経（水）に至る日である。一般には水は火を消すが、火力の強いときは逆に火熱を盛んにする。そこで十七日には症状が激しくなるという（成無已『注解傷寒論』）。

二　其脉沈而遲
不能食、身體重
大便反鞕※（音硬下同）
名曰陰結也

其の脉沈にして遲
食する能《あた》わず、身體重し
大便は反《かえ》って鞕《かた》し（音は硬、下同じ）
名づけて陰結と曰う

期十四日當劇　　　十四日を期して當に劇しかるべし

校

※鞕『玉函』巻二は「堅」に作る。以下同じ。

訳

その脈状が沈（裏陰）で遅（寒あるいは痛、陰証）である。食事が摂《と》れない（胃虚寒）。

体がだるく重く感ずる（脾虚）。脾胃が虚寒のとき腸管中の水分吸収が悪く、水分過多による下利を生ずるのが普通であるが、ここでは大便はかえって硬い。食欲不振で腸管中の食物残滓も水分も少なく、腸管の運動不全があるためである。陰証の大便秘結なので陰結と呼ぶ。十四病日に症状が激化することが予想される。

注

○期十四日當劇　陰結は水に属する。伝病で過経となったとき、陰水が陽明土に伝わるのは十四病日である。土は水を剋するので水邪は消散するはずであるが、邪気が強いと逆に水が土に乗じて症状を激化させる（成無已説）。

第三章

一　問曰　　　問うて曰く

病有洒淅悪寒而　　　病には洒淅《サイセキ》として悪寒し

復發熱者何　　　而《しこう》して復《ま》た發熱する者有るは何ぞや

答曰　　　答えて曰く

陰脉不足陽往從之　　　陰脉不足すれば陽往《ゆ》いて之に従う

陽脉不足陰往乘之　　　陽脉不足すれば陰往いて之に乗ず

訳

質問。

病気にはぞくぞくと寒気がして更に発熱する場合がある。その病理は何か。

答。

陰の脈所（尺中・肘窩部）で精気の不足を示す脈状を呈しているときは、陽の部位から精気が陰の部位に流入して補充する。陽気が増すので発熱する。

陽の脈所（寸口・橈骨動脈の腕関節部）で精気の不足を示す脈状を呈しているときは、陰の部位から精気が陽の部位に移動して補充する。陰気が増すので悪寒がする。

注

〇**陰脉陽脉**　裏陰、表陽それぞれの部位の状況を反映する脈所である。六部定位の脈診なら陰は尺中の部位。陽は寸口。尺寸診なら陰は尺。陽は寸。人迎寸口診なら陰は寸口。陽は人迎。以下の記述を見ると寸口が陽で尺を陰としている。〇**陰陽**　陰は裏、内藏。陽は表、頭、四肢、体表（皮肉筋骨）。ここではそれぞれの部位の精気が移行して不足を補うのである。〇**洒淅**　灑はさらさらと水をそそぐこと。洒《サイ》と同意。淅は水を流してさらさらと洗うこと。洒淅で水を掛けられてぞくぞくと寒気のすることである。

二

曰

何謂陽不足

答曰

假令寸口脉微

名曰陽不足

陰氣上入陽中則洒淅悪寒也

曰《いわ》く

何をか陽不足と謂う

答えて曰く

假令《たと》えば寸口の脉微《び》なれば

名づけて陽不足と曰《い》う

陰氣上って陽中に入れば則ち洒淅として悪寒するなり

訳

質問。

陽不足とはどういう意味か。

答。

仮に寸口の脈の打ち方が微《かす》かで指に触れにくいようなとき（虚）、これを陽の部位の精気が不足（虚）していると名づける。このような場合には、裏陰の部位の精気が上昇して表陽の部位に移動する。そうすると陰気のためにぞくぞくと寒気がする。

注

○假令　仮定の言葉。もし……なら。たとえば……なら。

三　曰

何謂陰不足

答曰

尺脉弱、名曰陰不足

陽氣下陷入陰中則發熱也

曰く

何をか陰不足と謂う

答えて曰く

尺脉弱《ジャク》ならば名づけて陰不足と曰う

陽氣下陷して陰中に入れば則ち發熱するなり

訳

質問。

陰不足とはどういう意味か。

答。

尺（六部定位では寸関より肩側一寸ほどの所、尺寸診では肘関節部）の部位での脈の打ち方が弱いときは陰不足と名づける。この場合には、体表の陽の部位の精気が裏陰の部位に落ち込む。そうすると陽の熱気が加わって発熱する。

注

○発熱悪寒の機構　『素問』調經論篇第六十二の原則は次の通り。

陽虚するときは則ち表寒、自汗。陽実するときは則ち表熱、無汗。

陰虚するときは則ち内熱、無汗。陰実するときは則ち裏寒、自汗。

第四章

一　陽脉浮（一作微）　陽脉浮（一に微に作る）
陰脉弱者則血虚　陰脉弱の者は則ち血虚《ケッキョ》す
血虚則筋急也　血虚するときは則ち筋急《ひきつ》れるなり

訳

血虚とは血液の循環障害である。血は心に属するため、心の障害は血虚を生ずる。

胃の中焦《チュウショウ》で作られる営気《エイキ》は肺経の経脈（血管）に入って営血（血液）となる。営血は経脈の中を流れる。胃の上焦《ジョウショウ》で作られる衛気《エキ》は経脈の外側を走り、神経の機能をもっている。衛気は表陽にあり、営血はより深部即ち陰にある。

血虚のときは表の衛気が虚し、血管の緊張を保持できず、これを弛緩させて、脈は浮となる。この浮脈は虚を意味する（陽虚）。陰脈は営血の状況を反映する。この陰脈弱は営血の衰弱による血液循環の障害を意味する。四肢、体表における血液循環の障害は筋肉の血流障害とそれによる機能障害をもたらし、攣縮、痙攣を引き起こす（辨脉法四）。

太陽上一四の「太陽病、項背強《こわ》ばること几几《シュシュ》、反って汗出でて悪風する者、桂枝加葛根湯之を主る」における「項背強」はこれに当たる。

二　其脉沈者榮氣微也※　其の脉沈の者は榮氣の微なり

校

※榮　『玉函』巻二、『敦煌残巻』は并《なら》びに「營」に作る。

訳

沈の脈は病が裏にあることを意味する。ここでは栄気（営気）の機能低下を示す。血液あるいは血液循環機能の衰弱である。

注

○脉沈　以下の諸条が参考になる。
太陽中九二の「病發熱頭痛、脉反って沈、若し差《い》えざれば、身體疼痛す、當に其の裏を救うべし、四逆湯」。

少陰三〇一の「少陰病、始め之を得て反って發熱し、脉沈の者、麻黄附子細辛湯之を主る」。

同三〇五の「少陰病、身體痛み、手足寒《ひ》え、骨節痛み、脉沈の者、附子湯之を主る」。

同三二三の「少陰病、脉沈の者、四逆湯之を主る」。

以上の諸条は本章に対応する。いずれも血液循環障害による厥冷、疼痛である。

三　**其脉浮而**
汗出如流珠者衛氣衰也

其の脉浮にして
汗出づること流れる珠の如き者は衛氣の衰えなり

訳

脈浮は病が表陽にあることを示す。汗が止めどなく、珠を転がすように、溢れるように出るのは脱汗である。

皮膚の発汗機構を腠理といい、腠理の開蓋《カイコウ》を支配しているのは衛気である。衛気が盛んなときは無汗である。今流珠の如く汗が出るのは衛気の衰弱（陽虚）による。

注

○汗出如流珠　「太陽病、汗を發し、遂に漏れ止まず、其の人悪風（衛氣虚）……桂枝加附子湯之を主る（太陽上二〇）」を參照。

四　**榮氣微者**
加燒鍼則血留不行
更發熱而躁煩也

榮氣の微の者は
燒鍼を加えれば則ち血留まって行かず
更に發熱して躁煩《ソウハン》するなり

訳

栄気が微弱で血虚の状態にあるとき、焼き鍼治療を行うと、血液の循環が傷害され、鬱血を起こしてくる。そのため、焼き鍼を加えた局所は発熱し、鬱血は心に負担をかけて煩躁が生ずる。熱っぽくて煩わしく、胸苦しい感じがし（煩）、手足はじっとしていることができないでばたばたと動かす（躁）。かなり重症の心傷害を意味する。

注

○火逆　太陽中には、熨（一一〇）、火劫（一一一、一一二、桂枝去芍薬加蜀漆牡蠣龍骨救逆湯）、火熏（一一四）、火動（一一五）、火邪、火灸（一一六）、焼鍼（一一七、桂枝加桂湯）、火逆、焼鍼（一一八、桂枝甘草龍骨牡蠣湯）、温鍼（一一九）による症状と薬方が示されている。**○衛氣**　衛は地域、空間の外側を巡回（パトロール）して警戒し内部を防衛すること。衛気は胃の上焦で作られるリンパである。肺に上り、肺経の外側に沿って経脈とともに全身を循環する。神経としての機能ももっている。体性神経としては知覚と運動を司る。自律神経としては、昼は交感神経として働いて覚醒と運動を支配し、夜は副交感神経として働いて睡眠と安静を支配している。一人で二役を演じている。営気、営血に対してより表にあるので陽の性質をもっている。**○榮気**　栄は営と同系。営は陣営の周りに篝火をたいて警備すること。「取り巻く」、「巡回」の意味を含む。栄は木全体を取り巻くように花が咲いている木である。栄気は営気と同意。胃の中焦で作られる乳糜である。乳糜槽から胸管を上り、左の静脈角で血管の中に注ぎ、血液と混合する。これを「化して血と為《な》る」という（『霊枢』營衛生會第十八）。故に営血と呼ぶ。**○汗**　汗は血から作られ、血は精気（飲食物から作られる栄養素）から作られる。心の液である。心の機能異常によって出る。皮膚の発汗機構を腠理といい、衛気の虚、陽虚あるいは栄血の実、陰実のときに腠理が開き発汗する。

第五章

一　脈藹藹如車蓋者　脈藹藹《アイアイ》として車の蓋（覆い）の如き者は
名曰陽結也（一云秋脈）　名づけて陽結と曰《い》う（一に秋の脈と云う）

訳

脈状が草木がこんもりと茂り、車の蓋いのようにふっくらと盛り上がっているものを陽結と名づける。（ある本には秋の脈と書いてある）。

注

〇藹 草木がこんもりと茂っている様。**〇車蓋** 車に付ける覆い。風雨や日光等を避けるために付ける。ふっくらと上方に盛り上がるような形をしており、中身は空間である。故に脈状としては浮弱である。**〇陽結** 本脈は「一に秋の脈」という。秋の脈は毛《モウ》である。夏の陽気の名残である浮と秋の秋冷の兆しである緊の合成で毛となる。まだ寒気は少ないので太い弦のような強い緊にはならない。そこで毛のような細くて軽い脈状を呈するのである。陽気が結ぼれて、外に向かって発揚しない状態なので陽結という。盛り上がっているので陽であるが、中が空なので虚である。陽虚の脈である。

〇『難経』十五難にいう、「（秋の脈）其の脈来ること藹藹として車蓋の如し、之を按ずるに益々大、平と曰《い》う」と。

二 脈累累如循長竿者名曰※陰結也（一云夏脈）

脈累累として長い竿を循《なず》るが如き者は名づけて陰結と曰う（一に夏の脈と云う）

校

※陰結也 『玉函』巻二は下に「脈聶聶如吹楡莢者名曰散也（脈が聶聶《ショウショウ》（ひそひそとささやく様）として楡《にれ》の莢《さや》を吹くが如き者は名づけて散と曰うなり）」とある。

訳

脈が次々と重なって打ち付けてくる。数に近い脈状である。竹竿には間隔を置いて節があって盛り上がっている。長い竿竹《さおだけ》をなでると節を次々と触れる。この脈の打ち方は丁度そのような感じがする。陽気の強いことを示す脈である。陰気が内に結ぼれて外に発現せず、陽気だけが独り外で盛んな状況である。そこでこの脈を陰結と名づける。

「一に夏の脈と云う」とある。夏の脈は鉤《コウ》（かぎ）あるいは洪《コウ》である。夏の暑さに応じた、洪水のような、強く盛り上がって次々に押し寄せる、数に近い脈状である。陽実の脈である。

注

○累　音ルイ。累は重なって繋がること。累累は数珠のように珠が重なった状態である。○『素問』平人氣象論篇第十七に「平心脈の来る、累累として珠を連ねるが如く長竿を循《なず》るが如し」とある。心は夏に旺する。心脈は夏の脈と同じである。

三　脈瞥瞥如羹上肥者
陽氣微也

脈瞥瞥《ベツベツ》として羹《あつもの》の上の肥《こえ》たる者の如きは
陽氣の微なり

訳

次のような脈状を呈するものは陽気が微弱なことを意味する。横目でちらちら見るように不安定で、肉汁の脂肪がブヨブヨしているような締りのない打ち方をしており、浮いていて力の弱い脈状である。陽気が微弱のしるしである。

注

○瞥　横目でちらちら見ること。ここは不安定な状況を示す。**○羹**　音コウ。羊羹のカンは唐音。あつもの（熱物）。肉汁である。肉と野菜を入れて作った吸い物。**○肥**　太って余裕のある様。脂肪の多いこと。ここは肉の脂肪が羹の上にブヨブヨと浮いていてちらちらしている様子を示している。不安定で締まりのないことである。

四　脈縈縈如蜘蛛絲者
陽氣※衰也（一云陰氣）

脈縈縈《エイエイ》として蜘蛛の絲の如き者は
陽氣の衰えなり（一に云う、陰氣、と）

校

※陽氣　『千金要方』巻二十六、『太平聖恵方』巻八は「陰氣」に作る。是。

訳

脉が蜘蛛《クモ》の糸のように、細くて、指にベタッと纏い付くような感じのする打ち方をする。細いのは精気の虚を意味する。ベタッと吸い付くのは脉が浮いていてかつ遅脈だからである。浮弱の脈で微弱より更に陽気が衰弱したことを示す。ある本には陰気の衰えとある。

注

○縈　音エイ。ぐるぐる回って纏い付くこと。**○一云陰氣**　『脉經』巻四第一にいう、「寸口脈潎潎《ヘイヘイ》として羹上肥の如きは陽氣の衰えなり、連連として蜘蛛の糸の如きは陰氣の衰えなり」と。血液の循環障害を示す脈状であり、本章は陰気の微のほうが当たっているように考えられる。潎潎とは、魚が右に左にと水中を泳ぐ様。

五　脉綿綿如瀉漆之絶者　亡其血也

脉綿々として瀉漆の絶《た》えるが如き者は　其の血を亡《うしな》えるなり

訳

糸のように細い脈がほそぼそと続いている。それが漆を注ぐとき、途中で漆の流れが断ち切られるように脈が途切れる。このような脈状を呈するものは亡血である。

注

○綿綿　糸のように細くかつ長く続く様。**○瀉漆**　漆を容器から他に移し変えるとき、漆はポタッポタッと断続的に流れて行く。脈でいうとアダムス・ストークス症候群様の打ち方である。成無已は前大にして後細の脈だという（『注解傷寒論』）。ここは脈の形よりリズムのほうが問題であろう。**○亡血**　一般には失血、貧血である。ここでは失血の他、不整脈や心不全のほうが当てはまるように考えられる。

第六章

一　脈来緩　　脈の来ること緩

時一止復来者名曰結　　時に一たび止まり復た来る者は名づけて結と曰う

訳

脈はゆっくり打っており、徐脈である。時々脈が欠落し、しばらくしてまた脈を打つ。このような脈状を結と名づける（太陽下一七八に同文がある）。

注

○脈来緩　この緩は緩徐であり、異常な徐脈である。正常な緩和な脈ではない。**○時一止復来者名曰結**　心房性期外収縮あるいはアダムス・ストークス症候群である。自覚症状は少ない。**○結**　徐脈上での期外収縮のため、拍動の間が長い。紐の所々に間を空けて結び目を作ったときのような感じの脈拍を触れるので、結と名づけたのであろう。**○炙甘草湯**　「傷寒、脈結代、心動悸」（太陽下一七七）。「虚労不足、脈結悸」（『金匱要略』血痺虚労二一）参照。

二　脈来數　　脈の来ること數《サク》

時一止復来者名曰促※　　時に一たび止まり復た来る者は名づけて促と曰う

訳

脈の打ち方は頻数であり、時々脈が欠落する。しばらくしてまた脈を打つ。このような脈状を促と名づける。

校

※促『太平聖恵方』巻八は「縦」に作る。

注

○脉来數　頻数の脈であるが、発作性頻脈ほどの脈数ではない。**○時一止復来者名曰促**　心室性期外収縮である。胸部にドカンドカンという衝撃感を自覚することが多い。**○促**　頻脈上での期外収縮のため、促薄した詰った感じがする。そこで促と名づけたのであろう。

○桂枝去芍薬湯　「太陽病、之を下して後、脉促、胸満」（太陽上二一）。

三　脉　　脉

陽盛則促　**陽盛んなるときは則ち促**

陰盛則結　**陰盛んなるときは則ち結**

此皆病脉　**此れ皆病脉なり**

訳

陽気が盛んなときは促脈を打つ。陰気が盛んなときは結脈を打つ。いずれも異常で病的な脈である。

注

○陽盛則促　数脈は熱に伴う。熱は陽に属する。そこで促薄を陽盛んとしたのである。**○陰盛則結**　徐脈は寒に伴う。寒は陰に属する。そこで結滞を陰盛んとしたのである。

第七章

一　**陰陽相搏名曰動**　**陰陽相搏《う》つ、名づけて動《ドウ》と曰う**

陽動則汗出　**陽動ずるときは則ち汗出づ**

陰動則發熱　**陰動ずるときは則ち發熱す**

訳

橈骨動脈の拍動部を三部に分ける脈診法を六部定位という。左右で六部、一部を上下に分け、十二の藏府の病情を判定する方法である。寸口を陽とし尺中を陰とし、関上を陰陽の中間とする。

今、関上でのみ脈拍を触れ、その上即ち寸口、その下即ち尺中では触れないとき、これを陰陽相搏つという。寸口の陽、尺中の陰がそれぞれ関上に押し寄せ打ち合っていると解釈するのである。

その関上における脈拍が、整斉と胃気のあるしっかりした脈を打たず、不安定な動揺した脈状を示すとき、これを動と呼ぶ。これは陰陽の気がともに虚した状況を反映している。

陽の機能が低下して脈が動揺しているときは陽虚で発汗する。陰の機能が低下して脈が動揺しているときは陰虚で発熱する。

注

○**汗出**　陽虚陰実による。○**發熱**　陰虚陽実による。○一般に陽虚は外寒、陽実は外熱、陰虚は内熱、陰実は内寒となる。また陽盛んなときは交感神経優位、陰盛んなときは副交感神経優位になる。ここに陽は外表、陰は内裏である。

二　**形冷悪寒者**　**形**《からだ》**が冷え悪寒する者は**
此三焦傷也　**此れ三焦**《サンショウ》**の傷**《やぶ》**れなり**

訳

三焦は上中下の三部からなる。胃は上焦、中焦において水穀のもつ穀気（栄養素）を人の栄養素に変換して精気を作り、（衛）気（営）血として全身に循環させる。胃気が盛んで三焦が実しているときは熱を生ずる。故に胃、三焦が障害されると熱の産生が衰え、体は冷え、寒気がするのである。

三　**若數脉見於關上**　**若し數脉關上に見（現）れ**
上下無頭尾如豆大　**上下に頭尾なく、豆大の如く**

厥厥動揺者名曰動也※　**厥厥として動揺する者は名づけて動と曰うなり**

校

※名曰動也　『敦煌残巻』は「名爲動脉」に作る。是。

訳

寸関尺三部の脈診で、関上に数脈が現れ、上即ち陽に当たる寸口でも陰に当たる尺中でも脈を触れない。豆くらいの大きさの脈がはじけるように、コロコロと揺れ動くように指に触れるものを動の脈と名づける。

注

○**關上**　寸関尺三部の脈診で寸口と尺中の中間に位置する脈所である。○**上下**　上は寸口。下は尺中。○**厥**　石弓で石を弾き飛ばすこと。病情としては気の逆上である。『素問』厥論篇第四十五、『霊枢』厥病第二十四参照。

第八章

陽脉浮大而濡　**陽脉浮大にして濡《ジュ》**
陰脉浮大而濡　**陰脉浮大にして濡（軟）**
陰脉與陽脉同等者名曰緩也　**陰脉と陽脉と同等の者は名づけて緩と曰うなり**

訳

寸関尺三部の脈診で、寸口は陽（頭、四肢、体表）の状況を見る。尺中は陰（五藏六府）の状況を見る。今、寸口と尺中の脈状がいずれも浮大で濡を呈し、両者が同等の場合は緩と名づける。陰陽が調和しており、どちらかに力が偏っていないことを示している。正常もしくは病状が安定している証拠と判断する。

注

○浮　病が表陽にあることを示す。また虚その他と判定されることがあり、状況により解釈する。**○大**　脈の巾も高さも大きい脈である。その意味は虚、寒その他いろいろあって一定しない。その時々の状況によって解釈する。**○濡**　音ジュ。潤う。水にぬれる。ぬれて柔かい。ここは軟と同じ。**○緩**　緩和である。病状が安定していることを示す。

第九章

脉浮而緊者名曰弦也　**脉浮にして緊なる者は名づけて弦と曰うなり**
弦者狀如弓弦　**弦とは狀弓の弦の如く**
按之不移也　**之を按ずるも移らざるなり**
脉緊者如轉索無常也　**脉緊の者は轉索の常無きが如きなり**

訳

脈が浮で緊のものを弦《ゲン》と名づける。

弦とは、脈の打ち方が弓の弦《つる》を触れるように感じるということで、脈を押してみてもピーンと張っている様子が変わらない。

脈が緊というのは、脈が堅く引き締まった状態で、コロコロと転がる太い綱を触るような打ち方をしている。

注

○脉弦　弦は季節では春、五藏では肝の脈である。春は肝の機能が旺盛になるので弦の脈を呈する。春は陽気の萌す季節である。陽気が盛んになると脈は浮となる。しかしいまだ冬の陰気が残っている。陰気は寒気をもたらす。寒の脈は緊である。そこで春には浮にして緊の脈、弦を呈するのである。故に弦という脈状は陰と陽、冷と温の両者が並存する状況を意味している。**○尺寸倶弦者少陽受病也**　「尺寸倶に弦なる者は少陽が病を受けるなり」（傷寒例一三）。少陽は胆経。胆は肝と機能上で表裏、協同の関係にある。

第一〇章

脈弦而大
弦則為減、大則為芤
減則為寒、芤則為虚
寒虚相搏、※此名為革
婦人則半産漏下
男子則亡血失精

脈弦にして大
弦は則ち減と為《な》す、大は則ち芤と為す
減は則ち寒と為す、芤《コウ》は則ち虚と為す
寒と虚と相搏《う》つ、此を名づけて革と為す
婦人なるときは則ち半産、漏下《ロウゲ》
男子なるときは則ち亡血、失精

校

※此名　『玉函』巻二、『敦煌残巻』は并びに「脈即」に作る。

訳

脈が弦で大である。これを次のように解釈する。

弦は陽気の減弱を意味し、大は脈の高さも幅も大きいことである。それを芤と呼ぶ。芤とは蔥《ねぎ》である。芤脈は大きい脈であるが、押してみると蔥のように中が空っぽで、充実感がない。血管の緊張が緩んだ状態である。

陽気が減少すると冷えが起こる。芤の脈は営血衛気の機能低下を意味する。

陽気の減少による冷えと営衛、血気の機能低下が合併した状態を革という。革とは改まることである。ここでは悪いほうに変わることを意味する。

革の脈を呈する病症は、女子では流産や子宮出血であり、男子では貧血や精気の減少による虚労、陰痿等である。陰が衰弱すると精気の産生と貯蔵がうまくいかなくなる。

注

○大　体調も心力も正常で緩和の脈を呈するときは大小の中間を示す。夏の洪大の脈は中が充実している。本章の場合は脈の緊張を維持できず、弛緩して大となったものであるため虚寒となる。**○革**　動物の皮革である。全身の皮をピンと張った姿である。硬く張り詰める意味をもつ。革命、革新で、たるんだものをピンと張るように改め直すことである。一般には旧弊を直す意味が強いが、ここでは正常から悪化へ改まる意味である。**○半産漏下**　半産は流産。漏下は子宮出血。**〇失精**　精気はもとは栄養素であるが、一般に気力、体力、生命力また病に対する抵抗力等の意味をもつ。失精はこれら全ての力が減退することである。病としては虚労、陰痿等が当てはまる。**〇血氣**　血は営血で、循環する血液である。栄養素を含む。気は衛気で、血管の周囲を走る神経の機能である。血気で血液循環と神経支配を意味する。**〇参考**　本章と同文が『金匱要略』の驚悸吐衄下血胸満瘀血八と婦人雑一一に見える。

第一一章

一　問曰

病有戰而汗出因得解者何也

答曰

脉浮而緊、按之反芤

此為本虛、故當戰而汗出也

其人本虛、是以發戰

以脉浮故當汗出而解也

問うて曰く

病には戰（慄）して汗出で、因って解《カイ》を得る者有るは何ぞや

答えて曰く

脉浮にして緊、之を按ずるに反って芤《コウ》

此れ本と虛と為す、故に當に戰して汗出づるべきなり

其の人は本と虛、是を以て戰を發す

脉浮を以ての故に當に汗出でて解すべきなり

訳

質問。

病人のなかには、悪寒《オカン》（寒気）戦慄《センリツ》（震え）と発汗によって解熱《ゲネツ》するものがあるが、それはどのような仕組みでそうなるのか。

答。

病態生理は次の通りである。

脈は浮で緊である。押してみると葱の茎のように中に力がない芤の脈である。

芤はこの人が本来血気の虚の状態にあることを示す。緊は寒の脈である。血虚するときは則ち筋急（痙攣）す（辨脉法四）。寒は悪寒を発する。そこで悪寒戦慄が起こるのである。

浮は病が表にあることを示し、表の病が寛解するときは発汗が起こる（汗解）。汗とともに邪気が流れ去るのである。

注

○戰　戦はおののく、震えることである。病的には悪寒戦慄である。感染症の初期、発熱因子によって体温のセットポイントが上がる。その温度まで体温を上げるため、筋肉を痙攣（戦慄）させる。体温を上げるまでの間、寒気を感じるのが悪寒である。

二　若脉浮而數、按之不芤
此人本不虛
若欲自解
但汗出耳、不發戰也

若し脉浮にして數《サク》、之を按ずるも芤ならざれば
此の人は本と虛ならず
若し自ら解《カイ》せんと欲するときは
但だ汗出づるのみにして戰は發せざるなり

訳

もし脈が浮で数、押しても芤でないときは、この人は本来虚ではない。一般に自然に寛解するときは発汗するだけで戦慄は起こらない。

浮は表で、表が寛解するときは発汗する。数は熱であるため悪寒がない。

第一二章

問曰
病有不戰而汗出解者何也
答曰
脉大而浮數
故知不戰而汗出解也

問うて曰く
病に戰せずして汗出でて解する者有るは何ぞや
答えて曰く
脉大にして浮數
故に戰せずして汗出でて解するを知るなり

訳

質問。

病人のなかには悪寒戦慄を起こさないで汗が出て解熱するものがある。なぜか。

答。

この人の場合は脈が大で浮数である。

浮は表で発汗し、数は熱で悪寒がない。大は実であるため戦慄を起こさないのである。

第一三章

問曰
病有不戰不汗出而解者何也
答曰
其脉自微
此以曽發汗
若吐若下若亡血
以内無津液
此陰陽自和必自愈
故不戰不汗出而解也

問うて曰く
病には戦せず汗出でずして解する者有るは何ぞや
答えて曰く
其の脉自ら微
此れ曽《かつ》て發汗し
若しくは吐き若しくは下し若しくは亡血せしを以て
内に津液《シンエキ》なきを以てなり
此れ陰陽自ら和すれば必ず自ら愈《い》ゆ
故に戦せず汗出でずして解するなり

訳

質問。

病状によっては悪寒戦慄もせず、汗も出ないで解熱するものがあるのはなぜか。

答。

この人の脈は当然微になっているはずである。この脈状は、病を起こした邪気の力も減弱して病勢が衰え、人体の正気、抵抗力も減少した状況を示している。

それはこれまでの経過中に、発汗、吐法、下法や亡血を来すような処置を受けて、病邪も排除されたが、同時に体液も消耗してしまって発汗する余力がなくなったためである。

このような場合には血気営衛の産生が回復し、体力が増進してくれば自然に治癒に向かうものである。寒気（陰）もないので戦慄がなく、脈浮（陽）もないので発汗もなく、自然に解熱が起こるのである。

注

○脈自微　自は「自然に、当然の結果として」の意。発汗吐下亡血という処置の結果、自然に脈は微になるということである。微は邪気も正気も衰えるためである。浮沈の中間にある。**○内無津液**　津液とは胃で作られる精気（栄養素）である。液体なので津液という。汗と胃液と腸管内の水分やその他の体液は全て津液が形を変えたものである。それが発汗吐下により大量に消耗したので無津液となったのである。**○亡血**　出血である。また汗は血から生ずる。故に発汗は亡血の一因となる。**○陰陽自和**　陰は寒、陽は熱を指す。また血（血液、血液循環）は陰、気（神経支配）は陽である。邪気が衰えているので再発はない。体力が回復してくれば陰陽が調和し、寒熱もなく、血気の機能も調整されて正常化する。故に自ら治癒機転が働いて治癒に向かうのである（太陽中五八）。

第一四章

問曰
傷寒三日
脉浮數而微
病人身※涼和者何也
答曰
此為欲解也、解以夜半
脉浮而解者濈然汗出也
脉數而解者必能食也

問うて曰く
傷寒三日
脉浮數にして微
病人身涼和する者は何ぞや
答えて曰く
此れ解せんと欲すと為すなり、解は夜半を以てす
脉浮にして解する者は濈然《ソウゼン》として汗出づるなり
脉數にして解する者は必ず能く食するなり

脉微而解者必大汗出也　脉微にして解する者は必ず大いに汗出づるなり

校

※身　『玉函』巻二はこの下に「自」の字あり。

訳

質問。

傷寒に罹患して三日経過した。病は陽経から陰経に伝わるときである。陰に入れば脈は沈になる。

今、脈は浮数で微である。浮は病が表陽にあることを示しており、数は胃熱であり、微は邪気も正気も衰えたことを意味する。

このような状況で、病人は熱感が取れて涼しい感じがし、病気が直ったように気分が良くなるのはなぜか。

答。

これは解熱しようとしている状態である。解熱は夜中に起こる。病を解すのは陽気（正気）である。一陽の気が生ずるのは夜半である。そこで解熱は夜半から始まる。

脈が浮数で微なのは、病が表陽にあって病邪の入ることが浅く、病勢も軽く、更に邪気の力も衰えていることを示しており、更に熱は陽気即ち生気の存在を意味している。この脈と症は病が治癒に向かっていることを意味する。

脈浮は病が表にある。そこで解熱するときはじとじとと汗が出て表邪を排除する。

脈数は熱である。傷寒三日で、病はなお陽経にある。この熱は陽明胃経の熱である。胃が熱するときは食欲が異常に亢進する。そこで脈数で解熱する者は必ず能く食するのである。

脈微は正気も邪気も衰えている状態で、正気が虚し陽気も虚している。陽虚は発汗する。そこで解熱するときは必ず大いに汗が出るのである。

注

○**濈然**　漢音はソウ。シュウは呉音である。波がおさまること、また水が集って溜まること、溜まった水が流れること。静かな流れである。ここは「じとじと」と訳す。

第一五章

問曰
脉病欲知愈未愈者
何以別之
答曰
寸口關上尺中三處
大小浮沈遲數同等
雖有寒熱不解者
此脉陰陽為和平
雖劇當愈

問うて曰く
脉（診を）して病の愈ゆると未だ愈えざるとを知らんと欲する者は
何を以て之を別《わか》つか
答えて曰く
寸口、關上、尺中の三つの處（の脉状の）
大小、浮沈、遲數が同等なれば
寒熱の解せざるもの有りと雖も
此れは脉の陰陽が和平と為《な》す
（病状が）劇（激）しと雖も當《まさ》に愈ゆべし

訳

質問。

脈診によって、病が治癒するか、まだ治癒しないかを鑑別するにはどうしたらよいか。

答。

腕関節における橈骨動脈の三つの脈所である寸口、関上、尺中の脈状が大小、浮沈、遅数について同等のときは、悪寒、発熱が持続していても、脈状で陰陽が調和して正常化しているのであるから、当面症状は激しくても、当然治癒するはずである。

注

○**陰陽和平**　寸口は陽、尺中は陰を診る。関上は陰陽の中間である。これらが同等ということは陰陽が調和し正常化していることを示す。病勢は衰え、治癒に向かう状況である。

第一六章

一　師曰

立夏得洪※（一作浮）大脉

是其本位

其人病身體苦疼重者

須發其汗

若明日身不疼不重者

不須※發汗

師曰く

立夏に洪（一に浮に作る）大の脉を得るは

是れ其の本位なり

其の人病んで身體苦《はなは》だ疼重する者は

須《すべか》らく其の汗を發すべし

若し明日疼《いた》まず重からざるときは

須らく汗を發すべからず

校

※洪　『敦煌残巻』は「浮」に作る。

※須　『太平聖恵方』巻八は下に「大」あり。

訳

先生がいう。

立夏の季節、夏の始めに洪大の脈を示すのは、この季節によく相応した本来の脈状である。この季節に病人がひどく身体の疼痛（皮膚）、重だるい感じ（肌肉）を示す場合、症状は表証で病は表にある。当然発汗療法を行うべきである。

その病人が翌日痛みも倦怠感も訴えないときは、発汗する必要はない。病は表を去って治癒したのである。

注

○立夏　二十四節気の一つ。太陽暦の五月六日ころ。夏の脈は洪あるいは鈎である。故に「是れ其の本位」という。季節に適応した本来の脈状だということである。**○須**　「是非……すべきである」、「当然……すべきである」の意。必要、必然の意味を示す再読文字。

二　若汗濈濈自出者
明日便解矣
何以言之
立夏脉洪大是其時脉
故使然也
四時倣此

若し汗濈濈として自ら出づる者は
明日便《すな》わち解す
何を以て之を言うか
立夏の脉の洪大なるは是れ其のときの脉なり
故に然らしむるなり
四時此れに倣《なら》う

訳

もし汗が自然にじとじとと出る場合は、翌日になればすぐに寛解する。

なぜそう言えるのか。洪大の脈は立夏の時節の正常の脈である。即ち体調が正常化していることを示しているので、間もなく寛解することになる。

夏以外の季節についても同様の原則が通用する。これに倣って病勢、予後の判定を行う。

第一七章
問曰
凡病欲知何時得何時愈
答曰
假令夜半得病者明日日中愈
日中得病者夜半愈
何以言之

問うて曰く
凡そ病は何時得て何時愈ゆるかを知らんと欲す
答えて曰く
假令《もし》夜半に病を得し者は明日の日中に愈ゆ
日中に病を得る者は夜半に愈ゆ
何を以て之を言うか

日中得病夜半愈者
以陽得陰則解也
夜半得病明日日中愈者
以陰得陽則解也

日中に病を得て夜半に愈ゆる者は
陽が陰を得るを以て則ち解するなり
夜半に病を得て明日の日中に愈ゆる者は
陰が陽を得るを以て則ち解するなり

訳

質問。

一体、病気はいつ罹《かか》っていつ治癒するのか、その時間的関係について知りたい。

答。

仮に夜中に病気に罹った者は明日の昼間に治癒する。昼間に病気に罹った者は夜中に治癒する。

なぜこのようなことが言えるのか。

昼間病気に罹って夜中に治癒するという場合、昼間の陽気を受けて、病人は陽実の状態にある。夜中になると陽気が衰え、陰気が増してくる。病人の陽実は陰気によって相殺され、陰陽が平衡してくる。そこで病態が改善して正常に移行する。よって寛解するのである。

夜中に病気に罹って昼間に治癒する場合は、陰陽の中和について、この逆のことが起こる。

夜半の陰気を受けて陰実の状態にある病人は、昼間の陽気を得て陰陽和平になり、治癒に向かうのである。

注

○陽得陰　陽は昼を支配する。交感神経優位の状態である。陰は夜を支配する。副交感神経優位の状態である。昼から夜になるとき、昼の陽気が夜の陰気で中和されて病態が寛解ないし軽快する。病人は気分が良くなる。

第一八章

寸口脉
浮為在表
沈為在裏
數為在府
遲為在藏
假令脉遲此為在藏也

寸口の脉
浮は表に在りと為《な》す
沈は裏に在りと為す
數は府に在りと為す
遲は藏に在りと為す
假令脉が遲なるときは此れ藏に在りと為すなり

訳

橈骨動脈の拍動部である寸口の脈所において、浮の脈状を呈する場合は病邪が表即ち頭や四肢、体表にあることを示している。

沈の脈状を呈するときは病は裏即ち内藏にある。

数即ち頻数の場合は病は六府即ち胃腸管や胆嚢、膀胱にある。

遅即ち緩徐で脈数が少ないときは病は五藏にある。即ち病人の脈が遅のときは病は藏にあると判断するのである。

注

○數　虚寒（辨脉法三二）、熱煩（平脉法一）を意味することがある。一般的には熱である。**○遲**　無陽（辨脉法二八）、水（辨脉法三一）、愈（平脉法一五）、栄気和（平脉法二二）、陰気盛（平脉法二三）、栄中寒（平脉法二八）を意味することがある。普通には寒あるいは痛みである。

第一九章

一　趺陽脉浮而濇
少陰脉如經者

趺陽の脉浮にして濇《ショク》
少陰の脉經《つね》の如き者は

其病在脾、法當下利
何以知之

其の病は脾に在り、法として當に下利すべし
何を以て之を知るか

訳

足背の前脛骨動脈の拍動部、胃経の衝陽穴の所の脈が浮にして濇（渋る）。

後脛骨動脈の拍動部即ち少陰腎経の太谿穴の所の脈が正常の者は病は脾（膵藏）にある。脾は胃とともに消化機能を主宰している。そこでその虚、機能の低下時には原則として当然下利するはずである。

何によってこのことがわかるのか。

注

○趺陽脉浮而濇　趺陽の脈は前脛骨動脈の拍動部、胃経の衝陽穴の所の脈である。脾胃の機能状況を伺う。浮は胃の障害、濇は脾の虚寒を意味する。**○少陰脉如經**　少陰の脈は後脛骨動脈の拍動部即ち少陰腎経の太谿穴の所の脈である。腎の気を伺う。経は常で経常、正常の意味。如経とは正常の如しである。**○其病在脾**　五行相剋で脾土は腎水を剋す。今少陰腎経の脈が正常であることは脾土の力が弱く腎水を剋することができないことを示す。即ち脾虚である。脾虚は下利を生ずる。

二　若脉浮大者氣實血虛也
今趺陽脉浮而濇
故知脾氣不足胃氣虛也
以少陰脉弦而浮※（一作沈）
纔見此為調脉
故稱如經也

若し脉浮大の者は氣實血虛なり
今趺陽の脉浮にして濇
故に脾氣不足にして胃氣虛なるを知るなり
少陰の脉弦にして浮（一に沈に作る）
纔《わず》かに見（現）るるは此を調脉と為《な》す
故に經《つね》の如しと稱するなり

若反滑而數者故知當屎※膿也　若し反って滑にして數なる者は當に膿を屎すべし

校

※浮　『太平聖恵方』巻八は「沉《チン》」に作る。訳はこれによる。

※屎　『太平聖恵方』巻八は「溺《ニョウ》」に作る。訳はこれによる。

訳

脈が浮大の場合は気実血虚である。浮は気実、大は血虚である。

今趺陽の脈が浮で濇である。浮は胃の傷害を示す（辨脈法二一）。濇は脾の傷害を意味する。脾胃は消化を司っているので、その傷害により下利が生ずるのである。

太谿の少陰腎経の脈は弦にして沈であり、それがやっと触れる程度のものが調和のとれたものである。故に正常というのである。もし滑で数の場合は、当然膿尿を排泄するはずである。滑は風であり、陽である。数は熱である。太谿の脈滑にして数は膀胱の風熱による化膿性炎症を意味する。膀胱は表で、腎は裏である。

注

○少陰脈弦而浮　少陰は腎で冬にあたる。脈は沈あるいは石であるため、ここの浮は沈の間違いである。弦は浮にして緊であるが、上記の理由により緊のみ認められる脈と考えられる。即ちこの少陰脈弦而浮は腎の正常の脈である沈あるいは石に等しくなる。故に如経となる。**○沉**　沈に同じ。**○溺**　音ニョウ。尿に同じ。

第二〇章

寸口脉浮而緊　寸口の脉浮にして緊

浮則為風、緊則為寒　浮は則ち風と為す、緊は則ち寒と為す

風則傷衛、寒則傷榮　風は則ち衛を傷《やぶ》る、寒は則ち榮を傷る

榮衛倶病、骨節煩疼　榮衛倶に病むときは骨節煩疼す

當發其汗也　　當に其の汗を發すべきなり

訳

寸口の脈が浮にして緊の場合の病理、症状、治法は次の通りである。

浮は病因としての風を意味する。緊は病因としての寒を意味する。風は表即ち衛気を傷害する。衛気即ち陽気が傷害されると発熱する。寒は裏即ち栄気即ち営気を傷害する。営気は血脈を流れ、営血は骨節を利し筋骨を潤わす（病理）。

故にその傷害にあたっては骨節の発熱と疼痛を起こす（症状）。治療法としては、脈浮は病表にありで、当然発汗すべきである（処方は注を参照）。

注

○脈浮緊、骨節煩疼　臨床上対応する薬方は以下の各条に記されている。

太陽中三五、麻黄湯、骨節疼痛。同三八、大青龍湯、脈浮緊、身疼痛。同四六、麻黄湯、脈浮緊、身疼痛、當發其汗。同五五、麻黄湯、脈浮緊、不發汗、因致衄者。

○骨節煩疼　煩は熱で煩わしいこと。なお少陰病の附子湯（少陰三〇五）でも身疼痛、骨節痛があるが、脈は沈である。真武湯（同三一六）の四肢沈重疼痛も脈沈であろう。

第二一章

一　**趺陽脉遲而緩胃氣如經也**　　趺陽の脉、遲にして緩なるは胃氣經の如きなり

趺陽脉浮而數　　趺陽脉浮にして數なるとき

浮則傷胃、數則動脾　　浮は則ち胃を傷る、數は則ち脾を動ず

此非本病　　（然しながら）此れ本《もともと》の病に非ず

醫特下之所為也　　醫特《ただ》之を下して為《な》す所なり

訳

胃の機能が正常なときは趺陽の脈は遅で緩である。趺陽の脈が浮で数の場合、浮は胃の傷害を意味する。数は脾が傷害を受けて、その機能が動揺していることを示す。

しかしこれは病人が自然に邪気に罹患して生じた病ではない。医者が病が裏にあると判断して瀉下法を行った結果生じた症状にすぎない。

注

○遅而緩　ゆったりと落ち着いた脈で、遅速強弱浮沈の中間の脈である。**○特**　「ひとり」と読むと、「とりわけ」の意味。「ただ」と読むと、「それだけ」の意味。ここは「ただ医師が間違って瀉下法を行っただけの話である」という意味である。

二　榮衛内陷

其數先微、脉反但浮
其人必大便鞕、氣噫而除
※何以言之

榮衛内陷し
其の數先は微、脉は反って但《ただ》浮
(その時は)其の人必ず大便は鞕く氣は噫して除かる
何を以て之を言うか

校

※何以言之　『玉函』巻二は、この下に「脾脈本緩」の四字あり。

訳

(誤下によって裏虚となるので、その裏虚に向かって、邪気とともに)営衛が内陥すると、その数脈はそれに随って微に変ずる。営衛(と邪気の)内陥(により病は裏に入るので脈は当然沈となるべきであるの)にもかかわらず脈は引き続き浮である。

その結果、病人は必ず大便が硬くなり(脾熱)、おくびが出て胃気が逆上して取り除かれる(胃虚)。

なぜこのようなことが言えるのか。どういう病理機転によるものか。

注

○榮衛内陷　栄は営と同じ。営は営血で血液循環を意味する。衛は血管に伴走する神経である。営気が内陥すると、邪気も営気に伴って裏に入り脾に侵入する。脾は裏にあり、脈は沈となり、触れにくくなる。これが微である。それがかえって浮のままでいるのは、衛気の一部がまだ表にあり、邪気が胃にもあるからである。その事情が以下に述べられる。**〇鞕** 硬と同じ。堅いこと。大便の水分が少ないこと、また腸管の機能不全で大便の排泄が円滑にいかないことを示している。**〇噫** 音アイ。おくび。げっぷ。心、脾の障害で現れる。また寒気が胃に宿るときも起こる（『霊枢』口問第二八）。

三　本以數脈動脾、其數先微[※]
故知脾氣不治
大便鞕、氣噫而除
今脉反浮、其數改微
邪氣獨留、心中則飢

本《もと》數脈脾を動じ、其の數先に微となるを以て
故に脾氣治せずして
大便鞕く、氣噫して除かるるを知る
今脉反って浮、其の數は微に改まる
邪氣獨り留まり、心中則ち飢ゆ

校

※本以　『玉函』巻二は「今」に作る。したがって『玉函』巻二の文章は「脾脉本緩、今數脉動脾（脾の脉は本と緩、今、數脉脾を動ず）」となる。このほうが意味はよく通じる。

訳

本症はもともと趺陽の脈が浮にして数であった。数脈は脾の障害を意味し、それが医者の瀉下によって数脈が微（虚）に代わった。即ち脾は更に傷られて機能傷害を起こしたのである。そこで大便が硬くなった。即ち腸管における蠕動の停滞と水分の過剰吸収である。また脈浮によって胃気も虚して、胃気の上逆が起こりおくびとなった。

脾胃の正常の機能が衰えて邪気だけがそこに残留している（邪熱）。胃の邪熱によって食欲が異常に亢進して心窩部に飢餓感を覚えるのである。

四　邪熱不殺穀、潮熱發渴
　　數脉當遲緩
　　脉因前後度數如法
　　病者則飢
　　數脉不時則生惡瘡也

邪熱、穀を殺《へら》さず、潮熱して渇を發す
數脉は當に遲緩なるべし
脉、前後度數に因って法の如し
病者則ち飢ゆ
數脉時ならざれば則ち惡瘡を生ずるなり

訳

邪気が残存するために胃の食物の消化は順調にいかない。かえって虚熱を生じて潮熱を発生する。その胃熱によって口渇を起こす。数脈は本来遅緩の脈である。医師の誤治によって経過中に法則通りに変化して微となり、また浮に留まるという現状を生じたのである。異常飢餓感は胃の虚熱のためである。

数脈が本例と別の条件で現れるときは悪性の皮膚化膿症の場合がある。本症とは別の話である。

注

○本節は三節までの病理の確認と数脈が皮膚化膿でも現れることを注意したものである。

第二二章

一　師曰
　　病人脉微而濇者、此為醫所病也
　　大發其汗、又數大下之
　　其人亡血
　　病當惡寒、後乃發熱、無休止時

師曰く
病人脉微にして濇なるは、此れ醫の病ましむる所と為すなり
大いに其の汗を發し、又數々大いに之を下して
其の人亡血す
病當に惡寒し、後乃ち發熱し、休止の時なかるべし

訳

先生がいう。

病人の脈が微（陽微）で濇（血虚）である。指に触れる様子が微かで、とろとろと渋って滑らかに流れていかない。これは病人の自然の経過でこうなったのではなく、医者の処置によって生じたものである。

その処置とは、強く発汗させ（表陽の虚と脱水）、また何回も激しく瀉下を行った（裏陰の虚と脱水）。陰陽表裏ともに虚した結果起こった亡血の脈状である。当然、悪寒がし（陽虚外寒）、その後発熱を起こし（陰虚内熱）、病状が安定するときがないようになるはずである。

注

○**亡血**　汗も下利も、その水分は血から生ずるため、脱水は亡血を来す。

二　夏月盛熱欲著複衣※
冬月盛寒欲裸其身
所以然者
陽微則悪寒、陰弱則發熱
此醫發其汗、使陽氣微
又大下之、令陰氣弱

夏月は熱盛んなるに複衣を著《っ》けんと欲す
冬月は寒盛んなるに其の身を裸にせんと欲す
然る所以の者は
陽微なれば則ち悪寒し、陰弱なれば則ち發熱す
此れ醫其の汗を發して陽氣をして微ならしめ
又大いに之を下して陰氣をして弱ならしめたればなり

校

※複　『太平聖恵方』巻八は「厚」に作る。

訳

夏は陽気が盛んで高温の季節である。ところが着物を何枚も重ね着したがる。冬は陰気が盛んで寒冷の季節である。ところが着物を脱いで裸になりたがる。

その理由は次の通りである。

この人は脈微で陽気が微弱である。陽虚は悪寒を生ずる。また、脈濇で陰気が虚弱である。陰虚は内熱を生ずる。そこで発熱するの

である。その原因は医者が大いに発汗させて陽気を微弱にし、激しく瀉下させて陰気を虚弱にしたからである。

三　五月之時、陽氣在表
胃中虛冷、以陽氣内微
不能勝冷、故欲著複衣
十一月之時、陽氣在裏
胃中煩熱以陰氣内弱
不能勝熱、故欲裸其身
又陰脉遲濇、故知亡血也

五月の時は陽氣は表に在り
胃中虛冷し、陽氣が内に微となるを以て
冷に勝つ能わず、故に複衣を著けんと欲す
十一月の時は陽氣は裏に在り
胃中煩熱し、陰氣は内に弱となるを以て
熱に勝つ能わず、故に其の身を裸にせんと欲す
又陰脉遲濇の故に亡血を知るなり

訳

五月は真夏の季節である。陽気は表陽（頭と四肢体表）にある。裏陰（内藏）の陽気が微弱となり、熱気が弱い。したがって（発汗によって）胃の中が虚して冷えると、胃の陽気はその冷気に打ち勝つことはできない。内藏が冷えているために、その冷えが体表に及ぶ。然るに（発汗による表虚のために）体表の陽気による熱より胃中の虚冷が強く、体表が冷える。そこで重ね着をして体を温めようとするのである。

十一月は真冬の季節である。陽気は裏陰の内藏にあるため、内藏は熱をもつ。内藏の陰気は減り冷気が弱い。そこで胃の中に煩熱があるとき、これに打ち勝つことができない。胃中の熱気が体表に及び、体表が暑いので裸になりたがるのである。

陰脈、尺中の脈が遅濇なことにより病人が亡血の状態にあることがわかる。遅は無陽、濇は血痺、少血である。

注

〇寒熱の病理　陽盛んなるときは則ち外熱す。陰盛んなるときは則ち内寒す。陽虚するときは則ち外寒す。陰虚するときは則ち内熱す（『素問』瘧論篇第三十五）。五月は表熱があるが、胃中の虚冷のほうが強いときは複衣する。十一月は表寒であるが、胃中の煩熱のほうが強いときは裸になる。

第二三章

脈浮而大、心下反鞕
有熱屬藏者攻之、不令發汗
屬府者、不令溲數
溲數則大便鞕
汗多則熱愈
汗少則便難
脈遲尚未可攻

脈浮にして大、心下反って鞕（堅）くして
熱有って藏に屬する者は之を攻む、汗を發せしめず
府に屬する者は溲《ソウ》を數々ならしめず
溲數《しばしば》なるときは則ち大便鞕《かた》し
汗多きときは則ち熱は愈《い》ゆ
汗少なきときは則ち（大）便難《かた》し
脈遲は尚未だ攻む可からず

訳

脈が浮で大である。脈が浮のとき、病は表にある。大は実である。即ち脈は表実を示すように見える。ところが心下は硬く触れる。これは裏実を意味する。この状況における発熱は藏に病原があることを意味している。治療としては攻下すべきである。脈の浮によって発汗療法を行ってはいけない。

心下硬があっても、他に裏証がないとき、病は府にあると判断する。このときは発汗してよい。

病が府にあるときは利尿を図るようなことをしてはいけない。小便が頻数になると腸管の水分が尿に回って減少し、大便は硬くなる。

病が表にあるとき発汗して汗がよく出れば病は治癒する。

汗が少なく、病邪が尿とともに出るときは大便は硬くなる。

脈が遅（裏寒）のときはまだ攻めてはいけない（温めるべきである）。

注

○脈遲　「脈遲は藏にありと為す」（辨脉法一八）。「遲は無陽と為す、汗を作すこと能わず」（辨脉法二八）。なお陽明一九五、二〇八、二三四を参照。即ち陽明病は脈遲で、発汗する場合と瀉下すべき場合がある。**○攻**　積極的に処置する意味である。発汗のことも瀉下のこともある。

第二四章

一　脉浮而洪
身汗如油
喘而不休
水漿不下
形體不仁
乍靜乍亂
此為命絶也
又未知何藏先受其災

脉浮にして洪
身汗油の如し
喘して休まず
水漿下らず
形體不仁
乍《たちま》ち靜にして乍ち亂る
此を命絶《た》ゆと為すなり
又未だ何の藏が其の災を受けしかを知らず

これは病の末期の症状で死徴である。
ただ、どの藏器が最初に障害されたのかが問題である。

訳

脈は浮で洪である。
体からは油のような汗が出る（発汗異常、陽虚、心虚）。
息づかいはゼイゼイとして止むことがない（呼吸不全、心不全、肺水腫）。
飲食物は咽を下っていかない（嚥下障害）。
体には知覚障害がある（神経障害）。
体は安静にしているかと思うとまたジタバタと動き回って落ち着かない（煩燥）。

注

〇汗如油　油汗である。油また脂のようなべっとりとした汗である。心不全、苦悶時等に出る病的な汗である。**〇水漿不下**　咽喉不利、嚥下障害。**〇不仁**　一般的には、不仁は知覚障害である。運動障害は「不用」という。

二

若汗出髪潤	若し汗出《い》でて髪潤い
喘不休者	喘休《や》まざる者は
此為肺先絶也	此れ肺先ず絶《た》ゆと為すなり
陽反獨留	陽反って獨り留《とど》まり
形體如煙熏	形體は煙の熏ずる如く
直視揺頭者	直視して頭を揺るがす者は
此為心絶也	此れ心の絶《ゼツ》と為すなり
唇吻反青	唇吻反って青く
四肢漐習者	四肢漐習《シュウシュウ》の者
此為肝絶也	此れ肝の絶と為すなり
環口黧黒	口を環《めぐ》って黧黒《レイコク》
柔汗發黄者	柔汗あり黄を發する者は
此為脾絶也	此れ脾の絶と為すなり
溲便遺失、狂言	溲便《ソウベン》遺失し、狂言し
目反直視者	目反って直視する者は
此為腎絶也	此れ腎の絶と為すなり

訳

髪の毛を濡らすほどに汗（汗は心の液、皮膚は肺の協同器官）が出たり（脱汗状態）、ゼイゼイと呼吸不全が続いたりするときは、肺の機能がまず廃絶したのである。

陽気だけが盛んで陰血の働きが衰えている状況では、陽気のために高熱が出、陰血の衰えで血液循環が障害される。そのために体は煙に燻されたようにくすんで色艶が悪くなる。

心は血を主る。陰血の衰えは心の衰弱を意味する。心は精神を主る。精神が衰えると目は力を失い直視して動かない。頭は安定しないでふらふらと動揺する。

このような症状は心がまず衰えたことを示している。

唇は脾（土）の協同器官である。その唇に今脾土を剋する肝の青い色が出ている。手足の筋肉（肝の協同器官）がピクピクと動いている。これらの症状は肝の機能が廃絶したためである。

口の周り（脾土）が（土が剋する）腎（水の色である）で黒々とした色合いを示している。冷や汗が出て、汗は心の液であるから心（火で脾土の母）の衰えを示す。黄疸が出るのは脾（膵藏）の働きが侵されたためである。

小便を失禁し、精神に異常を来してでたらめを言い、目が正常に反して眼球強直を起こしているものは腎機能の廃絶と判断する。

注

○溲便遺失　溲は音ソウ。小便。音シュウは浸すこと。遺は忘れる、残す。ここは小便失禁である。**○直視揺頭**　眼球強直。瞳孔不動である。少陰心経は三枝ある。その第一枝は頭に上り目系即ち視神経に通じている（『霊枢』經脈第十）。故にこの症状がある。また瞳子は骨の精の現れである（『霊枢』大惑論第八十）。腎絶して瞳子不動である。

三　又未知何藏陰陽前絶
若陽氣前絶、陰氣後竭者
其人死、身色必青
陰氣前絶、陽氣後竭者
其人死、身色必赤
腋下温、心下熱也

又未だ何の藏の陰陽前に絶《たえ》るかを知らず
若し陽氣前に絶え、陰氣後に竭《つき》る者は
其の人死して身の色必ず青し
陰氣前に絶し、陽氣後に竭る者は
其の人死して身の色必ず赤し
腋の下温かく心下は熱するなり

訳

またどの藏器、陰陽のいずれの機能が先に衰えたかがわからない。

陽気が先に衰えて陰気が後《あと》で衰えるというときは、死人の体の色は必ず青い（チアノーゼ）。それは、陰気の暗い色が残るからである。

陰気が先に衰えて陽気が後に衰えるときは、死人の体の色は必ず赤い（充血）。腋の下は温かく、心下（胃）も熱感がある。陽気の明るい色と熱気が残るからである。

注

○**陰陽**　陽は明熱動の性質をもち、陰は暗寒静の性質をもつ。

第二五章

寸口脉浮大
而醫反下之、此為大逆
浮則無血、大則為寒
寒氣相搏、則為腸鳴
醫乃※不知而反飲冷水
令汗大出
水得寒氣、冷必相搏
其人即䬸

寸口の脉浮大
而るに醫反って之を下す、此れ大逆と為す
浮は則ち血なく、大は則ち寒と為す
寒氣相搏つときは則ち腸鳴を為す
醫乃ち知らずして反って冷水を飲ましめ
汗をして大いに出さしむ
水、寒氣を得て、冷必づ相搏つ
其の人即ち䬸《エツ》す

校

※乃『敦煌残巻』は「反」に作る。

訳

寸口の脈状が浮で大である。この脈状では下すべきではないのに、医師が誤って瀉下法を行った。浮は病が表にあることを示す。表の病は発汗が原則であるので、下したことは治療原則に違反した大変な誤治である。

経脈には気血が流れている。気に異常があるときは脈は浮となり、血に病があるときは濇となる。今脈浮とあるのは気に病のあることを示す。脈の大は冷えと判断する。冷えの脈は遅または緊である。この大は緊に近似して、かつ表裏に拡大したものである。即ち寒は表裏にわたって存在する。

表の寒は悪寒となり、裏の寒は下利となる。今下利とならずに腸鳴を起こしているのは裏寒が軽く、気即ちガスの貯留となっているからである。腸鳴はガスを駆逐するための腸管の蠕動亢進による。

医師はこの病態生理を理解できず、腸鳴を裏熱と判断して冷水を飲ませた。汗は陽虚、陰実で出る。冷水によって裏の陰実を起こして大汗が出た。

腸管の寒は腸鳴を起こし、胃の寒は胃気の上逆を起こす。冷水は胃の寒と合わさって胃気を上逆せしめ、咽喉に上ってむせびを生じたのである。

注
○饐 音エツ。咽が塞がること。むせぶ。

第二六章

一 趺陽脉浮、浮則為虚
浮虚相搏、故令氣饐
言胃氣虚竭也

趺陽の脉浮、浮は則ち虚と為す
浮虚相搏つ、故に氣をして饐《むせ》ばしむ
胃氣の虚竭を言うなり

訳
趺陽の脈即ち足背動脈の脈状が浮である。この浮は虚と判定する。浮と虚が合併するときは「むせび」が起こる。
趺陽の脈は陽明胃経に属しており、胃の機能状況を反映する。これが浮虚であるということは胃気の虚を意味する。胃気が虚してその上逆が起こり、咽喉の通過障害が生じてむせぶようになったのである。

注
○趺陽 趺は跗、胕と同意。足の甲である。陽は表で、趺陽は足背の意となる。**○脉浮** 浮は一般には陽を意味する。趺陽の場合は胃の状況を示すこともある。ここで浮を虚とするのは浮弱の脈状を呈していると考えられる。**○饐** 音エツ。食物等が咽に詰まること。

二　脉滑則為噦、此爲醫咎
責虚取實、守空迫血
脉浮鼻中燥者必衄也

脉滑なるときは則ち噦を為《おこ》す、此れ醫の咎《とが》と為す
虚を責め實を取り、空を守り血に迫る
脉浮にして鼻の中の燥く者は必ず衄《ジク》す
鼻出血を起こし鼻中燥を寛解する。

訳

（趺陽の）脈が滑のときは「しゃっくり」が起こる。これは病気の自然の経過として現れた症状ではなく、医師の誤治によって生じたものである。

陰虚の状態を実と誤解して瀉法（瀉下）を行ったために、胃気が虚して上逆して「しゃっくり」となったものである。

陽虚を実と判断して瀉法（発汗）を行った場合、陽邪が汗解せず、陰部に内陥して陰血を動揺させると出血が起こる。陽明胃経は鼻から始まる。脈浮、鼻中乾燥は胃熱を意味する。陰血が上逆して

注

○脉滑　『素問』、『霊枢』では滑は濇（風の遷延あるいは慢性化）の痺に対して風（初期急性の陽証）を意味する。本書では「実」と判断することが多い。ここは胃気上逆により脈の実を生じてきたものであろう。**○噦**　しゃっくり。**○咎**　過失。あやまち。**○衄**　音ジク。鼻血。**○守空迫血**　意味の取りにくい文章である。訳はかなり想像を交えて作成した。

第二七章

諸脉浮數
當發熱而洒淅惡寒
若有痛處、飲食如常者
蓄積有膿也

諸々の脉浮數のものは
當に發熱し洒淅《サイセキ》として惡寒すべし
若し痛む處有って飲食常の如き者は
蓄積して膿有るなり

訳

いろいろな脈所において浮数の脈状を呈するときは、当然発熱してぞくぞくと寒気がするはずである。

もし皮膚上に限局して痛みがあり、飲食は正常（脾胃無病）のときは、邪気が蓄積して膿瘍を作っているのである。

注

○浮數　浮脈のときは邪気は表陽にある。浮実のときは陽実で発熱する。浮虚のときは陽虚で悪寒がする。一般には、邪の侵襲で表陽が虚するので悪寒が先行する。その後、正気が反発して陽実となり発熱する。数は発熱の脈である。**○痛處**　皮膚上における痛覚の刺激症状である。数脈は熱を意味する。この痛は有熱性病変による刺激である。即ち膿瘍の形成があると判断する。飲食如故は裏に病変が及んでいないことを示す。

第二八章

脉浮而遲　　脉浮にして遲

面熱赤而戰惕者　　面赤く熱して戰惕《センテキ》する者は

六七日當汗出而解　　六七日當に汗出でて解《カイ》すべし

反發熱者差遲　　反って發熱する者は差《いゆ》ること遲し

遲為無陽　　遲は無陽と為す

不能作汗、其身必痒也　　汗を作《な》す能わず、其の身必ず痒きなり

訳

脈が浮で遅（徐脈）である。浮は表、遅は寒あるいは痛、また病が裏にあることを意味する。

顔面は胃経の支配領域である。浮は胃熱を意味する。面が赤く熱をもっているのは胃熱の上逆である。

浮は邪が表に残っていることを示し、浮遅は表の寒であるため震えが起こる。

この例では六七日の経過中、病は経脈に止まっており、裏陰には

入らなかった。そこで正気が回復して発汗が起こり病は寛解する。もし汗解しないで発熱を起こして来る場合は、邪気の残存を意味し、回復は遅延する。脈遅は陽気の虚を意味し、陽虚は汗を出す。今汗が出ないのは邪気を押し出す力がないためである。邪気は表に滞留して皮膚を刺激して痒みを起こす。

注

○**戦惕**　戦は戦慄、おののく。惕は音テキ。「おそれる」意。戦惕で「ふるえおののく」意となる。○**差**　愈である。治癒と同意。○**痒**　汗が出るべき条件があるのに出ないとき起こる。汗邪が皮膚を刺激するのである。

第二九章

一　寸口脉陰陽倶緊者
法當清邪中於上焦
濁邪中於下焦
清邪中上、名曰潔也
濁邪中下、名曰渾也

寸口の脉陰陽倶に緊なる者は
法として當に清邪上焦に中り
濁邪下焦に中《あた》るべし
清邪上に中るは名づけて潔と曰うなり
濁邪下に中るは名づけて渾と曰うなり

訳

寸口の脈が陰も陽も緊である。陰は裏、内藏、陽は表、経脈を意味する。緊は寒の脈である。この脈状は道理として、清邪（湿邪）が上焦に侵入し、濁邪（寒邪）が下焦に侵入したことを示している。清邪が上焦に侵入することを潔（清い）と名づける。濁邪が下焦に侵入することを渾（濁る）と名づける。

注

○**寸口脉陰陽**　寸口の脈は腕関節の橈骨動脈における拍動である。表陽の脈状は指を軽く浮かべて診る。裏陰の脈状は指を押し沈めて診る。注釈書によっては、寸関尺の三部のことだというものがある。無理な解釈ではないかと思う。○**清邪**　以下の文章から霧露の気、即ち湿邪である。侵襲力は寒より弱い。表陽を侵す。○**濁邪**　寒邪である。侵襲力は湿より強いため裏陰にまで入り込む。○**上焦**

胃から出るリンパ管である。衛気即ちリンパが流通する。胃から肺に上り、太陰肺経に至り、全身の経脈に係属してゆく。故に胸部を上焦と呼ぶことがある。本章では体表も含めているようである。○**下焦**　下腹部のリンパ管である。腸管からリンパを吸収して膀胱に注入する。その結果、腸管内の水分が吸収されて糞便となり、膀胱内に尿が蓄積されるので、下腹部を下焦と呼ぶことがある。また尿の生成を管理しているのは腎である。そこで下記のように下部が侵されると少陰腎経の症状が現れることになる。

二

陰中於邪必内慄也
表氣微虛、裏氣不守
故使邪中於陰也
陽中於邪、必發熱、頭痛
項强、頸攣、腰痛、脛酸
所為陽中霧露之氣
故曰清邪中上

陰が邪に中れば必ず内慄す
表氣微にして虛、裏氣は守らず
故に邪をして陰に中らしむるなり
陽が邪に中れば必ず發熱、頭痛し
項强ばり、頸攣《ひきつ》り、腰痛み、脛酸す
陽が霧露の氣に中るの為す所なり
故に曰く、清邪上に中る、と

訳

裏陰は陰気が強く冷えがある。邪気に侵されると内部から戦慄、震えが起こる。湿邪に侵されて表陽は微弱になっており、邪気の侵入を防げない。裏陰も寒虚の状況なので邪気は裏陰まで侵入してくるのである。

太陽膀胱経は陽の代表である。邪気はまずここに侵入する。その結果、必ず発熱し、膀胱経の経路に沿って、頭痛、項の強ばり、頸部の筋肉の痙攣、腰痛、下腿部の疼痛が起こる。

霧露の湿気が太陽膀胱経に侵入して障害を起こした結果である。この状況を清邪が身体の上部である表陽を侵したというのである。

注

○**太陽膀胱経**　目の内眥から始まり、頭に上り、脳内に出入りした後、項を下り、肩胛骨の間を通り、背腰部を経て、下肢の背面を下り、足の小指の端に至る。故にこれが侵されると、その経路に沿って上記のような症状が現れる。

三　濁邪中下、陰氣為慄　　濁邪下に中れば、陰氣慄を為す

足膝逆冷、便溺妄出　　足膝逆冷し、便溺《ニョウみだ》妄りに出づ

訳　濁気即ち寒邪が下焦に侵入すると、下焦は陰気が支配しており寒気が強いため、戦慄が起こる。下焦は少陰腎経が管理しているので、ここに寒邪が侵入すると少陰腎経の障害が生じる。腎経が流通している足や膝が冷え上がり、大小便の排泄に障害が起こる。

四　表氣微虚、裏氣微急　　表氣は微虚し、裏氣微急す

三焦相溷、内外不通　　三焦は相溷《みだ》れ、内外通ぜず

訳　表陽の働きが微弱で低下しており、裏陰も微弱で困窮した状況にあり、三焦の機能も混乱していて、表裏内外の流通が障害されている状況である。

注　**〇三焦**　上中下を合わせて三焦と呼ぶ。リンパの流通経路の総称である。焦は鳥を火にかけて焼くことである。医学では飲食物を人体の熱エネルギーに変換する場所であり、機構である。三焦を流通する営衛の気はエネルギーの担体である。営気は左鎖骨下静脈に入って営血となって全身を循環する。衛気はリンパと神経で、自律神経機能をもっている。昼は頭と四肢、体表を巡り、覚醒と運動を司り、熱を発する。夜は内藏を巡り、その機能の維持、運営に関係し、睡眠と安静、寒冷を司っている。**〇溷**　音コン。みだれる。汚れる。にごる。

五

上焦怫鬱、藏氣相熏
口爛食齗也

上焦は怫鬱《フツウツ》し、藏氣相熏ず
口爛《ただ》れ食齗なり

訳

三焦相溷、内外不通の状況の下で、上焦が鬱滞して脾胃の気が熱をもって上逆すると口内炎を生じて歯齦の糜爛、潰瘍を生ずる。

注

○怫鬱 怫は音フツ。怒ること。鬱は内にこもること。怫鬱で気がふさいで怒ること。ここは内に鬱積したものが吹き出る様である。**○藏氣相熏** 上焦は衛気が流通する。衛気は胃で作られ、脾によって肺に運ばれる。ここの藏は脾胃を意味する。上焦が怫鬱するために脾胃の気が鬱滞して熱をもったのである。**○食齗** 食は蝕、断は齦である。蝕は「虫食む」で糜爛、潰瘍を起こすことである。

六

中焦不治
胃氣上衝、脾氣不轉
胃中為濁
榮衛不通、血凝不流

中焦治せず
胃氣は上衝し、脾氣は轉ぜず
胃中濁と為る
榮衛は通ぜず、血は凝って流れず

訳

中焦の障害では営気を作る胃の機能は障害され、脾は営衛の津液を肺に転送することができず、胃内には津液が混濁し鬱滞する。営気も衛気も流通せず、営血の流入も不良となり血液も凝滞して正常に流通しなくなる。

七

若衛氣前通者小便赤黄　若し衛氣前に通ずる者は小便赤黄
與熱相搏、因熱作使　熱と相搏ち、熱が作《おこ》り
遊於經絡、出入藏府　經絡に遊び藏府に出入せしむるに因って
熱氣所過、則為癰膿　熱氣の過ぎる所は則ち癰膿と為る

訳

三焦の機能が回復に向かい、営衛の気の流通が正常化する場合、衛気の流通回復が先行するときは、小便の色が赤黄色になる。衛気は陽気で温熱の性質をもっている。衛気の流通が回復すると下焦の屎尿生成も改善し小便も熱性を帯びるようになる。

衛気の熱と邪気の熱が合体し、その熱が経絡を遊行し、藏府の中を出入りするようになると、そのために衛気と邪気の合成熱気が流通する所には（血が変じ肉が腐って）膿瘍が生じてくる。

注

〇因熱作使　この文章は正確には理解できない。ここでは「使」の字を「遊於經絡、出入藏府」にまで掛け、「因」の字を「使」以下の文に掛けて解釈した。正解かどうかは自信がない。

八

若陰氣前通者　若し陰氣が前に通ずる者は
陽氣厥微、陰無所使　陽氣は厥して微、陰は使う所なし
客氣内入　客氣は内に入れば
嚏而出之、聲嘔咽塞　嚏《テイ》して之を出し、声嘔《むせ》び咽《のど》塞がる
寒厥相追、為熱所擁　寒厥相追い、熱の擁《ヨウ》（いだく）する所と為る
血凝自下、狀如豚肝　血凝って自ら下り、狀は豚の肝の如し

訳

もし陰気の流通が先に回復するときは、陽気即ち衛気は厥冷して微弱の状況にある。陰（内藏、ことに肝）は元来陽気を産生して生活活動を行わせる働きであるが、今陽気は微弱で使役することもできない。

陽気が微弱なために外邪に対する抵抗力も減退しているので、外来性の邪は容易に体内に侵入してくる。これに対しては肺系が反応して鼻からは「くしゃみ」で追い出し、咽を塞いで体内への侵入を防ごうとする。

客気の寒と陽厥の気が互いに競合して熱を発生するようになる。陰気即ち営血は熱のために循環が障害され鬱滞して凝血となり、豚の肝藏のような凝血塊となって大便に排泄される。

注

○嗢　音オツ。むせぶ。**○嚔**　音テイ。くしゃみ。

九

陰陽倶厥
脾氣孤弱、五液注下
下焦不盍※、清便下重
令便數難、齊築湫痛
命將難全

陰陽倶に厥し
脾氣は孤《ひと》り弱り、五液は注下す
下焦《ゲショウ》は盍（閉じ）ず、清便にて下重し
便をして數難ならしめ、齊（臍）築し湫痛す
命將に全《まった》きこと難からんとす

校

※盍　『玉函』巻二は「闔」に作る。

訳

陰（営気）も陽（衛気）も機能が低下すると、営衛を生産し運送している脾の機能も衰弱する。そのために脾胃で生産された営衛、津液は肺に上って全身に循環し五藏を灌流することができず、下焦に下行してしまう。下焦は閉塞していないので鬱滞した津液は屎尿として排泄される。排便、排尿は頻数でかつ難渋する。そこで下焦の屎尿の排泄を管理する腎の拍動する臍部は疼痛が持続する。このような状況は生命力の衰弱で生命の予後は保証し難い。

注

○盍　音コウ。蓋。覆う。また寄せ合わせて閉じる意もある。**○闔**　音コウ。ふさぐ。閉じる。**○湫**　音、シュウ。水溜り。一所に集まり、滞る。ここは臍の所に痛みが集まり続くこと。**○築**　棒を上下させて土を搗き固めること。ここはズキズキと動悸を打つこと。

第三〇章

一　脈陰陽倶緊者
口中氣出、脣口乾燥
踡臥足冷、鼻中涕出
舌上胎滑、勿妄治也

脈陰陽倶に緊なる者
口中に氣出《い》で、脣口乾燥す
踡《ケン》臥《ガ》して足冷え、鼻中に涕（鼻汁）出づ
舌上の胎滑なるは妄りに治すること勿れ

訳

脈は陰陽ともに緊である。緊は寒である（辨脈法二〇）。

口の中に邪気があり、発疹や出血等の口内炎症状が出るために口や唇が乾燥する。口や唇は胃の支配する所であり、陽の病変である。

背中を丸めて横臥し（脾虚）、足が冷え（腎虚）、鼻水や喀痰が出る（肺虚）。舌に滑らかな白苔がある（心虚）。陰の病変である。

これらの症状は軽々しく手を付けてはいけない。重症、難治の場合があるからである。

注

○口中氣出　中医系の注釈では口呼吸とする。肺虚の症状と考えるのである。著者は気を邪気と判断して訳文を作った。**○踡臥**　踡は音ケン。背ぐくまる。背を丸くする。かがむ。臥は音ガ。体を丸くかがめてうつ伏せに寝ること。脾は筋肉を司る。脾虚で正常の体位を保てなくなったのである。**○足冷**　下肢の循環は衝脈が司る。腎経は衝脈と略同意である。ここの足冷は腎虚である。**○涕**　涙、鼻水、喀痰、いずれにも使う言葉である。弟は下る意味をもつ。鼻は肺が司る。清涕は肺虚である。**○舌**　心は舌を司る。舌の病変は心虚を意味する。

二　到七日以来
七日以来に到って

其人微發熱、手足温者
其の人微かに發熱し手足の温かなる者は

此為欲解
此れ解せんと欲すと為す

或到八日以上、反大發熱者
或は八日以上に到り反って大いに發熱する者は

此為難治
此れ難治と為す

設使悪寒者、必欲嘔也
設使《もし》悪寒する者は必ず嘔せんと欲するなり

腹内痛者、必欲利也
腹内痛む者は必ず利せんと欲するなり

訳

発病より七日以上経過すると六経を巡り終わるか、その間の経脈に留まっている可能性がある。その際、微熱があり、手足が温かい場合は治癒傾向にある。陽気が存在するからである。

しかし八日以上経過して、本来軽快に向かうべき時期に大熱を発する者は、邪気の残存、増劇を意味するので難治である。

もし悪寒のあるときは必ず吐き気を催す。腹内の痛む者は必ず下利する傾向がある。

注

○悪寒と欲嘔　悪寒は表陽の虚で起こる。もし発汗すれば陽虚を増し、胃気の上逆を招き、欲嘔となる。**○腹内痛と利**　腹裏に寒虚があれば腹痛と下利が起こる。

第三一章

一　脉陰陽倶緊、至於吐利
脉陰陽倶に緊、吐利に至るも

其脉獨不解
其の脉獨り解せず

訳

陰の脈（尺中）も陽の脈（寸口）も緊である。緊は寒あるいは痛みである。病状が激しいことを示している。この状態で嘔吐あるいは瀉下を行い邪気の排除を図れば、脈状も変化して病は寛解に趣くはずである。ところが依然として脈緊がとれないのは、病邪がなお存在しているためである。

二　緊去入※安、此為欲解　**緊去り安に入るは此れ解せんと欲すと為す**

校

※入『玉函』巻二、『敦煌残巻』は「人」に作る。

訳

その緊脈が緩和して病人の症状も安静化してくれれば、病は寛解に向かう。

三　若脉遲至六七日、不欲食　**若し脉遲六七日に至って食を欲せざるは**

此為晩發　**此れ晩發と為す**

水停故也、為未解　**水停《とど》まるが故なり、未だ解せずと為す**

訳

遅脈は内藏（脾胃）の冷えを意味する。これが六七日続き、食欲不振がある。

これは病の初発から存在した症状ではなく、経過中に発生したものである。脾胃の寒虚によって胃で生成された営衛、津液が正常に輸送されず、胃内停水として存在しているためである。故に病はいまだ寛解に至らないと判定するのである。

四　食自可者為欲解　　食自ら可なる者は解せんと欲すと為す

訳

食欲が出て飲食が自然にできるようになった場合は、病は寛解に向かう。

五　病六七日　　病むこと六七日にして
手足三部脉皆至　　手足の三部の脉皆至り
大煩而口噤不能言　　大いに煩し口噤してもの言う能わず
其人躁擾者必欲解也　　其の人躁擾する者は必ず解せんと欲するなり

訳

発病して六七日経過すれば、病は六経を巡り尽くすときである。このとき、手足の三部の脈が全て正常に拍動しているならば、大いに熱で胸苦しい思いをしたり、口の筋肉の麻痺あるいは痙攣があって発言ができない状態であったり、循環障害で手足をばたつかせて苦しんでいても、必ず病勢は寛解に向かうようになる。脈状が良好なのは正気の回復を示しているからである。

六　若脉和、其人大煩、目重　　若し脉和し、其の人大いに煩し、目重く
瞼内際黄者、此欲解也　　瞼（瞼）の内際の黄なる者は此れ解せんと欲するなり

訳

もし脈が緩和で正常化しているときは、ひどく暑苦しい状況で、目蓋も重く、眼瞼の内が黄ばんでいても、脈に精気の回復が現れており、邪気はいずれ消滅し、病は寛解に趣くことになる。

第三二章

脉浮而數
浮為風、數為虚
風為熱、虚為寒
風虚相搏則洒淅悪寒也

脉浮にして數《サク》
浮は風と為す、數は虚と為す
風は熱と為す、虚は寒と為す
風と虚と相搏つときは則ち洒淅として悪寒するなり

訳

脈状は浮で数である。浮は風によって生ずる。数は心虚を意味する。風は熱を生ずる。心が虚すると四肢の循環が障害されて寒となる。表陽の風と心虚の寒が合併するときは病人はぞくぞくと寒気がする（少陰心経の悪寒で、太陽膀胱経の発熱悪寒より重症である）。

注

○**脉數**　数は一般には熱の脈である。ここの数は心不全による頻脈であり、手足の寒冷を生じ、予後は良くない。

第三三章

脉浮而滑
浮為陽、滑為實
※陽實相博

脉浮にして滑
浮は陽と為す、滑は實と為す
陽と實と相搏つ

其脉數疾、衛氣失度
浮滑之脉數疾
發熱汗出者此為不治

其の脉數疾は衛氣度を失うなり
浮滑の脉數疾
發熱して汗出づる者は此れ不治と為す

注

○衛氣　胃の上焦で作られるリンパである。経脈（血管）の外周を伴走する。また神経を意味する。ここは自律神経として心、血管の運動を調整している。ここは何かの病機によって交感神経優位となって心の拍動を数疾にしたのである。**○數疾**　数は頻数である。疾は速疾で「早い」ことであるが、ここは不整脈ぎみであることを意味している。滑自身が滑疾で「早い」脈状であるが、それが一層頻数になり不整脈ぎみになったということである。**○失度**　度は基準、標準である。失度は正常状態を外れることで、異常また病的状態になったことである。**○汗出**　汗は心の液である。心虚の発汗は予後不良である。

校

※陽實相博　『太平聖恵方』巻八は「浮滑相搏（浮滑相搏つ）」に作る。

訳

病人は浮で滑の脈状を呈している。浮は陽と判断し、滑は実と判断する。病状は表陽の実であるので、発熱の可能性がある。

今その浮滑の脈が数疾に変じた。数は頻脈で熱のあることを示す。疾は「早い」ことであるが、ここは脈が数え切れないほどに頻数の状況になっていることを意味している。発作性頻脈様の不整脈であり、症状としては数脈の示す発熱を生ずる。汗出は陽虚による。ここは心虚による脱汗に近い状況と考えられる。心の発作性頻脈と相まって難治あるいは不治の重症である。

第三四章

傷寒欬逆上氣　　傷寒にて欬逆して上氣し
其脈散者死　　其の脈散の者は死す
謂其形損故也　　其の形損するが故の謂《いい》（意味）なり

訳

傷寒の病で咳き込み、散の脈状を示す者は死の転帰を取る。
このように判断するのは、病人の肉体の損傷（羸痩、衰弱）が存在するからである。

注

○欬逆上氣　欬は咳に同じ。逆は逆上。欬逆でいわゆる咳き込みである。上気も同意。同意語の反覆である。肺の細菌感染による肺炎、心腎不全等による肺欝血や肺水腫等で起こる。傷寒、腸チフスではこの全ての場合が生ずる可能性がある。しかし一般には欬逆上気は日常普段に見る症状であって常に悪性という症状ではない。本章が死の転帰を取るのは、脈状と形損のためである。**○脉散**　散は散漫である。不整でパラパラと脈所で触れる散漫な脈状である。心の衰弱を意味している。傷寒即ち腸チフスは腸出血、敗血症等とともに心の衰弱で死亡することが多い。本章もその一例である。**○形損**　形は肉体である。損は損失、損壊である。肉体の一部また全体が損傷を受け、羸痩、衰弱を起こしていることを示す。故に死の転帰を取るのである。

平脉法　第二

注

○平脉　平は評の意味である。脈状について、その意味するところを評議、判定すること。

第一章

一　問曰

脉有三部、陰陽相乗
榮衛血氣、在人體躬
呼吸出入、上下於中
因息遊布、津液流通
隨時動作、效象形容
春弦秋浮、冬沈夏洪
察色観脉、大小不同

問《と》うて曰《いわ》く
脉に三部有り、陰陽相乗《ジョウ》ず
榮衛《エイエ》血氣は人の體躬《タイキュウ》に在り
呼吸によって出入し、（体の）中を上下す
息に因って遊布し、津液《シンエキ》流通す
時に隨って動作し、形容を效象するに
春は弦《ゲン》、秋は浮、冬は沈、夏は洪
色に察し脉を観るに大小同じからず

訳

質問。

脈診の場所は三ヵ所ある。寸関尺である。寸口には陽、尺中には陰の状況が現れる。関上は両者の中間にある。三部の脈状は陰陽の強弱によって相互に変動する。

栄血（血液）と衛気（神経）は人体内にあって、呼吸によって推進され、体内（経脈＝血管の中）を上下に流動し循環している。呼吸に際しての息の出入に従って血液やリンパという体液は体内に分布し遊行する。

四時（四季）の気象によって脈状は変化するが、その様子を物の動きに例えてみると、春は弓の弦、夏は洪水のように盛り上がり、秋は毛のように浮、冬は堅く石が水に沈むようである。
　四季によって異なるように、病人を観察すると、顔色も脈状も千差万別で大小不同である。

注

○脉有三部　寸関尺をいう。寸は陽、尺は陰を診る。関は陰陽の中間を診る。**○陰陽**　陽は場所としては頭と四肢、体表。温明と運動の性質をもつ。陰は内藏。冷暗と安静の性質をもつ。**○榮**　栄は『素問』、『霊枢』では営と書く。栄も営も循環、運営の意味をもっている。栄は胃で生成される乳糜で、中焦（胸管）を経て頸部の左鎖骨下静脈角で血管内に入り営血となる。経脈（血管）内にあって体内を循環する血液である。栄気、営気というときは血管運動神経を意味することがある。衛気の陽に対して、陰の働きがある。**○衛**　衛は一定の場所を循環し、外界の状況を観察してこれに反応し、内部を防衛する意味をもつ。英語でいうパトロールである。胃の上焦で作られ、肺に上り、経脈の外周を伴走する。その発生はリンパであるが、神経の意味ももっている。**○血氣**　血液と神経である。気は多義的であるが、ここは神経と理解してよい。**○津液**　津は筆の先から滴下する水。液も間をおいて一滴一滴と落ちる水である。津液で液体を意味する。医学では体液、ことに血気、営衛を意味する。**○形容**　形も容も「かたち」、「すがた」をいう。形容で物事の形、性質、状態。**○效象**　效は傚倣と同意。「ならう」、「まねる」の意。象はかたち。**○弦**　浮にして緊の脈。春の脈。浮は春の暖気の兆し、緊は冬の寒気の残りである。**○洪**　鉤《コウ》とも書く。夏の脈。盛り上がるように触れる。始めに盛り上がって後にストンと落ちる形が鉤に似ている。**○浮**　毛《モウ》ともいう。秋の脈。浮は夏の名残り。陽気の残存。毛の薄さは秋の冷気による締り。**○沈**　石ともいう。冬の脈。寸口で按ずるに石のように堅く、強く押さないと触れない。冬の寒さの象徴。

二　一時之間、變無經常
尺寸參差、或短或長
上下乖錯、或存或亡
病輒改易、進退低昂
心迷意惑、動失紀綱

一時の間にも變じて經常無し
尺寸は參差《シンシ》して或は短、或は長
上下乖錯《カイサク》して或は存し或は亡《な》し
病には輒《すなわ》ち改易し、進退低昂す
心迷い意《こころ》惑い、動《ややもす》れば紀綱を失す

願為具陳、令得分明　願はくは具陳を為して分明を得しめよ

どうか一つ詳しく説明してわかりやすく理解させてもらいたい。

訳

わずかな時間の間でも脈状は変化して一定の状態に止まっていることはない。寸口と尺中の脈状はばらばらで短長不揃いであったり、上の寸口と下の尺中は互いに陰陽虚実の状況が離反し、また強弱によって指に触れたり触れなかったりする。

病気になれば直ちに脈状は改まり、病勢の進行に応じて変動し、遅疾あり、大小がある。そのために病情についての判断に迷い惑い、正確な判断基準を決定できないでいる。

注

○参差　音シンシ。いろいろ入り混じって不揃いのこと。ばらばらに散らばること。**○乖錯**　乖は音カイ。そむく、正常のルートから離れること。錯は入り混じること。**○心迷意惑**　心は「こころ」。意は「心に溜めた思い、思い巡らすこと」。迷は方向を失うこと。惑は枠にとらわれて自由な判断、発想のできないこと。

三　師曰　師の曰く

子之所問、道之根源　子の問うところは道の根源なり

脉有三部、尺寸及關　脉に三部有りとは尺寸及び關なり

榮衛流行、不失衡銓　榮衛は流行して衡銓《コウセン》を失はず

腎沈心洪、肺浮肝弦　腎は沈、心は洪、肺は浮、肝は弦

此自經常、不失銖分　此自ら經常にして銖分を失せず

出入升降、漏刻周旋　出入升降して漏刻周旋す

水下※百刻、一周循環　水下ること百刻にして一周し循環す

當※復寸口、虚實見焉　當に寸口に復《かえ》って虚實見《あらわ》るべし

變化相乘、陰陽相干　變化相乘じ陰陽相い干《おか》す

校

※百刻　『脉經』巻五、『注解傷寒論』巻一は「二刻」に作る。営衛は二刻で全身を一周する。一昼夜、百刻で全身を五十周する。

※當復　『脉經』巻五は「旋覆」に作る。

訳

先生の説明。

あなたの問題にしていることは医学において根本的で重要な事柄である。

脈の三部とは寸関尺のことである。血気営衛は定常状態を維持して運行している。四季の脈状はまた五藏の脈である。冬の沈は腎、夏の洪は心、秋の浮（毛）は肺、春の弦は肝の脈である。この関係にはわずかの相違もない。

血気営衛の津液は呼吸によって推進され、経脈の中を出入昇降して運行し、水時計の二刻の間に全身を一周し、一昼夜に五十回循環し、再び出発点である寸口に戻ってくる。この間に脈状は陰になり陽になり、虚実の変化を現している。

注

○衡銓　衡は「はかり」、「たいら」。平衡は釣り合いのとれた状態をいう。銓も「はかり」である。不失衡銓で正常状態が維持されていることを意味する。**○銖分**　銖は一両の二十四分の一の重さ。周代では〇・六七グラム。分は一両の百分の一の重さ。不失銖分で少しの量的過誤もないことをいう。**○漏刻**　水時計。壺に水を漏出させて時刻を測る機械。**○榮衛流行**　血気栄衛の循環の状況は『霊枢』の五十營第十五と營気第十六に記載されている。**○乘**　乘は人が両足で木に登る姿を示す。上乘りになること。寸口の陽気が強いと関上に拍動が伸びて乘りかかる。尺中の陰の場合も同じ。この関係を相乘という。**○焉**　音エン。「ここに」と訳すこともある。文末において語調を整えたり断定の語気を示す助詞である。訓読しないことも多い。

四　風則浮虛、寒則牢堅※
沈潜水滴、支飲急弦
動則為痛、數則熱煩

風は則ち浮虛、寒は則ち牢堅
沈潜は水滴、支飲は急弦
動は則ち痛と為し、數は則ち熱煩なり

校

※牢堅　『脉經』巻五は「緊弦」に作る。

訳

病因、病理や疾患によっても脈状は変化する。風のときは浮虚となる。寒では緊で堅くなる。体内に水が貯留するときは沈である。肺水腫では急迫して弦となる。痛みのときは上下に激しく打ち付ける動となる。数は熱で胸苦しいときに現れる。

注

○風寒　外因性病原。風はウイルス、寒は細菌として比較すると当てはまることが多い。疾患としては風は初期軽症の感染症、あるいは脳卒中（中風）である。寒は傷寒、あるいは中寒（下利・腸炎）となる。**○支飲**　支は「つかえる」。飲は体内に貯留した水分。支飲については『金匱要略』痰飲欬嗽に詳しい。ここは「心下有支飲、其人苦冒眩、沢瀉湯主之」の支飲が当てはまる。心窩部の水気である。

五　設有不應、知變所緣
三部不同、病各異端
太過可怪、不及亦然
邪不空見、終※必有奸
審察表裏、三焦別焉
知其※所舍、消息診看

設《も》し應ぜざる有らば變の緣《よ》る所を知る
三部同じからず、病は各々端を異《こと》にす
太過怪む可く、不及も亦然り
邪は空しくは見れず、終には必ず奸《カン》有り
表裏を審察し、三焦は焉《これ》を別つ
其の舍《やど》る所を知り、消息し診看す

料度府藏、獨見若神　府藏を料度するに獨り見ること神の若《ごと》し
為子條記、傳與賢人　子《シ》の為に條記す、傳えて賢人に與よ

校

※終必　『脉經』巻五は「中必」に作る。
※其　『脉經』巻五は「邪」に作る。

訳

季節や五藏には一定の脈状がある。春に秋の脈が出るとか、冬に夏の脈が出るというように季節と脈状が相応じない場合、これによってどの藏府に病変があるかがわかる。病によって寸関尺のどこか決まった所に変化が現れる。陽の異常は寸口に、陰なら尺中に現れ、肝の病なら左の関上に、肺なら右の寸口に現れる。

脈の虚実についても大小いずれに偏しても病的である。

人が病邪に侵されれば、正常からの偏倚が必ず現れる。姿も形も見えないということはない。詳細に体の表裏内外を観察し、三焦の異常も明確に鑑別する。

病邪の侵入場所である病位を判定し、病状の推移によって病理を診断する。

罹患藏府の診断は神業のようである。他の人々の見えないものを見抜くのである。

君のために以下記載する事柄は大切なことである。君の同学の諸賢にも伝えてほしい。

注

○**奸**　音カン。「よこしま」。悪事。○**消息**　消は死、息は生。消息で「移り変り」。変化推移の状況。様子。○**獨見若神**　他の人々には見えないものがその人だけに見え、わかる。優れた洞察力、判断力のあること。『素問』八正神明論篇第二十六に「冥冥を見る」ということが記されている。名医は形体的にも機能的にも明確な症状が現れる前に（これが冥冥である）、気象の変化や色脈の異常によって、他人に先駆けて、病変を認識することができる。これを「獨見」という。その様が神の如しというのである。

考

本章は脈の総論である。脈の本体と医学における意義について論じている。

①脈は寸関尺の三ヵ所で診る。

②ここには人体の機能状況を示す血気栄衛（血液循環と神経機能）の変動が、陰陽虚実の変化として現れる。
③寸口では陽、関上では陰陽の間、尺中では陰の状況を見る。『素問』脉要精微論篇第十七には前腕の三部九候が記されている。
④血気栄衛と五藏六府の機能は季節によって変動し、その脈状に反応する。春の弦は肝の脈であり、夏の洪（鉤）は心、秋の浮（毛）は肺、冬の沈（石）は腎の脈である。
⑤これによって人体機能の正常と異常を鑑別し、病位、病情（病理）、病勢（虚実）、予後、転帰を診断するのである。

第二章　脈拍には前後があること

一　師曰　　師の曰く

呼吸者脉之頭也　　呼吸は脉の頭なり

訳

先生の言葉。

脈は呼吸によって推進する。故に呼吸は脈を先導する船頭である。

注

○呼吸と脉　『霊枢』經脉第十に「人は精氣を穀物から得る。穀物は胃に入ると、その精氣が抽出されて肺に送られる。五藏六府はこれによって精氣を受け取る」とある。精気は肺に入って営血となり、経脈の中を流注する。経脈内の血液を推進するのが肺の呼吸である。『霊枢』五十營第十五に「人一呼に脉は再動、（血）氣の行くこと三寸、一吸に脉は亦再動、氣行くこと三寸」とある。血気の循環速度は大変遅いのである。この状況を「呼吸は脉の頭なり」という。

二　初持脉、来疾去遅　　初め脉を持つとき、来ること疾《はや》く去ること遅し

此出疾入遲
名曰内虚外實也

此れ出ること疾く入ること遲きなり
名づけて内虚外實と曰《い》うなり

訳

脈診に当たっては、指を当てる程度ではなく、脈所をしっかりと把握するようにして診察する。

脈は初め盛り上がるように指に触れ、頂点に達すると沈んでゆく。前半を来・出といい、体の外部、陽の状況を示す。後半を去・入といい、内部、陰の状況を現す。

疾は矢のように早いことであるが、同時に指に強く打つ感じがあるため、実と判断する。

実とは精気の充実をいい、遲とは犀のように動作のゆっくりしていることである。脈がゆっくり減衰してゆく様子を表しており、精気の弛緩してゆく様で虚と判定する。

そこでこの脈状を内虚外実と診断するのである。

注

○内外　内は内藏、外は四肢体表。また内は陰、外は陽。

考

『素問』陰陽別論篇第七に「所謂陰陽とは去る者は陰と為し、至る者を陽と為す」とある。また『素問』脈要精微論篇第十七に「来ること疾にして去ること徐なるは上実下虚、厥、癲疾と為す。来ること徐にして去ること疾なるは上虚下實、悪風と為す」とある。

三　初持脈、来遲去疾
此出遲入疾
名曰内實外虚也

初め脈を持つとき、来ること遲く去ること疾し
此れ出ること遲く入ること疾きなり
名づけて内實外虚と曰うなり

訳

しっかりと脈をもったとき、先に触れた脈がゆったりとしており、脈が消退してゆく様子が迅速である。脈の出現が緩慢で消失が迅速な状況で内実外虚と判定する。

考

脈には盛り上がってくる前期と消退してゆく後期がある。前を陽とし外とする。後を陰とし内とする。これにより陰陽、内外、上下の状況を判断するわけである。

第三章　脈と証による予後、転帰と詐病の判断法

一　問曰　　問うて曰く

上工望而知之　　上工は望んで之を知る

中工問而知之　　中工は問うて之を知る

下工脉而知之　　下工は脉して之を知る

願聞其説　　願わくは其の説を聞かん

訳

質問。

上工、優れた医師は病人を遠くから見ただけで病（病名、病情）を知ることができる。その次の中工は病状を問診して病を知る。下工は脈診によって病を知ることができる。このように言われている。詳しく説明を聞きたい。

注

○工　工とは技術者をいう。医師は医工という。技術の巧拙によって三等に分けた。上工、中工、下工である。これについて『霊枢』には以下の記述がある。「上工は未病を治す、已病《イビョウ》を治せず」（『霊枢』逆順第五十五）。また「上工は十に九を全くす。中工は十に七を全くす。下工は十に六を全くす」（『霊枢』邪氣藏府病形第四）。「上工は其の（病が）未だ生ぜざる者を刺す。其の次は（病勢が）未だ盛んにならざる者を刺す。其の次は（病の）已に衰えし者を刺

す。下工は其の襲う者と其の形（病状）の盛んなる者と其の病（病理）と脈の相逆する者を刺す」（『霊枢』逆順第五十五）。〇**望**　爪立ちして見えにくいものを努力して見ようとすること。また遠くから見ようとすること。〇**問**　二枚の扉で閉ざされ様子のわからない門内のことを口で探り出すこと。〇**脈**　脈診である。「其の色（顔色）を見て其の病を知る、命じて明と曰う。其の脈を按じて其の病を知る、命じて神と曰う。其の病を問うて其（病）の処を知る、命じて工と曰う。一を知るものは則ち工と為す。二を知るものは則ち神と為す。三を知るものは則ち神にして且つ明と為す」（『霊枢』邪氣藏府病形第四）。それぞれ下工、中工、上工に当たる。

二　**師曰**　　　　**師の曰く**
病家人請云　　　　**病家の人請うて云う**
病人苦發熱、身體疼　　　　**病人は發熱と身體の疼きに苦しむ**
病人自臥　　　　**病人は自ら臥《ふ》す**

訳　先生の言葉。
病人の家族の者がお願いして言う。病人は発熱と体の疼痛に苦しんでいる、と。
病人自身は静かに横臥している（苦悶、煩躁の様子はない）。

注　〇**自臥**　自は自発的に自然の状態をいう。苦悶の様子のないこと。

三　**師到、診其脉**　　　　**師到《いた》り、其の脉を診《み》るに**
沈而遲者知其差也　　　　**沈にし遲なる者は其の差《い》ゆるを知るなり**
何以知之　　　　**何を以て之を知るか**

若表有病者、脉當浮大
今脉反沈遲、故知愈也

若し表に病の有る者は、脉は當に浮大なるべし
今脉反《かえ》って沈遲、故に愈ゆるを知るなり

訳

先生が病家にやって来て病人の脈診をしたところ、脈は沈で遅であった。そこでこの病人は治癒していることがわかった。なぜわかったのか。

この病人の症状は発熱と身体の疼痛であり、ともに表の病である。表に病があるときは脈は当然浮大になるはずである。ところが病人の脈は沈にして遅であり、裏の脈状に変化している。表の病状はすでに解消していることがわかる。

注

○沈而遅　沈は裏、内。遅は病が藏にあり（辨脉法一八）。**○差**　愈と同意。病が直ること。

四　假令病人云、腹内卒痛
病人自坐
師到、脉之
浮而大者、知其差也
何以知之
若裏有病者、脉當沈而細
今脉浮大、故知愈也

假令《もし》病人が云う、腹内卒《にわか》に痛むと
病人は自ら坐す
師到って之を脉するに
浮にして大なる者は其の差ゆるを知るなり
何を以て之を知るか
若し裏に病の有る者は脉は當に沈にして細なるべし
今脉浮大なり、故に愈ゆるを知るなり

訳

次の例。例えば病人がお腹の内が急に痛くなったという場合。

病人は自然で楽な状態で坐っている（腹内卒痛では横になって苦しんでいるはずで、坐ってはいられない）。

医師がやって来て脈診をしたところ、浮で大である。これは治癒している状態である。何によってそれがわかるか。

腹痛は裏の症状である。脈は沈細でなければならない。今脈は浮大の表の脈状を示しているので、治癒と判定するのである。

注

○假令　接続詞。もし、たとい。「仮に……だとすると」の意。

第四章

一　師曰
病家人来請云
病人發熱煩極
明日師到
病人向壁臥、此熱已去也
設令脉不和、處言已愈

師の曰く
病家の人来り、請うて云う
病人發熱し煩《ハン》（胸苦しさ）極まる
明日師到る
病人壁に向って臥す、此れ熱已《すで》に去るなり
設令《たとい》脉和せずとも、已に愈ゆと處言す

訳

先生の言葉。

病人の家族がやって来て、お願いして言う。病人は発熱し煩躁して苦しんでいる、と。

翌日医師が到達してみると、病人は壁に向かって横臥している。熱で煩躁している姿ではない。これは熱はもう下がっている様子である。たとえ脈状が正常化していなくてもすでに治癒していると断言する。

注

○設令　「たとい……とも」の意。逆接の仮定条件。

二

設令向壁臥
聞師到、不驚起而盻視
若三言三止
脉之嚥唾者此詐病也
設令脉自和、處言此病大重
當須服吐下藥
鍼灸數十百處乃愈

設令《もし》壁に向かって臥し
師の到るを聞き、驚起せずして盻視《ケイシ》す
若し三たび言いて三たび止み
之を脉するに唾を嚥む者は此れ詐病《サビョウ》なり
設令脉自ら和すとも、此の病は大いに重し
當に須《すべか》らく吐下藥を服し
數十百處に鍼灸すべしと處言すれば乃ち愈ゆ

訳

たとい壁に向かって寝ていて、医師が到着しても、驚いて立ち上がることもなく、睨んで視ている。三度ものを言うが三度とも中止してしまい要領を得ない。脈診をすると唾を飲む。このようなものは詐病（ニセ病）であって本物の病ではない。

たとえ脈は正常であっても、このような状態では「これは重病で劇薬の吐下剤を飲まなければならないし、数十数百の鍼や灸をする必要がある」と、脅すと病人は驚いて治癒するようになる。一種の精神療法である。

注

○**向壁臥**　病による煩躁、苦悶がない。病勢緩和のしるしと判断した。○**盻視**　『説文』に「恨視なり」とある。「にらむ」こと。○**處言**　劉渡舟主編『傷寒論校注』一七頁では「断言」の意味と解釈している。

第五章　師持脈

師が脈を持つとき

病人欠者無病也
脉之呻者病也
言遲者風也
揺頭言者裏痛也
行遲者表强也
坐而伏者短氣也
坐而下一脚※者腰痛也
裏實護腹如懷卵物者心痛也

病人欠《あくび》する者は無病なり
之を脉して呻《うめ》く者は病なり
言（葉）の遲き者は風（中風・脳卒中）なり
頭を揺《ふ》って言う者は裏の痛なり
行《あゆみ》の遲き者は表（四肢）の强なり
坐して伏せる者は（起座呼吸）短氣（喘息）なり
坐して一脚を下げる者は腰痛なり
裏實し腹を護ること卵物を懷く如き者は心痛なり

座位で身をかがめてうつ伏せになるのは喘息等、息切れのある場合であり、起座呼吸という。横になると呼吸困難になるため、座位をとる。また、息苦しいので物に寄り掛かるようにうつ伏せになる。

座位で正座ができず、一方の足を下している者は腰痛がある。

裏（胸腹部）に病邪が充実していて、卵を抱えるように腹部を押えている者は心痛がある。心筋梗塞や胃の激痛では心下や心部を抱きかかえるように押さえる。

校

※脚『脉經』巻一は「膝」に作る。

訳

先生が脈診をするとき「あくび」をする病人は無病であり、脈診に際して「うめく」、苦しそうに声を出す者は病気がある。

言葉の出方が遅く、すらすらと話せないのは中風であり、邪風に当たって発病したものである。脳卒中による言語障害である。

頭を揺すりながら話す者は裏（胸腹部）に病変があって、疼痛がある。

歩行に障害があって歩くのが遅く、のろのろしているのは手足の強直であり、パーキンソン病の症状である。

注

○欠　あくび。病苦のあるときはあまり出ないと思うが、胃経の障害で出ること以下の如し。**○呻**　『霊枢』經脉第十に「胃、足の陽明の脉……是れ動ずるときは善く呻き数々欠す」とある。陽明胃経の障害で起こる。欠も同様。**〇言遅者**　『金匱要略』中風歴節の第二章に「邪が経に在るときは重き（行遅）に勝えず、邪が藏に入るときは舌即ち言うこと難し」とある。中風による言語障害である。

〇表強　表は四肢、体表。強は「こわばり」で筋肉の強直、痙攣。パーキンソン病等。**〇揺頭言**　未詳。**〇坐而下一脚**　腰痛のあるときは正座できない。

第六章

師曰
伏氣之病以意候之
今月之内欲有伏氣
假令舊有伏氣當須脉之
若脉微弱者當喉中痛似傷
非喉痺也
病人云、實咽中痛
雖爾今復欲下利

師の曰く
伏氣の病は意を以て之を候《うかが》う
今月の内に伏氣有らんと欲す
假令《もし》 舊《もともと》 伏氣有れば當に須く之を脉すべし
若し脉微弱の者は當に喉中痛んで傷あるに似るべきも
喉痺には非ざるなり（伏氣の発現である）
病人は云う、實に咽中痛むと
爾《しかり》と雖も今復た下利せんと欲すと

訳

先生の言葉。

伏気の病が存在するか、いつ発病するか等のことは、病気が症状として現れていないので、推測によって判断する。それによれば今月中に発症してきそうである。

もしもともと伏気のあることがわかっていたら、当然脈診して病変がどこにあるかを知る必要がある。

脈が微弱な場合は、病邪は少陰腎経にある。つまり、「少陰の病為る、脈微細、但だ寐《い》ねんと欲す」である。少陰腎経は咽喉を流注しているので障害時には咽痛が現れる。これは腎経の自発的な障害で、外感による喉痺、扁桃炎とは別の病変である。

病人は実際に咽の中が痛いと言うけれど、同時に少陰経の経路に当たる腹部にも病変があって下利が起こる。

注

○伏氣之病　伏気は体内に潜伏している邪気である。体調の不良をみて現実に発病してくる。いつ発病するかは「意を以て之を候う」わけである。本書の傷寒例の第二章に「(邪気に) 中って即病する者を名づけて傷寒と曰う。即病せざる者は寒毒が肌膚に藏《こも》り春に至って変じて温病と為る。夏に至って暑病と為る……皆冬時に寒に触れて致す所に由る」とある。この冬に発病せず、春夏に至って発症する邪気が伏気である。**○喉痺**　咽頭炎、咽頭膿瘍、扁桃炎、扁桃周囲膿瘍等、咽喉頭部の炎症性狭窄である。痺は狭窄症候群である。心痺 (狭心症)、胸痺 (狭心症、肋間神経痛等)、血痺 (いわゆる血しびれ) 等がある。『素問』痺論の痺はアレルギー疾患群である。風寒湿によって生ずる。

第七章

問曰　　問うて曰く

人恐怖者其脉何狀　　人の恐怖する者、其の脉は何の狀か

師曰　　師の曰く

脉形如循絲累累然　　脉の形は絲を循《なず》るが如く累累然たり

其面白脱色也　　其の面は白く脱色するなり

訳

質問。

人が恐怖すると脈状はどうなるか。

先生の言葉。

脈状は糸をなぜるようで、ずるずると切れ目がなく繋がった脈状を呈する。

顔色は血色が抜けて、蒼白である。

注

○累　次々と繋がる様。また重なる意味がある。繋がって重なる。

○脉形如循絲累累然　微細で頻数の脈である。恐怖によって心拍がどきどきしている様子である。

第八章

問曰
人不飲其脉何類
師曰
脉自濇唇口乾燥也

問うて曰く
人の飲まざるは其の脉は何の類ぞや
師の曰く
脉は自ら濇《ショク》、唇口は乾燥するなり

訳

質問。

人が水を飲まずにいると脈はどんな状態になるか。

先生の言葉。

脱水による循環血量の減少により脈拍はとろとろと渋滞して不整脈ぎみになる。唇や口が乾燥する。

注

○**濇**　渋る、遅に近く、不整脈ぎみのとろとろした脈。風（初期急性）の滑に対して痺（風の後遺症）の特徴的な脈状である。

第九章

問曰
人愧者其脉何類
師曰
脉浮而面色乍白乍赤

問うて曰く
人の愧《は》ずる者は其の脉は何の類か
師の曰く
脉は浮にして面の色は乍《たちま》ち白く乍ち赤し

訳

質問。

人が恥ずかしい思いをしたときには脈の打ち方はどうなるか。

先生の言葉。

脈は浮（一種の興奮で脈は浮数となる）。顔色は赤くなったり白くなったりする（落ち着きのない状態）。

注

○愧　心が縮んで気が引けた状態。

第一〇章

一　問曰　　問うて曰く
經説脉有三菽六菽重者　　經に説く、脉に三菽六菽の重さ有りとは
何謂也　　何の謂《いい》（意味）か
師曰　　師の曰く
脉人以指按之　　脉する人、指を以て之を按ずるに
如三菽之重者肺氣也　　三菽の重さの如き者は肺氣なり
如六菽之重者心氣也　　六菽の重さの如き者は心氣なり
如九菽之重者脾氣也　　九菽の重さの如き者は脾氣なり
如十二菽之重者肝氣也　　十二菽の重さの如き者は肝氣なり
按之至骨者腎氣也　　之を按じて骨にいたる者は腎氣なり
（菽者小豆也）　　（菽とは小豆なり）

訳

質問。

教科書に「脉に三菽六菽の重さ有り」とある。この重さとは何を意味するのか。

先生の言葉。

脈を診るとき指で脈を押して脈拍を触れる。脈を触れるようになるまでに加えた指の力の大きさを豆の重さに例えたのが三菽の重さ、六菽の重さ等々である。

三個の豆の重さで触れる脈は肺の機能状況を示している。

六個の豆の重さで触れる脈は心の機能状況を示している。

九個の豆の重さで触れる脈は脾の機能状況を示している。

十二個の豆の重さで触れる脈は肝の機能状況を示している。

押して骨に至って触れる脈は腎の機能状況を示している。

注

○**菽**　音シュク。まめ。豆類の総称。

二　假令下利

寸口關上尺中悉不見脉
然尺中時一小見
脉再※擧頭者腎氣也
若見損脉来至為難治
(※腎謂所勝脾脾勝不應時)

假令《たとえば》下利して
寸口關上尺中悉く脉を見《あらわ》さず
然れども尺中に時に一たび小しく見れ
脉が再び頭を擧げる者は腎氣なり
若し損脉の来至を見るは難治と為す
(腎が脾に勝たれるを謂う、脾が勝つのは時に應ぜず)

校

※擧頭　細字注に「一に按投と云う」とあり。

※腎謂所勝脾脾勝不應時　『傷寒論校注』(劉渡舟主編・人民衛生出版社・一九九一出版)は「腎為脾所勝脾勝不應時(腎は脾の勝つ所と為る、脾の勝つは時に應ぜず)」とある。このほうが意味がよくわかる。

訳

下利をしているとき、寸関尺の全てで脈が触れないことがある。

下利は脾胃の虚寒で生ずる。脾胃は血気、営衛を生産し、肺に送る機関である。肺は呼吸によって経脈の血気を全身に推進する。今虚寒でその生産が減少すれば、血気の流通が障害されて脈は不通となる。五蔵六府は精気の供給を断たれ、機能が衰退する。その結果、寸口、関上、尺中の三部の脈所において全て脈を触れないということが起こる。しかし尺中で時々わずかに小さな拍動が現れ、一時消失した脈拍が再び現れるならば、これは腎の機能が残存しているしるしである（腎が脾土に勝っている状況）。

もし脈拍数が減衰し、次第に欠損してゆく不整脈（ＷＰＷ症候群）が現れると予後は不良である。難治となる。（これは土剋水で脾土が腎水を剋制したために生じたのである。ここで脾土が勝つのは病勢に不相応である）。

第一一章　五行の生剋

一　問曰　　　　　　問うて曰く
　　脉有相乗　　　　脉に相乗有り
　　有縱有横有逆有順　縱有り、横有り、逆有り、順有り
　　何謂也　　　　　何の謂いぞや

訳

質問。

脈には相乗ということがある。また縦があり、横があり、逆があり、順がある。

それぞれ何を意味しているのか。

注

○**乗**　のる。他のものの上に移り、位置を占めること。ここでは五行の相生相剋関係を意味する。○**克**　重みに耐え抜いて相手に勝つこと。制御すること。剋も同意。

二　師曰
水行乘火、金行乘木
名曰縦
火行乘水、木行乘金
名曰横
水行乘金、火行乘木
名曰逆
金行乘水、木行乘火
名曰順也

師の曰く
水行きて火に乘じ、金行きて木に乘ずるを
名づけて縦と曰う
火行きて水に乘じ、木行きて金に乘ずるを
名づけて横と曰う
水行きて金に乘じ、火行きて木に乘ずるを
名づけて逆と曰う
金行きて水に乘じ、木行きて火に乘ずるを
名づけて順と曰うなり

訳

先生の言葉。

水が火を剋する、金が木を剋する。この関係を縦と名づける。縦とは、上下の繫がり。また自由に処置すること、勝手気ままにすること。相剋関係で相手を自由に制御できることをいう。

火が水を制御する、木が金を制御する。この状況を横と名づける。横とは左右の繫がり。道理に従わない、異常であるの意味。相剋の逆転した関係である。

水が金を生ずる、火が木を生ずる。この関係を逆と名づける。相生関係が逆転していることをいう。

金が水を生ずる、木が火を生ずる。この関係を順と名づける。正常な相生関係を順守しているからである。

注

○本章は五行の相生相剋関係を述べている。

第一二章

問曰　問うて曰く
脉有残賊　脉に残賊有り
何謂也　何の謂いぞや
師曰　師の曰く
脉有弦緊浮滑沈濇　脉に弦緊浮滑沈濇有り
此六脉名曰残賊　此六脉は名づけて残賊と曰う
能為諸脉作病也　能《よ》く諸脉は病を作《おこ》すことを為すなり

弦は肝胆の病。緊は寒。浮、滑は風。沈は水。濇は痺。

訳

質問。

脈に残賊ということがある。どういう意味か。

先生の言葉。

脈には「弦緊浮滑沈濇」という六つの脈状がある。これらの脈状はいろいろな病気を起こすので無法な乱暴者と名づけるのである。

注

○残　切って小さくすること。むごい行い。**○賊**　凶器でおどして傷つけ奪うこと。無法なことをする。**○残賊**　道義に外れた乱暴な行為。

第一三章

一　問曰　問うて曰く
脉有災怪　脉に災怪有りとは

何謂也
師曰
假令人病
脉得太陽與形證相應
因為作湯比還送湯※
如食頃病人乃大吐
若下利腹中痛

何の謂いぞや
師の曰く
假令《たとえば》人病んで
脉は太陽を得て形證と相應ず
因って作湯を為し、還《かえ》る比《ころ》湯を送る
食頃《ショクケイ》の如きに病人乃ち大いに吐く
若しくは下利して腹中痛む

校

※送湯　『脉經』巻一は「湯」の下に「之時」の二字がある。「如食頃」はない。

訳

質問。

脈には災怪ということがある。どういう意味か。

先生の言葉。

例えばこういうことである。病人があって、脈診をしたところ、太陽病の脈状があった。症状とも相い応じている。そこで（太陽病の治療の）薬湯を作って、病人が帰宅するころを見計らって送ってやった。（病人が服薬したところ）一、二時間して病人は激しい嘔吐を起こした。あるいは下利をして腹痛を訴えた。

注

○災　順調な生活をはばむ水害、大火。物事の順調な進行を妨げること。わざわい。日本語の「わざ」は鬼神の仕事の意味。天変地異や病気、難儀等悪い出来事をいう。**○怪**　異様な感じを与える事物。見慣れない、不思議な物事。あやしい。異常なこと。**○食頃**　一回食事をする時間。短い時間。

二　師曰
我前来※不見此證
今乃變異是名災怪

師の曰く
我は前来《いままでに》此の證を見ず
今乃ち變異す、是を災怪と名づく

校
※前来『脉經』巻一は「来」の下に「脉時」の二字がある。

訳
先生の言葉。
私は今までにこのような症例を見たことがない。今初めて経験する異常な現象である。そこで異様な不思議な出来事と名づけるのである。

注
○前来 旧来、従来と同様な意味であろう。今まで。これまで。**○乃** すなわちと訓ずるが、則、即が前後の接続が直接的で迅速であるのに対して、紆余曲折を経ての接続を意味する。難接の接続詞である。「そこでやっと……する」の意味。ここは今まで見たことのないことに接した、その時間の長さを現している。

三　又問曰
何縁作此吐利
答曰
或有舊時服藥
今乃發作故為災怪耳

又問うて曰く
何に縁《よ》って此の吐利を作《な》すか
答えて曰く
或は舊時に服藥すること有りて
今乃ち發作す、故に災怪と為すのみ

訳

また質問。

どういう因縁、理由でこのような嘔吐、下利が起こったのか。

答え。

多分前に飲んだ薬の作用が今発現して、そのためにこの異変を生じたのであろう。

第一四章　五藏の脈

一　問曰　　問うて曰く

東方肝脉、其形何似　　東方は肝の脉、其の形は何に似るか

師曰　　師の曰く

肝者木也、名厥陰　　肝は木なり、厥陰と名づく

其脉微弦濡弱而長　　其の脉は微弦濡弱にして長

是肝脉也　　是れ肝の脉なり

訳

質問。

五行の配当によると、肝は東方に配当されている。肝の脈状はどのようであるか。

先生の言葉。

肝は五行の木に当たる。三陰三陽では厥陰に配当されている。肝の経脈は厥陰経という。

脈状は弦の気味で軟弱に触れ、ゆったりとしている。これが肝の脈である。

注

○肝　五行配当表では東方、春、肝、胆、厥陰肝経、少陽胆経、筋、爪、目が一類としてまとめられている。脈状は弦である。浮にして緊（辨脉法九）である。浮は春の陽気の兆し、緊は冬の陰気の残りを現している。**○濡**　漢音ジュ。呉音はニュウ。ぬれる、うるおう。ぬれて柔かい。脈では柔弱の意。**○微弦**　春、肝の脈は弦である。しかし丸出しの、明確な弦ではない。正常では弦の気味がある程度である。弦そのものは「真藏の脈」といって病脈となる。次項を参照。**○濡弱而長**　健康な脈は胃気のあるものをいう。胃気と

は精気、力強い生命力の存在を示すもので、緩和で柔弱な脈である。正常の肝の脈は「胃気＋微弦」である。長はゆったりしていることで、短切な病的なものでないことを示す。

二

肝病自得濡弱者愈也
何以知之
以其脉如弦直
此是肝藏傷、故知死也

肝の病は自ら濡弱を得る者は愈ゆるなり
假令《もし》純弦の脉を得る者は死す
何を以て之を知るか
其の脉が弦（弓のつる）の如く直なるは
此れは是れ肝の藏の傷なるを以ての故に死するを知るなり

訳

肝が病に罹っても脈が自然に軟弱になる場合は治癒に向かう。

これに反して、もしも純粋な、はっきりとした弦の形をした脈状を示すときは死の転帰を取る。

なぜそういうことがわかるのか。

脈が弓のつるのように堅く真っ直ぐに伸びているのは「眞藏の脈」といって、肝の障害で現れる脈状である。故に予後不良ということがわかる。

注

○**純弦脉者死**　「眞藏の脈」という。藏の特徴的な脈、肝なら弦だけで胃気、生命力のない脈状である。予後不良を意味する。

考

以上のことは五藏全てに当てはまる。肝は微弦、心は微鉤、脾は緩、肺は微毛、腎は微石である。微、柔弱は胃気のあることを示している。

第一五章　五藏の脈つづき

第一

一　南方心脉、其形何似　　南方は心の脉なり、其の形は何に似るか
師曰　　師の曰く
心者火也、名少陰　　心は火なり、少陰と名づく
其脉洪大而長、是心脉也　　其の脉は洪大にして長、是れ心の脉なり

訳

五行の配当によると、心は南方に配当されている。心の脈状はどのようであるか。

先生の言葉。

心は五行の火に当たる。三陰三陽では少陰に配当されている。心の経脈は少陰経という。

脈状は洪水が溢れるようで大きくゆったりしている。これが心の脈である。

注

〇**心**　南方、夏、火、心、小腸、脈、血、舌が一群をなしている。

二　心病自得洪大者愈也　　心の病が自ら洪大を得るときは愈ゆるなり
假令脉来微去大　　假令《もし》脉の来ること微にして去るとき大なるは
故名反、病在裏也　　故に反と名づく、病は裏に在るなり
脉来頭小本大　　脉の来ること頭小にして本大なるは
故名覆、病在表也　　故に覆と名づく、病は表に在るなり

訳

心が病に罹っても脈が自然に洪大になる場合は治癒に向かう。もし脈拍が前半が微で後半が大の場合は、正常の心の脈状の打ち方と逆なので反と名づける。正常なら初めは盛り上がって、去るときは減衰してゆく。後半は裏陰を見る所で、ここが大なのは異常である。故に反の場合は病は裏、胸腹にある。

脈の触れ方が頭が小で本が大の場合は、覆と名づける。頭は表陽を見る所で、ここが小なのは異常である。故に病は表、頭や四肢にある。

三　上微頭小者則汗出
下微本大者則為關格不通
不得尿

上微にして頭小なる者は則ち汗出づ
下微にして本大なる者は則ち關格不通と為す
尿することを得ず

訳

上即ち軽く按じて微（陽虚）、脈の頭が小即ち表陽が虚のときは汗が出る。

下即ち重く按じて微（陰虚、陽実）、脈の本大即ち裏陰が実。この脈状を呈するものを関格という。

陰も陽もともに盛んで、陰にも陽にも障害が起こる。この脈状が尺中に現れるときは関という。陰盛であり、尺中は腎を見る所であるため小便不通となる。寸口の場合は格という。陽盛であり、吐逆が起こる。ここの陽は胃を意味する。

注

○**關格**　『素問』六節藏象論篇第九によれば、人迎四盛以上を格陽という。陽の極盛、寸口四盛以上を関陰という。陰の極盛。関格については本篇二五、二六章にも関連する文章があるが、本章ともども言葉の用法は間違っている。○**上微下微**　未詳。一応『注解傷寒論（成無已）』に従って訳文を作った。本章は文章に錯誤があるようで解釈し難い。

四　頭無汗者可治　頭に汗無き者は治す可し
有汗者死　汗有る者は死す

訳
頭に汗が出ていないときは治療可能。汗があるときは予後不良で死ぬ。

注
○汗　汗は心の液で、心気が虚するときに出る。頭は陽気の盛んな所で、汗は陽虚のときに出る。頭に汗のあるのは、心虚、陽虚を意味するため死となる。

第二

一　西方肺脉、其形何似　西方は肺の脉なり、其の形は何に似るか
師曰　師の曰く
肺者金也、名太陰　肺は金なり、太陰と名づく
其脉毛浮也　其の脉は毛浮なり

訳
五行の配当によると、肺は西方に配当されている。肺の脈状はどのようであるか。

先生の言葉。

肺は五行の金に当たり、三陰三陽では太陰に配当されている。肺の経脈は太陰経という。

脈状は細い毛が浮いているような状態で、これが肺の脈である。

注
○肺　西方、秋、金、肺、大腸、太陰肺経、陽明大腸経、皮膚、鼻

が一群をなしている。

二　肺病自得此脉　肺の病は自ら此の脉を得
若得緩遅者皆愈　若し緩遅（の脉）を得る者は皆愈ゆ
若得數者則劇　若し數を得る者は則ち劇し
何以知之　何を以て之を知るか
數者南方火、火剋西方金　數は南方、火なり、火は西方、金を剋す
法當癰腫、為難治也　法として當に癰腫となるべし、難治と為すなり

訳
肺が病に罹ったときは自然とこの毛浮の脈状を示す。脈状が緩和でゆっくり打っているときは予後佳良で治癒の傾向がある。

頻数の脈状の場合は病勢は激しくなる。

なぜそれがわかるかというと、頻数の脈は五行的には南方、火を意味する。火は金を剋して、これを鎔かしてしまう。また頻数は陽気の盛んなことを示しており、病理上、化膿症の存在を示唆している。そこで難治と判断するのである。

第一六章　季節と脈

一　問曰　問うて曰く
二月得毛浮脉　二月に毛浮の脉を得
何以處言至秋當死　何を以て秋に至って當に死すべしと言う處ぞ

師曰
二月之時、脉當濡弱
反得毛浮者
故知至秋死

師の曰く
二月の時、脉は當《まさ》に濡弱なるべし
反《かえ》って毛浮を得る者は
故に秋に至って死するを知る

訳

質問。

二月に毛浮の脈を得た。これは秋になると死亡する予兆だと判断する。何によってそう言えるのか。


先生の言葉。

二月は新暦の三月で春の終わりであり、春の脈は軟弱なはずである。今秋に出る毛浮の脈状があるのは、季節の脈の原則に違反しており、病的である。それで秋になると死ぬと予想できるのである。

二　二月肝用事
肝屬木、脉應濡弱
反得毛浮脉者、是肺脉也
肺屬金、金来剋木
故知至秋死
他皆倣此

二月は肝が事を用う
肝は木に屬す、脉は應《まさ》に濡弱なるべし
反って毛浮の脉を得、是れ肺の脉なり
肺は金に屬す、金来りて木を剋す
故に秋に至って死するを知る
他は皆此に倣《なら》う

訳

二月は肝の機能が旺盛になる時期である。肝は五行の木に属する。脈は軟弱なはずであるのに、その人は毛浮の脈を呈している。これは、季節としては秋、五藏としては肺に属する脈である。肺は五行の金に属する。今、金に属する肺の脈が現れたのは、肺金が肝木を征圧することを示しているので、この人は秋になって死ぬとわかるのである。

他の季節、五藏の脈についても同様に判断する。

第一七章　肥満と痩せの脈

師曰

脉、肥人責浮、痩人責沈

肥人當沈、今反浮

痩人當浮、今反沈

故責之

師の曰く

脉、肥人は浮を責め、痩人は沈を責む

肥人は當に沈なるべし、今反って浮

痩人は當に浮なるべし、今反って沈

故に之を責むるなり

訳

先生の言葉。

脈状について言うと、肥満の人の脈が浮の場合、異常として追及し、痩せた人では沈の脈が問題になる。

肥満の人の脈は沈のはずであるのに、今反対に浮になっている。

痩せた人の脈は浮のはずであるのに、今反対に沈になっている。

そこで問題としてその病態を追及するのである。

注

○責　貝は古代の財貨である。責は刺《とげ》と貝からなる字である。貸借について刺で刺すようにせめ、さいなむこと。ここは問題として事態の真相を追究すること。

第一八章　関上の脈

師曰

師の曰く

寸脉下不至關為陽絶
尺脉上不至關為陰絶
此皆不治、決死也
若計其餘命生死之期
期以月節尅之也

寸脉下って關に至らざるは陽絶と為す
尺脉上って關に至らざるは陰絶と為す
此れ皆治せず、決死なり
若し其の餘命生死の期を計らんか
期するに月節を以て之を尅するなり

訳

寸口の部位で打っている脈拍が関上にまで達しない状況を陽（気の途）絶とする。

尺中の部位で打っている脈拍が関上にまで達しない状況を陰（気の途）絶という。

どちらも不治の病態で死の転帰を免れない。その余命、生死の時期を計算するには五藏と季節の相生相剋関係から判断する。例えば、肝の病は春は元気が良いのに秋になると死ぬ。それは、秋の金が春の木を剋するからである。

注

○月節　月齢と節季。**○尅之**　月節と五藏の相剋関係に基づいて判定する。第十六章参照。

第一九章

師曰
脉病人不病
名曰行尸、以無王氣
卒眩仆不識人者

師の曰く
脉は病むも人は病まず
名づけて行尸《コウシ》と曰う、王氣無きを以てなり
卒《にわか》に眩仆して人を識らざる者は

短命則死
人病脉不病
名曰内虚、以無穀神
雖困無苦

短命にして則ち死す
人は病むも脉は病まず
名づけて内虚と曰う、穀神無きを以てなり
困すと雖も苦は無し

訳

先生の言葉。

脈を診ると病的な脈状を呈しているが、本人には別に病気の自覚がない。これを行尸という。これは藏府の機能が衰えているためである。

にわかに目の前が真っ暗になって仆れ、意識が消失するもの（脳虚血発作）は予後不良で死ぬことが多い。一過性脳虚血発作は数日のうちに意識が回復することが多いが、時には死に直行する。

本人には病気があるが脈には異常がない。それを内虚と名づける。五藏の機能が衰えているため、穀神即ち霊妙な生命力がなくなっているのである。

手足の運動は困難であるが、意識がないので苦痛を感ずることはない。

注

○行尸　尸は「しかばね」、死体である。行は歩行、行動で生きて動くこと。行尸は「歩いている死体」である。一般には「生きてはいるが死んでいるように役に立たない人」をいう。**○王氣**　王は旺と同意。機能が旺盛なことをいう。ここは生命力である。胃気ともいう。**○卒眩仆**　卒は「にわか」、「突然」。眩は目の前が真っ暗になること、脳虚血発作である。暈は「めまい」である。内耳の平衡器の異常で起こる回転性めまいである。仆はパタッと前にたおれること。倒に近い。**○穀神**　穀気は飲食物のもつ栄養素である。人体内に摂取されて人の精気、栄養となる。胃気、生命力の本である。穀神は霊妙な生命力。**○困苦**　困は木を囲いの中に入れて動かないようにすること。動きが取れない。こまる、疲れる。苦は、口が強ばるような味。にがい、くるしむ。心身に痛みや不快を感ずるような状態。

第二〇章

一　問曰
翕奄沈、名曰滑
何謂也
師曰
沈為純陰、翕為正陽
陰陽和合
故令脉滑、關尺自平

問うて曰く
翕奄沈（翕が沈を奄《おお》う）、名づけて滑と曰う
何の謂か
師の曰く
沈は純陰と為す、翕は正陽と為す
陰陽和合す
故に脉をして滑ならしめ、關尺は自な平《たいら》

訳

質問。

翕奄沈は滑と名づける。どういう意味か。（寸口の脈所で、前半が盛り上がって後半はストンと沈降した脈状を呈している。初めの陽気が後ろの陰気を覆うような脈状である。陽気も旺盛であるが、後半も沈で陰気の存在を示している。そこでこれを陰陽和合と判定した）。

先生の言葉。

沈は純粋の陰である。翕は真正の陽である。翕奄沈の脈は陰陽の緊張状態が調和していることを示している。そこで脈が滑となるのである。関上、尺中の脈は平常である。

注

○翕　音キュウ。あつまる。集って盛んな様。**○奄**　音エン。おおう、ふさぐ。**○滑**　脈の流れがなめらかで、やや頻数ぎみの脈である。風の代表的な脈であるが、陰陽いずれにも現れる。虚実の上では実と判定される。

二　陽明脉微沈、食飲自可
少陰脉微滑
滑者緊之浮名也
此為陰實
其人必股内汗出陰下濕也

陽明の脉微沈なるは食飲自ら可
少陰の脉微滑
滑は緊の浮の名なり
此れを陰實と為す
其の人は必ず股内に汗出でて陰下濕るなり

訳

陽明の脈が微沈である。飲食は平常通りとることができる。少陰の脈が微滑である。滑は緊の浮の脈状の名である。これは陰実を意味する。

その人の内股の発汗により陰部（生殖器）の下部が湿っている。

注

○陽明脉微沈、食飲自可　陽明は脾胃である。陽明脈は趺陽の脈である。また六分定位の脈診では右手の関上で診る。微は虚であり、沈は裏である。正常の脾胃の脈は緩和である。今微沈は異常と判断すべきで、飲食不良となるべきである。飲食自可は理屈に合わない。**○少陰脉微滑**　少陰は腎であり、腎の脈は沈あるいは石である。滑は緊にして浮であるという。緊は寒であり、微滑は腎の寒を意味する。寒は陰実であり、腎経は陰部を流注する。汗は陽虚か陰実で出る。そこで陰下が汗で湿ることになる。

第二一章

問曰
曽為人所難
緊脉従何而来

問うて曰く
曽《か》って人の難ずる所と為る
緊脉は何従《よ》りして来るか

師曰
假令亡汗若吐
以肺裏寒故令脉緊也
假令欬者
坐飲冷水故令脉緊也
假令下利
以胃※虚冷故令脉緊也

師の曰く
假令《たとえば》汗を亡《うしな》い若くは吐せば
肺の裏《うち》寒《ひ》ゆるを以ての故に脉をして緊ならしむるなり
假令欬する者
坐《そぞろ》に冷水を飲めば故に脉をして緊ならしむるなり
假令下利すれば
胃虚冷するを以ての故に脉をして緊ならしむるなり

校

※胃　『注解傷寒論』巻一は下に「中」の字がある。

訳

質問。

以前人から問題として指摘されたことがある。緊脈はどのようにして発生するのか。

先生の言葉。

例えば大量に発汗したり嘔吐すると肺が冷え、そのために緊脈が現れる。

汗は皮膚から出るが、皮膚は肺の協同器官であるから、発汗によって皮膚、ひいては肺が冷える。嘔吐は胃の冷えから起こり、胃は精気を作って肺に送る。胃の虚寒によって精気の生成が減り、合わせて胃の冷えが肺に上り肺を冷やす。

緊脈は寒を意味する。即ち肺寒が緊脈を生じたのである。

例えば咳き込んだ場合、特に考えることもなく、不注意に、冷たい水を飲むと肺と胃が冷え、緊脈を生ずる。

例えば下利は、胃の虚寒が原因で起きることがあり、胃の虚寒が緊脈を生ずる。

注

○坐　すずろに、そぞろに。「なんとなく」の意。特に考えたり意識することなく。

第二二章

寸口衛氣盛、名曰高
（高者暴狂而肥）
榮氣盛、名曰章
（章者暴澤而光）
高章相摶、名曰綱
（綱者身筋急脉强直故也）
衛氣弱、名曰惵
（惵者心中氣動迫怯）
榮氣弱、名曰卑
（卑者心中常自羞愧）
惵卑相摶、名曰損
（損者五藏六府倶乏氣虛惙故也）
衛氣和、名曰緩
（緩者四肢不能自收）
榮氣和、名曰遲
（遲者身體倶重但欲眠也）
緩遲相摶、名曰沈
（沈者腰中直腹内急痛但欲臥不欲行）

寸口にて衛氣盛んなるは名づけて高と曰う
（高の者は暴狂にして肥）
榮氣盛んなるは名づけて章と曰う
（章の者は暴澤にして光）
高章相摶つは名づけて綱と曰う
（綱の者は身は筋急にして脉は强直するが故なり）
衛氣弱きは名づけて惵《チョウ》と曰う
（惵の者は心中の氣動じ迫怯す）
榮氣弱きは名づけて卑と曰う
（卑の者は心中常に自ら羞愧す）
惵卑相摶つ、名づけて損と曰う
（損する者は五藏六府倶に氣乏しく虛惙するが故なり）
衛氣和するは名づけて緩と曰う
（緩の者は四肢自ら収む能わず）
榮氣和するは名づけて遲と曰う
（遲なる者は身體倶に重く但眠らんと欲するなり）
緩遲相摶つ、名づけて沈と曰う
（沈の者は腰中直にして腹内急痛し但臥せんと欲し、行くことを欲せず）

訳

寸口の脈所において、営衛の気の虚実平の状況について述べる。

衛気が盛んなものを高と名づける（高とはにわかに発狂し肥満となることである）。衛気は陽気である。頭も陽気が強い。その衛気が異常に盛んになると発「狂」する（『素問』生氣通天論篇第三）。狂とは無闇に歩き回ることである。精神の異常を伴うこともある。衛気は「分肉を温め、皮膚を充たし、腠理を肥やす」（『霊枢』本藏第四十七）。故に盛んなときは「肥」える。

栄気が盛んなときは章と名づける（章とはにわかに潤い艶やかになって光り輝くことである）。栄気は経脈の中に入って栄血となる。血液の循環が盛んになれば、皮膚は潤いつややかになる。

高と章が合併する、血液循環も神経機能も亢進することを綱という（綱とは筋肉が引き締まり、脈が実して直線状になることである）。

衛気が微弱なことを惵《チョウ》という（惵とは心が動転して怯えることである）。

栄気が弱った状態を卑と名づける（卑とはいつも心恥かしい思いをしていることである）。栄気は血であり、心は血を主る。故に栄気が虚すると、心の藏する神気もひるんで恥かしい思いをするのである。

惵と卑が同時に起こることを損と名づける（損とは五藏六府の機能が低下して思い悩むことである）。

衛気が和していることを緩という（緩とは手足即ち表陽の部が麻痺して弛緩し、不随意のことである）。著者の意見。この注は間違っている。

栄気が和していることを遅という（遅とは脾胃が虚して身体が重くだるく、但だ陰気が強くてやたらに眠りたがることである）。著者の意見。この注は間違い。

緩と遅が合併することを沈と名づける（沈とは腰が真っ直ぐ伸びて曲がらず、腹の中が引きつれて痛み、ただ横になりたがって歩こうとしないことである）。著者の意見。この注も間違い。

注

○高　ここでは高慢、高岸（気位が高く角々しいこと）、高言等の高で、高ぶるの意味に使われている。**○章**　まとまってくっきりと目立つこと。**○綱**　丈夫で堅い太いつな。**○惵**　音チョウ。おそれる。頼りなくビクビクしていること。**○卑**　いやしい、身分が低い。**○惙**　音テツ。うれえる。思い悩む。**○和**　他と争うことなく、仲良くしている状態。平和、調和。

考

○本文につけられた注からすると「和」は病的な状況をいうようである。盛、弱と並んで和も異常な状態としている。この注は間違っている。劉渡舟主編『傷寒論校注』は高、章、綱を邪気の有余、衛気和と栄気和とを陰陽和平の象としている。これが正解である。次の第二三章では緩遅が良い意味に使われている。

第二三章

寸口脉緩而遲
緩則陽氣長、其色鮮
其顔光、其聲商、毛髮長
遲則陰氣盛、骨髓生
血滿、肌肉緊薄鮮鞕
陰陽相抱、榮衛俱行
剛柔相得[※]、名曰强也

寸口脉緩にして遲
緩なれば則ち陽氣長じ、其の色は鮮
其の顔は光、其の聲は商、毛髮は長ず
遲なれば則ち陰氣盛んにして、骨髓生じ
血滿ちて、肌肉は緊薄鮮鞕
陰陽相抱き、榮衛俱に行く
剛柔相得るは名づけて强と曰なり

校

※得　『注解傷寒論』巻一は「搏」に作る。

訳

寸口の脈が緩で遅である。

緩は陽気即ち衛気の伸長を示している。したがって皮膚（肺）の色は鮮明で、顔色は輝いており、声は五行の金に当たる清商（肺）の音で、毛髪（皮膚との関係で肺）は長く伸びている。（毛髪自体は腎と関係がある）。

遅は陰気即ち栄気が盛んなことを意味している。そこで骨髄（腎）は生育し、血液（心）は充満し、肌肉（脾胃）は引き締まって硬く艶やかである。

陰陽は調和し栄気と衛気も順調に流注している。このように陽の剛、陰の柔が調和している状態を強と名づける。

注

○**緊薄**　薄は厚薄の薄ではなく、切迫の迫である。「緊薄で引き締まっている」意。

第二四章

趺陽脉滑而緊
滑者胃氣實
緊者脾氣强
持實擊强、痛還自傷
以手把刃、坐作瘡也

趺陽の脉滑にして緊
滑なれば胃氣實す
緊なれば脾氣强し
實を持って强を擊てば痛還って自らを傷《やぶ》る
手を以て刃を把《にぎ》り、坐して瘡を作るなり

訳

趺陽の脈が滑で緊である。

滑の者は胃気の実を示す。食欲が亢進し、過ぎれば嘔吐、胃痛を起こす。

緊の者は脾気が強い。消化管が異常に刺激されて腹中切痛、腹満等を生ずる。

脾と胃がともに実すれば相互の調和が破れて、胃痛は脾の機能を侵し、脾の病変は胃に影響し互いに病変を増強することになる。

手（脾胃）に刃物（邪気）を握って自分で自分に傷つけるようなものである。

注

○胃氣實　胃の正気が実すると食欲亢進が起きる。食欲亢進が過ぎれば食べ過ぎで胃痛を起こすことがある。**○脾氣强**　脾が実すると腸中切痛等、消化器障害を生ずる。

第二五章

寸口脉浮而大
浮為虛、大為實

寸口脉浮にして大
浮は虛と為し、大は實と為す

在尺為關、在寸為格
關則不得小便
格則吐逆

尺に在るは關《カン》と為し、寸に在るは格《カク》と為す
關なれば則ち小便を得ず
格なれば則ち吐逆す

訳

寸口の脈が浮で大である。浮は力なく浮いている脈状で正気の虚を意味する。大は大きく力強い脈で邪気の実を意味する。

この脈状が尺中（陰）で現れるとき、これを関という。陰気の強盛である。尺中は腎を診る所であり、腎の邪実で下焦（大小便を分離する所）が閉塞して小便不利となる。

寸口（陽）に現れるとき、これを格という。陽気の強盛である。寸口は肺を診る所であり、肺気旺盛で上焦（胸部リンパ管）の流通を妨げ、衛気（胃で生成されるリンパ）の順調な上昇を障害して嘔吐を起こす。

注

○關格　外格は陽気極盛。人迎あるいは趺陽（陽）の脈動の大きさが寸口（陰）に数倍する。内関は陰気獨盛。寸口の拍動の大きさが人迎あるいは趺陽の数倍になる。人迎、寸口ともに正常の四倍以上の場合を関格という（『霊枢』終始第九）。陰陽それぞれ偏勝して陰陽の調和が破れた状態である。鎖骨下動脈や橈骨動脈の動脈硬化等で起こる。

第二六章

趺陽脉伏而濇
伏則吐逆、水穀不化
濇則食不得入
名曰關格

趺陽の脈、伏にして濇
伏なれば則ち吐逆し、水穀化せず
濇なれば則ち食入ることを得ず
名づけて關格と曰う

訳

趺陽の脈が伏で濇《ショク》（渋滞ぎみの不整脈）である。

伏は陽気、胃気が潜伏して通調しないことであり、そのために嘔吐が起こり、食物の消化が不良になる。

濇では陰気の流通が不良となる。このために脾気が侵され食物の嚥下が障害される。

陰陽、それぞれの偏盛によって脾胃の流通が妨げられることを関格という。

注

○關格　関は陰気強盛、陽気の下行を妨げ、下焦閉塞、格は陽気強盛、陰気の上昇を妨げ、上焦閉塞。本書と『霊枢』では関格の意味について若干の差異がある。

第二七章

脉浮而大
浮為風虚、大為氣強
風氣相搏
必成隠疹、身體為痒
痒者名泄風
久久為痂癩
（眉少髪稀身有乾瘡而腥臭也）

脉浮にして大
浮は風虚と為す、大は氣強と為す
風氣相搏てば
必ず隠疹《インシン》を成し、身體は痒を為す
痒の者は泄風と名づく
久久にして痂癩《カライ》と為る
（眉は少く髪が稀にして身に乾瘡有りて腥臭あり）

訳

脈が浮で大である。

浮は病が表陽にあることを示し、表陽を巡る衛気の虚に乗じて病因としての風が侵入する。そこで浮は風虚とする。

大は邪気の強盛を示し、風虚と邪実がぶつかると、風が表陽の皮膚を侵して隠疹、発疹を生じ、体が痒くなる。皮膚の痒みを泄風と名づける。風邪が皮膚に排泄されて生じる病であるが、慢性化すると痂癩になる（隠疹、泄風と痂癩とは別種の病であろう。「久久為痂癩」は恐らく誤診である）。（眉や髪の毛が抜けてまばらになり、体には乾いた瘡瘍があり腥臭がある。これは恐らくハンセン病の症状である）。

注

○隠瘮　瘮は疹と同じ。発疹である。隠は、ずっしりと中にこもる、悩み、苦労の意味がある。ここでは隠す意味ではない。**○泄風**「（風が）外、腠理に在れば泄風と為る……泄風の状は多汗、汗出でて衣の上に泄れる」（『素問』風論篇第四十二）。『素問』の泄風は多汗が特徴で、痒みを特徴とする本章の泄風とは若干病像にずれがある。**○痂癩**　痂は「かさぶた」。癩は癘に同じ。「癘（癩）は栄氣熱胕し、其の氣清からず、故に其の鼻柱壊《くず》れて色敗れ、皮膚瘍潰す」（『素問』風論篇第四十二）。**○痒**　「虚邪の人に中るや……皮膚の間を搏つときは、其の（邪）気は外に発し、腠理開いて毫毛揺らぐ、気往来して行くときは則ち痒みを為《おこ》す」（『霊枢』刺節眞邪第七十五）。

考

「脈浮而洪、浮為風、洪為氣、風氣相搏、風強則為癮疹、身體為癢、癢為泄風、久為痂癩」（『金匱要略』水氣）。ほぼ本章と同文である。

第二八章

寸口脉弱而遲
弱者衛氣微
遲者榮中寒
榮為血、血寒則發熱
衛為氣、氣微者心内飢
飢而虚滿不能食也

寸口の脉弱にして遲
弱の者は衛氣が微
遲の者は榮中が寒《ひ》ゆ
榮は血と為す、血寒《ひ》えれば則ち發熱す
衛は氣と為す、氣微の者は心内飢う
飢えて虚滿し食すること能わざるなり

訳

寸口の脈が弱で遅である。

弱は衛気の機能が低下していることを示す。

遅は栄気の冷えを意味する。

栄気は経脈（血管）の中に入って血となり、血が冷えると発熱する。

衛気は胃で作られた精気であり、精気が減少すると胃に空腹感が起こる。胃の虚寒である。

空腹でも胃の虚寒による膨満感があると食欲が出ない。

注

○血寒則發熱　血は陰であり、発熱は陽実か陰虚で起こる。「寒極まると発熱す」（『素問』陰陽應象大論篇第五）。「陰虚するときは内熱す、陽実するときは外熱す」（『素問』調經論篇第六十二）。また「陰弱なれば発熱す」（辨脉法二二）。**○心内**　前胸部であり、心藏の中ではない。心から心下に掛けての部分である。**○虚滿**　虚は空《から》であり、滿は充滿である。空気の充滿による膨滿である。物の詰った実滿ではない。

第二九章

趺陽脉大而緊者
當即下利、為難治

趺陽脉大にして緊なる者は
當に即ち下利すべし、難治と為す

訳

趺陽の脈（脾胃）が大（虚）で緊（寒）の者は（脾胃の虚寒で）当然下利をする。難治である。

注

○大　この大は虚である。大きいだけで締りがない、力が弱い。「大は則ち芤と為す……芤は則ち虚と為す」（辨脉法一〇）。芤とは「ねぎ」のように中空の脈である。**○緊**　寒である。「緊は則ち寒と為す」（辨脉法二〇）。

第三〇章

寸口脉弱而緩
弱者陽氣不足
緩者胃氣有餘
噫而呑酸、食卒不下
氣填於膈上（一作下）也

寸口の脉弱にして緩
弱の者は陽氣不足
緩の者は胃氣有餘
噫《おくび》して呑酸し、食卒《にわか》に下らず
氣膈上（一に下に作る）を填《うず》むなり

訳

寸口の脈が弱で緩である。

弱は陽気の不足を示す。緩は胃気の有余を意味する。

おくびが出たり、酸っぱい胃液が上がってきたりする。急に食べ物が咽に痞えて下がっていかなくなり、横隔膜のあたりで物が詰った感じである。

注

○弱者陽氣不足　「寸口の脉……弱の者は衛氣微……衛は氣と為す、気微の者は心内飢ゆ、飢えて虚滿し食すること能わざるなり」（平脉法二八）。ここの陽気不足は食欲の低下と糟粕の排出困難を意味する。**○緩者胃氣有餘**　「衛氣和するを名づけて緩と曰う」（平脉法二二）、「緩の者は胃氣實す」（平脉法三六）。ここの胃気有余は邪気の実である。正常の胃の脉は遅緩であるから、それ程強い異常ではないが、正常の胃気の上昇ができず、噫気や呑酸等の胃気の逆流を起こしたのである。**○呑酸**　音ドンサン。胃液の逆流により口中に酸味を感ずること。一種のげっぷ。**○噫**　音イ。「ああ」という嘆息。音アイは「おくび」、「げっぷ」である。「上焦竭るものは善く噫す、上焦は中焦を受く、氣まだ和せざれば消穀すること能わず、故に能く噫するのみ」（『金匱要略』五藏風寒積聚脉證并治第十一）。**○填**　物を隙間や穴に詰め込んで満たすこと。うずめる。

第三一章

趺陽脉緊而浮
浮為氣、緊為寒
浮為腹滿、緊為絞痛
浮緊相搏、腸鳴而轉
轉即氣動、膈氣乃下
少陰脉不出
其陰腫大而虚也

趺陽の脉緊にして浮
浮は氣と為す、緊は寒と為す
浮は腹滿と為す、緊は絞痛と為す
浮緊相搏てば腸鳴して轉ず
轉ずるときは即ち氣動き、膈氣乃ち下る
少陰の脉出《い》でず
其の陰が腫大して虚するなり

寒気が下腹部に下ると少陰腎経が侵されて少陰の脈が触れなくなる。そのために陰部、膀胱が虚して小便の排泄が不利となる。

訳

趺陽の脈が緊で浮である。

浮は胃気の虚と判断する。緊は寒である。

胃気の虚によって腹部の膨満（ガス）が起こり、脾の寒で腸管の絞（るような）痛が生ずる。

脈の浮緊の合併によって腸管がゴロゴロと鳴って転々と移動してゆく。腸鳴は腸管内のガスが動いて蠕動が亢進するからである（絞痛も起こる）。それにつれて腹部のガスが次第に下行してゆく（放屁となるか）。

注

○膈氣　膈は横隔膜であるが、ここは胃腸管内のガスのことである。**○陰腫大**　陰は下腹部である。ここは膀胱腫大である。陰を睾丸とするのは無理であろう。**○虚**　何が虚するのか不明。一応膀胱の機能不全として訳した。

第三二章

一　寸口脉微而濇　　寸口の脉微にして濇
微者衛氣不行　　微の者は衛氣行かず
濇者榮氣不逮※　　濇の者は榮氣逮《およ》ばず
榮衛不能相將　　榮衛相將《ひき》いること能わず
三焦無所仰　　三焦仰ぐ所無し
身體痺不仁　　身體は痺不仁す

校

※逮　『注解傷寒論』巻一は「足」に作る。

訳

寸口の脈が微で濇である。

微は衛気が正常に体を巡らず、濇では栄気の流通が不良である。衛気は神経機能をもち、これが巡らなければ麻痺が起こる。不仁である。

栄気は血液循環を行い、これが不良では循環障害で運動麻痺を生ずる。血痺である。

営衛の機能が不全では三焦を栄養することができない。その結果、身体の知覚と運動の麻痺が起こる。

注

○**不逮**　音タイ。及ぶ、そこまで届く。不逮で機能不全である。○**相將**　将は率いる。用いる、持つ。「相将」で互いに協力する意味。○**三焦無所仰**　衛気（リンパ）は上焦（胸部）を巡る。栄気は中焦（胸管）を経て血管に入り、栄血となる。下焦では糟粕から衛気（リンパ）を抽出して膀胱に注ぎ尿を作る。栄衛の運行不全は三焦の機能障害をもたらす。○**痺**　狭窄症候群である。喉痺は扁桃腫大や咽喉膿瘍等による咽喉の狭窄。胸痺、心痺は狭心症。血痺は血管圧迫によるいわゆる血しびれである。ただし『素問』痺論の痺は、アレルギー疾患群である。○**不仁**　言葉の意味は人並みでないことであるが、ここは知覚あるいは運動の障害である。主に知覚障害をいう。運動障害は不用という。

二　榮氣不足則煩疼、口難言
衛氣虚者則悪寒數欠
三焦不歸其部
上焦不歸者噫而酢呑
中焦不歸者不能消穀引食
下焦不歸者則遺溲

榮氣不足すれば則ち煩疼し、口言うこと難し
衛氣虚すれば則ち悪寒し數《しばしば》欠す
三焦其の部に歸せず
上焦歸せざれば噫して酢呑す
中焦歸せざる者は消穀引食すること能わず
下焦歸せざれば則ち遺溲《イソウ》す

訳

栄気が不足すると熱っぽくて胸苦しく痛み（心虚）、発言が困難になる。

衛気の働きが衰えると（陽虚）「さむけ」がして、しばしば「あくび」が出る。

三焦のリンパがそれぞれの担当場所に帰着しないと機能の障害が起こる。

上焦の働きが悪いとおくびや呑酸が起こる（胃気逆上）。

中焦の働きが悪いと食欲不振となり、消化不良になる（脾胃不全）。

下焦の働きが悪いと尿の失禁が生ずる（屎尿の生成と排泄の障害）。

注

○口難言　栄気は血である。血は心が主る。心は舌と協働している。栄血の循環障害で舌の欝血が起こり、その運動が障害されると発言が困難になる。**○酢呑**　呑酸と同じ。**○欠**　欠は腎が主る（『霊枢』九針論第七十八）。また昼夜の交代する時期に起こる（『霊枢』口問第二十八）。これも腎に関係がある。肺と大腸の障害でも起こる（『霊枢』經脉第十）。ここの欠は『霊枢』口問の場合であろう。

第三三章

趺陽脉沈而數　趺陽の脉沈にして數

沈為實、數消穀　沈は實と為し、數は消穀とす

緊者病難治　緊の者は病治し難し

訳

趺陽の脈が沈で数である。趺陽は脾胃を見る。

沈は（裏・脾胃の）実と判断する。数は胃熱で食欲が異常に増進する。

緊は寒である。脾胃が寒に中り、嘔吐、下利や消化障害を起こすと予後不良で、治療が困難になる。

第三四章

寸口脉微而濇　寸口の脉微にして濇

微者衛氣衰　微の者は衛氣衰う

濇者榮氣不足　濇の者は榮氣不足

衛氣衰、面色黄　衛氣衰えれば面色黄《き》ばみ

榮氣不足、面色青　榮氣不足すれば面色青む

榮為根、衛為葉　榮は根と為し、衛は葉と為す

榮衛俱微則根葉枯槁　榮衛俱に微なれば則ち根葉枯槁《ココウ》し

而寒慄欬逆、唾腥吐涎沫也　寒慄して欬逆し、腥を唾し涎沫を吐くなり

訳

寸口の脈が微で濇である。

微は衛気の衰えで、濇は栄気の不足である。

衛気が衰えたときは顔色が黄ばみ（貧血）、栄気不足のときは顔色が青くなる（欝血）。

栄と衛の関係は、栄が根茎であり、衛は枝葉に当たる。栄衛がともに働きが悪くなるということは根も葉もともに栄養不良で枯れてしまうことを意味する。

人の病についていえば、感冒で上気道の炎症から肺炎や肺膿瘍を起こし、悪寒戦慄や咳嗽を生じ、膿濁した喀痰を吐くようになることである。予後は良くない。

注

○黄　脾胃の色である。脾胃が衰えると衛気の生成が悪くなり、虚となる。**○青**　肝の色である。肝は血を蔵す。肝衰えるときは栄血不足となる。**○榮為根、衛為葉**　栄は胃の中焦で作られ、経脈（血管）の中に入って栄血となる。衛は上焦で作られ経脈の外を周行する。栄血は全身を栄養し、衛気はその分配に関係する。この関係を根と葉の関係に例えたものである。**○枯槁**　古は人の「しゃれこうべ・のざらし」。枯は干からびて堅くなった木。槁は水気のなくなった枯れ木。

第三五章

趺陽脉浮而芤
浮者衛氣虚※
芤者榮氣傷
其身體痩、肌肉甲錯
浮芤相搏、宗氣微衰
四屬斷絶
（四屬者謂皮肉脂髓俱竭宗氣則衰矣）

趺陽の脉浮にして芤
浮の者は衛氣虚す
芤の者は榮氣傷《やぶ》る
其の身體は痩せ、肌肉は甲錯《コウサク》す
浮芤相搏てば宗氣は微衰し
四屬は斷絶す
（四屬とは皮肉脂髓俱に竭くるを謂う、宗氣は則ち衰う）

校

※虚　『注解傷寒論』巻一は「衰」に作る。

訳

趺陽の脈が浮で芤である。

浮は衛気の虚であり、衛気は皮膚の栄養を司る。虚すると肌肉甲錯し、皮膚はかさかさに乾燥して荒れる。

芤は栄気の傷害であり、栄は血となる。栄血は筋肉の栄養を司り、栄血の血行障害によって体が痩せ細る。

衛気の虚と栄気の傷害が合併すると、宗気は微弱となり衰退する。その結果、四属の働きが断絶されて弱体化する。

（ここに四属とは、肉体に附属する四つの器官の意味で、皮肉脂髄を指す。その機能の衰えは、宗気が衰えたことで起こる）。

注

○甲錯　甲は「うろこ」の象形。かぶせる意味を含む。手足の表面を手足の甲という。「よろい・かぶと」、身に着ける堅い防具。鱗甲「うろこ・甲羅」。錯は不揃いに重ねること。肌肉甲錯で皮膚がかさかさに乾燥して荒れること。**○四屬**　属はくっ付いて離れないこと。仲間。**○宗氣**　宗気は胃で栄衛とともに作られ、上って胸中に積り、呼吸を行う（『霊枢』邪客第七十一）。心尖拍動は胃の大絡で宗気の動きである（『素問』脈要精微篇第一七）。ここでの宗気は胃気とほぼ同意に使われている。

第三六章

寸口脉微而緩　　寸口の脉微にして緩
微者衛氣疎　　微の者は衛氣疎
疎則其膚空　　疎なれば則ち其の膚は空《むな》し
緩者胃氣實　　緩の者は胃氣實す
實則穀消而水化也　　實するときは則ち穀は消《こな》れて水は化するなり
穀入於胃、脉道乃行　　穀胃に入れば、脉道乃ち行く
水入於經、其血乃成　　水が經に入れば、其の血乃ち成る

榮盛則其膚必疎
三焦絶經、名曰血崩

榮盛んなれば則ち其の膚は必ず疎
三焦絶經、名づけて血崩と曰う

訳

寸口の脈が微で緩である。

微は衛気の働きが疎漏で低下していることを示す。衛気が疎漏であると、衛気の筋肉を温め腠理（皮膚）を肥やす働きが低下して、皮膚は荒れる。

緩は胃気の充実を意味する。胃気が実すると食欲が亢進して消化が良くなり、胃で作られる栄衛、即ち津液の流通が順調になる。

穀物、飲食物は胃に入ると、栄養分が抽出されて栄衛となり、肺に送られ、太陰肺経に入り、経脈（血管）の内外を流通して全身を循環する。

中焦で生成された栄気が左の鎖骨下静脈に入り、栄血となって経脈の中を運行するのである。

栄気が盛んでも衛気が機能低下した状態では、皮膚は必ず荒れてかさかさになる。

三焦の機能が廃絶することを血崩と名づける。

注

〇疎　まばら。一つずつ離れて隙間がある様。粗末なこと。**〇榮盛則其膚必疎**　このままでは生理に反する。「榮盛」の次に「衛気疎」を入れなければ意味が通じない。訳文は衛気疎を補って作った。**〇三焦絶經、名曰血崩**　これも意味の通じにくい文章である。**〇血崩**　崩は山がくずれて、バラバラになること。血崩は普通には出血のことであるが、三焦はリンパ管で、出血には直接の関係はない。出血は経脈の破綻で起きる。三焦のなかで血に関係するのは中焦の栄血である。胃気が衰え、栄血の生成が障害されれば貧血となる。ここで起きるのは、凝固因子の欠乏による貧血性出血である。

第三七章　趺陽脉微而緊

趺陽脉微而緊

趺陽の脉微にして緊

緊則為寒、微則為虚　**緊は則ち寒と為す、微は則ち虚と為す**

微緊相搏、則為短氣　**微緊相搏てば則ち短氣と為る**

訳

趺陽の脈が微で緊である。
緊は脾胃の寒であり、微は脾胃の虚である。
趺陽の脈で微と緊が合併すると短気になる。

注

○**短氣**　脾胃の虚寒では栄衛の生成が減少する。肺に送られる栄衛が減少するので肺は短少頻数の呼吸により、これを全身に送付することになる。即ち短気である。

第三八章

少陰脉弱而濇　**少陰の脉弱にして濇**

弱者微煩、濇者厥逆　**弱の者は微煩し、濇の者は厥逆す**

訳

少陰の脈が弱で濇である。
弱であれば少しく胸苦しく、濇では手足の寒冷がある。

注

○**微煩**　頁は頭の象形。煩は火の燃えるようにいらいらして悶えること。ここは心煩で、胸苦しいことである。少陰心経の障害である。○**厥逆**　少陰腎経は衝脈とほぼ同意で血管系の主幹を形成している。手足の循環が障害されると冷えが起こる。衝脈については『霊枢』逆順肥痩第三十八、動輸第六十二を参照。

第三九章

趺陽脉不出
脾不上下、身冷膚鞕

趺陽の脉出でず
脾は上下せず、身は冷えて膚は鞕《かた》し

訳

趺陽の脈が指に触れない。脾胃の虚である。脾は胃で生成した栄衛、津液を肺に押し上げる働きをもっている。今その機能が衰えているため、手足に配送されず、温熱作用も栄養も障害される。そこで手足は冷え、皮膚は柔らかさを失い硬くなる（硬皮症）。

注

○**脾不上下**　脾の輸送機能の喪失である。『素問』太陰陽明論篇第二十九参照。

第四〇章

少陰脉不至
腎氣微、少精血
奔氣促迫、上入胸膈
宗氣反聚、血結心下
陽氣退下、熱歸陰股
與陰相動、令身不仁
此為尸厥
當刺期門巨闕

少陰の脉至らず
腎氣微にして精血少《へ》る
奔氣促迫して上って胸膈に入る
宗氣反って聚《あつま》り、血は心下に結ぶ
陽氣退下し、熱は陰股に歸す
陰と與《とも》に相動じ、身をして不仁ならしむ
此を尸厥《シケツ》と為す
當に期門と巨闕を刺すべし

（宗氣者三焦歸氣也
有名無形、氣之神使也
下榮玉莖、故宗筋聚縮之也）

（宗氣とは三焦の歸氣なり
有名にして無形、氣の神使なり
下は玉莖を榮ず、故に宗筋は之を聚縮するなり）

訳

少陰の脈（尺中あるいは太谿穴）が指に触れない。これは腎の機能が衰えて精気や血液が減少しているためである。

腎が障害されると腎経の厥逆が起こって、奔豚の気が逆上して心下部に突き上げてくる。

奔豚の気が胸膈を衝くと、呼吸を行う宗気は胸中に滞留し、呼吸で推進される栄血は循環せず、心下、胸膈内に鬱結するようになる。

内股は少陰腎経の通路に当たる。腎気は陰気であり、陰が虚すると内熱する。陽気が下陥してきて発熱するので（辨脉法三）、陰股が熱をもつようになる。

陰と陽とが相互に変動を起こすと、陰即ち栄血の循環が傷害され、陽の衛気即ち神経機能が低下して、身体の知覚と運動の麻痺を起こす。即ち不仁であり、また尸厥という。一過性脳虚血発作による意識障害である。

処置法としては期門（肝・血液）と巨闕（心・意識）に刺鍼するのが良い。

（宗気とは三焦に帰属する気である。上中焦から営衛とともに生成し肺に送られて呼吸を行う。名はあるが実体はない。形はないが、気としての働きだけがある。下半身では陰茎を栄養している。故に宗筋即ち陰茎を動かす筋肉として収縮を行っている）。

注

○少陰脈　六部定位では尺中である。経脈上では腎経の太谿あたりのツボである。足の内踝の後にある。脛骨動脈の拍動部である。**○少精血**　『素問』六節藏象論篇第九に「腎は蟄を主る、封藏の本、精の処なり、其の華は髪に在り、其の充は骨に在り」、『霊枢』本神第八には「腎は精を蔵す」とある。腎は精気の貯蔵所である。腎が虚するときは精気もまた減少する。なおここに精気とは水穀から生成された栄養素である。「營衛は精氣なり」（『霊枢』營衛生會第十八）。『素問』脉要精微論篇第十七に「腎脉……其の耎《ゼン》（軟）にして散（腎虚）の者は當に少血を病むべし」とある。耎は輭《ナン》と同じ。軟である。少血は貧血である。腎は骨髄を主る。現代医学によれば骨髄が血液を作る。漢代の医師は既に腎と血液の関係を知っていた。**○奔氣促迫**　「腎氣虚するときは則ち厥す」（『霊枢』本神第八）。奔気とは少陰腎経の厥逆の一種である。これを奔豚の気という。「奔豚病は少腹より起こり、上って咽喉を衝く、発作して死せんと欲し、復た還って止む、皆驚恐より之を得たり」、また「奔豚、氣、上って胸を衝く、腹痛し往来寒熱するものは奔豚湯之を主る」（『金匱要略』奔豚）。**〇尸厥**　尸はしかばね、死体である。厥は少陰腎経の逆上で頭、心、腹部の血管の運動異常を起こす。脳では一過性の意識障害が生ずる。一過性脳虚血発作である。「邪が手足の少陰（心、腎）、太陰（脾）、足の陽明（胃）の絡に客《やど》る、此の五絡は皆耳の中に会し、上って左の角に絡す、五絡倶に竭るときは人の身の脈をして皆動ぜしむ、而るに形（からだ）には知ること無し、其の状は尸の若し、或は尸厥と曰う」（『素問』繆刺論篇第六十三）。**〇期門**　肝経の募穴。乳線上で第九肋骨の付着部にある。**〇巨闕**　心下、剣状突起の尖端から一寸下にある。心の募穴である。

第四一章

寸口脉微、尺脉緊
其人虚損多汗
知陰常在、絶不見陽也

寸口の脉は微、尺の脉は緊
其の人は虚損にて汗多し
陰は常在するも絶《た》えて陽を見ざるを知る

訳

寸口の脈が微、尺中の脈が緊である。

寸口の微は陽気の虚を意味する。尺中は陰気の状態を診る所で、緊は寒実である。

本症は陽虚陰寒実である。陽虚では悪寒、出汗し、陰実も悪寒して汗が出る。

両者が重なって、病人は発汗過多と身体の衰弱状態にあることを示している。

第四二章

寸口
諸微亡陽
諸濡亡血
諸弱發熱
諸緊為寒
諸乘寒者則為厥
鬱冒不仁
以胃無穀氣、脾濇不通
口急不能言、戰而慄也

寸口の
諸微は亡陽
諸濡は亡血
諸弱は發熱
諸緊は為寒
諸《もろもろ》の寒に乘ずる者は則ち厥と為る
鬱冒し不仁なり
胃に穀氣無く脾濇して通ぜざるを以て
口は急《ひきつ》れ言う能わず、戰して慄するなり

訳

寸口の脈状の判定について。

微は亡陽であり、陽気の衰弱である。悪寒、多汗を生ずる。

濡は軟と同意で、亡血である。失血、貧血、あるいは循環障害を意味する。

弱は発熱と診断し、発熱は陽実あるいは陰虚で起こる。弱は虚であるので、ここは陰虚による発熱である。寸口の脈は趺陽あるいは人迎（頸動脈の拍動部）と比較すると陰となる。

緊は寒の脈である。寒の状態にある者に更に邪気が乗り上げ、重なると厥逆を起こす。厥逆とは少陰腎経の逆上であり、厥気が頭に上れば頭の陽気が鬱滞して頭冒感を生じ、知覚や運動にも障害が現れる。

脾胃の虚で精気の生成が侵され、脾の精気を運送する機能が不全となると、脾胃の主宰する口や唇が引きつれて発言が障害される。四肢に栄養が行き渡らないので悪寒戦慄が現れる。

注

○脾濇　濇は渋で、物の流通が停滞、難渋することである。脾濇は脾の精気を持ち上げる働きが不全になることを意味している。○言　明確に発音して話すこと。

第四三章

問曰　問うて曰く
濡弱何以反適十一頭　濡弱は何を以て十一頭に反適するか
師曰　師の曰く
五藏六府相乘故令十一　五藏六府相乘ず、故に十一ならしむ

訳

質問。

軟弱の脈は十一の脈に適合しているというがどういうことか。

先生の言葉。

軟弱の脈は胃気のある脈である。健康な五藏六府の脈には軟弱の脈が加わっている。五藏と六府で十一の平脈に軟弱の要素があるということである。


軟弱は胃の正常の脈状であり、胃気の存在を示す。故に五藏六府の脈には全てこの軟弱の脈が存在する。肝の脈は弦であるが、弦だけの脈は眞藏で重病を意味する。弦に軟弱の胃気の加わった脈が肝の正常の脈である。これを胃微弦の脈という。心の平脈は胃微鉤、肺は胃微毛の類で、五藏六府全て同様である。

『素問』平人氣象論篇第十八と玉機眞藏論篇第十九に詳細な説明があるので参照のこと。

注

○**濡弱**　人体の内藏は五藏六府によって構成されており、その機能と機能物質を藏気という。藏気は全て胃から供給されている。寸口の脈所には、この胃気と藏気が手を携えて現れる。胃気のない藏気だけが現れる脈を眞藏の脈といい、眞藏の脈は死徴である。

参考

『素問』平人氣象論篇第十八
「平人の常氣は胃より稟《う》く、胃は平人の常氣なり」。また「平（常の）脾脉の来る、和柔にして相い離る、鶏の地を践《ふ》むが如し」。
『素問』玉機眞藏論第十九

「五藏は皆（精）氣を胃より稟く、胃は五藏の本なり、藏氣は自ら手の太陰（太淵穴・寸口の脉所）に至る能わず、必ず胃氣に因って乃ち手の太陰に至るなり……病の甚だしき者は、胃氣が之（藏氣）と倶に手の太陰に至る能わず、故に眞藏の氣独り見（現）る……眞藏を見（現）すものは死と曰う」。「真の脾の脉の至る、弱にして乍ち數、乍ち疏」。

第四四章

問曰　　問うて曰く
何以知乗府　　何を以て府に乗ずるを知るか
何以知乗藏　　何を以て藏に乗ずるを知るか
師曰　　師の曰く
諸陽浮數為乗府　　諸陽の浮數は府に乗ずと為す
諸陰遲濇為乗藏也　　諸陰の遲濇は藏に乗ずと為すなり

訳

質問。
邪気が機会に便乗して六府に侵入したことは何によって知るのか。
同じく邪気が五藏に侵入したことは何によって知るのか。
先生の言葉。
脈状によって判断する。
陽の脈所で浮数の脈状を示すものは府に乗ずるものである。
陰の脈所で遅濇の脈状を示すものは藏に乗ずるものである。

注

○陽　寸関尺の脈所では寸口が陽。人迎寸口診では人迎が陽。趺陽の脈は陽。**○陰**　寸関尺では尺中が陰。人迎寸口診では寸口が陰。少陰の脈は陰。**○乗**　上に上がること。機会に付け込むこと。便乗。ここでは邪気が藏府の虚に乗じて侵入することである。

参考

本書の辨脉法一八に「寸口の脉、浮は表に在りと為す、沈は裏に在りと為す、數は府に在りと為す、遲は藏に在りと為す」とある。

表は陽、裏は陰である。濇は辨脉法一章で陰脈に属している。

仲景全書第二

漢 張仲景述

晉 王叔和撰次

宋 林 億校正

明 趙開美校刻

沈 琳同校

傷寒論 卷第二

傷寒例　第三

○本篇の第一章から第一〇章までは中国古代の気象医学である。『素問』、『霊枢』と共通する文章が多い。第一一章以下は臨床医学の記述である。

注
○傷寒例　例は同類の事項を並べること。傷寒例は傷寒論に関する凡例である。傷寒論の要旨、記載事項に関する決まり、約束事等が記されている。

四時八節、二十四氣
七十二候、決病法

四時八節、二十四氣
七十二候、病を決する法

訳
略す。

注
○四時　春夏秋冬の四季。**○八節**　立春、立夏、立秋、立冬、春分、秋分、夏至、冬至の八つの節気。季節の区分。**○二十四氣**　第一章が掲げるところの節気がこれに当たる。**○七十二候**　五日を一候とする。一年は七十二候となる。

第一章

一　立春正月節斗指艮

立春（二月四日）正月節、斗は艮《うしとら》を指す

雨水正月中指寅
驚蟄二月節指甲
春分二月中指卯
清明三月節指乙
穀雨三月中指辰

雨水正月中（二月十九日）は寅《とら》を指す
驚蟄二月節（三月六日）は甲《きのえ》を指す
春分二月中（三月二十一日）は卯《う》を指す
清明三月節（四月五日）は乙《きのと》を指す
穀雨三月中（四月二十日）は辰《たつ》を指す

訳

立春、正月の節気には北斗星の柄は艮・東北の方向を指す。雨水、正月の中気には斗は寅・東北東の方角を指す。驚蟄、二月の節気には斗は甲（寅と卯の間）の方角を指す。春分、二月の中気には斗は卯・東の方角を指す。清明、三月の節気には斗は乙（卯と辰の間）の方角を指す。穀雨、三月の中気には斗は辰・東南東の方角を指す。

注

○本章には二十四気と北斗星の柄（斗）の指す方向が記されている。○**斗指艮**　斗は音ト。ひしゃく。北斗星の斗柄の指す方向によって季節を定めた。斗指艮とは、立春正月節には斗柄が艮（丑寅）の方向、東北を指す、ということである。以下同様。

○**十二支と方向**

子・北　丑・北北東　寅・東北東　卯・東　辰・東南東　巳・南南東
午・南　未・南南西　申・西南西　酉・西　戌・西北西　亥・北北西

○**節**　月の五日前後の節気。季節の気候。○**中**　月の二十日前後の節気。

○**甲**　十干の始。五行の木に配当する。乙以下の配当と方角は次の通りである。

五行	木・東	火・南	金・西	水・北	土・中
兄《え》	甲《きのえ》	丙《ひのえ》	庚《かのえ》	壬《みずのえ》	戊《つちのえ》
弟《と》	乙《きのと》	丁《ひのと》	辛《かのと》	癸《みずのと》	己《つちのと》

○**驚蟄**　啓蟄と同じ。驚の漢音はキョウ。ケイチツは呉音読み。蟄は冬ごもり。啓蟄は冬眠の虫が動き出す季節。陽暦の三月五日ころ。

二

立夏四月節指巽　立夏四月節（五月六日）は巽《たつみ》を指す
小満四月中指巳　小満四月中（五月二十一日）は巳《み》を指す
芒種五月節指丙　芒種五月節（六月六日）は丙《ひのえ》を指す
夏至五月中指午　夏至五月中（六月二十二日）は午《うま》を指す
小暑六月節指丁　小暑六月節（七月八日）は丁《ひのと》を指す
大暑六月中指未　大暑六月中（七月二十三日）は未《ひつじ》を指す

訳

立夏、四月の節気に斗は巽・東南の方角を指す。小満、四月の中気に斗は巳・南南東の方角を指す。芒種、五月の節気に斗は丙（巳と午の間）の方角を指す。夏至、五月の中気に斗は午・南の方角を指す。小暑、六月の節気に斗は丁（午と未の間）の方角を指す。大暑、六月の中気に斗は未・南南西の方角を指す。

三

立秋七月節指坤　立秋七月節（八月八日）は坤《ひつじさる》を指す
處暑七月中指申　處暑七月中（八月二十四日）は申《さる》を指す
白露八月節指庚　白露八月節（九月八日）は庚《かのえ》を指す
秋分八月中指酉　秋分八月中（九月二十三日）は酉《とり》を指す
寒露九月節指辛　寒露九月節（十月九日）は辛《かのと》を指す
霜降九月中指戌　霜降九月中（十月二十四日）は戌《いぬ》を指す

訳

立秋、七月の節気に斗は坤（未と申の間）の方角を指す。処暑、七月の中気に斗は申・西南西の方角を指す。白露、八月の節気に斗は庚（申と酉の間）の方角を指す。秋分、八月の中気に斗は酉・西の方角を指す。寒露、九月の節気に斗は辛（酉と戌の間）の方角を指す。霜降、九月の中気に斗は戌・西北西の方角を指す。

四　立冬十月節指乾
小雪十月中指亥
大雪十一月節指壬
冬至十一月中指子
小寒十二月節指癸
大寒十二月中指丑

立冬十月節（十一月八日）は乾《いぬい》を指す
小雪十月中（十一月二十三日）は亥《い》を指す
大雪十一月節（十二月八日）は壬《みずのえ》を指す
冬至十一月中（十二月二十二日）は子《ね》を指す
小寒十二月節（一月六日）は癸《みずのと》を指す
大寒十二月中（一月二十日）は丑《うし》を指す

訳

立冬、十月の節気に斗は乾（戌と亥の間）の方角を指す。小雪、十月の中気に斗は亥・北北西の方角を指す。大雪、十一月の節気に斗は壬（亥と子の間）の方角を指す。冬至、十一月の中気に斗は子・北の方角を指す。小寒、十二月の節気に斗は癸（子と丑の間）の方向を指す。大寒、十二月の中気に斗は丑・北北東の方角を指す。

二十四氣
節有十二
中氣有十二

二十四氣
節（氣）に十二有り
中氣に十二有り

五日為一候　五日を一候と為《な》す
氣亦同　氣も亦た同じ
合有七十二候　合わせて七十二候が有り
決病生死　病と生死を決す
此須洞解之也　此れ須く之を洞解すべきなり

訳

略す。

注

○五日為一候　五日が一候。三候・十五日が一気。六気・九十日を時（季）とする。一年は四時（四季）、二十四気、七十二候となる。**○決病生死**　季節の気候や時々の気象によって、季節病や気象病が発生し死生が起こる。**○洞解**　洞察理解。

第二章　四季と病

一　陰陽大論云　陰陽大論（古代の書物の名）に云う
春氣温和　春の氣（象）は温和（あたたか）
夏氣暑熱　夏の氣は暑熱（あつい）
秋氣清涼　秋の氣は清涼（すずしい）
冬氣冰列　冬の氣は冰《ヒョウ》（氷）列（冽）（つめたい）
此則四時正氣之序也　此れ則ち四時（四季）の正（常の）氣（候）の序なり

訳

『陰陽大論』という書物には次のように書いてある。「春の気候は温和で温かくおだやかである。夏の気候は暑苦しい。秋の気候は清涼、すがすがしくて涼しい。冬の気候は冷たい氷の張り詰める季節で寒さが強い。これが一年四季の正常な気候の順序である」。

注

○**氷列**　氷は音ヒョウ。氷。氷のように冷たい。列は冽の仮借。冷たいこと。

二

冬時嚴寒、萬類深藏
君子固密則不傷於寒
觸冒之者乃名傷寒耳
其傷於四時之氣皆能為病
以傷寒為毒者
以其最成殺厲之氣也

冬時は嚴寒にして萬類は深く藏《あなごも》る
君子は固密なれば則ち寒に傷《やぶ》られず
之に觸冒する者乃ち傷寒と名づくるのみ
其の四時の氣に傷られれば皆能く病と為《な》る
傷寒を以て毒と為す者は
其の最も殺厲《サッレイ》の氣を成すを以てなり

訳

冬の季節は寒さが厳しい。多くの生物は深く穴にこもって寒さを避けている。君子は衣服を重ね、家屋の隙間を固く閉じ、寒さに侵されないように用心する。寒さに触れ、その毒気に侵されて病となったものを傷寒、寒の邪気に傷られたというのである。

冬の寒気だけでなく、四季それぞれの気候は人を侵して病を生ずることがある。特に傷寒を有害とするのは、その障害作用が、他の季節に比べて極めて激しいからである。

注

○**君子**　人格、徳行高い人格者。身分の高い人。○**固密**　固はかためること。密はぴたりと閉じて外から隠すこと。固密で外を衣服や家屋で固くかため、ピタリと閉めて、寒邪が身体に入り込まないようにすることである。○**觸冒**　触は物の一部に突き当たること。冒はかぶる意味と物を押し分けて出る（冒険）意味がある。触冒で邪気に突き当たったり、冒されたりすることである。○**毒**　人体に有害な作用を及ぼすもの。また毒薬はどろどろ、ぐにゃぐにゃした薬草。**○殺厲**　殺は命を奪うこと。厲は音レイ。「はげしい」の意。ひどい毒のあること。殺厲で強くて激しい毒性、障害力のあることである。**○氣**　物を動かす力、またそのような力をもったもので、ここでは邪気。正気は正常の生命力である。

第三章　温病と暑病

一　中而即病者名曰傷寒
不即病者寒毒藏於肌膚
至春變為温病
至夏變為暑病
暑病者熱極重於温也

中《あた》って即病する者は名づけて傷寒と曰う
即病《ソクビョウ》せざる者は寒毒が肌膚に藏り
春に至って變じて温病と為《な》る
夏に至って變じて暑病と為る
暑病は熱極めて温より重きなり

訳

寒の邪気が体内に入り込んできて、直ちに発病するものを傷寒と名づける。直ちに発病せず、寒の毒気が筋肉の中にこもり、春になって発病すると、傷寒とは症状を変えて温病になる。夏になって発病すると、変化して暑病となる。暑病の熱は温病より極めて強い。

注

○肌膚　膚は皮膚。肌は「肌肉」と熟語にして「筋肉」のことをいう。現代医学的には膚は表皮と真皮で、肌は皮下脂肪層である。肌膚は現代語では「はだ」という。**○即病**　音ソクビョウ。即はそばにくっ付くこと。「すぐに、直ちに」の意。時間的に前後に間を置かずに直結すること。即病で、病因に侵されて直ちに病むことである。則、便等と同意。なお、乃は前後に曲折があって「やっと……する」の意味である。

二　是以辛苦之人春夏多温熱病者
皆由冬時※觸寒所致
非※時行之氣也

是を以て辛苦の人、春夏に温熱の病多き者は
皆冬時に寒に觸るるの致す所に由る
時行の氣には非ざるなり

校

※觸寒所致　『外臺秘要』巻一は「触冒寒冷之所致（寒冷に触冒するの致す所）」に作る。

※時行　『太平聖恵方』巻八は「時」を「天」に作る。

訳

　このようなわけで、家の外の労働等で辛酸苦労を嘗めた人々が春夏の季節に温病や暑病に罹ることが多いのは、皆冬の室外労働で寒毒に中ったためである。季節外れの気候による病ではない。

注

〇辛苦之人　つらい苦労を経験した人。世の辛酸、苦労を嘗めた人。ここは屋外労働者であろう。**〇時行之氣**　当該の季節に期待されている正常の気候に反する気象をいう。詳細は第四章に記されている。

第四章　時行の病

凡時行者
春時應暖而反※大寒
夏時應熱※而反大涼
秋時應涼而反大熱
冬時應寒而反大温

凡そ時行《ジコウ》とは
春時は應《まさ》に暖なるべくして反《かえ》って大寒
夏時は應に熱なるべくして反って大涼
秋時は應に涼なるべくして反って大熱
冬時は應に寒なるべくして反って大温

此非其時而有其氣　　此れ其の時に非ずして其の氣有り
是以一歳之中　　是を以て一歳の中
長幼之病多相似者　　長幼の病の相い似たる者の多きは
此則時行之氣也　　此れ則ち時行の氣なり

校

※反　『注解傷寒論』巻二は「復」に作る。
※熱　『注解傷寒論』巻二はこの上に「大」の字がある。

訳

おおよそ、時行の病というのは次のような状況をいう。春の時候は暖かいはずであるのに、かえって大変に寒い。夏の時候は暑いはずであるのに、かえってひどく涼しい。秋の時候は涼しいはずであるのに、かえって大変に暑い。冬の時候は寒いはずであるのに、かえって大変に温かい。これは季節外れの気候で、ある季節に別の季節の気候が現れるのである。一年のうちに、老いも若きも同じような病気に罹るのは、この時行の病に罹るからである。

注

○應　「まさに……すべし」と読み、「当然……すべきである」と訳す。「当然、認定」の意。他に推量や勧誘、願望の意味を示すこともある。**○長幼之病多相似者**　流行病の認識である。

第五章　四時正気の病因性

一　夫欲候知四時正氣為病　　夫れ四時正氣の病を為《おこ》すこと及び
及時行疫氣之法　　時行疫氣の法を候《うかが》い知らんと欲すれば
皆當按斗曆占之　　皆當《まさ》に斗暦を按じて之を占うべし

訳

四季の正常気象が病を起こしてくる事情、また時行の季節外れの流行病が発生する法則を知るには「こよみ」を調べて、それを予測するのである。

注

○斗暦　斗は北斗七星。その柄の指す方向を観察すれば、一年の季節がわかる。暦は一年の日月の運行により、季節の推移を記録したもの。斗暦で「こよみ」、また農（業用の）暦の意。**○按**　調べる、考える。

二　**九月霜降節後**
宜漸寒、向冬大寒
至正月雨水節後宜解也
所以謂之雨水者
以冰雪解而為雨水故也
至驚蟄二月節後、氣漸和暖
向夏大熱、至秋便涼

九月霜降節（十月二十四日）の後は
宜しく漸く寒く、冬に向って大寒なるべし
正月雨水節の後に至って宜しく解すべきなり
之を雨水（二月十九日）と謂う所以《ゆえん》は
冰雪が解《と》けて雨水と為《な》るが故なり
驚蟄二月節（三月六日）の後に至って、氣は漸く和暖
夏に向かって大熱、秋に至って便《すなわ》ち涼し

訳

九月、霜降の節気以後、気候はだんだん寒くなり、冬には大寒になる。

正月、雨水の節気の後になると寒さも緩んでくるはずである。この時候を雨水と名づける理由は雪や氷が解けて川水が増し、また雨の多い気候になるからである。

驚蟄、二月の節気の後、気候はだんだん穏やかで（和）温かくなる（暖）。夏は大熱。秋になると涼しくなる。

三　従霜降以後、至春分以前
凡有觸冒霜露、體中寒即病者
謂之傷寒也

霜降（十月二十四日）より以後、春分以前に至って
凡そ霜露に觸冒し、體が寒に中って即ち病む者有れば
之を傷寒と謂うなり

訳

霜降以後、春分以前の間に霜や露に触れ、寒邪に中って直ちに発病するものを傷寒というのである。

第六章　四時正気の病因性　続き

一　九月十月
寒氣尚微為病則輕
十一月十二月
寒冽已嚴、為病則重
正月二月
寒漸將解、為病亦輕
此以冬時不調
適有傷寒之人即為病也

九月十月は
寒氣尚微にして、病を為《な》すこと則ち輕し
十一月十二月は
寒冽已《すで》に嚴しく、病と為れば則ち重し
正月二月は
寒漸く將《まさ》に解《と》けんとす、病と為るも亦輕し
此を以て冬時不調（体調不良）にして
適《たまたま》傷寒の人有れば即ち病と為るなり

訳

九月、十月は寒気はまだ微弱である。発病しても軽症である。十一月、十二月は寒気はすでに厳しい。発病すれば重症になる。正月、二月は寒気はだんだん緩んでくる。発病しても九月、十月と同じように軽い。

このようなわけで、冬、体調不良でたまたま寒気に触れて傷害された人が傷寒や温熱の病になるのである。

二　其冬有非節之暖者※名為冬温
冬温之毒與傷寒大異
冬温復有先後更相重沓
亦有輕重、為治不同
證如後章

其の冬に非節の暖有れば名づけて冬温と為す
冬温の毒は傷寒と大いに異る
冬温にも復た先後有り、更《こもご》も相い重沓し
亦た輕重有り、治を為すこと同じからず
證は後章の如し

校

※名為冬温　『注解傷寒論』巻二は「為」を「曰」に作る。

訳

冬に季節外れの温暖な気象があるとき、これを冬温と名づける。冬温の病毒は傷寒とは大変異なっている。冬温にも罹患の早い遅いがあり、次々と重なって発病する。また症状にも重い軽いの違いがあり、治療法も同じではない。症状については後の章に述べる。

注

○**非節之暖**　その季節に相応しない異常な温暖。○**重沓**　音ジュウトウ。重も沓も「かさなる」の意。重沓で重なり合うこと。事態が次々と重なって到来すること。

第七章　季節病

従立春節後
其中無暴大寒、又不冰雪
而有人壮熱為病者
此屬春時陽氣發於冬時伏寒
變為温病

立春節より後は
其の中に暴《にわか》の大寒無く、又た冰雪せず
而るに人に壮熱にて病と為る者有り
此れ春時の陽氣が冬時の伏寒を發し
變じて温病と為るに屬す

訳

立春節の後にはひどい寒さはないし、雪が降ったり氷の張ることもない。それでも高熱を発して病となる人がある。これは冬に触れたが発病せず、筋肉に潜伏していた寒邪が、春の陽気に誘発されて起こってきた温病である。

注

○春時陽氣發於冬時伏寒　冬、寒に中ったときには発病せず、肌膚に潜伏した寒邪が、春の陽気に誘発されて病を起こしてくる。その病は冬の傷寒とは異なり、温病として発病する。『素問』生氣通天論篇第三に「春、風に傷られれば、邪氣は留連し、（次の夏になって）乃ち洞泄（下利）と為る。夏、暑に傷られれば（そのときに即病せず、次の）秋に痎瘧《ガイギャク》（マラリア）と為る。秋、濕に傷られれば冬に上逆（咳き込み）して咳す。冬、寒に傷られれば春に温病と為る」とある。本篇第九章六に同文がある。

第八章　季節病　続き

従春分以後、至秋分節前
天有暴寒者皆為時行寒疫也

春分より以後、秋分節前に至って
天に暴寒有る者は皆時行の寒疫と為るなり

三月四月、或有暴寒
其時陽氣尚弱
為寒所折、病熱猶輕
五月六月、陽氣已盛
為寒所折、病熱則重
七月八月、陽氣已衰
為寒所折、病熱亦微
其病與温及暑病相似
但治有殊耳

三月四月に或は暴《にわかの》寒有るも
其の時は陽氣尚《なお》弱く
寒の折《くじ》く所と為るも、病熱は猶《なお》輕きがごとし
五月六月は陽氣已《すで》に盛ん
寒の折く所と為れば病熱は則ち重し
七月八月は陽氣已に衰え
寒の為に折かるるも病熱は亦微なり
其の病は温及び暑病と相い似たり
但《ただ》治に殊《ことなること》有るのみ

訳

春分以後、秋分節に至る間ににわかに寒さが襲うときは季節外れの寒の病になる。三月、四月に急な寒さがあっても、まだ陽気が弱いために、寒気に侵されても病熱は軽い。五月、六月は陽気が既に盛んである。寒気に侵されると病熱は重い。七月、八月は陽気は既に衰える、寒気に侵されても病熱はまた微弱になる。症状は温病や暑病と似ているが治療法は違う。

第九章　季節の気候出現の遅速

一　十五日得一氣
於四時之中、一時有六氣
四六名為二十四氣

十五日一氣を得
四時の中に於いて一時に六氣有り
四六名づけて二十四氣と為す

訳

五日が一候、三候で一気である。十五日を気候の一区切りとする。六気を一時（季）とする。九十日で一つのまとまった気候をもった季節とする。一年、四時（四季）、三百六十日のなかに四六で二十四の節気がある。

注

○十五日得一氣　『素問』六節藏象論篇第九に「五日、之を候と謂う、三候（十五日）、之を氣と謂う、六氣（九十日）、之を時（四季）と謂う、四時、之を歳（一年）と謂う」とある。

二　然氣候亦有應至仍※不至
或有未應至而至者
或有至而太過者
皆成病氣也
但天地動靜、陰陽鼓擊者
各正一氣耳

然れども氣候には亦應に至るべくして仍《な》お至らざる有り
或は未だ應に至るべからずして至る者有り
或は至って而も太過なる者有り
皆病（を起す邪）氣と成るなり
但天地の動靜、陰陽の鼓擊は
各々正《まさ》に一氣のみ

校

※仍　『注解傷寒論』巻二は「仍」を「而」に作る。

訳

気候の秩序は以上の通りであるけれども、実際には次のような場合がある。

季節は到来したのに、季節に相当する気候が現れない（不及）。

季節が来ないうちに、その時期の気候がやって来る。季節並の気候が現れたが強過ぎる場合がある（太過）。暑過ぎる夏、寒過ぎる冬等。皆病を起こす原因となる。

このような天文や地理の上に現れる現象、陰陽の動態は、全て太陽エネルギーの変動によるものである。

注

○仍　漢音はジョウ、呉音はニョウ。「なお、まだ」の意。**○至仍不至**　『素問』六節藏象論篇第九に「未だ（季節が）至らずして

（その季節の気候が）至る、此を太過と謂う……至って至らず、此を不及と謂う」とある。また『金匱要略』臓腑経絡先後の八条にも同様の記述がある。**〇天地動静**　動静は物事の動き、現象。天体の運行、地理の推移に現れる諸々の動き。**〇陰陽鼓撃**　鼓は音コ。つづみ。鼓撃あるいは撃鼓は、鼓を打って拍子をとること。太鼓を叩いて進軍の合図とすること。ここは陰陽の変化、隆替のリズムの意味である。**〇一氣**　気とは物を動かす力、エネルギーである。現代物理学によれば、世界は物質とエネルギーからなる。古代中国は形と気からなると考えた。形は物質に当たり、気はエネルギーに当たる。形の存在様式を天地という。気の存在様式を陰陽という（以上は『荘子』則陽による）。自然界において、陽はエネルギーの存在を意味し、熱明動の特性をもつ。陰はエネルギーの欠乏を意味する。寒暗静の性質をもつ。地球上におけるエネルギーの源は太陽である。生物界においては、陰（内藏・特に肝）はエネルギーを生産し、これを貯蔵して必要に応じて放出する。陽（頭と四肢・筋肉）はそのエネルギーを受け取って活動を行う（『素問』生氣通天論篇第三による）。この状況を「天地動静陰陽鼓撃者各正一氣」と表現したのである。

三

是以彼春之暖、為夏之暑
彼秋之忿、為冬之怒
是故冬至之後
一陽爻升、一陰爻降也
夏至之後
一陽氣下、一陰氣上也
斯則冬夏二至陰陽合也
春秋二分陰陽離也
陰陽交易、人變病焉

是を以て彼の春の暖は夏の暑と為り
彼の秋の忿《フン》（いかり）は冬の怒《ド》と為る
是の故に冬至の後（『易』の卦爻でいうと）
一陽の爻《コウ》升り、一陰の爻降《くだ》る
夏至の後（陰陽の変化でいうと）
一陽の氣下り、一陰の氣上《のぼ》るなり
斯《かく》して則ち冬夏の二至は陰陽の（会）合なり
春秋の二分は陰陽の離れるなり
陰陽交易し、人は變じて病むなり

訳

こうして春の暖かさは夏の暑さに変わり、「忿激」に似た秋の冷気は、「鬱屈した怒り」にも似た冬の酷寒となる。これを陰陽の動静に例えると、冬至（易占では六爻が全て陰爻となる坤《コン》卦）の後には坤卦の初爻の位置の陰爻が消えて陽爻が現れる。夏至（六爻が全て陽爻からなる乾《ケン》卦）の後には初爻が陽爻から陰爻に変わる。以上のように冬至と夏至は陰陽が会合するときであり、春分と秋分は陰陽が分離してどちらかに傾くときである。

陰陽が交叉変化して一年の気候が変動するのに応じて人体にも陰陽の変化があって病が起こってくるのである。

注

○彼春之暖、為夏之暑　『素問』脉要精微論篇第十七に「天地の変、陰陽の応、彼の春の暖は夏の暑と為り、彼の秋の忿は冬の怒と為る」とある。同文である。**○忿**　こころが急に外に向かって爆発する「いかり」。ここは秋冷の比喩。**○怒**　女奴隷の鬱屈した内にこもった「いかり」。ここは冬の厳寒の比喩。**○一陽爻升、一陰爻降**　爻は音コウ。易占には六本の算木を使う。六本を卦《カ》という。その一本々々を爻という。爻には陰爻と陽爻がある。卦は六爻からなる。冬至は卦で現すと六爻全てが陰爻である。気候の上では冬至の後に一陽が現れる。易では一番下の爻が陰爻から陽爻に変わる。これを一陽爻升、一陰爻降という。**○一陽氣下、一陰氣上**　『素問』脉要精微論篇第十七に「冬至より四十五日、陽氣微《かす》かに上り、陰氣微かに下る、夏至より四十五日、陰氣微かに上り、陽氣微かに下る」とある。

四　此君子春夏養陽、秋冬養陰

順天地之剛柔也

此に君子は春夏には陽を養い、秋冬には陰を養う

天地の剛柔に順《したが》うなり

訳

そこで君子は春夏の陽気の盛んな季節には活発に動いて陽気を養い、秋冬の陰気の勝る季節には安静にして陰気を養う。天地の気候の変化に順応して健康を保つようにするのである。

注

○君子春夏養陽、秋冬養陰　『素問』四氣調神大論篇第二に「四時陰陽は万物の根本なり、故に聖人は春夏には陽を養い、秋冬には陰を養う、以てその根に従う」とある。春夏は外で活発に動くことで交感神経を活動させ、秋冬は内で安静にして副交感神経の機能を強化する。**○天地之剛柔**　剛は秋冬の清涼厳寒の気候、柔は春夏の温暖暑熱の気候。

五　小人觸冒、必嬰暴疹
須知毒烈之氣
留在何經、而發何病
詳而取之

小人觸冒すれば必ず暴疹に嬰《かか》る
須《すべ》からく毒烈の氣
留って何の經に在り、而して何の病を發するかを知り
詳《つまび》らかにして之を取るべし

訳

身分の低い小人は気象の変動による邪気に触れやすく、触れれば必ず急性重症の病に罹る。その場合には激しい毒気がどこの経脈に存在し、どんな病を起こしてきたのかを詳細に判定して治療すべきである。

注

○小人　君子即ち大人に対して人格、身分の低い人。**○嬰**　音エイ。貝の首飾りをつけた女子。首飾り。また「かかる」、「とりつかれる」意がある。ここは病に罹ること。**○暴疹**　暴は「急性《にわか》」、また「激しい」の意。疹は音シン。病と同意。暴疹で急性の劇症。

六　是以
春傷於風、夏必飧泄
夏傷於暑、秋必病瘧
秋傷於濕、冬必欬嗽
冬傷於寒、春必病温

是を以て
春、風に傷《やぶ》られれば夏には必ず飧泄《ソンセツ》す
夏、暑に傷られれば秋には必ず瘧《ギャク》を病む
秋、濕に傷られれば冬には必ず欬嗽《ガイソウ》す
冬、寒に傷られれば春には必ず温を病む

此必然之道、可不審明之　此れ必然の道なり、之を審明せざる可けんやらない。

訳

そこで春、風に傷つけられると夏に下利を起こす。夏に、暑さに負けると秋にはマラリアになる。秋、湿気に侵されると冬に咳嗽を生ずる。冬に、寒さにやられると春には温病になる。この季節病カレンダーの決まりは必然的な法則である。充分に解明しなくてはならない。

注

○第八章の注参照。前の季節の邪気が潜伏し、次の季節に発症する、と考えたのである。

第一〇章　早期治療のすすめ

一　傷寒之病　傷寒の病は
逐日淺深、以施方治　日の（病の）淺深を逐《お》って以て方治を施す
今世人傷寒　今、世人の傷寒は
或始不早治、或治不對病　或は始に早く治せず、或は治するも病に對せず
或日數久淹、困乃告醫　或は日數久しく淹《とど》まり、困して乃ち醫に告ぐ

訳

傷寒の病は、病症の軽重の変動に応じ、経過を追って適切な治療を施すものである。

今の世の中の人々は、傷寒に罹ったとき、早急に治療しなかったり、治療をしても適切な対応ができなかったりする。あるいは発病後、日にちが経ち、苦痛が強くなってから、ようやく医者に症状を訴える。

注

○不對病　對は前にあるものにまともに向かい合うこと。相手の問いに答えること。ここは病態に正確に適合した治療を施すことである。不對病でうまく適当な治療ができていないことをいう。**○困**　こまる。くるしむ。木が囲いの中に閉じ込められて動きがとれない状態。**○久淹**　久滞、久留の意味。長時間放っておくこと。

二　醫人又不依次第而治之
則不中病
皆宜※臨時消息制方
無不効也

醫人も又次第（正しい手順）に依らずして之を治す
則ち病に中《あた》らず
皆宜しく時に臨んで消息し（処）方を制（作）すべし
（そうすれば）効《き》かざること無きなり

注

○治　人の手を加える。作為をする。治山、地水はその例。医療を行うこと。直す（健康を回復する）ように行動すること。その結果、愈えるかどうかは未定。「直」は真っ直ぐになる、健康を回復する意味。愈は兪と同意で、病を根本的に取り除くこと。直も愈も完全治癒である。**○消息**　様子、事情。ここは事態の内容を調べて理解すること。

校

※宜　『外臺秘要』巻一は「以」に作る。

訳

医者のほうも正しい順序に従って治療をしないので、うまく効果が上がらない。当然、病気の経過に応じて診断し、処方を書くべきである。そうすれば効果が現れないはずがない。

三　今捜採仲景舊論
錄其證候診脉聲色

今仲景の舊論を捜（索して）採（用）し
其の證候、診脉、聲色

對病真方、有神驗者
擬防世急也

對病の真方、神驗有る者を錄し
世の（緊）急（の事態）を防ぐを擬《はか》るなり

訳
今、張仲景の古い文献を探して、脈色証による診断、病に的確に対応する有効な処方を採録した。病人の差し迫った病情を救う手立てを図るものである。

注
○急　緊急、急迫の事態。危険が差し迫った状態をいう。○擬　はかる。どうしようかと思案すること。○早期治療のすすめ　『金匱要略』臓腑經絡先後の第二条にも記されている。

第一一章　風土と病　疾病地理学的記述

又土地温涼、高下不同※
物性剛柔、湌居亦異
是故黄帝興四方之問
岐伯擧四治之能
以訓後賢、開其未悟者
臨病之工、宜須兩審也

又土地の温涼、高下、同じからず
物性の剛柔、湌居《ソンキョ》も亦異る
是の故に黄帝は四方の問を興し
岐伯は四治の能を擧げ
以て後賢に訓《おし》え其の未だ悟らざる者を開く
病に臨む工は宜しく須く兩つながら審らかにすべし

校
※土地温涼、高下不同　『外臺秘要』巻一は「土地高下、温涼不同」に作る。

訳
また人々の住まいについて、土地の気候も寒暑の違いがあり、地勢の高低も同じではない。産物の性状や生活上の風俗習慣も違っている（それにつれて病気の種類も治療法もいろいろである）。
そこで黄帝は四方の土地の生活と病気について質問し、岐伯は四方の土地の治療法の種類と特徴を挙げて解説している。それによって後世の賢人に教訓を残し、未熟の人々の無知を啓発した。病の治療を天職とする医師は、これら二つのことを詳細に検討して体得すべきである。

注

○飡居　飡は飧の異体字。音はソン。夕食。また茶漬け、湯漬けのような簡単な食事。居は住居。衣食住の生活である。**○四方之問**　『素問』異法方宜論篇第十二に、中国の東西南北と中央の地勢、生活、疾患（風土病）が記されている。**○四治之能**　『素問』異法方宜論篇第十二の各地の治療法として東の砭石（石メス）、西の毒薬（薬物）、南の微鍼、北の灸焫《キュウゼツ》、中央の導引、按蹻（体操）が挙げられている。導引、按蹻を除いたものが四治之能であろう。なお『霊枢』病傳第四十二にも各種の治療法が挙げられている。導引、行気、蹻摩、灸、熨《ウツ》（ひのし）、刺（鍼）、焫《ゼツ》（焼鍼）、飲薬である。**○工**　医工である。医師のこと。**○賢**　『素問』上古天眞論篇第一に眞人、至人、聖人、賢人の真理を体得した道者を挙げている。賢人は理性に従って事態を解決する合理的存在として記されている。古代の科学者である。漢代の医学はこの賢人の作った学術である。

第一二章　兩感

凡傷於寒則為病熱
熱雖甚不死
若兩感於寒而病者必死

凡そ寒に傷られれば則ち病熱を為す
熱甚しと雖も死せず
若し寒に兩感して病む者は必ず死す

訳

一般に、寒邪に傷つけられたときは発病し熱を生ずる。しかし熱が高くともそれだけでは死ぬことはない。もし、経脈と五藏が一緒に侵されると予後は不良となる。

注

○兩感於寒　感とは、激しいストレスを受けて強いショックを覚えること。兩には二つの意味がある。一つは三陽経、三陰経の両方に病邪が侵入して発病することである。二つは三陰三陽の経脈の病が五藏にまで及んだ状況をいう。陰陽の両経が侵されるのは、重症には違いないが死ぬほどの状態ではない。死の転帰を起こすのは経脈と五藏の両方が侵されたときである。ここの両感も後者の場合である。〇本章は錯簡ではないかと考える。第一四章の四の初めに置くべき文章である。

第一三章　傷寒病の経過

一　尺寸倶浮者太陽受病也
當一二日發
以其脉上連風府
故頭項痛、腰脊强

尺寸倶に浮の者は太陽（膀胱経）が病を受けるなり
當に一二日にして發すべし
其の（経）脉は（頭を）上って風府に連なるを以ての
故に頭項痛み腰脊強《こわば》る

訳

陽の状況を示す寸口の脈所も、陰の状況を現す尺中の脈所も、どちらも浮の脈状を呈しているときは、太陽膀胱経が病を受けている場合である。

邪気の侵入を受けた後、一日、二日で太陽病が発症してくるはずである。太陽膀胱経の経脈は目の内眥から始まり、後頭部の風府穴に連絡し、背腰を経て足の小指に達する。そこで発病すると頭や項が痛み、背中や腰が強ばるのである。

注

〇本章は傷寒病の経過を記す。時間の推移（日数）と病位の変遷（経脈）が一緒に述べられている。『素問』熱論篇第三十一の記述とほぼ一致している。〇**尺寸倶**　脈診は寸口で表陽（皮肉筋骨）の状態を見、尺中で裏陰（内藏）の状況を見る。倶は「ともに、一緒に」の意。太陽病の脈は浮であるが、尺寸ともに浮となるわけではない。少陽以下も同じ。〇**風府**　後頭部にある督脈のツボ。外後頭結節の直下一寸の所。〇**太陽膀胱経**　目の内眥から始まり、頭頂の百会で脳内に出入し、後頭を通り、背腰殿部を経て下肢の背面を下り、足の小指に至る。途中で腎に連絡する。

二　尺寸俱長者陽明受病也
當二三日發
以其脉夾鼻、絡於目
故身熱、目疼、鼻乾、不得臥

尺寸俱に長なる者は陽明（胃経）が病を受くるなり
當に二三日にして發すべし
其の脉は鼻を夾《はさ》み目に絡《ラク》すを以ての
故に身熱し、目疼き、鼻乾き、臥することを得ず

訳

寸口も尺中も（波長の長い緩慢な）長の脈状を呈するときは、陽明胃経が病を受けた場合である。発病から二三日目に陽明病を発症するはずである。その経脈は鼻根部に始まり目に連絡し、前胸から腹部を下り、下肢の前面を経て足の第二指に至る。そこで身熱、目の疼き、鼻の乾きを生じて、横臥することができなくなる。

注

○身熱　「氣盛んなるときは則ち身以前（胸腹部）皆熱す」（『霊枢』經脈第十）。**○不得臥**　臥は「うつぶせ」であるが、ここは横になることである。胃経は太陰脾経と表裏の関係にある。脾経の病症に不能臥がある。病が胃から脾に及んでいる可能性がある。**○陽明胃経**　鼻根に始まり、目に連絡し、顔面を通って胸腹を下り、下肢の前外側を下って足の第二指に至る。途中で脾に連絡する。

三　尺寸俱弦者少陽受病也
當三四日發
以其脉循脇絡於耳
故胸脇痛而耳聾
此三經皆受病
未入於府者可汗而已

尺寸俱に弦なる者は少陽（胆経）が病を受くるなり
當に三四日にして發すべし
其の脉は脇に循《したが》い耳に絡するを以て
故に胸脇痛んで耳聾す
此の三經が皆病を受くるも
未だ府に入らざる者は汗す可きのみ

訳

寸口も尺中も弦の脈状を呈しているときは、少陽胆経が病を受けた場合である。発病から三四日に少陽病を発症するはずである。少陽胆経は目の外眥から始まり、耳に連絡し、体の側面を経て足の第四指に至る。そこで胸や脇が痛み、耳聾が起こる。

太陽、陽明、少陽の三つの陽経が皆病を受けても、まだ六府に入らない場合、病は表陽にあるので、発汗療法を行うべきである。

注

○**少陽胆経**　目の外眥から始まり、耳に連絡し、胸腹腰から下肢の側面を通って足の第四指に至る。途中で肝に連絡する。○**弦**　浮にして緊の脈。春、肝の脈。浮は春の陽気、緊は冬の余寒を意味する。肝は春に機能が亢進する。○**未入於府者可汗而已**　「其未満三日者可汗而已（其の未だ三日に満たざる者は汗す可きのみ）」（『素問』熱論篇第三十一）。

四　尺寸倶沈細者太陰受病也

當四五日發

以其脉布胃中絡於嗌

故腹滿而嗌乾

尺寸倶に沈細なる者は太陰（脾経）が病を受くるなり當に四五日にして發すべし

其の脉は胃中に布き、嗌《エキ》（のど）に絡すを以ての故に腹満して嗌が乾く

訳

寸口も尺中も沈細の脈状を呈しているときは、太陰脾経が病を受けている場合である。発病後、四五日で太陰病を発症するはずである。太陰脾経は足の親指から始まり、下肢の内側を上り、腹の内に入り脾に属し、胃に分布する。更に上って咽を通る。そこで病を受けると腹満し咽が乾く。

注

○**太陰脾経**　足の親指の内側から始まり、下肢の内側を上って腹部に入り、上って咽を挟み舌本に至る。支脈は心に注ぐ。途中で胃に連絡している。

五　尺寸俱沈者少陰受病也
當五六日發
以其脉貫腎絡於肺繫舌本
故口燥舌乾而渴

尺寸俱に沈なる者は少陰（腎経）が病を受くるなり
當に五六日にして發すべし
其の脉は腎を貫き肺に絡し舌本に繫がるを以て
故に口燥《かわ》き舌乾いて渇す

訳

寸口も尺中も沈の脈状を呈するときは、少陰腎経が病を受ける。発病から五六日すると少陰病を発症してくるはずである。少陰腎経は足の裏から始まり、下肢の内側を上り腹の内に入り、腎に属し膀胱に連絡する。更に上って肺に入り舌本を挟む。そこで病を受けると口が燥き舌が乾き、咽が渇くのである。

注

○少陰腎経　足の小指の下から始まり、足心（涌泉）に走り、下肢の内側を通って腹部に入り、肝を貫いて肺に入り、気管を通って舌本を挟む。支脈は心に連絡し胸中に注ぐ。途中で膀胱に連絡する。**○沈**　沈は裏、藏の脈である。少陰病の脈は微細（少陰二八一）あるいは沈である。「少陰病、始得之、反發熱、脉沈、麻黄細辛附子湯主之」（少陰三〇一）。**○絡**　連絡である。外からからみ付くこと。内部にまでは入らない。属は内部に入り込む。**○燥**　燥は熱気が上に上ってかわくこと。口燥は「熱気で口がはしゃぐ様」。**○乾**　乾は「太陽が高く上がってかわかす」意。舌乾は熱で水気がなくなってかわくこと。**○渇**　渇は水分が減ってかわくこと。「かわき」は熱感と水気の減少による口腔、咽喉の感じである。少陰経は腎や心の病と関係があり、水分の代謝の異常を起こしやすい。

六　尺寸俱微緩者厥陰受病也
當六七日發
以其脉循陰器絡於肝

尺寸俱に微緩なる者は厥陰（肝経）が病を受くるなり
當に六七日にして發すべし
其の脉は陰器に循い肝に絡すを以ての

故煩滿而嚢縮
此三經皆受病
已入於府、可下而已

故に煩滿して（陰）嚢縮む
此の三經が皆病を受け
已に府に入れば下す可きのみ

訳

寸口も尺中も微緩の脈状を呈するときは、厥陰肝経が病を受ける。当然発病後、六七日目に厥陰病を発症してくる。厥陰肝経は足の親指から始まり、下肢の内側を上り、陰器・生殖器を巡り、腹の内に入り、肝に属し、胆に連絡する。そこで病を受けると胸脇が苦満し、煩わしく、陰嚢が縮まる。

以上の三つの陰経が病を受け、病邪が六府に侵入したときは、病は陰に入ったのであるから瀉下療法を行うべきである。

注

○**煩滿**　煩は熱っぽく胸苦しいこと。滿は充滿である。厥陰肝経の病では肝が腫脹して脇下が充満する。肝は血を藏しており、鬱結して心下、胸中に熱感があり、胸苦しくなる。なお煩滿は肝の病だけに現れるわけではない。他の藏府の病でも起こる。○**厥陰肝経**　足の親指の三毛から始まり、下肢の内側を上り、泌尿生殖器を通って腹部に入り、胃を挟み肝に属し胆嚢に連絡し、胸に入って胸肋に分布する。更に気管の後ろを通って鼻咽腔に入り、脳に入って視神経に連絡する。支脈は肝から分かれて肺に注ぐ。○「已入於府、可下而已　其滿三日者可泄而已（其の三日に滿る者は泄す可きのみ）」（『素問』熱論篇第三一）。

第一四章　両感

一　若兩感於寒者
一日太陽受之

若し寒に兩感する者は
一日、太陽が之を受く

即與少陰倶病
則頭痛口乾煩滿而渇

即ち少陰と倶に病む
則ち頭痛み口乾き煩滿して渇す

訳

もし陽経も陰経も寒邪の侵襲によってショックを受けたとき、発病一日目には太陽膀胱経が病を受けると同時に、少陰腎経も一緒に病むことになる。そこで頭痛（太陽）、口の乾燥、胸苦しさ、咽の渇き（少陰）が起こる。

注

○**兩感**　陽経も陰経もともに邪の侵入を受けて、ショック状態となることである。太陽経と少陰経、陽明経と太陰経、少陽経と厥陰経というように表裏をなす経脈が一緒に侵される。症状はそれぞれの経脈の病状の合成である。

二　二日陽明受之
即與太陰倶病
則腹滿身熱不欲食譫語
（譫・之廉切又女監切下同）

二日、陽明が之を受く
即ち太陰と倶に病む
則ち腹滿し身熱し食を欲せず、譫語《センゴ》す
（譫は之廉の切又女監の切、下同じ）

訳

二日目には陽明胃経が病を受ける。同時に太陰脾経も一緒に病む。そこで腹滿、身熱、譫語（陽明）、不食欲（太陰）が起こる。

注

○**譫語**　譫語とも書く。意識昏迷して発する「うわ言」である。陽明胃経の一症で、承気湯類の適応となる。

三　三日少陽受之
即與厥陰倶病
則耳聾嚢縮而厥
水漿不入不知人者六日死

三日、少陽が之を受く
即ち厥陰と倶に病む
則ち耳聾し（陰）嚢縮んで厥す
水漿入らず、人を知らざる者は六日にして死す

訳

三日目には少陽胆経が病を受ける。同時に厥陰肝経も一緒に病む。そこで耳聾（少陽）、陰嚢の収縮、手足の寒冷（厥陰）が起こる。飲食物が咽を通らず、意識が不明となる者（六経不通）は六日で死の転帰を取る。

注

○**厥**　気の逆上である。胃経、肝経、腎経（衝脈）で起こりやすい。症状は五藏によっていろいろである。気が上に集まるので下が冷える。故に手足の冷えを厥ということがある。○**水漿**　水と飲み物。飲料水。○**不知人**　意識障害。一過性のものは生き、意識が回復しなければ死ぬ。

四　若三陰三陽五藏六府皆受病
則榮衛不行、藏府不通則死矣

若し三陰三陽五藏六府、皆病を受ければ
則ち榮衛行かず、藏府通ぜず則ち死す

訳

もし三陰三陽五藏六府全てが病を受けるときは、血液の循環も障害され、神経の機能も低下し、藏府の機能も衰憊して死に至る。

注

○**榮衛不行**　栄は血、衛は気。血液循環と神経機能である。不行は障害である。○**藏府不通**　五藏六府の機能障害である。○本文は『素問』熱論篇第三十一に同文がある。また第一二章は本項の前に

移すのが適当である。

第一五章　治癒過程

一　其不兩感於寒
更不傳經、不加異氣者
至七日太陽病衰頭痛少愈也

其の寒に兩感せず
更に傳經せず、異氣を加えざる者は
七日に至って太陽の病衰え頭痛少しく愈ゆ

訳

寒邪に陰経と陽経が一緒に病を受ける重感が起こらなかった。また邪気が太陽膀胱経から厥陰肝経へと六経脈を侵した後、それから先の経脈には伝わっていかなかった。そのうえ、風寒以外の別の邪気に侵されることもなかった。このようなときには、発病後、七日経つと、太陽病の病勢が衰え、病は回復過程に入り、その症状であった頭痛が少し軽快してくる。

注

○傳經　寒邪が太陽膀胱経から始まって少陽以下の諸経を次々と侵していくことである。**○異氣**　風寒以外の人体を傷害する病原因子である。**○七日**　三陽三陰の六経脈を巡り終わった翌日である。伝経、重感がなければ、この日から治癒過程に入る。以下の日数はこれに続く。**○愈**　兪は丸太をくり抜いて作った丸木舟。愈は病を取り除いて軽快すること。

二　八日陽明病衰身熱少歇也
九日少陽病衰耳聾微聞也
十日太陰病衰
腹減如故則思飲食

八日、陽明の病衰え身熱少しく歇《や》むなり
九日、少陽の病衰え耳聾微しく聞ゆるなり
十日、太陰の病衰え
腹（滿）減じて故《もと》の如く則ち飲食を思う

十一日少陰病衰
渴止舌乾已而嚔也
十二日厥陰病衰
嚢縱、少腹微下
大氣皆去、病人精神爽慧也

十一日、少陰の病衰え
渴止み舌の乾き已《や》んで嚔《くしゃみ》す
十二日、厥陰の病衰え
嚢縱《ゆる》み少腹微《すこ》し下る
大氣は皆去り病人の精神は爽慧《ソウケイ》なり

訳

八日目には陽明病の病勢が衰えて、身熱が少し軽くなる。九日目には少陽病の病勢が衰えて、耳鳴が減って少し聞こえるようになる。十日目には太陰病の病勢が衰えて、腹満が減って元のようになり、食欲が出てくる。十一日目は少陰病の病勢が衰えて、渇が止まり、舌の乾きがなくなり、くしゃみが出る（鼻の通りがよくなる）。十二日目は厥陰病の病勢が衰えて、縮まっていた陰嚢が緩み、下腹が少し下がる。

このようにして、大きな邪気が全て体から立ち去り、病人は心身ともに爽快になる。

注

〇**歇**　音ケツ。やめる。休む。一休みする。一息つく。〇**大氣**　邪気である。〇**精神**　神は精神、精は肉体である。〇**爽慧**　爽は音ソウ。さわやか。さっぱりして気持ち良いこと。慧は音ケイ。さとい。細かく心が働くこと。精神爽慧とは心身ともに気分の良いことである。

第一六章

若過十三日以上不間
尺寸陷者大危

若し十三日以上を過ぎて間《いえ》ず
尺寸が陥る者は大いに危し

訳

もし十三日以上経過しても病勢が衰えず、寸口でも尺中でも、動脈が陥没したように、脈拍が触れにくくなっている、即ち心が衰弱している者は大変危険な状態にある。予後不良である。

注

○間　病気が少し良くなること。一息つくこと。小康を得る。癒えること。**○尺寸陥**　尺寸の脈拍がよく触れなくなることで、生気の衰弱を示す。故に危篤となる。

第一七章　感異気と温病

一　若更感異氣　若し更に異氣に感じ
變為他病者　變じて他病と為る者は
當依後壞病證而治之　當に後の壞《エ》病の證に依って之を治すべし

訳

もし、傷寒病が治癒しないうちに別の病原因子に感染すると、病情は変化して、今までとは違った別の病気になる。後に述べる壊病の症状に基づいて、治療を行うことになる。

注

○更感異氣　既存の病が治癒しないうちに、別の病原因子の侵襲を受けること。**○他病**　他は見慣れないもの、本来のものとは違う別のもののこと。ここは傷寒とは違う別の病である。以下に述べる温病はその例である。**○壊病**　壊の漢音はカイ。エは呉音。「こわれる、くだける」の意。壊病は伝統的に呉音で「エビョウ」と読まれている。傷寒の定形的な経過、症状が破壊された病状を呈する病症をいう。

二　若脉陰陽倶盛　若し脉陰陽倶に盛んにして

重感於寒者　　寒に重感する者は
變成温瘧　　變じて温瘧と成る

訳

もし陰の脈も陽の脈も盛んなときは悪寒、発熱が起こる。寒邪に重感すると、病情が変化して温瘧という疾患になる。

注

○温瘧　瘧はマラリアである。寒瘧、温瘧、癉瘧《タンギャク》の三種がある。温瘧は先に発熱して後に悪寒がある。これは先に風に傷られ、その後に寒に傷られるために起こる。**○脉陰陽倶盛**　陽盛んで発熱する。陰盛んで悪寒がする。病脈である。**○重感**　重の漢音はチョウ。ジュウは呉音である。層状に重なること。重感は一般に「ジュウカン」と読んでいる。何度も風寒の邪気が侵襲することである。既に邪気に侵されている状態で、更に重ねて寒邪の侵襲を受けると温瘧になるというのである。

三　陽脉浮滑、陰脉濡弱者　　陽脉が浮滑、陰脉が濡弱《ナンジャク》の者が
更遇於風、變為風温　　更に風に遇えば變じて風温と為る

訳

陽脈浮滑で発熱する。陰脈軟弱で内熱する。内外ともに熱しているところに、そのうえ風邪に遭遇すると、病情が変化して風温の病になる。

注

○陽脉浮滑　浮は風、滑も風を意味する。外熱する。**○陰脉濡弱**　濡《ジュ》は軟と同意。陰脈軟弱は陰虚の意。陰虚は内熱する。**○風温**　陰陽、内外ともに熱しているところに、更に風が侵入して発する病である。一層の発熱が予想される。風による温病なので風温という。

四　陽脉洪數、陰脉實大者
更遇溫熱、變為溫毒
溫毒為病最重也

陽脉が洪數、陰脉が實大の者が
更に溫熱に遇えば變じて溫毒と為る
溫毒の病為《た》る最も重きなり

訳　陽脈洪数は高熱である。陰脈実大は内寒である。そのうえに温熱の邪気に遭遇すると、病情が変化して温毒となる。温毒の病勢は他の病変に比べて最も重症である。

注　**○陽脉洪數**　洪は盛り上がるような大水である。心、夏の脈であり、熱である。数も熱の脈である。陽脈洪数は高熱の脈状である。**○陰脉實大**　実大は実であり、陰脈実大は陰実である。陰実は内寒である。**○溫毒**　高熱、内寒のある先病に、更に温熱の邪気の侵襲を受けて発病した病である。毒は人体に傷害を与えるものである。温毒は重症、悪性の温病である。

五　陽脉濡弱、陰脉弦緊者
更遇溫氣、變為溫疫
（疫・一本作瘧）

陽脉が濡弱、陰脉が弦緊の者が
更に溫氣に遇えば變じて溫疫と為る
（疫・一本は瘧に作る）

訳　陽脈は軟弱であり、悪寒がする。陰脈は弦緊であり、内寒がある。内外ともに寒のあるところに、そのうえ、温の邪気の侵襲を受けると、病情が変化して温疫（ある本では温瘧）となる。

注

○陽脉濡弱　濡弱は虚であり、陽虚は表寒である。悪寒を起こす。

○陰脉弦緊　弦は浮にして緊であり、緊は寒である。陰寒である。

○温疫　表裏ともに、寒のところに温気の侵襲を受けて発病したものである。疫は流行病である。寒熱錯雑の難病であろう。

六　以此冬傷於寒、發為温病
脉之變證、方治如説

此れを以て冬に寒に傷られ發して温病と為る
脉の變證、方治は説の如し

訳

以上のように、冬に寒邪の侵襲を受けて傷寒の病を生じ、その後、各種の異気に感ずると病情は変化して温瘧、温毒、温疫等の温病になる。その脈証治については、後に説くところのようである。

第一八章　治療の原則

一　凡人有疾、不時即治
隠忍冀差、以成痼疾
小兒女子、益以滋甚

凡そ人疾《やまい》有り、時に即治《ソクチ》せず
隠忍して差《い》ゆるを冀《ねが》えば以て痼疾と成る
小兒と女子は益《ますます》以て滋《いよいよ》甚し

訳

一般に病気に罹ったら、時間を置かず直ちに治療すべきである。我慢して、病はそのうち直るだろう等と空頼みしていると、だんだん進んで慢性病になってしまう。ことに女子供はその傾向が甚だしく手遅れになりやすい。

注

○即治　直ちに治療を行う。即は「とりもなおさず、直ちに」の意味。**○隠忍**　隠はかくすこと。忍は我慢する。隠忍で心中に隠して我慢すること。**○差**　音はサ。愈と同意。病気が治癒すること。**○冀**　ねがう。ねがわくば。**○痼疾**　痼は「ながわずらい」、「慢性化、症状が固定化した病」である。

二　時氣不和、便當早言
尋其邪由、及在腠理
以時治之
罕有不愈者
患人忍之、數日乃説
邪氣入藏、則難可制
此為家有患、備慮之要

時氣不和なれば便ち當に早く言うべし
其の邪の由を尋ね、腠理に在るに及ぶときは
時を以て之を治せ
罕《まれ》に愈《い》えざる者有り
患人之を忍べば數日にして乃ち説け
邪氣が（五）藏に入れば則ち制す可きこと難しと
此れ家に患有るときの備慮の要と為す

訳

気候の不順で具合が悪くなったときは、当然早々に体調が悪いと発表すべきである。その原因を探索し、病変が皮膚にある初期のうちに適切に治療するのがよい。それでもまれに直らないこともある。

病人が我慢して数日も放置している場合は、「病気が内臓に入ると押さえ込むことが難しくなる」と、説明し治療を勧めることである。

これは一家に病人があるときの配慮すべき肝腎かなめの大切なことである。

注

○由　由来。物事の時間的、空間的の起点、出発点である。また根拠、理由。**○腠理**　音ソウリ。皮膚である。病の初期に侵される。病は体表から内藏へと進行する。

三　凡作湯藥、不可避晨夜　凡そ湯藥を作るには晨夜《シンヤ》を避ける可からず
覺病須臾、即宜便治　病を覺ゆれば須臾にして即ち宜しく便ち治すべし
不等早晩、則易愈矣　早晩を等《なお》ざりにせざれば則ち愈え易し
如或差遲、病即傳變　如《も》し或は差ゆること遲ければ病は即ち傳變し
雖欲除治、必難為力　除き治せんと欲すと雖も必ず力を為すこと難し

訳

一般に煎じ薬を作るには早朝だとか、深夜だとかを気にしてはいけない。病気だと思ったらすぐ、時間を置かず治療すべきである。早期治療をなおざりにしなければ病気は直りやすい。もしなかなか治癒しない場合は、病気はだんだん進行して変証を表すようになり、取り除こうと思っても効果を発揮することが難しくなる。

注

〇晨夜　晨は早朝。夜は深夜。**〇不等**　等は等閑、なおざり。不等で「なおざりにしない、おろそかにしない」意となる。**〇須臾**　音シュユ。須の漢音はシュ。臾はユ。わずかな時間。また「須」には必要の意味がある。

第一九章

服藥不如方法　服藥が方法の如くならず
縱意違師　意を縱《ほしいまま》にし師に違《たが》えば
不須治之　治するを須《もち》いず

訳

病人が指定通りに薬を服用せず、勝手なことをして医師の指示に従わないときは治療を行う必要はない。

第二〇章

一　凡傷寒之病多從風寒得之
始表中風寒、入裏則不消矣
未有温覆而當不消散者
不在證治
擬欲攻之
猶當先解表、乃可下之

凡そ傷寒の病は多く風寒より之を得
始め表が風寒に中り、裏に入れば則ち消えず
未だ温覆して當に消散せざるべき者は有らず
證治に在らずして
擬《はか》って之を攻めんと欲す（これは間違い）
猶當に先ず表を解すべし、乃ち之を下す可し

訳

傷寒は多くの場合、風寒の邪気に侵されて罹る病である。病気の初めには、風寒は体表を侵す。もし内藏にまで侵入すれば、病邪は容易には消散しない。（病邪が表にあるときに）温かく寝具を被るようにして（表を温めて邪気を発散させれば）邪気が消散しないことはない（邪気が裏に入って重症化することがない）。

症状と治療法を正しく考察しないで、いきなり攻撃的な治療を考える（のは間違いである）。そうではなくて、やはりまず発汗剤で表の邪気を解除して、その後にだんだん瀉下療法を行うようにするのが適当なやり方であろう。

注

○擬　音ギ。はかる。どうしようかと考える。**○乃**　そこでやっと。紆余曲折を経た後に云々の意。**○在**　『爾雅』釈詁、下には「察也」とある（『傷寒論校注』劉渡舟主編）。

二　若表已解而内不消
非大滿、猶生寒熱則病不除
若表已解而内不消
大滿大實、堅有燥屎
自可除下之
雖四五日不能為禍也

若し表は已《すで》に解して而も内は消えず
大滿に非ずして猶寒熱を生ずるときは則ち病は除かれず
若し表は已に解して而も内は消えず
大いに滿し大いに實し、堅くして燥屎《シ》有らば
自ら之を除き下す可し
四五日と雖も禍を為すこと能わざるなり

訳

もし悪寒、発熱のような表証が既に解除されているが、内藏の邪気が消散していない場合は、腹満、便秘がひどくなく、なお悪寒、発熱が発生するときは（表邪が残っているのであり、瀉下療法を行っても）病気は解除しない。

もし悪寒、発熱のような表証が既に解除されているが、内藏の邪気が消散していない場合に、大いに腹部が膨満し、大いに充実して硬い大便が存在するときは、当然瀉下療法で下して除き去るべきである。四五日経過していても、治療の遅れによる障害は起こらない。

三　若不宜下、而便攻之
内虚熱入、協熱遂利
煩躁諸變、不可勝數
輕者困篤、重者必死矣

若し下す宜《べ》からずして便ち之を攻むれば
内が虚して熱が入り協熱して遂に利し
煩躁諸變は數《かぞ》うるに勝《た》う可からず
輕き者は困篤し、重き者は必ず死す

訳

もし下してはいけないのに、気安く瀉下を行ったりすると、裏が虚して、そこに表の邪熱が陥入してきて、裏熱と協同して下利症が続発する。そうなると胸苦しくなり、手足をバタつかせ、数え切れないほどに諸々の変証を起こして、収拾がつかなくなる。そのときは、死ぬほどではない場合でも重篤の症状を呈するし、重い場合は死の転帰を取る。

注

○**困篤** 篤は病が重いこと。

第二一章　誤治

一　夫※陽盛陰虚
汗之則死、下之則愈
※陽虚陰盛
汗之則愈、下之則死
夫如是則
神丹安可以誤發
甘遂何可以妄攻
虚盛之治、相背千里
吉凶之機、應若影響
豈容易哉

夫《そ》れ陽盛陰虚は
之を汗すれば則ち死し、之を下せば則ち愈ゆ
陽虚陰盛は
之を汗すれば則ち愈ゆ、之を下せば則ち死す
夫れ是《かく》の如くなれば則ち
神丹は安《いずくん》ぞ以て誤發す可けんや
甘遂は何ぞ以て妄りに攻む可けんや
虚盛の治、相い背《そむ》くこと千里
吉凶の機、應《こた》えること影響の若《ごと》し
豈《あに》容易ならんや

校

※陽盛陰虚　『外臺秘要』巻一、傷寒上は「表和裏病」に作る。語意明確である。

※陽虚陰盛　『外臺秘要』巻一、傷寒上は「裏和表病」に作る。語

意明確である。

訳

陽（表）が盛（和・正常）んで陰（裏・内藏）が虚（病）しているときは、発汗すると（表の精気が消耗して）死ぬ。瀉下するときは（裏の邪気が排除され）治癒する。

陽が虚（病）して陰が盛（和・正常）んなときは、発汗すると（表の邪気が排除され）治癒する。瀉下するときは（裏の精気が消耗して）死ぬ。

事情がこのようであるから、発汗剤である神丹を安易に使って間違った発汗をして良いかといえば、もちろんいけない。下剤である甘遂を無闇に使って、間違った瀉下を行って良いだろうか、良いわけがない。

陰陽虚実に対する治療は発汗と瀉下、補虚と瀉実が互いに相反しており、それは千里の隔たりにも相当するほどの違いがある。治療の結果が吉と出るか、凶と出るかは微妙な仕組み、機構によるが、その結果は影が形に従い、響きが音に応ずるように明瞭、迅速に現れる。

陰陽虚実に正確に対応することは容易なことではないのである。

注

○神丹　神は霊妙不可思議な力をもったもの。丹は丹砂。水銀と硫黄の化合物。また丹砂を配合した強精剤、興奮剤をいう。また練り上げた薬をいう。丹薬。発汗剤としての神丹がいかなる薬剤かは未詳。**○甘遂**　音カンズイ。なつとうだいの根。大陥胸湯（本書）、甘遂半夏湯、大黄甘遂湯（『金匱要略』）に含まれている。遂の漢音はスイ。ズイは呉音。一般には漢音で読むが漢方では呉音で読んでいる。

二　況桂枝下咽、陽盛則斃
承氣入胃、陰盛以亡
死生之要、在乎須臾
視身之盡、不暇計日
此陰陽虛實之交錯、其候至微
發汗吐下之相反、其禍至速

況《いわん》や桂枝咽を下り、陽盛んなれば則ち斃れ
承氣が胃に入り、陰盛んなれば以て亡《ほろ》ぶ
死生の要は須臾《シュユ》に在り
身の盡くるを視ること、日を計うるに暇あらず
此れ陰陽虛實の交錯するや其の候は至って微なり
發汗吐下の相反するや其の禍は至って速やかなり

訳

まして、発汗作用のある桂枝湯を服用して咽を下ったとき、陽が盛んで下すべき病態であれば副作用で傷害を起こすし、下剤である承気湯が胃に入ったとき、陰が盛んで発汗すべき病態であれば、誤治となって死亡することがある。

死ぬか、生きるかの分かれ目はほんのわずかな時間のうちに起こる。命がなくなるまでの日数は何日と数えるまでもなくすぐにやってくる。

陰陽虚実が複雑に入り混じって起こってくる症候は大変に微妙で鑑別が難しい。

発汗吐下の治療の結果の現れ方も、治療法が正しいか、否かによって反対になる。間違ったときには直ちに障害が現れるのである。

注

〇斃　音ヘイ。たおれる。たおれて死ぬ。敝は音ヘイ。やぶれる。「疲れる」の意。**〇不暇**　暇は音カ。ひま。時間的な余裕、ゆとり。不暇で「……するにいとまあらず」と読み、「……するゆとりがない」ことを意味する。

三　而醫術淺狹
懵然不知病源
為治乃誤
使病者殞沒
自謂其分
至令寃魂塞於冥路
死屍盈於曠野
仁者鑒此、豈不痛歟

而るに醫術淺狹にして
懵然《ボウゼン》として病源を知らず
治を為せば乃ち誤り
病者をして殞没《インボツ》せしむ
自ら謂う、其の分なりと
寃魂《エンコン》をして冥路を塞ぎ
死屍をして曠野を盈《みた》さしむるに至る
仁者此に鑒《かんが》みよ、豈に痛ましからずや

訳

それであるのに、知識も技術も浅薄狭隘、不十分な上に無知で愚かな医者は病因も病理もわからず、正確な診断もできない。そういう状態で治療を行えば、間違いを起こして病人を死なせてしまう。

ところが医者は「当然もともと死ぬほどの重症患者だったのだ」と言い訳をする。
　死ぬ病気でなかったのに、誤治で殺されてしまった人々の魂は冥途を塞ぐほどであり、屍《しかばね》は荒野に満ち溢れているような状態になっている。「仁術に従う医者よ。悪い手本として反省し戒めとせよ」痛ましいことではないか。

注

○懵然　懵は音ボウ。おろか。無知な様。**○殞没**　音インボツ。殞も没も、おちること、死ぬこと。**○分**　分け与えられた性質、地位。身の程。**○寃魂**　無実の罪で死んだ人の魂。寃は無実の罪、それを押し付けられた恨み。**○冥路**　冥は「暗い」こと。また「あの世、死者の世界」。冥路で「あの世への路、よみじ（黄泉路）」である。

第二二章　誤治　続き

一　凡兩感病倶作、治有先後
發表攻裏、本自不同

凡そ兩感の病が倶に作《おこ》るとき治に先後有り
發表と攻裏は本《もと》自ら同じからず

訳

表裏が一緒に病む場合、治療には発表攻裏のどちらを先に施すかが問題である。表を発汗するか、裏を攻下するかは本来別個の事柄である（以下のように、混同することはできない）。

二　而執迷※用意者
乃云神丹甘遂、合而飲之
且解其表、又除其裏
言巧似是

而るに迷いを執《と》り妄りに意《おも》う者は
乃ち云う、神丹と甘遂を合せて之を飲めば
且つは其の表を解し又た其の裏を除くと
言は巧《たくみ》にして是《ぜ》に似たるも

其理實違

其の理は實に違《た》ごう

言葉を聞いたところでは正しそうに思えるが、実際は道理に合わない間違ったことである。

校

※用意『注解傷寒論』巻二は「妄意」に作る。訳はこれに従う。

訳

どうしてよいか判断する能力がなく、いい加減な考え方をする医者は、思案の末に、神丹と甘遂を一緒に飲めば、一方では表の邪を解消し、他方で裏の病を除去するだろう、と言い出す。

注

○執迷　執はとらわれること。迷はどうしてよいかわからなくなること。**○妄意**　妄はでたらめ、いい加減なこと。意はこころ、考え。**○是**　図星に当たること。正しい。

三　**夫智者之舉錯也常審以慎**
愚者之動作也必果而速
安危之變、豈可詭哉

夫れ智者の舉錯は常に審らかにして以て慎む
愚者の動作は必ずや果（断）にして速やかなり
安危の變、豈に詭《いつわ》る可けんや

訳

そもそも優れた智恵のある人の行動は、いつも物事を明確に審査して慎重に行動する。愚かな人の動作は、思い切りが良くて決断が速い。慎重な用心がない。

医療上の安全と危険の変わり目は誤魔化し等は利くものではない（慎重にしなくてはいけない）。

注

○**擧錯**　音キョソ。挙動。錯、音サクは「まじる」。音ソは「上に置く」で措の仮借。措は「置く」の意。挙錯で挙げると置く、動作、挙動である。○**詭**　音キ。いつわる。こじつける。計略を用いて人をだます。

四　世上之士、但務彼翕習之榮
而莫見此傾危之敗
惟明者、居然能護其本
近取諸身
夫何遠之有焉

世上の士は但だ彼の翕習の榮を務めて
此の傾危の敗を見ること莫《な》し
惟《ただ》明者は居然として能く其の本を護り
近く諸《これ》を身に取る
夫れ何ぞ遠きこと之れ有らんや

訳

世の中の人は勢い盛んな栄華を求めることに齷齪《アクセク》して、医療過誤の危険な失敗を顧みようとしない。
物の道理のよくわかった人は、どっしりと落ち着いて物事の根本的な原則を守って行動する。身近なところから教訓を得て参考にする。それは手の届かないような難しいことではないのである。

注

○**翕習**　音キュウシュウ。翕は集まる、集まって盛んな様。習は慣れ親しむこと。翕習で勢い盛んな様。集って慣れ親しむこと。

第二三章　服薬の心得

一　凡發汗※温煖湯藥
其方雖言日三服

凡そ汗を發するには湯薬を温服す
其方は日に三服と言うと雖も

若病劇不解、當促其間　若し病が劇しく解せざれば當に其の間を促すべし
可半日中盡三服　半日中に三服を盡くす可し

校

※温煖『注解傷寒論』巻二は「温服」に作る。是に従う。

訳

発汗療法を行うときは煎じ薬を温かくして服用する。処方に一日に三回服用と書いてあっても、病勢が激しくて症状が解消しなければ、当然服薬の間隔を縮めて半日で三回分を飲み終わってよい。

二　若與病相阻、即便有所覺　若し病と相阻めば即ち便ち覺《おぼ》える所有り
病重者一日一夜、當晬時觀之　病の重き者は一日一夜、當に晬時に之を觀るべし
如服一劑、病證猶在　如《も》し一劑を服して病證が猶在れば
故當復作本湯服之　故に當に復た本湯を作って之を服すべし
至有不肯汗出　汗出づることを肯《がえん》ぜざること有るに至るも
服三劑乃解　三劑を服せば乃ち解す
若汗不出者死病也　若し汗出でざる者は死病なり

訳

もし薬と病が合わないときは、すぐに異常な感じが現れる。重症な場合には一昼夜、丸一日観察している必要がある。もし一日分の薬を飲み終わって、症状がまだ残っているときは、もう一回

湯液を作って服用すべきである。どうしても汗が出ない場合は、三日分の薬を飲めばようやく症状が取れてゆく。これでも汗の出ないものは重症で死病である。

注

○阻　はばむ。邪魔をする。**○晬時**　晬時は音サイジ。晬は丸一日経過すること。「めぐる」の意。**○一劑**　劑は音ザイ。草根木皮を切り揃えて混ぜ合わせ、調合したもの。一回に一日分を煎じて三回に分服する。一剤は一日分の薬の意味になる。三剤は三日分の薬である。**○不肯**　肯はがえんずる。承知する、納得する。

第二四章　水の与え方

一　凡得時氣病
至五六日、而渇欲飲水
飲不能多、不當與也
何者
以腹中熱尚少、不能消之
便更與人作病也

凡そ時氣の病を得て
五六日に至って渇して水を飲まんと欲するも
飲むこと多きこと能わざれば當に與うべからず
何となれば
腹中の熱が尚少きを以て之を消すこと能わず
便ち更に人に與えれば病を作《おこ》すなり

訳

季節の流行病に罹って、五六日経過した後、咽が渇いて水を飲みたがってもたくさん飲めないときは、与えてはいけない。どうしてかというと、病人の腹部にはいまだ熱が少なくて、入ってきた水を消化することができないからである。それを殊更にすぐ与えると別の病が起こる。

注

○腹中熱尚少　病気のために胃気、生気が充分に回復しておらず、胃熱の生成が少ない状態である。

二　至七八日大渴、欲飲水者
猶當依證而與之
與之常令不足、勿極意也
言能飲一斗與五升

七八日に至って大いに渇し水を飲まんと欲する者は
猶當に證に依って之を與うべし
之を與えるも常に不足ならしめ意を極めしむること勿れ
能く一斗を飲まんと言うときは五升を與う

訳

発病して七八日経過し、ひどく咽が渇いて水を飲みたがるときは病症に適した量を与える。与える場合でもいつも不足がちにする。満足させるほど与えてはいけない。一斗を飲めるというときは、半分の五升を与える。

三　若飲而腹滿、小便不利
若喘若噦、不可與之也
忽然大汗出、是為自愈也

若し飲んで腹滿し小便利せず
若しくは喘し若しくは噦するときは之を與う可からず
忽然として大いに汗出づるは是れ自ら愈ゆると為す

訳

もし水を飲んだ後に、お腹がふくれてきたり、小便の出が悪くなったり、あるいはゼイゼイ息ぜわしくなったり、しゃっくりが出たりする場合は、それ以上与えてはいけない。水を飲んだ後に、突然汗がたくさん出ることがある。これは自然に治癒するしるしである。

第二五章　水の与え方　続き

凡得病反能飲水
此為欲愈之病
其不暁病者
但聞病飲水自愈
小渇者乃強與飲之
因成其禍、不可復數也

凡そ病を得て反って能く水を飲むものは
此れ愈えんと欲するの病と為す
其の病を暁《さと》らざる者は
但だ病は水を飲めば自ら愈ゆと聞き
小しく渇する者に乃ち強いて與えて之に飲ましむ
因って其の禍を成すこと復た數う可からず

訳

病気に罹ったときは、水を飲まないものであるが、かえってよく水を飲む者は、治癒に向かっていると判断する。

ものの道理のよくわからない人は、病気は水を飲めば直ると聞いただけで（よく確かめもせず）、少ししか咽の渇かない者に無理に飲ませたりする。そうすると、それが原因になっていろいろと数え切れないほどの障害を起こす。

注

○**暁**　音ギョウ。夜明け。転じて「さとる」、「ものの道理のわかること」。

第二六章　治癒傾向

凡得病、厥脉動數
服湯藥更遲

凡そ病を得て厥《そ》の脉動數のものが
湯藥を服して遲に更《かわ》る

脉浮大減小
初躁後靜
此皆愈證也

脉浮大が減じて小となる
初め躁にして後に靜
此れ皆愈ゆる證なり

訳

病気に罹って、その脈が動數（熱）であった人が薬を飲んだ後、動數（熱）から遅（寒）に変更した。あるいは浮大（邪盛）の脈が減少して小（邪虚）になった。初め煩躁（熱・煩悶）であったものが後に安静（正常・安楽）になった。こういう場合は、皆治癒傾向を示す症候である。

注

○厥　音ケツ。遠称の指示詞。其と同系。それ、その。**○更**　変わる、変更。たるんだものを引き締める。古いものを新しく良いものにかえる。

第二七章　刺熱法

凡治温病可刺五十九穴
又身之穴三百六十有五
其三十穴、灸之有害
七十九穴、刺之為災
并中髓也

凡そ温病を治するには五十九穴を刺す可し
又身の穴（ツボ）は三百六十有五
其の三十穴は之を灸すれば害有り
七十九穴は之を刺せば災を為《おこ》す
并《なら》びに髓に中《あた》るなり

訳

温病を治療するには、五十九のツボに鍼を刺すべきである。体には三百六十五のツボがある。そのうちの三十は灸を据えると傷害が生ずる。また七十九のツボは鍼を刺すと災難を起こす。いずれも骨髄を損傷するのである。

注

○五十九穴 『素問』水熱穴論篇第六十一には、水兪五十七穴とともに治熱五十九兪が挙げられている。また同書の刺熱論篇第三十二には、熱病の気穴として各種熱病の背兪が指定されている。『霊枢』熱病第二十三にも五十九刺の穴が記されている。**○刺禁** 『素問』刺禁論篇第五十二、その他に関連の記事がある。

第二八章　徐脈の予後

一　脈四損三日死
平人四息、病人脈一至
名曰四損

脈の四損は三日にして死す
平人の四息に病人の脈は一至
名づけて四損と曰《い》う

訳

四損の脈は三日で死ぬ。

健康な人が四回呼吸をする間に、病人の脈が一回だけ打つ。これを四損という。

注

○損 破損。ここは減損で減ることである。脈拍の数が正常の場合より減少していること。『難経』十四難には「何をか損と謂う、一呼に一至を離経と曰う、二呼に一至を奪精と曰う、三呼に一至を死と曰う、四呼に一至を命絶と曰う」とある。**○平人** 「人一呼に脈再動、一吸に脈亦再動、呼吸定息に脈五動、命じて平人と曰う」（『素問』平人氣象論篇第十八）。これより多少のあるものは病脈である。

二　脈五損一日死
平人五息、病人脈一至
名曰五損

脈の五損は一日にして死す
平人の五息に病人の脈は一至
名づけて五損と曰う

訳

五損の脈は一日で死ぬ。

健康な人が五回呼吸する間に、病人の脈が一回だけ打つのを五損という。

三　脈六損一時死
平人六息、病人脈一至
名曰六損

脈の六損は一時にして死す
平人の六息に病人の脈は一至
名づけて六損と曰う

訳

六損の脈は二時間のうちに死ぬ。

健康な人が六回呼吸する間に、病人の脈が一回打つ場合を六損という。

注

○時　一日二十四時間を十二支に割り当てたうちの一つで、二時間に当たる。例えば丑の刻は午前二時前後の二時間をいう。

第二九章

脉盛身寒、得之傷寒　脉が盛んで身の寒ゆるは之を傷寒に得
脉虚身熱、得之傷暑　脉が虚にして身の熱するは之を傷暑に得

訳

脈が盛んで（体力がある）、体に悪寒があるのは、寒に傷られて起こったものである（腸チフスの場合）。脈が虚していて（体力消耗）体に発熱のあるのは、暑に傷られて起こったものである（熱中症の場合）。

注

○『素問』刺志論篇第五十三には「氣盛身寒、得之傷寒、氣虚身熱、得之傷暑」とある。

第三〇章　予後論

脉陰陽倶盛　脉が陰陽倶に盛んにして
大汗出、不解者死　大汗出《い》でて解せざる者は死す
脉陰陽倶虚　脉が陰陽倶に虚にして
熱不止者死　熱が止まざる者は死す
脉至乍數乍疎者死　脉の至ること乍《たちま》ち數、乍ち疎の者は死す
脉至如轉索、其日死　脉の至ること轉索の如きは其の日に死す
讝言妄語、身微熱　讝言《センゲン》妄語するも身に微熱あり
脉浮大、手足温者生　脉が浮大にして手足が温き者は生く

逆冷、脉沈細者不過一日死矣

逆冷して脉が沈細の者は一日を過ぎずして死す

訳

脈が陰（尺中）陽（寸口）のどちらも盛んである（実）。陽実は外熱する。陰実は内寒で汗が出る。発汗が多過ぎると、陰陽ともに虚して精気が消耗する。しかも病状がとれないのは、邪気が強いからなので死の転帰を取る。

脈が陰陽ともに虚で熱が下らない者は死ぬ。生気が弱く邪気が強いからである。脈の打ち方が頻数になったり、まばらになったりするとき（絶対性不整脈）は死ぬ。脈の打ち方が、コロコロ転がる縄のようなときはその日のうちに死ぬ。

うわ言や、わけのわからないことを言うときでも、微熱があり（陽気の残存）、脈が浮で大（陽気の存在）で手足が温かい（四肢の循環障害がない）者は生きる。手足が冷え上がり、脈が沈（裏）で細（生気微弱）の者は、一日を経過しないうちに死ぬ。

注

○脉陰陽倶盛大汗出、不解者死　『素問』評熱論篇第三十三に「汗出でて脉尚躁盛の者は死す」とある。**○脉至乍數乍疎者死**　『素問』平人氣象論篇第十八に同文がある。**○轉索**　本書の辨脉法九に「脉緊の者は轉索の常無きが如し」とある。『素問』平人氣象論篇第十八には「死腎脉の来ること索《つな》を奪（抜き取る）するが如く、辟辟として石を弾《はじ》くがごときは腎の死と曰う」とある。緊で石のように硬い脈である。

第三一章

此以前是傷寒熱病證候也

此れ以前は是れ傷寒熱病の證候なり

訳

以上は傷寒病の症候である。

辨痓濕暍脉證　第四

痓音熾又作痙巨郢切下同

痓、音は熾《シ》、また痙に作る、巨郢《キョエイ》の切、下同じ

注

○**辨**　漢音はヘン。ベンは呉音。分ける。○**痓**　音シ。痙と同意。痙攣である。『注解傷寒論』巻二に「痓は当に痙に作るべし、伝写の誤りなり、痓は悪なり、強（こわばり）に非ざるなり……痙は強なり」とある。○**濕**　水気をおびること。病因としては水と同じで寒冷に属する。病気としては、湿痺と熱して、広くはアレルギー性疾患、ことにリウマチ性関節症を意味する。○**暍**　音エツ。暑気あたり。熱射病。熱中症。

第一章

傷寒所致太陽病[※]
痓濕暍此三種
宜應別論
以為與傷寒相似故此見之

傷寒が致す所の太陽病と
痓濕暍の此の三種とは
宜しく應《まさ》に別に論ずべし
傷寒と相い似たりと為すを以ての故に此に之を見《あらわ》す

校

※傷寒所致　『玉函』巻二にはこの四字なし。

訳

傷寒がもたらす太陽病と痓・濕・暍の三種の病は、本来違う病気なのだから、当然別に論ずるのが宜しい。傷寒と似たところがあるのでここに掲載する。

注

○**應**　推量、勧誘、願望、認定、当然等に使う再読文字。「まさに

……すべきである」と読む。ここは当然の意。

第二章

太陽病、發熱無汗　　太陽が病み、發熱し汗なく
反悪寒者名曰剛痓　　反って悪寒する者は名づけて剛痓と曰《い》う

訳 太陽（膀胱経）が病み、発熱して、汗がなく、かえって悪寒がする痓病は、剛痓（激しい痓攣）と名づける（症状に痓攣が省略されている）。

注 ○**發熱**　陽実あるいは陰弱。○**無汗**　陽実あるいは陰虚。○**反惡寒**　悪寒は、陽虚あるいは陰実。陽実あるいは陰虚が二つ続いたところなので「反って」という。○**剛痓**　剛は「かたい」、「つよい」こと。ここは「強い、激しい」の意味である。○**剛柔**　汗の有無によって剛柔を分けている様である。

第三章

太陽病、發熱汗出　　太陽が病み、發熱し汗出《い》で
而不悪寒名曰柔痓　　而も悪寒せざるは名づけて柔痓と曰う
（不悪寒・病源云悪寒）　（不悪寒・病源には悪寒と云う）

訳

太陽の病で、発熱し、汗が出て、悪寒がしない痙病は柔痙（緩和な痙攣）と名づける（同じく痙攣が抜けている）。（「不悪寒」は『病源候論』では「悪寒」という）。

注

○汗出　汗は陽虚で出る。**○柔痙**　柔は「やわらかい」、「おだやか」。ここは柔弱、軟弱あるいは温和の意味である。

第四章

太陽病、發熱、脉沈而細者　太陽が病み、發熱し、脉沈にして細の者は
名曰痓　名づけて痓と曰う

訳

太陽の病で発熱があり、脈が沈で細の者を痓と名づける。

注

○脉沈而細　本書の辨脉法十八に「沈は裏に在りと為す」、辨脉法四に「陽脉浮、陰脉弱は則ち血虚なり、血虚のときは則ち筋急《ひきつ》る、其の脉沈は栄気の微なり」とある。筋急は痙攣である。痓の脈が沈而細となる所以である。

第五章

太陽病、發汗太多　太陽が病み、汗を發すること太《はなは》だ多ければ
因致痓　因って痓を致す

訳 太陽の病で汗が大量に出ると、それが原因で痙攣が起こる。発汗過多は津液を失い亡陽となる。汗は血より生ずる。亡陽、脱汗は血虚をもたらし筋急となり痙攣を生ずる。

第六章

病※身熱足寒、頸項強急　病んで身熱し足寒え頸項強《ひきつ》り急れ
悪寒、時頭熱面赤　悪寒し、時に頭熱し面赤く
目※脉赤、獨頭面揺※　目の脉が赤く、獨り頭面が揺ぎ
卒口噤、背反張者　卒《にわか》に口を噤《つぐ》み、背の反張する者は
痓※病也　痓病なり

校
※病　『玉函』巻二は「病者」に作る。
※目脉赤　『金匱要略』巻上、痓濕暍病脉證第二は「目赤」に作る。
※面揺　『金匱要略』巻上、痓濕暍病脉證第二は「面」を「動」に作る。
※痓病也　『玉函』巻二は「為痓」に作る。

訳 発病して、体が熱い。足は冷える。頸と項が強ばり引きつれる。寒気がする。時々頭が熱くなり、顔が赤くなる。目が赤い（充血あるいは出血）。頭だけが揺れ動く。にわかに口筋の痙攣が起こり、口が開けなくなり、背中が反り返る。痓の病ではこのような症状が起こる。

注 **○頸項強急、背反張**（太陽膀胱経）、**口噤**（陽明胃経）　痙攣性症状、破傷風等に特徴的に現れる。**○發熱、惡寒**　病原菌感染による発熱現象である。**○頭熱面赤、目脉赤、獨頭面搖**　いずれも陽明胃経上の症状で、陽明胃経の上逆による。**○噤**　口を閉じることである。

第七章

太陽病、關節疼痛而煩
脉沈而細（一作緩）者
此名濕痺（一云中濕）
濕痺之候
其人小便不利、大便反快
但當利其小便

太陽が病み、關節疼痛して煩《ハン》し
脉が沈で細の（一に緩に作る）者は
此を濕痺《シッピ》と名づく（一に中濕と云う）
濕痺の候は
其の人は小便不利にして大便は反って快《こころよ》し
但だ當に其の小便を利すべし

訳

太陽膀胱経の病で、関節（骨は腎に属す）が疼痛して煩わしい。脈は沈（腎の脈）で細（ある本は緩としている）である。このような症状を呈するものの病名は湿痺である（ある本では中湿という）。湿痺の症状は小便の出が悪く（腎炎、ネフローゼ）、大便は快調である。

治療法としては当然小便が出るようにすることである。

注

○濕痺　湿によって起こった痺である。痺は『素問』痺論篇第四十三では広くアレルギー性疾患群をいう。『金匱要略』では湿家、風湿、歴節と呼んで、リウマチ性関節症を意味する。上記の症状から見ても湿痺は少陰腎経の病である。

第八章

濕家之為病、一身盡疼
發熱、身色如似熏黃

濕家の病為《た》る、一身盡《ことごと》く疼《いた》み
發熱して身の色は熏黃に似たるが如し

訳

湿家、リウマチ性関節炎では全身（の筋肉）に痛みがある。発熱があり、体の色は黒ずんだ黄色をしている。

注

〇熏黄　熏は音クン。くすべる、いぶす。物を燃やして煙で熱すること。黒ずんだ色になる。黒は腎の色、黄は脾胃の色である。ここは貧血の色であろう。

第九章

一　濕家、其人但頭汗出　濕家、其の人は但だ頭に汗が出

背強、欲得被覆向火　背が強り被覆して火に向うことを得んと欲す

訳

湿家、関節リウマチの病人は頭にだけ汗が出る。背中が強ばる。衣服を重ねて火に向かって温まろうとする（いずれも太陽膀胱経の血行障害の症状）。

二　若下之、早則噦　若し之を下すこと早ければ則ち噦《エッ》す

胸滿、※小便不利　胸が滿ち小便利せず

校

※小便不利『脉經』巻八は「小便利」に作る。下に小注有り、「一云不利」と。

訳

邪気がまだ太陽膀胱経にある早い時期に下すと、胃気が逆上してしゃっくりが出る。胸が詰まるような感じになり、下すことによって裏が虚するので腎気が逆上して小便の出が悪くなる。また瀉下により、腸管からの脱水が増えて小便不利となる。

注

○**噦**　しゃっくり。脾胃の気の厥逆である。肺も関係することがある（『霊枢』口問第二十八）。

三　舌上如胎者
以丹田有熱、胸中有寒
渇欲得※水而不能飲
口燥煩也

舌の上、胎の如き者
丹田に熱が有り、胸の中に寒が有るを以て
渇して水を得んと欲するも飲む能わず
口が燥煩するなり

校

※得水　『玉函』巻二は「飲」に作る。

訳

舌苔のある者は、臍の下三寸にある丹田穴の所に熱があり、胸の中に冷えがある。咽が渇いて水を飲もうと思っても、飲み込むことができない。そのために口が燥《かわ》いて熱感がある。

注

○**舌上如胎者**　舌は心の穴である。心が熱すると舌も熱し、心が冷えると舌も冷える。ここの如胎者は白苔であろう。白は寒の色で、胸中有寒による。○**丹田有熱**　臍の下三寸にあるツボを関元といい、丹田とも呼ぶ。小腸疾患や婦人科疾患に使う。胃腸管は脾に所属し、丹田有熱は脾胃の熱であるため渇く。胸中の寒により飲み下せないのである。

第一〇章

湿家下之、額上汗出

湿家、之を下し、額上に汗出で

微喘、小便利（一云不利）者死
若下利不止者亦死

微喘し、小便利（一に云う、不利）する者は死す
若し下利止まざる者も亦死す

訳

関節リウマチの病人に下しをかけたとき、額に汗が出、軽い喘鳴を起こし、小便がよく出ない者は死ぬ。下した後、下利が続いて止らない者も死ぬ。

注

○額上汗出、微喘、小便不利　瀉下によって裏が虚すと少陰腎経（衝脈）の上逆が起こる。これにより、額で汗、胸で喘、腎で小便不利となる。汗は心の液で心虚による。喘は胸中に水が鬱滞したためで、腎虚による。小便不利も腎虚である。心腎の虚で予後不良となる。**○下利不止者死**　瀉下により裏の虚寒を起こし、下利、脱水を生じ、精気の消耗を来して死ぬ。

第一一章

一　問曰
風濕相搏、一身盡疼
病法當汗出而解
値天陰雨不止
醫※云、此可發汗
汗之病不愈者何也

問うて曰く
風濕相搏ち、一身盡く疼《うず》く
病は法として當に汗出でて解すべし
天の陰雨が止まざるに値《あ》う
醫が云う、此れは汗を發す可しと
之を汗して病の愈えざるは何ぞや

校
※醫　『玉函』巻二は「師」に作る。

訳
質問。
病因としての風邪と湿邪が合体して病気としての風湿が起こると、全身に痛みが起こる。この病状は原則として汗が出れば当然寛解するはずである。
たまたま、梅雨や秋霖のような陰鬱な長雨の続く湿気の多い季節にあたると、この病気は発汗すべきであるという医師の指示に従って発汗しても、治癒しないことがある。その理由は何か。

二　答曰　　　　　　　　　答えて曰く
發其汗、汗大出者　　　　　其の汗を發して汗が大いに出づる者は
但風氣去、濕氣在※　　　　但だ風氣のみ去り濕氣は在り
是故不愈也　　　　　　　　是の故に愈えざるなり

校
※在　『玉函』巻二は「仍在（なお在り）」に作る。

訳
答え。
発汗によって汗がたくさん出ると、風邪だけが出ていって湿邪は残ってしまう。それで治癒しないのである。風邪は軽く動きやすく、湿邪は重く動きにくい。

三　若治風濕者　　　　　　若し風濕を治せんとする者は

發其汗
但微微似欲出汗者※
風濕倶去也

其の汗を發するに
但だ微微として汗を出ださんと欲するに似たる者
風濕が倶に去るなり

校

※出汗　『金匱要略』巻上は「汗出」に作る。「欲汗出（汗が出でんと欲す）」は「汗がでようとする」という意味となり、原文とは意味がずれる。

訳

したがって風湿の治療で発汗する場合は、じとじとと微かに汗が出る程度にすると風邪と湿邪が一緒に出ていく。そこで風湿が治癒するのである。

第一二章

濕家病、身上疼痛
發熱面黄而喘
頭痛、鼻塞而煩、其脉大
自能飲食、腹中和無病
病在頭中寒濕、故鼻塞
内藥鼻中則愈

濕家の病で身の上（部）疼痛し
發熱し面黄ばんで喘し
頭が痛み、鼻が塞って煩し、其の脉は大
自ら能く飲食し腹中は和して病は無し
病は頭に在り、寒濕に中る、故に鼻が塞る
藥を鼻の中に内《い》れれば則ち愈ゆ

訳

リウマチ性関節症の病人で、体の上半身が痛み、熱が出て、顔が黄ばみ（脾）、喘鳴（肺）があり、頭痛がして鼻（肺）が塞がって煩わしい、という症状がある。脈状は大（表）である。湿邪の上逆による。飲食は正常にできて、腹部は平穏で病気がない。湿は脾を傷るが、上逆のため傷害を免れている。

この例の場合、病変は頭にあるため鼻の塞がりが起こっている。鼻の中に薬を入れれば治癒する。

第一三章

病者一身盡疼、發熱
日晡所劇者、此名風濕
此病傷於汗出當風
或久傷取冷所致也

病者が一身盡く疼き、發熱し
日晡所劇しき者は此を風濕と名づく
此の病は汗が出て風に當るに傷《やぶ》られ
或は久しく冷を取るにより傷られて致す所なり

訳

病人の全身が痛み、発熱が日暮れ時に激しくなるものは風湿と名づける。この病気は汗をかいたところに風邪が襲撃したために、傷害されて発生したものである。あるいは長い間、湿った寒冷にさらされたために、傷害されて発生したものである。

注

○日晡所　音ニッポショ。晡は申の刻。午後四時ごろ。日暮れ時。

第一四章

太陽中熱者暍是也
其人汗出惡寒、身熱而渴也

太陽の中熱は暍是《これ》なり
其の人は汗出でて惡寒し、身が熱して渴するなり

訳

暍とは、太陽膀胱経が熱邪に侵されて起こった病気である。暍病の人は汗が出て、悪寒がする（表陽の虚）。体には熱があって咽が渇く（内熱）。

注

○**汗出惡寒**　汗は陽虚で出る。悪寒も陽虚の症状である。暍は陽虚内熱の病である。○**身熱而渴**　内熱の症状である。『金匱要略』痓濕暍には「白虎加人参湯之を主る」とある。白虎湯は厥陰肝経の熱に対する処方である。人参は渇を去る。

第一五章

太陽中暍者
身熱疼重而脉微弱
此以夏月傷冷水
水行皮中所致也

太陽の中暍は
身熱し疼重し、而して脉は微弱なり
此は夏月に冷水に傷られ
水が皮中を行くを以て致す所なり

訳

太陽膀胱経が熱邪に侵されて発病する暍の症状は、身熱があり、体が痛み、だるくて重い感じがする。脈は微弱である。これは夏の暑い日に冷たい水を浴びたために、熱邪が内部に追い込まれて身熱を生じ、冷水の湿邪が皮膚の中を動き回って疼重を起こしているのである。湿は脾を傷り、脾は肌膚を主る。湿が肌膚を侵すと疼痛と重感を生ずる。

第一六章

一　太陽中暍者

太陽の中暍は

發熱悪寒、身重而疼痛
其脉弦細芤遲
小便已洒洒然毛聳
手足逆冷

發熱し悪寒し、身が重くして疼痛す
其の脉は弦細芤遲なり
小便し已《おわ》り洒洒然として毛聳《そばだ》ち
手足が逆冷す

訳

太陽膀胱経が熱邪に侵されて生じた暍の病では、発熱と悪寒がし（太陽経）、体が重くて疼痛がある（湿邪により脾経の肌肉が侵されて生ずる）。

脈は弦細芤遲である。

小便し終わるとぞくぞくと鳥肌が立ち、手足が冷え上がる。

注

○小便已洒洒然毛聳　排尿によって内熱が漏れ、太陽膀胱経の虚寒を起こし、軽度の悪寒戦慄を生じたのである。**○手足逆冷**　熱が内部（肝）にこもって四肢に及ばないためである。厥陰の病では発熱と四肢厥冷が交互に現れる。**○脉弦細芤遲**　弦と遲は寒、細芤は虚を意味する。

二　小有勞、身即熱
口開、前板齒燥
若發汗則悪寒甚
加温鍼則發熱甚
數下之則淋甚

小しく勞すること有れば、身は即ち熱す
口が開き前板の齒は燥く
若し汗を發すれば則ち悪寒が甚し
温鍼を加えれば則ち發熱が甚し
數《しばしば》之を下せば則ち淋が甚し

訳

少し労働すると身熱が起こる。身熱のため、口を開いて呼吸する（熱の放出）ため、前歯が乾燥する。

治療として発汗するとひどく悪寒がする（表虚）。温鍼を施すとひどく発熱が起こる（辨脈法四）。しばしば下すと小便がたらたら漏れるようになる（下虚）。

注

○勞　激しい仕事をして疲れること。筋肉が活動するので精気（エネルギーの担体、グルコース）が消耗する。**○身即熱**　精気は脾胃、実際は肝で作られる。肝の機能亢進により熱を生ずる。即ち身熱である。**○加温鍼則發熱甚**　辨脈法四に「焼き鍼を加えるときは則ち血が留まって行《めぐ》らず、更に発熱して躁煩するなり」とある。

辨太陽病脉證并治上　第五　合一十六法　方一十四首

一十六法を合す　方は一十四首

注

○太陽病　太陽膀胱経の病である。**○脉證**　『素問』『霊枢』の診断法は望・問・切によって行われる。望は視診、問は問診、切は切診即ち脈診である。その対象となるのが脈と色と証である。脈は浮沈・滑濇等の脈状である。色は主として顔色である。『傷寒論』にも面色の青赤黄白等の記載がある。証とは症状である。漢方では特定の処方の適応症候群を指していうが、本来そのような意味はない。なお切診には経脈の触診を含む。**○辨**　刃物で物事を切り分けることで、仕事を区別、分析して処理することをいう。

○一字低書条文目録

・太陽中風、陽浮陰弱、熱發汗出惡寒、鼻鳴、乾嘔者、桂枝湯主之　第一　五味、前有太陽病一十一證

・太陽病、頭痛發熱、汗出惡風者、桂枝湯主之　第二　用前第一方

・太陽病、項背強几几、反汗出惡風者、桂枝加葛根湯主之　第三　七味

・太陽病、下之後、其氣上衝者、桂枝湯主之　第四　用前第一方　下有太陽壞病一證

・桂枝本為解肌、若脉浮緊、發熱汗不出者、不可與之　第五　下有酒客不可與桂枝一證

・喘家、作桂枝湯、加厚朴杏子　第六　下有服湯吐膿血一證

・太陽病、發汗、遂漏不止、惡風、小便難、四肢急、難以屈伸、桂枝加附子湯主之　第七　六味

・太陽病、下之後、脉促、胸滿者、桂枝去芍藥湯主之　第八　四味

・若微寒者、桂枝去芍藥加附子湯主之　第九　五味

・太陽病、八九日、如瘧狀、熱多寒少、不嘔、清便自可、宜桂枝麻黄各半湯　第十　七味

・太陽病、服桂枝湯、煩不解、先刺風池、風府、却與桂枝湯　第十一　用前第一方

・服桂枝湯、大汗出、脉洪大者、與桂枝湯、若形（症状）似瘧一日再發者、宜桂枝二麻黄一湯　第十二　七味

・服桂枝湯、大汗出、大煩渴不解、脉洪大者、白虎加人參湯主之　第十三　五味

・太陽病、發熱、惡寒、熱多寒少、脉微弱者、宜桂枝二越婢一湯　第十四　七味

・服桂枝、或下之、頭項強痛、發熱無汗、心下滿痛、小便不利者、

桂枝去桂加茯苓白朮湯主之　第十五　六味

・傷寒、脉浮、自汗出、小便數、心煩、微悪寒、脚攣急、與桂枝、得之便厥、咽乾、煩躁、吐逆、作甘草乾薑湯與之、厥愈、更作芍藥甘草湯與之、其脚伸。若胃氣不和、與調胃承氣湯。若重發汗、加燒鍼者、四逆湯主之　第十六　甘草乾薑湯、芍藥甘草湯并二味、調胃承氣湯、四逆湯并三味

一　太陽之為病
脉浮、頭項强痛而悪寒

太陽の病為《た》る

脉浮《フ》、頭項強《こわ》ばり痛み而して悪寒す

訳

太陽膀胱経が邪気に侵されて障害を起こすと、寸口の脈は浮の状態になり（脈）、頭と項が強ばって痛む、そして「寒気」がする（証）。

注

○太陽　太陽膀胱経である。経脈は一つの解剖学的単位である。本経は目の内眥に始まり、頭に上り、脳内に出入し、項を通り、背の両肩甲骨の間を下り、腰から両足の背面中央を経て、足の外踝を回り小指に至る。**○太陽之為病**　太陽膀胱経が邪気に侵されて病になること。**○脉浮**　『脉經』の脈形状指下秘訣第一に「浮脉挙之有餘按之不足（浮の脈は之を挙げると有余、之を按ずると不足）」とある。「脉大浮數動滑、此れを陽と名づくなり」（辨脉法一）、「寸口の脉浮は表に在りと為《な》す」（辨脉法一八）、「寸口の脉、浮にして緊、浮は則ち風と為す、緊は則ち寒と為す、風は則ち衛を傷る、寒は則ち榮を傷る」（辨脉法二〇）。衛が傷られると汗が出る（辨脉法四）、悪寒がする。**○頭項強痛**　頭と項は太陽膀胱経の経路上にある部位である。今、そこが病んでいるので、血気の流通が悪くなり強ばり痛むのである。筋肉の血行（血）が障害されると、軽ければ強ばり、重ければ痙攣が起こる。神経（気）が障害されると初めは痛み、後には不仁となり麻痺する。**○而惡寒**　「寸口の脉微、名づけて陽不足と曰う、陰氣上って陽中に入る、則ち洒淅として悪寒するなり」（辨脉法三）、「脉浮にして數……數は虚と為し……虚は寒と為す」（辨脉法三二）。脈浮・頭項強痛は、太陽膀胱経上の症状である。悪寒は太陽膀胱経に直接関係がなく、傷寒で太陽膀胱経が侵されたときに現れる症状である。そこで両者を区別するために而の字を付けたと思われる。

参考

○表裏内外　体表の皮肉筋骨が表である。口から肛門までの消化管が裏である。胸腹部の内藏が内である。この内藏を取り去った後に残る躯幹と頭と手足が外である。表と外は陽に属し、裏と内は陰に属する。**○邪気**　人体にストレス、歪み、障害をもたらすもの、ストレッサーである。風雨寒暑がこれにあたり、五行的に展開すると風寒暑湿燥となる。傷寒は寒に侵されて生じた病である。

二　太陽病

發熱、汗出、悪風、脉緩者
名為中風

太陽病
發熱し、汗出で、悪風し、脉緩なる者は
名づけて中風と為《な》す

訳

太陽膀胱経が侵されて、発熱し、汗が出て、寒気がし(証)、脉が緩和な状態(脈)を示す場合は中風と名づける。

注

○發熱　発熱、悪寒は傷寒における太陽病に特徴的な症状である。しかし陽明病、少陽病、厥陰病でも現れることがある。「尺の脉弱、名づけて陰不足と曰う、陽氣下陷して陰中に入る、則ち發熱するなり」(辨脉法三)。「陽勝つときは則ち熱す、陰勝つときは則ち寒す……陽勝つときは則ち身熱し、腠理閉じ……汗出でずして熱す」(『素問』陰陽應象大論篇第五)。**○汗出**　「其の脉浮にして汗出づること流れる珠の如き者は衛氣の衰えたるなり」(辨脉法四)、「陽動ずるときは則ち汗出づ、陰動ずるときは則ち發熱す」(辨脉法七)。「陰勝つときは則ち身寒え汗出づ」(『素問』陰陽應象大論篇第五)。なお「陽が陰に加わる、之を汗と謂う」(『素問』陰陽別論篇第七)という場合もある。「陰は汗有るを得ず」(太陽下一四八)、というが、平脉法二〇では「少陰の陰実で股内に汗出で陰下湿る」とある。また病が陽明に転属すると汗が出る(陽明一八八)。**○悪風**　桂枝湯、麻黄湯、小柴胡湯(太陽中九九)の適応症状に悪風がある。「寒気」であり、その程度が悪寒より軽い。風の力は寒より弱いからである。風に当たらなければ寒気がしないものというのは根拠がない。**○脉緩**　「陰脉と陽脉と同等の者は名づけて緩と曰う」(辨脉法八)、「肺は金なり……其の脉は毛浮なり、肺病むときは自ら此の脉を得、若し緩遲を得る者は皆愈ゆ」

（平脉法一五）、「緩の者は胃氣余り有り」（平脉法三〇）、「緩なる者は胃氣實す」（平脉法三六）。正常の脾胃の脈は遅緩である。「緩なる時は則ち陽氣長ず、遅なるときは則ち陰盛ん」（平脉法一二三）。本条の場合は病勢緩和を意味する。**〇中風**　中は真ん中を突き通す意味。風という邪気が、人体の真ん中を突き通したという病理を示す。風の人体に対する侵襲力、障害性は寒より弱いため、その症状も軽い。なお太陽は病位を指し、中風は病理を示す。太陽中風とは、風という邪気が太陽の部位を侵して生じた病ということである。「風は衛を傷り、寒は榮を傷る」（辨脉法二〇）。

参考

〇衛氣　経脈の外周を巡り、皮膚、筋肉の栄養、温熱、発汗を司り、外界に対して防衛を行う。なお三焦、営衛、経脈については別に説明する。

三　太陽病
或已發熱、或未發熱
必悪寒、體痛、嘔逆
脉陰陽倶緊者
名為傷寒

太陽病
或は已《すで》に發熱し、或は未だ發熱せず
必ず悪寒し、體痛み、嘔逆し
脉陰陽倶に緊なる者は
名づけて傷寒と為す

訳

太陽膀胱経が侵されて、既に発熱している場合も、まだ発熱していない場合も、悪寒は必ずあり、体が痛み、嘔吐するという症状を示し、陰の脈（尺中）も陽の脈（寸口）も緊の状態を示すときは傷寒と名づける。

風より侵襲力の強い寒に侵され、邪気は中風の場合よりも身体の内部に侵入しており重症である。

注

〇悪寒　寒気であるが、その程度が悪風より強い。**〇體痛**　體という言葉は全身にも肢体即ち手足にも使う。ここで痛むのは筋肉である。筋は肝が主り、肉は脾が主る。いずれの場合も邪気が皮毛より内部に入っている証拠である。**〇嘔逆**　胃の症状である。病は既に内部の府に及んでいる。**〇脉陰陽倶緊**　ここの陰陽は脈診の場所である。それぞれ別の脈所で切診する。『素問』『霊枢』には人迎脈口診と寸関尺診がある。人迎で陽の状況を伺い、脈口即ち寸口で陰の状態を診る。橈骨動脈の脈所で行う寸関尺の脈診では、寸口が陽、尺中が陰、関上は陰陽の間である。なお寸口における浮沈で陰陽の病状を判断することがあるのは辨脉法二九に見る通りである。陰陽倶緊の脈については辨脉法三〇と三一参照。また寸関尺の三部の脈診は辨脈一五参照。**〇緊**　「緊脈、數にして切れたる縄の状の如し」(『脉經』一の一)、「脉緊の者は転索の如く常なし」(辨脉法九)、「寸口の脉、浮にして緊、浮は風と為し、緊は寒と為す」(辨脉法二〇)、「脉緊は何より来るか、師の曰く、肺裏寒なるを以て……胃虚冷するを以ての故に脉をして緊らしむ」(平脉法二一)。

四　傷寒一日、太陽受之

脉若靜者、為不傳
頗欲吐、若躁煩
脉數急者為傳也

傷寒一日、太陽之を受く
脉若し靜かなる者は傳わらずと為す
頗る吐せんと欲し、若しくは躁煩し
脉數急《サッキュウ》なる者は傳わると為すなり

訳

傷寒の病に罹って一日目は太陽膀胱経が障害を受ける。太陽病である。このとき、脈の打ち方が静かで激しくない場合は、病はここで頓挫し、邪気が更に他の経脈に伝わって、病変を拡大していくことはない。

これに反して吐き気を催したり(脾胃)、手足をばたばたさせてもだえたり、胸苦しくなったりし、脈の数が多く、しかも追い立てるような打ち方をするときは(心の衰弱による手足の循環障害)、病勢が激しく他の経脈に伝わっていくと判断する。

注

〇傷寒一日太陽受之　伝病の次第は傷寒例の一三章から一五章までを参照。**〇脉靜**　邪気が弱いか体力が強い場合、病勢は緩和に向かう。このとき、脈も自然と穏和となる。**〇欲吐**　吐は胃の症状である。病は胃に及ぼうとしていることを示す。**〇躁煩**　躁は落ち着きがなく、騒がしいこと。ここは手足をばたつかせて落ち着かないことである。汗吐下の後、津液を失って胃熱を起こしたときや、手足の循環障害を生じたときに現れる。重症化のしるしである。**〇脉數急**　数は脈拍数が多いことで、熱のしるしとする(太陽中一二二)。

急はせかせかと追いつこうとする心である。ここは「せわしなく打つ」で不整脈ぎみのものである。

五　傷寒二三日
陽明少陽證不見者
為不傳也

傷寒二三日
陽明、少陽の證の見《あらわ》れざる者は
傳わらずと為すなり

訳

傷寒の病に罹って二三日経過したとき、陽明胃経や少陽胆経の症状が現れない場合、病は太陽経に止まってそれ以上は発展しないと判断する。

注

○傷寒二三日　本来なら陽明病か少陽病の症状が現れるときである。**○陽明少陽證**　陽明胃経の潮熱、自汗、悪熱また譫語、不大便等の症状、少陽胆経の口苦、咽乾、目眩等の症状である。

六①太陽病
發熱而渇、不悪寒者
為温病
若發汗已、身灼熱者
名風温
風温為病、脈陰陽倶浮
自汗出、身重、多眠睡
鼻息必鼾、語言難出

太陽病
發熱して渇し、悪寒せざる者は
温病《オンビョウ》と為す
若し汗を發し已《おわ》りて、身灼熱する者は
風温と名づく
風温の病為る、脈陰陽倶に浮
自ら汗出《い》で、身重く、眠睡多く
鼻息は必ず鼾《カン》（いびき）し、語言出だし難し

訳

太陽膀胱経が障害されて、発熱して渇《かわき》があり、悪寒しない者は温病と判断する。もしこの状態で、発表剤を投与して発汗があり、その後体が灼熱する者は風温と名づける。

風温の病では、陰の脈も陽の脈も浮で、自然に（投薬を待たず）汗が出、体がだる重く、いつもうとうとと眠っており、いびきをかき、言葉が出にくい。

注

○温病　温病については、傷寒例第三を参照のこと。「冬時の伏寒より發し變じて温病となる」（傷寒例七）、「……冬寒に傷られれば春必ず温を病む」（傷寒例九）等その発生について詳しい説明がある。**○風温**　「病人素《も》と風に傷られ、また復た熱に傷らる、風と熱と相搏つときは則ち風温を発す」（『傷寒論輯義』所引の龐安時の説）。**○渇**　水気がなくなること。原因となる病症には以下のものがある。陽明胃経の熱（辨脉法二一）、少陰病（傷寒例一三）、少陽病／小柴胡湯（太陽中九六）、痓濕暍一四等。処方としては、太陽中七一ないし七三の五苓散、太陽下一六八、一六九の白虎加人参湯。**○發汗已身灼熱**　発汗後治癒に向かうときは身は涼和する。今灼熱するのは裏に大熱があるからである。**○脉陰陽倶浮**　「陽脉浮、陰脉弱の者は則ち血虚す」（辨脉法四）、「尺寸倶に浮の者は太陽病を受く」（傷寒例一三）、「諸脉浮數、當に發熱し洒淅として悪寒すべし」（辨脉法二七）、「脉、浮にして數、浮は風と為し、風は熱と為す、數は虚と為し、虚は寒と為す」（辨脉法三二）。**○身重**　「三陽の合病は腹滿身重く以て轉側し難く……讝語、遺尿す……自汗出づる者は白虎湯之を主る」（陽明二一九）。また「陽明病、脉浮にして緊、腹滿して喘し、發熱汗出で悪寒せず反って悪熱し身重し」（陽明二二一）。太陽の中暍の身重（痓濕暍一五）は陽明病と同じ病理であろう。大青龍湯の身重（太陽中三九）は水の鬱滞によると思われる。**○多眠睡**　「三陽の合病は脉浮大して關上に上り、但だ眠睡せんと欲し、目合すれば則ち汗出づ」（少陽二六八）。昼、衛気外に盛んなときは覚醒して活動する。夜衛気が内に盛んなときは安静にして睡眠する。ここは昼、衛気外に衰えて眠る場合である。**○語言難出**　ここは精神の異常による言語障害であろう。『霊枢』憂恚無言第六十九には喉嚨、会厭から始まって舌、脣に至る音声の器官について記載しているが、この器官の形態的な障害によるものではないと考えられる。

②若被下者　若し下《ゲ》（くだし）を被《こうむ》る者は

小便不利、直視、失溲
若被火者、微發黄色
劇則如驚癇、時瘈瘲
※若火熏之
一逆尚引日、再逆促命期

小便利せず、直視し、失溲《シッソウ》す
若し火を被れば、微かに黄色を發す
劇しき者は驚癇の如く、時に瘈瘲《セイショウ》す
若し火をもって之を熏ずれば
一逆は尚日を引くも、再び逆すれば命期を促す

校

※若『玉函』巻二は「復以」に作る。

訳

温病で下剤をかけられると、小便の出方が悪くなる、眼球運動が侵されて一点を見つめて動かなくなる、尿失禁を起こす、という症状が現れる。

また温病で燔鍼刧刺《ゴウシ》あるいは火灸のような火力を人体に加えると、皮膚に微かに黄疸色が現れる。もっと重症化すると軽い引きつけ様の症状を示し、場合によっては強い痙攣を起こす。

火による誤治が一回だけならまだ余裕があるが、二度同じ誤りを繰り返すと死期を早めることになる。

注

○直視 「陽反って独り留まり、形體煙の熏ずるが如く、直視揺頭する者は此を心の絶と為す……溲便遺失、狂言、目反直視する者は此れを腎の絶と為す」(辨脈法二四)、「直視譫語、喘満する者は死す」(陽明二一〇)。前者は心また腎の絶、即ち障害である。後者は陽明胃経の病による精神、神経の障害である。胃経は目から始まる。**○被火** 火とは焼き鍼を刺したり、灸を据えたりして、火力を人体に加える治療法である。『霊枢』經筋第十三の燔鍼刧刺等がこれに当たる。火邪については太陽中一一〇から一一九までに記載がある。「太陽病中風、火を以て劫し汗を發すれば……其の身發黄す」(一一一)、「傷寒脉浮、医火を以て迫劫すれば、亡陽し、必ず驚狂す」(一一二)、「太陽傷寒の者、温鍼を加えれば必ず驚す」(一一九)。**○驚癇** 驚は馬が物事に刺激され、びっくりして暴れるような、びくっとした軽い痙攣をいう。小児の熱性痙攣等がこれに当たる。癇は間代性の痙攣である。**○瘈瘲** 痙攣である。『說文』に「引《ひきつる》縦《ゆるむ》を瘈《セイ》と曰う」とある。瘈の字は別に瘛《セイ》に作る。瘲《ショウ》は『玉篇』に「瘛瘲は小児の病なり」とある。小児病とは熱性痙攣あるい

は癲癇である。**○命期**　命の期限である。死期をいう。

七　病有發熱惡寒者發於陽也
　　無熱惡寒者發於陰也
　　發於陽七日愈
　　發於陰六日愈
　　以陽數七、陰數六故也

病には發熱して惡寒する者有り、陽に發するなり
熱なくして惡寒する者有り、陰に發するなり
陽に發する者は七日にして愈ゆ
陰に發する者は六日にして愈ゆ
陽數は七、陰數は六なるを以ての故なり

訳

病気には発熱と悪寒の両方とも存在する例がある。これは邪気が陽の部位を侵して発病した場合。これに対して発熱がなく、悪寒だけのときがあるが、これは邪気が陰の部位を侵して発病した場合である。

陽の部位で発病したものは七日の経過で治癒し、陰の部位で発病したものは六日で治癒する。陽の数は七、陰の数は六だからである。

注

○發熱惡寒　発熱は三陰三陽の病全てにある。ただし太陰病には発熱の記載はない。一般に発熱悪寒と連なる場合は、太陽の表症を意味するので発汗の指示がある。『素問』調經論篇第六十二に「陽盛んなるときは則ち外熱す、陽虚するときは則ち外寒す、陰盛んなるときは則ち内寒す、陰虚するときは則ち内熱す」とある。ここに陰とは内藏を指し、陽とは四肢体表を指す。**○陰數六陽數七**　『書經』洪範に「一曰水、二曰火、三曰木、四曰金、五曰土」とあり、『易經』繫辞上に「天一、地二、天三、地四、天五、地六、天七、地八、天九、地十」とある。「天一生水乃至天五生土」で一から五を生数といい、六から十を成数という。即ち地六成水（地六は水と成る）、天七成火（天七は火と成る）で六は水の成数、七は火の成数という。水は陰で火は陽である。そこで陰数六、陽数七という。

八　太陽病

頭痛至七日以上自愈者
以行其經盡故也
若欲作再經者鍼足陽明
使經不傳則愈

太陽病
頭痛七日以上に至って自ら愈《い》ゆる者は
其の經を行《めぐ》り尽くすを以ての故なり
若し再經を作《な》さんと欲する者は足の陽明に鍼して
經をして傳わらざらしむれば則ち愈ゆ

訳

太陽病の頭痛が七日以上経って自然に治癒するのは、邪気が三陽三陰の六経脈を経過し終わって病勢が衰えたからである。邪気には藏府に侵入する力もなく、再び六経脈病を繰り返す勢いもない。

もし余力があって、再度六経脈病を引き起こす様子があるときは、足の陽明胃経上のツボに刺鍼して、経脈の血気の勢いを増強し、抵抗力を強めて、邪気の再度の侵入を防げば、病は完治する。

注

○**鍼足陽明**　足の陽明は胃経である。顔面と胸腹部の前面を経て、下肢の外側面を支配している経脈である。この胃経上のツボ、例えば三里に刺鍼すると、この経脈を流れる血気の勢いが盛んになり、邪気に対する抵抗力が強くなる。ここの血気とは血液循環と神経機能である。

九　太陽病欲解時
從巳至未上

太陽病、解せんと欲する時は
巳《シ》（み）より未《ミ》（ひつじ）の上（前）に至る

訳

太陽病が寛解する時刻は午前十時から午後二時ごろの間である。

注

○**巳**　午前十時。○**未**　午後二時。○**從巳至未上**　巳と未の間は午《ゴ》

（うま）の刻である。五行でいうと午は南方、火、心に当たる。即ち心の旺時であり、機能の亢進するときである。この時刻には少陰心経の病も、これと表裏の関係にある太陽小腸経と膀胱経の病も寛解する。

一〇　風家表解而不了了者十二日愈

風家《フウカ》表解して了了たらざる者は十二日に愈ゆ

訳

風（病因）に侵されて風という疾病に罹った人の場合、風（病因）は表を傷って頭痛、悪寒、発熱のような症状を起こす。この表症が寛解した後、なお気分がさっぱりしないときでも、発病後十二日経過すると自然に治癒する。

注

〇了了　明らかではっきりしていること。**〇十二日**　太陽から厥陰まで、六経を経過して病勢が衰え、治癒過程に入ると、太陽から一つずつ回復し六日で厥陰、七日で太陽に戻る。この間に六＋六で十二日掛かる。

一一　病人身大熱、反欲得※衣者
熱在皮膚、寒在骨髄也
身大寒、反不欲近衣者
寒在皮膚、熱在骨髄也

病人、身が大いに熱して反って衣を得んと欲する者は
熱が皮膚に在り、寒が骨髄に在るなり
身が大いに寒《ここ》えて反って衣を近づくるを欲せざる者は
寒が皮膚に在り、熱が骨髄に在るなり

校

※得　『注解傷寒論』巻二は下に「近」の字がある。

訳

病人でひどく熱があるのに衣服をたくさん着たがるのは、熱は皮

膚の表面にあるだけで、骨髄には強い冷えがあり、深部から体を冷やしているのである。

逆に体は大変冷えているのに衣類を着ようとしないのは、冷えは皮膚の表面にあるだけで、骨髄には高い熱があって体を深部から熱しているからである。

注

○病人の寒熱の感じ方は、骨髄の状況によって決まることを述べている。辨脉法二二参照。

一二　**太陽中風、※陽浮而陰弱**
陽浮者熱自發
陰弱者汗自出
嗇嗇悪寒淅淅悪風
翕翕發熱
鼻鳴乾嘔者桂枝湯主之
方一

太陽の中風、陽浮にして陰弱
陽浮なる者は熱自ら發し
陰弱なる者は汗自ら出づ
嗇嗇《ショクショク》として悪寒し、淅淅《セキセキ》として悪風し
翕翕《キュウキュウ》として發熱し
鼻鳴り、乾嘔する者は、桂枝湯が之を主る
方一

校

※陽　『太平聖恵方』巻八には上に「脉」の字がある。

訳

太陽膀胱経が風に侵された場合、陽の脈所が浮で陰の脈所が弱の脈状を呈することがある。陽の脈が浮のときは自然に熱が出る。陰の脈が弱のときは自然に汗が出る。更にぞくぞくと強く寒気がしたり、ざわざわと軽い寒気がし、ポッポッと発熱する。そしてグズグズと鼻が鳴り（鼻炎）、吐き気がするときは桂枝湯が治療を主宰する。

注

○**陽浮者熱自發**　熱自発は脈が浮実の場合である。脈が浮虚なら自汗、悪寒である（辨脉法四）。○**陰弱者汗自出**　陰弱では汗は出ない。陰弱は発熱である（辨脉法三）。故に陽浮者汗自出、陰弱者熱自発でなければならない。〇**嗇**　麦＋回より成る字。取り入れ。取り込むだけで出さない。しわい、ケチ。ここは濇即ち渋《ジュウ》に当てた字である。渋は水が滑らかに流れないこと。〇**淅**　水＋析（ばらばらにする）より成る字。さらさらと水を流して米を洗うこと。ここは水を掛けられたように寒さで身震いすることである。〇**翕**　あつめる。翕然は集まって盛んな様。〇**鼻鳴**　太陽膀胱経も陽明胃経も鼻から始まる。また肺は鼻を主る（『素問』陰陽應象大論篇第五）。病が胃あるいは肺に及んだことを示す。桂枝は補中益気、欬逆上気を主る。〇**乾嘔**　胃の症状である。

桂枝湯方

桂枝三兩去皮　芍藥三兩　甘草二兩炙　生姜三兩切　大棗十二枚擘

右五味、㕮咀三味、以水七升、微火煮取三升、去滓、適寒温、服一升、服已須臾、歠熱稀粥一升餘、以助藥力、温覆令一時許、遍身漐漐微似有汗者益佳、不可令如水流離、病必不除、若一服汗出病差、停後服、不必盡劑、若不汗、更服、依前法、又不汗、後服小促其間、半日許令三服盡、若病重者、一日一夜服、周時觀之、服一劑盡、病證猶在者、更作服、若汗不出、乃服至二三劑、禁生冷、粘滑、肉麪、五辛、酒酪、臭悪等物

桂枝湯の方

桂枝三兩　皮を去る　芍藥三兩　甘草二兩　炙る　生薑三兩　切る　大棗十二枚　擘《さ》く

右五味、三味を㕮咀《フソ》し、水七升を以て微火にて煮て三升を取り、滓《かす》を去り、寒温を適《かな》え、一升を服す。服し已《おわ》って須臾《シュユ》（短時間）にして熱い稀粥一升餘を歠《すす》り、以て藥力を助く。温覆すること一時許《ばかり》ならしむ。遍身

漐《シュウ》漐《シュウ》として微かに汗有るに似たる者益々佳《よ》し。水の流離たるが如くならしむ可からず。病は必ず除かれず(漐は汗の出る様)。若し一服して病差《い》ゆるときは後服を停む。必ずしも劑を盡くさず。若し汗せざれば更に服すること前法に依る。又た汗せざれば後服は其の間を促す。半日許に三服を盡くさしむ。若し病重き者は一日一夜に服し、周時(一昼夜)に之を觀る。一劑を服し盡くして病證猶在る者は更に服を作る。若し汗出でざれば乃ち服すること二三劑に至る。生冷、粘滑、肉麵、五辛、酒酪、臭悪等の物を禁ず。

注

○㕮咀　㕮も咀もよく噛むこと。**○漐**　汗の出る様、また小雨の輟《やま》ないこと。**○桂枝**　牡桂　味辛温　上気(頭痛)、欬逆、結気《しこり》、喉痺(咽喉頭炎、扁桃炎)、関節を利す(骨関節)、補中益気(胃腸)／温筋通脈、出汗／帰経　太陽膀胱経(頭痛、腰背痛)、少陰腎経(頭痛、咽喉痛、骨関節、血管系)、太陰脾経(胃腸)。**○芍薬**　味苦平　邪気腹痛、血痺を除く、疝瘕《センカ》(腫瘤)を破る、止痛(血行を改善して筋肉の攣縮を解く)、小便を利す／通順血脈、悪血を散す(血行改善)／帰経　少陰心経、腎経(血管系)、太陰脾経(胃腸、筋肉)。**○乾薑**　味辛温　胸満、欬逆上気、中を温め、止血、汗を出す、風湿痹(関節症)を逐う、腸澼下利(温中)／腹痛、霍乱、脹満(温中)／帰経　少陰心経、腎経(血行改善)。**○生薑**　辛温　嘔吐を止める。**○大棗**　味甘平　心腹の邪気、中を安んじ、脾を養う、十二経を助く、胃気を平らにす、九竅を通ず、少気、少津液、身中不足を補う、大驚、四肢重し、百薬を和する／補中益気／帰経　太陰脾経(脾胃)。**○甘草**　味甘平　五蔵六府の寒熱の邪気、筋骨を堅くす、肌肉を長じ、力を倍にす、金瘡尰《ショウ》(脛の腫れ)、解毒／帰経　太陰脾経(脾胃)、少陰経(心、腎)。

一三　太陽病
頭痛、發熱、汗出、悪風
桂枝湯主之

太陽病
頭痛み、發熱し、汗出《い》で、悪風するものは
桂枝湯之を主る

方二　用前第一方　　方二　前の第一方を用いる

訳

太陽病で、頭が痛み、発熱し、汗が出て、寒気のあるものは桂枝湯が治療に当たる。

注

○頭痛　太陽膀胱経は頭から足に流れる。今風寒の邪気に侵され、経気の流通が障害されて頭痛を起こしたのである。膀胱経は少陰腎経と表裏をなす。腎経は衝脈と関係があり、障害が腎経にまで及べば、衝脈の上衝を起こして内から頭痛を生ずることもある。

○發熱　陽実あるいは陰虚で起こる。発熱は六経病全てで起こる。各々特徴がある。

太陽　発熱　悪寒（太陽上三）
陽明　身熱　悪熱　自汗　潮熱（陽明一八二、一八三、一八九）
少陽　往来寒熱（太陽中九六、太陽下一三六）
少陰　乾嘔　下利　裏寒外熱（少陰三一七）、発熱（少陰二九二、三〇一麻黄細辛附子湯）
太陰　発熱の記載はない。
厥陰　発熱而厥

○汗出惡風　陽が虚するか、陰が盛んなときに汗が出る。悪風も同じ。ここは陽虚である。なお自汗には自然な治癒過程として現れる場合がある。「脉浮數の者は法として當に汗出でて愈ゆべし……表裏實し津液自ら和するを須《ま》てば便《すなわ》ち自ら汗出でて愈ゆ」（太陽中四九）。中風の自汗のなかにはこの類《たぐい》のものが含まれている。風の侵襲力が弱い、患者の抵抗力が強い、という条件のもとで生ずる現象である。桂枝湯の自汗は一種の治癒機転である。桂枝湯は、熱病に使うとき、患者の体力の強弱に関係なく、軽い病症に使う処方と考えられる。

参考

本条の症状は膀胱経の範囲を出ない。これに対して、一二条には鼻鳴、乾嘔があり、肺や胃にまで邪気の影響が出ている。本条に比べてより重症である。本条は桂枝湯の軽症、一二条は重症の例である。

本条では頭痛が桂枝湯の主症となること、一二条では悪寒、鼻鳴、乾嘔があっても脈が浮弱であれば桂枝湯を使うことを示している。即ち脈浮弱が桂枝湯の目標である。

一四　太陽病、項背強几几
反汗出悪風者
桂枝加葛根湯主之
方三

太陽病、項背強《こわ》ばること几几《シュシュ》
反って汗出《い》でて悪風する者は
桂枝加葛根湯之を主る
方三

訳

太陽病で、頸から背中にかけて筋肉が緊張し、ひどく強ばっている。葛根湯の適応症に似ているが、その場合にはないはずの汗出がある。更に寒気がある。

このときは桂枝加葛根湯が治療を引き受ける。

注

○項背強　太陽膀胱経上の症状である。「陽、邪に中れば、必ず發熱、頭痛、項強、頸攣腰痛、脛酸す、陽、霧露の氣に中るの為《な》す所なり」（辨脉法二九）。その他、痓濕暍六、湿家（痓濕暍九）、小柴胡湯（太陽中九八、九九）、結胸、大陥胸湯（太陽下一三一）、また太陽下一四二の各所に項背頸の強ばりの症状がある。太陽病だけの特徴ではない。**○几几**　几は音シュ、鳥が飛ぶとき頸を伸ばしている姿。項背の強ばっている様子の形容。音キは机の意味。ここには合わない。**○反汗出悪風**　太陽中三一の葛根湯は無汗である。葛根湯の適応症を基準とすると、汗出があるので「反って」という。表陽の虚、脈浮弱が引き続いてあることを示す。

桂枝加葛根湯方

葛根四兩　麻黄三兩去節　芍藥二兩　生薑三兩切　甘草二兩炙　大棗十二枚擘　桂枝二両去皮

右七味、以水一斗、先煮麻黄葛根、減二升、去上沫、内諸藥、煮取三升、去滓、温服一升、覆取微似汗、不

須啜粥、餘如桂枝法将息及禁忌

桂枝加葛根湯方

葛根四兩　麻黄三兩　節を去る　芍薬二兩　生薑三両　切る　甘草二兩　炙る　大棗十二枚　擘く　桂枝二兩　皮を去る

右七味　水一斗を以て先ず麻黄と葛根を煮て二升を減じ、上沫を去り、諸薬を内《い》れ煮て三升を取り、滓を去り、一升を温服す、覆って微かに汗に似たるものを取る、粥を啜ることを須《もち》いず、餘は桂枝の法の如く将息し禁忌す

(臣億等謹んで仲景本論を按ずるに太陽中風の自汗には桂枝を用い、傷寒の無汗には麻黄を用う、今の證に汗出悪風と云う、而れば方中の麻黄は恐らくは本意に非ざるならん、第三巻に葛根湯證有りて云う、無汗悪風と、正に此の方と同じく是れ麻黄を合用するなり、此に云う桂枝加葛根湯は恐らく是れ桂枝中に但だ葛根を加えるのみならん)

注

○葛根　味甘平　消渇、身の大熱、嘔吐、諸痺、陰気を起こす、諸毒を解す／傷寒中風の頭痛、発表出汗、止痛／帰経　太陰脾経（脾胃、筋肉）、少陰腎経（痺、陰気）。**○消渇**　胃熱による口渇である。**○嘔吐**　胃気の上逆である。**○痹**《ヒ》　関節炎、筋肉痛等を含む疾患群である。風寒湿によって起こる。湿は脾を傷る。故に痺は脾と関係がある。**○葛根の作用点**　脾胃と腎（陰気を起こす、ポテンツの回復、補強）である。脾胃は内は消化管にかかわり、外は肌肉（筋肉）を主る。そこで下利、腹痛や項背強几几に使うのである。

一五　太陽病下之後
其氣上衝者可與桂枝湯
方用前法
若不上衝者不得與之
四

太陽病、之を下して後
其の氣上衝する者は桂枝湯を與う可し
方は前法を用う
若し上衝せざる者は之を與うることを得ず
四

訳

太陽病は汗を発するのが原則であるが、脈と証によっては下す場合がある。

そこで下した後、気の上衝を起こしたときは桂枝湯を与えて様子をみるのがよい。

桂枝湯の作り方は十二条に記した方法による。気の上衝のないときは与えてはいけない。

注

○下之後其氣上衝　下すと裏（内藏）が虚となる。この虚に乗じて経気の逆上が起こる。衝脈と並行している少陰腎経の厥逆である。即ち血管系の急激かつ突発性の突き上がる感じが生ずる。苓桂朮甘湯、苓桂味甘湯、苓桂甘棗湯、茯苓甘草湯等の適応症状である。腹部から咽喉へと上る上衝感で奔豚と呼ぶ。頭痛や心悸亢進等も含む。桂枝の主治症に上気があり、この上衝もその一つである。病は既に太陽経から少陰心経、腎経に入っている。**○可與**　主之はその局面の処理を主宰することであるが、可は許可、勧奨の意で、やってみたらどうか程度の勧め方である。与えて様子をみるぐらいのことであろう。

一六　太陽病三日、已發汗
若吐、若下、若温鍼

太陽病三日、已《すで》に汗を發し
若しくは吐し、若しくは下し、若しくは温鍼し

仍不解者
此為壞病
※桂枝不中與之也
觀其脉證
知犯何逆
隨證治之
※桂枝本為解肌
若其人脉浮緊
發熱汗不出者
不可與之也
常須識此
勿令誤也
五

仍《なお》解せざる者は
此れを壊病《エビョウ》と為す
桂枝は之を與うるに中《あた》らざるなり
其の脉と證を觀て
何の逆を犯すかを知り
證に隨って之を治す
桂枝は本と解肌《ゲキ》と為す
若し其の人、脉浮緊
發熱し、汗出でざる者は
之を與う可からざるなり
常に須《すべ》からく此れを識《し》りて
誤らしむること勿かるべきなり
五

校

※桂枝　『千金翼方』巻九は「桂枝湯」に作る。
※桂枝　『千金翼方』巻九、『玉函』巻二は「桂枝湯」に作る。

訳

太陽病に罹って三日経過した時点で、これまでに発汗法、催吐法、瀉下法、あるいは温鍼といった治療法を行い、それでも治癒せず、症状の取れないものはこれを壊病とする。

この場合、桂枝湯の適応はない。その人の脈と症状をよく観察して、現在の病態生理を正確に理解し、どこでどのように間違ったかを点検し、病態に適応した治療を施す。

桂枝には本来、解肌（脈浮、自汗、悪風、筋急の解除）の作用がある。患者の脈状が浮緊で、発熱し、汗が出ないという症状があったら与えてはいけない。このことをよく理解して間違いのないようにしなければならない。

注

○壊病　壊の漢音はカイ。エは呉音である。壊病は一般に呉音で読んでいる。壊とは中が空ろになってこわれることである。壊病とは、間違った治療によって人体の機能が障害され、陰陽虚実寒熱が錯雑し、定型的な六経脈の病状として把握できなくなったものをいう。二〇条以下の諸症はこれに当たる。**○随證治之**　随症といっても、今の場合、何々湯の適応というような症状はないわけで、脈と証より病理を考え、対症的に対応して、自然の回復過程を期待することになる。**○肌**　現代中国語で肌及び肌肉は筋肉を意味する。心筋は心肌という。肌とは幾《こまかい》、機（細かい仕組み）と同系の言葉である。肌は皮下組織である。動物の皮をはがすと、皮下組織は上下に二分され、上は皮に付き、下は筋肉に付く。皮下組織は結合織繊維がまばらで、その間に脂肪細胞が細かく詰まっており、他の組織に比べて裂けやすいのである。皮に付いたものを肌膚といい、肉に付いたものを肌肉という。**○解肌**　解の漢音はカイ。ケ、ゲは呉音。ここもゲキと読んでいる。解肌の肌は肌膚で、皮膚のことである。解肌とは皮膚にある邪気を解除して正常に戻すことである。その機転は発汗である。ただし脈浮弱と自汗がその適用条件である。本文の脈浮緊以下の場合は、この条件に合わないので適応外としている。

一七　若酒客病

不可與桂枝湯

得之則嘔

以酒客不喜甘故也

若し酒客病まば

桂枝湯を與う可からず

之を得るときは則ち嘔す

酒客は甘きを喜ばざるを以ての故なり

訳

常習的な酒飲みが病に罹ったときは桂枝湯を与えてはいけない。桂枝湯を飲むと吐き気を催す。酒飲みは甘いものを好まないからである。

注

○酒客不喜甘　酒飲みは酒による胃粘膜の障害を起こしている可能性がある。桂枝の辛温の気味に耐えられないのであろう。

一八　喘家、作桂枝湯加厚朴杏子佳　六

喘家に桂枝湯を作るには厚朴、杏子を加えるを佳《よ》しとす（太陽中四三）　六

訳

喘息もちの人に桂枝湯を投与するときは厚朴と杏仁を加えると具合が良い。

注

○喘家　喘息患者、あるいはかぜを引いたとき等、喘鳴を起こしやすい人。**○厚朴**　味苦温　中風、傷寒、頭痛、寒熱、驚悸、気血の痺、死肌、三蟲を去ることを主る／温中、下気、胸中嘔逆、腹痛、脹満。**○杏子**　『神農本草經』は杏核仁に作る。味甘温　欬逆上気、雷鳴、喉痺、下気、産乳（産も乳も出産のことである）、金瘡、寒心奔豚を主る／驚癇、心下煩熱。**○桂枝加厚朴杏子湯**　厚朴は気の上衝を下し（半夏厚朴湯）、腸管における気の膨満を解消（承気湯類）する。杏核仁は欬逆上気を主り、これも気を下す働きがある。喘息は気の上衝である。桂枝湯の下気作用と相まって喘息に効果がある。なお厚朴は気に働き、杏核仁は血と水に働く。

参考

○「太陽病下之微喘者表未解故也、桂枝加厚朴杏子湯主之（太陽病、之を下して微喘する者は表未だ解せざるが故なり、桂枝加厚朴杏子湯之を主る）」（太陽中四三）。

一九　凡服桂枝湯吐者其後必吐膿血也

凡そ桂枝湯を服して吐《は》く者は其の後必ず膿血を吐くなり

訳

一般に桂枝湯を服用して嘔吐する者は、その後必ず膿血を吐くものである。

注

○服桂枝湯嘔者　「嘔」は体を曲げて胃の中身を口から出すこと。

「吐」は胃にいっぱい詰ったものを口から外に出すこと。桂枝湯を服用して嘔吐するのは、胃炎あるいは胃潰瘍のような病変が前々からあり、桂枝湯の辛温の気味に刺激されたためであろう。その後の膿血はその続発症である。一七条とほぼ同様の事情によるものと考えられる。

二〇　太陽病、發汗、遂漏不止
其人悪風※、小便難
四肢微※急、難以屈伸者
桂枝加附子湯主之
方七

太陽病、汗を發し、遂に漏れて止まず
其の人悪風し、小便難《かた》く
四肢微《すこ》しく急《ひきつ》れ、以て屈伸し難き者は
桂枝加附子湯之を主る
方七

桂枝加附子湯方
桂枝三兩　皮を去る　芍藥三兩　甘草※三兩　炙る　生薑三兩　切る　大棗十二枚　擘く　附子一枚　炮《ホウ》じて
皮を去り八片に破る
右六味、水七升を以て煮て三升を取り、滓を去り、一升を温服す、本と云う桂枝湯と、今附子を加える、将《ショウ》息《ソク》（養生）は前（桂枝湯）法の如くす

校

※悪風　『太平聖恵方』巻八は「必悪寒」に作る。
※微　『太平聖恵方』巻八は「拘」に作る。
※三兩　『玉函』巻七は「二兩」に作る。

訳

太陽病で、発汗剤を用いて発汗した。その結果、汗が止めどなく出る。

患者はさわさわと寒気がし、小便が気持ち良く出ない。手足の筋肉が少し引きつれ、屈伸が滑らかにできず、ぎごちなくなった。

このような場合には、桂枝加附子湯が治療を担当する。

注

○汗　汗腺の開闔は衛気が調節している（『霊枢』本藏第四十七）。汗は陽虚あるいは陰実によって出る。発汗剤としての桂枝も麻黄も陰（営気）を補う。その結果、発汗と清涼が起こる。**○發汗遂漏不止**　効き過ぎて発汗過多（亡津液）になると、衛気が虚（陽虚）して悪風となる。水分が汗として出てしまうので、膀胱からの尿量が減る。そこで尿が思うように出ない（小便難）。腎の症状である。汗は心の液（『素問』宣明五氣篇第二十三、『霊枢』九鍼論第七十八）である。心は血を生ず（『素問』陰陽應象大論篇第五）。故に発汗過多は亡血を生じ、営気の虚をもたらす。営衛ともに虚するのである。営虚は血虚を生じ、筋急を起こす（辨脉法四）。四肢微急、難屈伸である。本症は少陰心、腎経の病状である。**○桂枝湯**　桂枝は陰を補って陰実とし、発汗を促すが、また陽虚を補って自汗、悪風を除く。陰陽を調和の状態にもってくるのがその作用であろう。ここでもその温熱作用により悪風、汗出を抑えていると考える。本条の桂枝湯は少陰経の薬である。**○附子**　味辛温　風寒、欬逆、邪気、温中、金瘡、癥堅積聚、血瘕（血栓）を破る、寒湿（関節リウマチ）、痿躄《いざり》、拘攣、膝痛、行歩すること能《あた》わざることを主る。附子は少陰心経、腎経に作用する。そこで少陰病の下利、手足厥冷（血虚）、身体疼痛（血虚による筋急）に使う。中を温め、営衛を補う。衛虚による発汗過多、悪風を去り、営虚、血虚による四肢微急を緩和する。○本条の理解には二九条、三〇条を参照。その本体は亡陽であろう。なお三〇条には「附子温經（附子は經を温める）」とある。

二一　太陽病

下之後、脉促、胸滿者

太陽病　之を下して後、脉促《ソク》、胸滿る者は

桂枝去芍薬湯主之　　桂枝去芍薬湯之を主る
方八　促一作縦　　方八　促一に縦に作る

桂枝去芍薬湯方
桂枝三兩　皮を去る　甘草二兩　炙る　生薑三兩　切る　大棗十二枚　擘く
右四味、水七升を以て、煮て三升を取る、滓を去り、一升を温服す、本云う、桂枝湯と、今芍薬を去る、将息は前法の如くす

訳

太陽病で、下剤をかけた後、気が上衝し、脈は促で期外収縮があり、心藏部に何かがいっぱいに詰ったような感じが起こったときは、桂枝去芍薬湯が治療を担当する。

注

〇下之後　太陽病は邪気によって背腰部、体の外表が侵されている状態である。本来発汗によって治療すべきものである。これを下すと、これに誘発されて二つのことが起こる。一つは表熱が裏に転入して少陽病や陽明病になる。ここでは表の陽邪は胸部に陥入している。胸とは胸骨下部の陥凹している所で、心藏の前面に当たる。二つには裏虚を起こし、これに乗じて気の上逆、少陰腎経（と一体の存在である衝脈即ち血管）の厥逆が生ずる。一五条はその一例である。この二つの事情により脈促と胸満が起こる。これは少陰心、腎経の異常である。**〇脈促**　促は間を詰めるようにせきたてることである。また間が縮まってせわしないこと。「脈来ること數、時に一たび止り復た来る者は名づけて促と曰う、脈、陽盛んなるときは則ち促」（辨脉法六）、（心室性）期外収縮である。心房細動の場合もあるかもしれない。気の上衝である。なお太陽下一四〇に「太陽病、下之、其脉促、不結胸者、此為欲解也（太陽病、之を下して其の脈促、結胸せざる者は此れ解せんと欲すと為す）」とある。一過性の不整脈であろう。結胸は胸満より重症である。**〇胸満**　不整脈によって生じた心藏部に物の詰ったような不快感で、これも上衝である。**〇桂枝去芍薬湯**　桂枝は下気を主る。上衝感の抑制である。

芍薬は血痺に用いる。桂枝は気に用いる。ここは気の変動（刺激伝導系の異常）なので桂枝の単独、専用としたのである。**〇芍薬**　味苦平　邪気腹痛、血痺を除く、堅積を破る、寒熱疝瘕、止痛、小便を利す、気を益すことを主る／酸寒、血脈を通順す、悪血を散ず、水気を去る、膀胱を利す、腹痛（『名医別録』）。

二二　**若微寒者※**

桂枝去芍薬加附子湯主之

方九

若し微《すこし》く寒《さむけ》のある者は

桂枝去芍薬加附子湯之を主る

方九

桂枝去芍薬加附子湯方

桂枝三両　皮を去る　甘草二両　炙る　生薑三両　切る　大棗十二枚　擘く　附子一枚　炮る　皮を去り八片に破る

右五味、水七升を以て、煮て三升を取り、滓を去り、一升を温服す、本云う、桂枝湯と、今芍薬を去り附子を加う、将息は前法の如くす

校

※寒　『玉函』巻二には「寒」の上に「悪」の字がある。是。

訳

脈促、胸満の場合で微寒のあるときは桂枝去芍薬加附子湯が治療を担当する。

注

〇微寒　下によって表の陽邪が下陥した結果、陽が虚し、微寒を起こしてきたのである。桂枝は脈促と胸満にかかわるが、また附子の温経の作用に協力して陽虚を補い寒気を去る。

二三　太陽病、得之八九日
如瘧狀發熱惡寒熱多寒少
其人不嘔、清便欲※自可
一日二三度發
脉微緩者為欲愈也
脉微而惡寒者此陰陽倶虚
不可更發汗更下更吐也
面色反有熱色者未欲解也
以其不能得小汗出身必痒
宜桂枝麻黄各半湯
方十

太陽病、之を得て八九日
瘧狀の如く、發熱惡寒し、熱多く寒少し
其の人嘔せず、清便自ら可ならんと欲す
一日に二三度發す
脉微緩の者は愈えんと欲すと為すなり
脉微にして惡寒する者は、此れ陰陽倶に虚す
更に汗を發し、更に下し、更に吐かしむ可からず
面色反って熱色有る者は未だ解せんと欲せざるなり
其の小汗出づることを得ざるを以て身必ず痒し
桂枝麻黄各半湯に宜し
方十

桂枝麻黄各半湯方
桂枝一兩十六銖　皮を去る　芍藥　生薑　切る　甘草　炙る　麻黄各一兩　節を去る　大棗四枚　擘く
杏仁二十四枚　湯に浸し皮尖及び兩仁の者を去る
右七味、水五升を以て、先ず麻黄を煮て一二沸せしめ、上沫を去り、諸薬を内《い》れ、煮て一升八合を取る、滓を去り、六合を温服す、本云う、桂枝湯三合、麻黄湯三合、并《あわ》せて六合と為して頓服すと、將息は上法の如

くす

（臣億等謹んで按ずるに桂枝湯方は桂枝、芍薬、生薑各三兩、甘草二兩、大棗十二枚、麻黄湯方は麻黄三兩、桂枝二兩、甘草一兩、杏仁七十箇なり、今算法を以て之を約するに二湯各三分の一を取る。即ち桂枝一兩十六銖、芍薬、生薑、甘草（麻黄）各一兩、大棗四枚、杏仁二十三箇零三分枚の一、之を収めて二十四箇を得て合方す、詳するに此の方は乃ち三分の一なり、各半に非ざるなり、宜しく合半湯と云うべし）

校

※欲自可　『玉函』巻二は「自調」に作る。

訳

太陽病になって八九日経過した。

症状はマラリアのように悪寒と発熱が交互に起こる。その際、悪寒は短く、発熱の期間が長い。嘔気はなく（少陽無病）、大小便は正常である（陽明無病）。病邪はなお表に留まっており、悪寒発熱の発作は一日に二三回起こる。

この場合、脈が微（邪気衰微）で、緩（胃気盛ん、生気あり）であれば治癒に向かっている。

脈が微（生気微）で、悪寒する場合は、陰（脈微）も陽（悪寒）もともに虚して精気が衰退している状態である。これ以上発汗、催吐、瀉下の処置を加えてはいけない。精気がますます消耗してしまうからである。

脈が微緩でも、顔（ひたい、太陽膀胱経の支配領域の）色が熱っぽく、赤みがかっているときは、いまだ病邪が残っている証拠である。この患者は無汗であるが、もう少し汗とともに排除すべき邪気があるために体が痒い。この場合は桂枝麻黄各半湯を投与するのが適当である。

注

○太陽病得之八九日　少陽、陽明に転位している時期である。なお太陽に留まっているのは病勢が緩慢なためである。故に「不嘔、清便欲自可」という。病邪を追い出すだけの体力もなく、深部に侵入する毒力もない。**○如瘧状**　瘧（マラリア）は悪寒発熱が発作性に起こる。陰陽が交互に盛んになるからである。ここは悪寒、発熱、汗解という太陽病の定型的、直線的な経過を外れて、寒熱錯雑の病状を呈している。桂枝湯より病邪はもっと深部に入り、重症化しようとしているように見えるため、その転帰も以下の如く数条に分かれる。**〇面熱**　面熱は陽明胃経でも起こるが、ここは少陰腎経の厥逆である（苓桂味甘湯、『金匱要略』痰飲欬嗽三七）。桂枝湯だけでは力が足りず、麻黄湯の助けを借りて発汗を試みているのである。用量が三分の一ずつなのは、病状（痒み）が（痛みや不仁、知覚障害より）軽いか、体力が弱いかによる。桂枝湯も麻黄湯も太陽経とともに少陰経に働く薬である。**〇痒**「脉浮にして遲、面熱して戰《セン》惕《テキ》する者は六七日に當に汗出でて解すべし、反って發熱する者は差（愈）ゆること遲し、遲は陽無《な》しとなす、汗を作《な》すこと能わず、其の身必ず痒し」（辨脉法二八）。参考。

二四　太陽病
初服桂枝湯
反煩不解者
先刺風池風府
却與桂枝湯則愈
十一　用前第一方

太陽病
初め桂枝湯を服して
反って煩して解せざる者は
先ず風池、風府を刺し
却って桂枝湯を与えれば則ち愈《い》ゆ
十一　前の第一方を用う

訳

太陽病で初めに桂枝湯を服用したところ、病勢が強く、薬力足らず、十分発汗せず、清涼感を得ることができない。かえって熱っぽく、いらいらして煩わしい。

このような場合は、まず風池穴、風府穴に刺鍼して頸項部（太陽膀胱経支配領域）の気血の流れを良くする。その後に改めて桂枝湯を投与すれば病症は治癒する。

注

〇煩　火が燃えるように頭（また心胸部）が熱くていらいらすること。煩わしい。「三陰三陽病の全てに発現する可能性がある。一般的にいって、三陽病で汗下を経ないで煩する場合は実証のことが多い。汗下を経て煩する時は虚証のことが多い。三陰病の場合は陰虚陽亢、陽復太過によることが多い。多くは虚証である。心煩、煩躁等を示す。手足では煩疼等がある」（『傷寒論辞典』頁四四四）。

①「病人煩熱、汗出づるときは則ち解す、又瘧状の如く、日晡所發熱する者は陽明に屬す、脉實の者は宜しく之を下すべし、大承氣湯を與う、脉浮虚の者は宜しく汗を發すべし、桂枝湯に宜し」（陽明二四〇）
②「（寸口）數なるときは則ち熱煩す」（平脉法一）
③五苓散　発汗後煩渇（太陽中七一、七二）
④白虎加人參湯　大汗後大煩渇（太陽上二六）
⑤小柴胡湯　心煩、胸中煩（太陽中九六）
⑥小建中湯　心中悸して煩する者（太陽中一〇二）
⑦黄連阿膠湯　少陰病、心中煩して臥するを得ず（少陰三〇三）
⑧大承氣湯　陽明病、之を下し、心中懊憹して煩する者（陽明二三八）

〇風池　乳様突起の後方の陥凹部、僧帽筋と胸鎖乳突筋の付着部の間にある少陽胆経の経穴。『霊枢』熱病第二三に熱病五十九刺のツボとして風池の二つが挙げられている。**〇風府**　外後頭結節の下、項窩の上部にある。督脈のツボであるが、太陽膀胱経と連絡する。即ち「巨陽は諸陽の属なり、其の脉は風府に連なる（『素問』熱論篇第三十一）」のである。また「風外より入り、人をして振寒、汗出、頭痛、身重、悪寒せしむ、治は風府に在り……大風、頸項痛む、風府を刺す、風府は上椎に在り」（『素問』骨空論篇第六十）。**〇却與桂枝湯則愈**　この熱煩は頭にある。まだ少陽、陽明に移行してはいないので、再び桂枝湯を投与する。

二五

服桂枝湯　　桂枝湯を服して
大汗出脉洪大者　　大いに汗出《い》でて脉洪大の者は
與桂枝湯如前法　　桂枝湯を與えること前法の如くす
若形似瘧一日再發者　　若し形（症状）が瘧に似て一日に再発する者は
汗出必解　　汗出づれば必ず解す
宜桂枝二麻黄一湯　　桂枝二麻黄一湯に宜し
方十二　　方十二

桂枝二麻黄一湯方

桂枝一兩十七銖　皮を去る　芍藥一兩六銖　麻黃十六銖　節を去る　生薑一兩六銖　切る　杏仁十六箇　皮尖を去る　甘草一兩二銖　炙る　大棗五枚　擘く

右七味、水五升を以て、先ず麻黃を煮て一二沸、上沫を去り、諸藥を內れ、煮て二升を取り、滓を去り、一升を温服す、日に再服す、本と云う、桂枝湯二分、麻黃湯一分、合して二升と為し、分け再服す、今合して一方と為《な》す、將息は前法の如くす

（臣億等謹んで按ずるに、桂枝湯方は桂枝、芍藥、生薑各三兩、甘草二兩、大棗十二枚なり。麻黃湯方は麻黃三兩、桂枝二兩、甘草一兩、杏仁七十箇なり。今算法を以て之を約するに、桂枝湯は十二分の五を取る。即ち桂枝、芍藥、生薑各一兩六銖、甘草二十銖、大棗五枚を得たり。麻黃湯は九分の二を取る。即ち麻黃十六銖、桂枝十銖三分銖の二、之を收めて十一銖、甘草五銖三分銖の一、之を收めて六銖、杏仁十五箇九分枚の四、之を收めて十六箇を得たり。二湯取る所を相合すれば、即ち共に桂枝一兩十七銖、麻黃十六銖、生薑、芍藥各一兩六銖、甘草一兩二銖、大棗五枚、杏仁十六箇を得て合方す）

訳

桂枝湯を服用して大量の発汗があった。脈状は洪大である。このようなときは桂枝湯を投与する。調剤法と服用法は前と同様にする。もしこれに加えてマラリアのように悪寒と発熱の発作があり、一日に二回も繰り返す場合は、もう一度汗が出れば寛解する道理である。桂枝二麻黃一湯を与えてみるとよい。

注

○大汗出　桂枝湯の適応症で汗が出れば、風寒の邪気は汗とともに排除されて脈は緩和となり、症状は緩和する。今洪大の脈を呈しているのはいまだ表邪が残存しているのである。**○脉洪大**　「洪脈、極大指の下に在り」（『脉經』巻一脉形狀第一）、また「寸口の脈、洪大は胸脇滿、宜しく生薑湯を服すべし」（『脉經』巻二平三関病候

第三）。洪は心の脈である。汗は心の液である。大発汗により心液を失い、心熱を生じたのである。心は少陰で腎と共軛関係にある。太陽は少陰と表裏をなしている。そこで太陽の発汗過多で少陰まで影響が出たのである。ただしまだ少陽、陽明には転属していないので、残存の陽邪を桂枝によって除こうというのである。次の二六条は大煩渇が生じているが、本条はその前段階で、まだそこまでいっていない状態である。**○形似瘧**　二三条と同じで、陰陽錯雑の症状である。陰が勝てば寒、陽が勝てば熱である。ただしそれがいまだ太陽、少陰経の範囲内で起こっている。**○桂枝二麻黄一湯**　病状が脈洪大と少陰にも及んでいるので、桂枝湯に麻黄湯を加えている。ここでは桂枝も麻黄も太陽病の薬ではない。少陰経に作用する薬である。

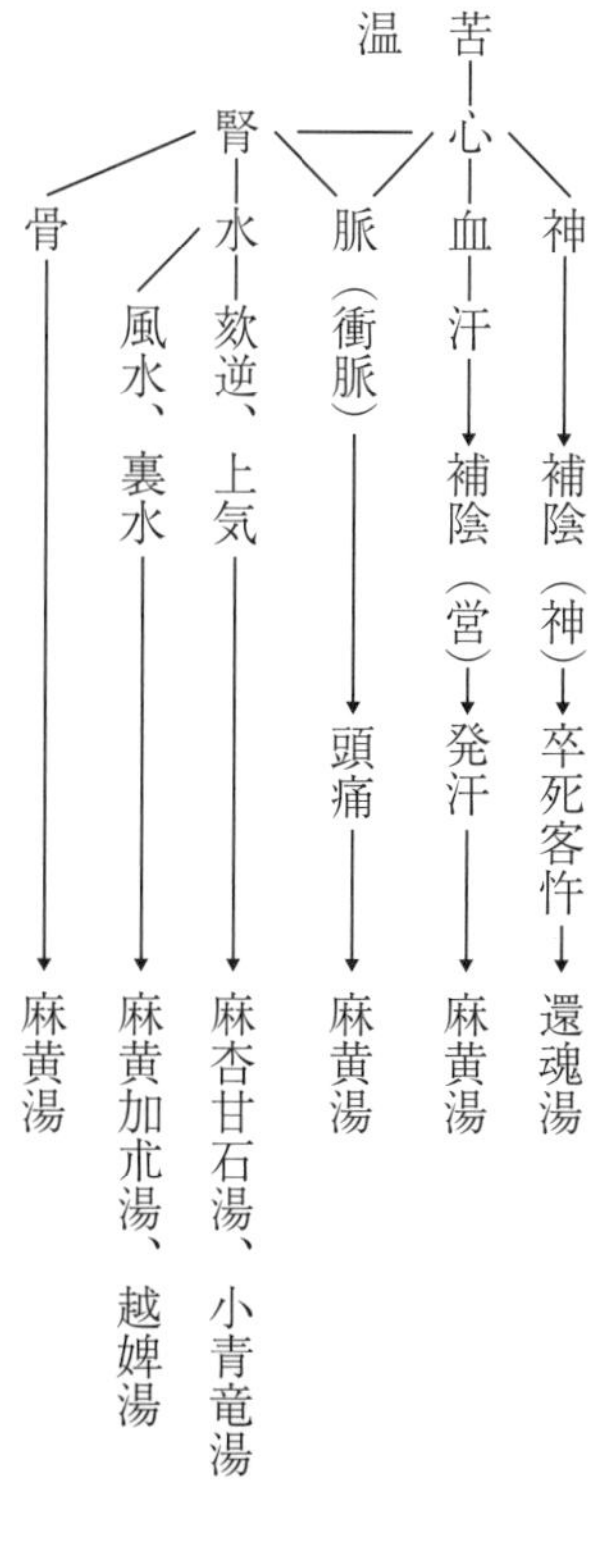

○麻黄　味苦温　中風、傷寒、頭痛、温瘧、表を発し汗を出す、邪熱の気を去る、欬逆、上気を止む、寒熱を除く、癥堅積聚《チョウケンシャクジュ》を破ることを主る。

二六　服桂枝湯、大汗出後　桂枝湯を服して大いに汗出《い》でて後
大煩渇不解脉洪大者　大いに煩渇して解せず、脉洪大の者は
白虎加人參湯主之　白虎加人參湯之を主る
方十三　方十三

白虎加人參湯方
知母六兩　石膏一斤　碎いて綿で裹《つつ》む　甘草炙る二兩　粳米六合　人參三兩

右五味※、水一斗を以て米を煮て熟さしむ、湯《トウ》成りて滓を去り、一升を温服す、日に三服す

校

※右五味……日に三服す　『外臺秘要』巻二は「右五味、切る、水一斗二升を以て煮る、米が熟せば米を去り、諸薬を内れ、煮て六升を取る、滓を去り、一升を温服す、日に三」に作る。

訳

桂枝湯を服用したところ、汗が大量に出た。その後、甚だしい熱感と激しい口渇が起こり、軽快しない。脈状は洪大である。極めて大きく幅広く指に触れる。このような場合は、白虎加人参湯が治療を担当する。

注

○煩渇　心煩口渇である。汗は心の液であり、津液は胃で作られる。そこで大汗による脱水、亡津液で心熱、胃熱を生じた。その結果である。**○白虎湯**「熱を清《さ》まし津《シン》を生ずる。陽明病で邪熱が表裏に充斥しているものに用いる。症状としては表裏に熱が有り、自汗が出て腹満、身重……譫語《センゴ》、遺尿。脈は浮滑」（『傷寒論辞典』）。なお咽燥口苦、腹満して喘、発熱、悪熱等がある。**○知母**　味苦寒　消渇、熱中、邪気、肢体の浮腫を除く、水を下す、不足を補う、気を益すことを主る。**○石膏**　辛微寒　中風、寒熱、心下逆気、驚喘、口乾舌焦、息する能わず、腹中堅痛、邪気を除く、産乳、金創を主る（『神農本草經』）／甘大寒、身熱、皮膚熱、腸胃中鬲熱、發汗、消渇を止める、煩逆、暴気喘息（『名医別録』）。

知母の帰経

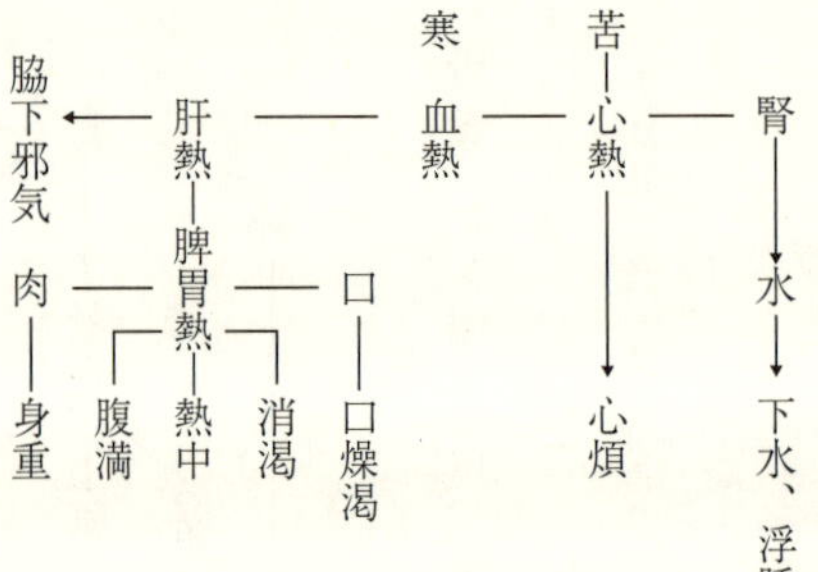

石膏の帰経　処方

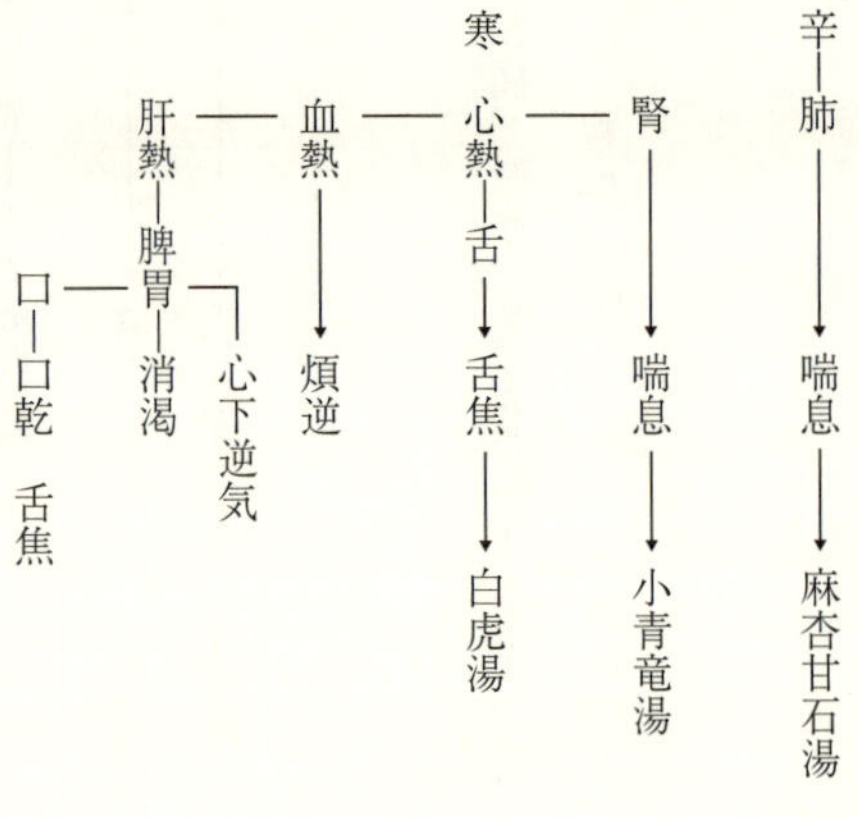

○人参　味甘微寒　五藏を補う、精神を安んずる、魂魄を定める、

驚悸を止める、邪気を除く、目を明かにす、心を開き、智を益すことを主る、久しく服すれば身を軽くし、年を延ぶ（『神農本草經』）／微温、腸胃の中冷、心腹鼓痛、胸脇逆満、霍乱吐逆、中を調える、消渇を止める、血脈を通ずる、堅積を破ることを主る（『名医別録』）。

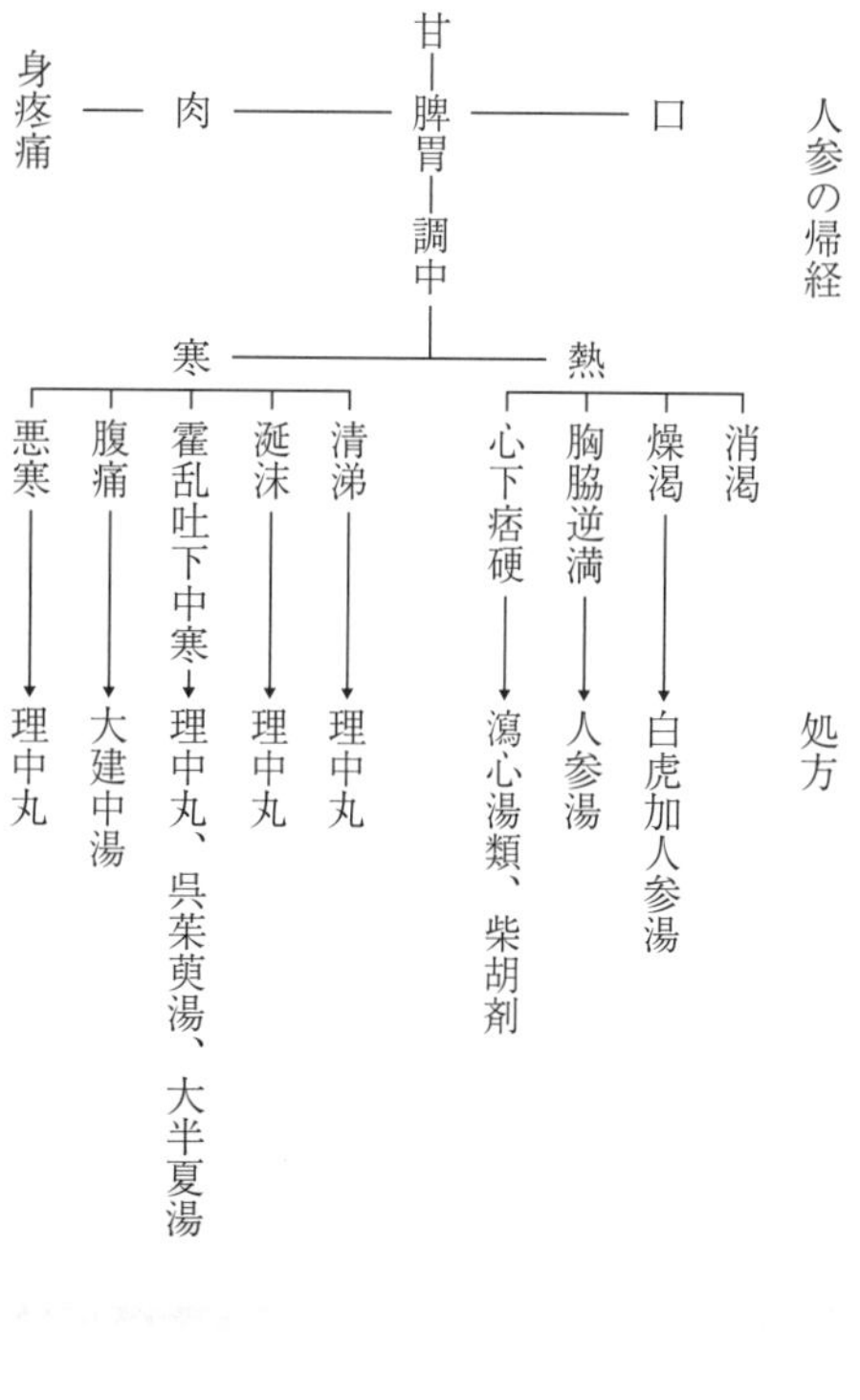

二七

太陽病
發熱、悪寒、熱多寒少
脈微弱者、此無陽也
不可發汗※
宜桂枝二越婢一湯
方十四

太陽病
發熱し、悪寒す、熱多く寒少なし
脈微弱の者は此れ陽無きなり
汗を發する可からず
桂枝二越婢一湯に宜し
方十四

桂枝二越婢一湯方
桂枝　皮を去る　芍薬　麻黄　甘草各十八銖　炙る　大棗四枚　擘く　生薑一兩二銖　切る　石膏二十四銖

碎いて綿で裹む

右七味、水五升を以て麻黄を煮て※一二沸せしめ、上沫を去り、諸藥を内れ、煮て二升を取り、滓を去り一升を温服す、本と云う、當に裁して越婢湯、桂枝湯、之を合して一升を飲むと為すべし、今合して一方と為す、桂枝湯二分、越婢湯一分なり

（臣億等謹んで按ずるに、桂枝湯方は桂枝芍藥生薑各三兩、甘草二兩、大棗十二枚、越婢湯方は麻黄二兩、生薑三兩、甘草二兩、石膏半斤、大棗十五枚、今算法を以て之を約するに桂枝湯は四分の一を取る、即ち桂枝芍藥生薑各十八銖、甘草十二銖、大棗三枚を得たり、越婢湯は八分の一を取る、即ち麻黄十八銖、生薑九銖、甘草六銖、石膏二十四銖、大棗一枚八分の七、之（端数の八分の七）を棄つ、二湯取る所を相合するに、即ち共に桂枝芍藥甘草麻黄は各十八銖、生薑は一兩三銖、石膏は二十四銖、大棗は四枚を得て合方す、舊と桂枝三と云う、今四分の一を取る、即ち當に桂枝二と云うべきなり、越婢湯方は仲景の雜方中に見ゆ、外臺秘要は一に云う起脾湯と）

校

※發汗　『玉函』巻二は「復發其汗」に作る。『注解傷寒論』巻二は「更汗」に作る。

※煮て　『玉函』巻二は、この上に「先（さきに）」の字がある。

訳

太陽病で、発熱し、悪寒がする。その際、発熱の期間が長くて悪寒の時間は短い。このような状況で脈が微弱なときは陽気（衛気）が消耗しているので、発汗療法を行ってはいけない。ますます体力を衰弱させるからである。即ち桂枝湯の適応はない。治療法としては、桂枝二越婢一湯を与えるのが適当である。

注

○發熱惡寒、熱多寒少　二三条の如瘧状、不嘔、清便自可という状況はここでも同様に存在すると考えられる。このときは桂枝二越婢一湯の適応。桂枝麻黄各半湯は、この状況で面熱色、身痒の症状のあるときに使う。

○脉微弱　『脉經』巻一、脈形状指下秘訣第一に「微脉は極細にして軟、或は絶せんとし、有るが若《ごと》く無きが若し」、また「弱脉は極く軟にして沈細、これを按ずれば指下に絶せんと欲す」とある。心力の衰弱である。

①太陽中三八条大青龍湯の項に「脉微弱、汗出で、悪風する者、之を服す可からず」とある。

②太陽下一三九条には「脉微弱の者は本と寒分有るなり」とある。

③「寸口の脉弱にして、遲弱の者は衛氣微、遲の者は榮中寒」（平脉法二八）。

④「寸口の脉弱にして緩、弱の者は陽氣不足、緩の者は胃氣有餘」（平脉法三〇）。

⑤「寸口の脉微にして濇、微の者は衛氣行かず（衛気衰え）、濇の者は榮氣逮《およ》ばず（榮氣不足）」（平脉法三二、三四）、ここに衛気とは陽気である。営気とは陰気である。

⑥「寸口の諸微は亡陽、諸弱は發熱」（平脉法四二）。

○亡陽　ここでの陽は衛気をいう。汗は衛気の虚によって起こるが、発汗過多はまた衛気を虚衰せしめる。即ち亡陽である。「遂に漏れ止まず」の状態になる。

①太陽中三八条大青龍湯の項に「一服にて汗ある者は後服を停《とど》む、若し復た服すれば汗多くして亡陽し遂には虚す、悪風（陽虚）煩躁し、眠ることを得ず（発汗→心熱・胃熱）」とある。亡陽の症状である。

②「傷寒、脉浮、医が火を以て迫刧すれば亡陽して必ず驚狂す、起臥安からず（心肝の血を動ず）、桂枝去芍薬加蜀漆牡蠣龍骨救逆湯之を主る」（太陽中一一二）。

③「病人脉陰陽倶に緊、反って汗出づるものは亡陽なり、これ少陰に屬す」（少陰二八三）。

④「少陰病、脉微、汗を發す可からず、亡陽するが故なり」（少陰二八六）。

○越婢湯　「効能は鬱熱を発越し、水湿を宣散す」（『傷寒論辞典』）。

①「風水……一身悉く腫る、脉浮……越婢湯之を主る」（『金匱要略』水氣第十四—二三）。

②「裏水……一身面目黄腫、脉沈、小便不利……越婢加朮湯之を主る」（同、水氣第十四—五）。

二八　服桂枝湯、或下之
仍頭項強痛、翕翕發熱
無汗、心下滿、微痛
小便不利者
桂枝去桂加茯苓白朮湯主之
方十五

桂枝湯を服し、或は之を下し
仍《なお》頭項強痛し、翕翕として發熱し
汗無く、心下滿ち、微《すこ》しく痛み
小便不利の者は
桂枝去桂加茯苓白朮湯之を主る
方十五

桂枝去桂加茯苓白朮湯方
芍藥三兩　甘草二兩　炙る　生薑　切る　白朮　茯苓各三兩　大棗十二枚　擘く
右六味、水八升を以て、煮て三升を取り、滓を去り、一升を温服す、小便利するときは則ち愈ゆ、本と云う、桂枝湯と、今桂枝を去り、茯苓、白朮を加う

訳

桂枝湯を服用した、あるいは下剤をかけた後、依然として頭や項が強ばり痛み、ポッポッと発熱しており、汗はない。心下部はいっぱい詰まったようで少し痛み、小便は十分に出ない。この場合は桂枝去桂加茯苓白朮湯が治療を担当する。

注

○仍　本義は軟らかく粘ること。ここは元通り、依然としての意で、「なお」、あるいは「よって」と訓む。**○服桂枝湯**　発汗により表は虚となる。**○下之**　瀉下により裏の虚となる。**○頭項強痛**　これは太陽表症のものではない。表虚あるいは裏虚に対する少陰腎経の気の上逆による。
①「結胸の者項亦た強ばる……之を下せば則ち和ぐ、大陷胸丸に宜

し」（太陽下一三一）。

②「太陽と少陽の併病、頭項強痛……時に結胸の如く、心下痞鞕する者……（柴胡桂枝湯また大陥胸丸等考慮）」（太陽下一四二）。

③「傷寒、若しくは吐し、若しくは下して後、心下逆滿し、氣上って胸を衝く、起てば則ち頭眩……茯苓桂枝白朮甘草湯之を主る」（太陽中六七）。

④「傷寒吐下の後、汗を發し、虚煩……心下痞鞕、脇下痛み、氣上って咽喉を衝く……（苓桂朮甘湯）」（太陽下一六〇）。

○發熱　これも太陽の発熱ではない。裏虚による少陰腎経の気の上衝である。五苓散、真武湯の発熱の類である。**○無汗**　陽実（麻黄湯／太陽中三五）、裏熱（白虎加人参湯／太陽下一七〇）、発黄（陽明一九九、茵蔯蒿湯／陽明二三六）、陽明病無汗喘（陽明二三五）、厥（少陰二九四）等に無汗が見られる。ここは発汗また瀉下による津液喪失であろう。**○心下滿微痛**　裏虚に対する水気の上衝による。上述の苓桂朮甘湯、柴胡桂枝湯また大陥胸丸の適応である。**○小便不利**　脱水による腎気不全の症状である。**○茯苓**　味甘平、胸脇逆滿、憂恚驚邪恐悸、心下の結痛、寒熱、煩滿、欬逆、口焦、舌乾小便を利す、久しく服すれば魂を安んじ、神を養うことを主る。**○朮**　味苦温　風寒湿痺、死肌、痙疸、止汗、除熱、食を消す／風眩、頭痛、皮間の風水結腫を逐う、霍乱、胃を暖む（『名医別録』）。

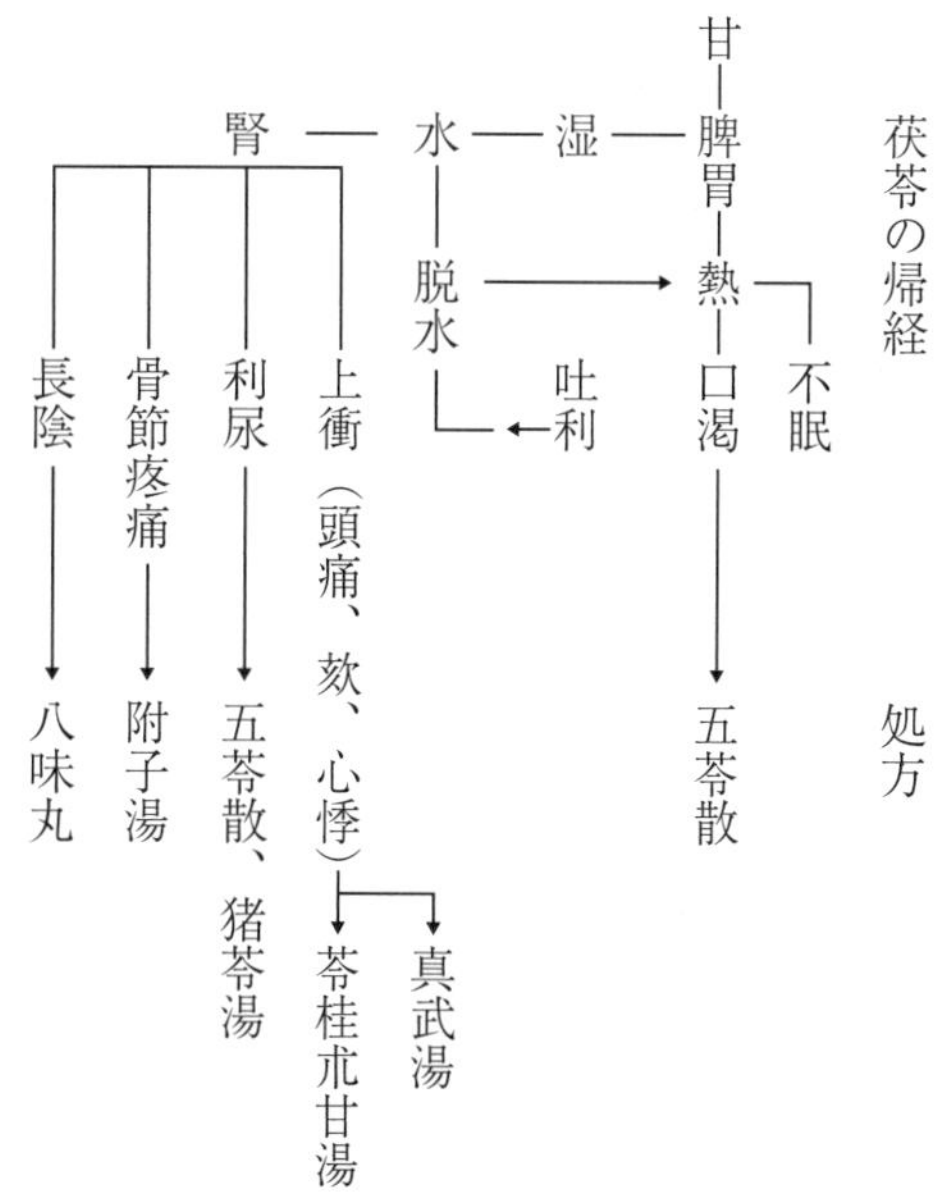

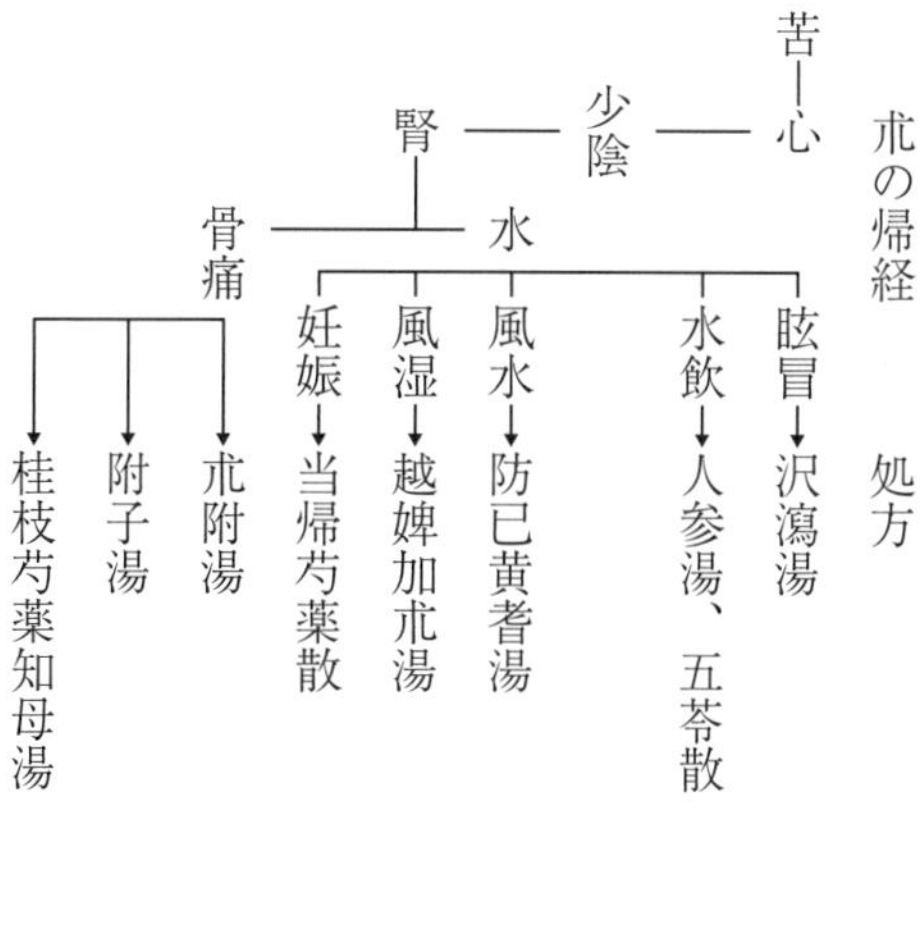

二九　傷寒脉浮、自汗出、小便數
心煩、微悪寒、脚攣急
反與桂枝、欲攻其表此誤也
得之便厥
咽中乾煩躁吐逆者
作甘草乾薑湯與之以復其陽
若厥愈足温者
更作芍藥甘草湯與之
其脚即伸
若胃氣不和讝語者
少與調胃承氣湯
若重發汗、復加燒鍼者
四逆湯主之
方十六

傷寒、脉浮、自汗出で、小便（頻）數《サク》
心煩《わずら》わしく、微《すこ》しく悪寒し、脚攣急す
反って桂枝を與えて其の表を攻めんと欲するは此れ誤りなり
之を得て便《すなわ》ち厥《ケツ》し
咽中乾き、煩躁、吐逆する者は
甘草乾薑湯を作って之を與え、其の陽を復す
若し厥愈《い》え足温かなる者は
更に芍藥甘草湯を作って之を與う
其の脚即ち伸ぶ
若し胃氣和せず、讝語《センゴ》（うわ言）する者は
少しく調胃承氣湯を與う
若し重ねて汗を發し、復た燒鍼を加えし者は
四逆湯之を主る
方十六

甘草乾薑湯方
甘草四兩　炙る　乾薑二兩
右二味、水三升を以て、煮て一升五合を取り滓を去り、分け温めて再（度に）服す

芍薬甘草湯方
白※芍薬　甘草　各四両　炙る
右二味、水三升を以て、煮て一升五合を取り、滓を去り、分け温めて再（度に）服す

調胃承氣湯方
大黄四両　皮を去り清酒にて洗※う　甘草二両　炙る　芒消半升
右三味、水三升を以て煮て一升を取り、滓を去り、芒消を内れ、更に火に上《の》せ微《すこ》しく煮て沸かせしめ、少々温めて之を服す

四逆湯方
甘草二両　炙る　乾薑一両半　附子一枚生用　皮を去り八片に破る
右三味、水三升を以て煮て一升二合を取り、滓を去り、分け温めて再（二度）に服す、強い人は大附子一枚、乾薑三両にす可し（も可なり）

校

※白　『玉函』巻二にはなし。是。
※洗　『玉函』巻二は「浸」に作る。

訳

傷寒病において、脈は浮である（表虚）。発汗剤を用いず自然に汗が出る（陽虚）。小便が頻数で、ちょいちょい出る（少陰腎虚）。

暑苦しく胸苦しい（少陰心熱）。少し寒気がする（亡陽）。下肢が引きつれる（血痺筋急）。

（脈浮、自汗、悪寒によって太陽病と判断し）これに対して、桂枝剤を用いて発表しようとするのは間違いである（病症は二〇条と同様で、病は太陽から亡陽し、少陰心腎に及んでいる。桂枝加附子湯の適応である）。

桂枝剤を服用するやいなや忽ち手足が冷え上がり（少陰厥冷）、咽の中（少陰経）が乾燥し（亡津液）、熱で胸苦しく、手足はだるくてバタつかせる（心陽虚）、嘔吐（胃気上逆）を起こす。亡陽である。この場合は甘草乾姜湯を作って服用させる。これにより陽気を回復させるのである。

以上の処置によって手足の寒冷が直り足が温かくなったら、更に芍薬甘草湯を作って飲ませる。そうすると攣縮していた足はすぐ伸びる。

吐逆で胃気が上逆していたが、なお胃経の働きが正常でなく、うわ言を言っているときは調胃承気湯を小量与えて様子をみる。

もし適切に対応することができず、更に発汗療法を行ったり、焼き鍼を加えたりして、陽気衰亡し、裏の虚寒をもたらし、手足厥冷、身体疼痛等を生じたときは四逆湯が治療を担当する。陽気の回復を図るのである。

注

○煩躁、躁煩　煩は火が燃えるように頭や胸がいらいらすること。胸中熱悶して寧《やす》からざるようである。躁は落ち着きがなくさわがしいこと。手足擾動して不寧のようである。だる痛んで手足をばたつかせること。

①「營氣微の者焼鍼を加えれば則ち血留まって行かず」（血行障害）、「更に發熱して躁煩（表鬱熱）するなり」（辨脉法四）。

②「發汗して徹せず……陽氣怫鬱して表に在り……當に汗すべくして汗せざれば其の人躁煩す」（太陽中四八）。

③「太陽病、發汗の後、大汗出で、胃中乾き、煩躁眠るを得ず・消渇・五苓散」（太陽中七一）。

④「太陽病二日……其の背を熨して大いに汗出で、大熱胃に入り、胃中の水竭き、煩躁し必ず讝語す」（太陽中一一〇）。

⑤「傷寒六七日、大熱無く、其の人躁煩するものは此れ陽より去りて陰に入るが故と為すなり」（少陽二六九）。

⑥「病人不大便五六日、臍を繞って痛み、煩躁す……此れ燥屎有り」（陽明二三九）。

⑦「之を下し、復た汗を發し、晝日は煩燥して眠るを得ず、夜にして安靜、嘔せず、渇かず、表証無く、脉沈微、身に大熱無き者、乾薑附子湯之を主る」（太陽中六一）。

⑧「發汗し、若しくは之を下し、病仍解せず、煩躁する者は茯苓四逆湯」（太陽中六九）。

⑨「少陰病、吐利、手足逆冷し、煩躁して死せんと欲する者、呉茱萸湯」（少陰三〇九）。

○脉浮、自汗出、惡寒　表陽の虚である。**○小便數**　下焦の虚、腎気不全による排尿異常である。〇**心煩**　「吐せんと欲して吐せず、心煩……少陰に属す」（少陰二八二）。心陽の虚による上逆である。〇**脚攣急**　血痺による筋急である。営血の虚、四肢の循環障害である。霍亂病三八八、三九〇の四逆湯を参照。〇以上三証は裏陰の虚である。ここは表裏ともに虚した状態で、太陽病、発表の時期ではない。病は少陰に及んでいる。桂枝加附子湯（太陽上二〇）あたりの適応である。桂枝湯は附子と協同して、表陽とともに、少陰心腎の虚を補うものである。〇**厥、咽中乾、煩躁吐逆**　桂枝湯による発汗で表虚し、少陰腎経の厥逆、胃気の上逆を起こしたのである。〇**讝語（譫語）**　精神攪乱し妄言乱語すること。陽明胃実、濁熱上衝によって起こる（『傷寒論辞典』）。〇**甘草乾薑湯**　中を温める、陽を復する。炙甘草は甘温、乾姜は辛温、辛甘は発散の作用があり、陽と為す（『素問』陰陽應象大論篇第五）。また温中により脾胃の陽気を回復する（『傷寒論辞典』）。〇**甘草**　味甘平　五藏六府の寒熱の邪気、筋骨を堅くす、肌肉を長ず、力を倍にす、金創尰、解毒を主る／温中、下気、煩満、欬嗽……短気、止渇、経脈を通じ、血気を利す（『名医別録』）。〇**乾薑**　味辛温　胸満、欬逆上気、温中、止血、出汗、風湿痺を逐う、腸澼下利を主る、生の者尤も良し、久しく服すれば臭気を去り、神明に通ず／大熱、寒冷の腹痛、中悪、霍乱……唾血を止む（『名医別録』）。〇**生薑**　微温辛　淡を去る、気を下す、嘔吐を止む、風邪の寒熱を除く（『名医別録』）。〇**芍薬甘草湯**　陰血を滋《うるお》し、攣急を緩める。芍薬は陰を益し血を養う。炙甘草は中を補い急を緩める（『傷寒論辞典』）。〇**芍薬**　味苦平　邪気の腹痛、血痺を除く、堅積を破る、寒熱、疝瘕、痛みを止む、小便を利す、気を益すことを主る／酸微寒　血脈を通順す、中を緩む、悪血を散じ、賊血を逐う、水気を去る、膀胱、大小腸を利す……腹痛、腰痛を主る（『名医別録』）。〇**調胃承氣湯**　熱を瀉し、胃を和す。燥を潤し、堅を軟らかにす。大黄は熱を泄し、実を去り、推陳致新す。芒消は鹹寒、燥を潤し堅を軟らかにす。甘草は甘温で、一つには硝黄の峻下を緩和し、一つには胃気を調えて中を和す（『傷寒論辞典』）。〇**大黄**　味苦寒　瘀血《オケツ》、血閉を下す、寒熱、癥瘕積聚を破る、留飲宿食、腸胃を蕩滌す、推陳致新（陳《ふる》きを推して新しきを致す）、水穀を通利す、中を調えて食を化す、五藏を安和することを主る／大寒、胃を平らかにし気を下す、……心腹の脹満、女子の寒血閉脹、小腹痛、諸々の老血の留結を除く（『名医別録』）。〇**芒消**　『神農本草經』には朴消と消石が記載されている。『名医別録』では朴消は一名消石、消石は一名朴消としている。正倉院薬物の芒消は含水硫酸マグネシウム（瀉利塩）である。辛苦、大寒　五藏の積聚……留血を破る……大小便及び月水を利す、五淋を破り、推陳致新す、朴消より生ずる（『名医別録』）。〇**朴消**　味苦寒　寒熱の邪気を除く、六府の積聚、結固、留癖を逐う／胃中の食飲熱結、推陳致新す、一名消石朴（『名医別録』）。〇**消石**　味苦寒　五蔵の積熱、胃の脹閉……推陳致新す／腹中の大熱、煩満消渇を止める、小便を利す（『名医別録』）。〇**四逆湯**　陽を回らし、逆を救う。下利清穀、大汗出により陽気衰亡、手足厥冷、四肢疼痛、悪寒、脈沈等に使う。附子は腎を温め陽を回らす。

三〇①問曰　問うて曰《いわ》く
證象陽旦　證は陽旦に象《かたど》り
按法治之而増劇　法を按じて之を治す、而《しか》るに増劇し
厥逆咽中乾　厥逆し、咽中乾き
兩脛拘急而讝語　兩脛拘急し而して讝語す
師曰　師の曰く
言夜半手足當温　夜半手足當に温かなるべく
兩脚當伸　兩脚當に伸ぶべしと言う
後如師言、何以知此　後に師の言うが如し、何を以て此を知れるや

訳

（弟子が）質問していう。症状は陽旦即ち桂枝湯の適応症状に似ている。そこで症状を分析し、病理を考察し、表の陽虚と判断し、発汗法で対処した。ところが予期に反して病は激化し、手足の逆冷、咽喉の奥がカラカラに乾き、両下肢が引きつれ、おまけにうわ言を言うようにった。

この様子を見て先生は言われた。夜中には当然手足は温かになるはずであり、両足もゆったりと伸ばすことができるようになるだろう、と。その後、まさに先生の言われた通りになった。どうしてそれがわかったのか（聞かせていただきたい）。

注

○陽旦　桂枝湯の別名である。なぜこういうのか未詳。『金匱要略』婦人産後の第八条の陽旦湯に林億らが「即ち桂枝湯方」と注している。**○讝語**　センゴ。また譫語と記す。うわ言である。

②答曰
寸口脉浮而大
浮為風、大為虚
風則生微熱、虚則兩脛攣
病形象桂枝
因加附子參其間
増桂令汗出
附子温經、亡陽故也

答えて曰く
寸口の脈、浮にして大
浮は風と為し、大は虚と為す
風は則ち微熱を生ず、虚なれば則ち両脛攣《ひきつ》る
病形は桂枝（湯）に象る
因って附子を加えて其の間に參《まじ》え
桂枝を増して汗を出さしむ
附子は經を温む、亡陽するが故なり

訳

先生が答えていう。

患者の寸口の脈を診ると、浮で大の脈状を呈している。浮は風を意味している。大は血（脈の）虚で、脈を引き締めておく力がないことを示している。風は微熱を生ずる。血虚は四肢の循環障害を来して痙攣を起こさせる。二〇条では、以上の状況に基づいて、附子を加え、桂枝を増して桂枝加附子湯を投与した。桂枝は汗を出させるためであり、附子は経脈を温めるものである。亡陽を回復するためである。

注

〇**増桂令汗出**　二〇条の桂枝加附子湯の桂枝は三両で、特に他の桂枝湯類に比べて桂枝を増量していない。ここの桂枝湯は太陽膀胱経の薬というより、少陰腎経の厥逆を抑えるものと考えたほうがよい。発汗では更に病状は悪化するのではないか。

③厥逆、咽中乾、煩躁

厥逆し、咽中乾き、煩躁す

陽明内結、讝語煩亂
更飲甘草乾薑湯
夜半陽氣還、兩足當熱
脛尚微拘急
重與芍藥甘草湯
爾乃脛伸
以承氣湯微溏則止其讝語
故知病可愈

陽明内結し、讝語《センゴ》し煩亂す
更に甘草乾薑湯を飲ましむ
夜半にして陽氣還り、兩足當に熱すべし
脛尚《なお》微《すこ》しく拘急す
重ねて芍藥甘草湯を與う
爾《しか》らば乃《すなわ》ち脛伸ぶ
承氣湯を以て微しく溏《トウ》すれば則ち其の讝語止む
故に病の愈ゆ可きことを知る

訳

桂枝湯を飲んだために（発汗亡陽）、厥逆即ち手足の冷え（血痺）、咽喉の乾き（亡津液）、胸苦しさ、それに陽明胃経の内熱屎結でうわ言を起こしてきた（陽明伝入）。

そこであらためて甘草乾姜湯を飲ませる。これによって中を温め陽気を回復し、急迫を緩める。その結果、夜半以後は陽気が回復する時刻に当たっているので、薬の力と相まって両足は熱くなるはずである。

まだ脛が少し引きつっているので、その上に芍薬甘草湯を与える。そうするとだんだん脛がゆったりと伸ばせるようになる。そして承気湯で軽く瀉下させると、うわ言も止む。

こういうわけで病気は癒すことができると判断したのである。

注

○陽明内結、讝語煩亂　発汗や小便数により生じた大便秘結を陽明内結といっている。病は太陽より陽明に転入している。胃熱上衝により精神の昏迷を起こしたのである。

仲景全書第三

漢　張仲景述
晉　王叔和撰次
宋　林　億校正
明　趙開美校刻
沈　琳同校

傷寒論　卷第三

辨太陽病脉證并治中　第六

合六十六法方三十九首
并見太陽陽明合病法

六十六法を合す、方は三十九首、并せて太陽陽明合病の法を見《あらわ》す

○一字低書条文目録

・太陽病、項背强几几、無汗、惡風、葛根湯主之　第一　七味

・太陽陽明合病、必自利、葛根湯主之　第二　用前第一方　一云用後第四方

・太陽陽明合病、不下利、但嘔者、葛根加半夏湯主之　第三　八味

・太陽病、桂枝證、醫反下之、利不止、葛根黄芩黄連湯主之　第四　四味

・太陽病、頭痛、發熱、身疼、惡風、無汗而喘者、麻黄湯主之　第五　四味

・太陽陽明合病、喘而胸滿、不可下、宜麻黄湯主之　第六　用前第五方

・太陽病、十日以去、脉浮細而嗜臥者、外已解、設胸滿痛、與小柴胡湯、脉但浮者、與麻黄湯　第七　用前第五方　小柴胡湯七味

・太陽中風、脉浮緊、發熱、惡寒、身疼痛、不汗出而煩躁者、大青龍湯主之　第八　七味

・傷寒、脉浮緩、身不疼、但重、乍有輕時、無少陰證、大青龍湯發之　第九　用前第八方

・傷寒、表不解、心下有水氣、乾嘔、發熱而欬、小青龍湯主之　第十　八味　加減法附

・傷寒、心下有水氣、欬而微喘、小青龍湯主之　第十一　用前第十方

・太陽病、外證未解、脉浮弱者、當以汗解、宜桂枝湯　第十二　五味

・太陽病、下之微喘者、表未解、桂枝加厚朴杏子湯主之　第十三　七味

・太陽病、外證未解、不可下也、下之為逆、解外宜桂枝湯　第十四　用前第十二方

・太陽病、先發汗、不解復、下之、脉浮者、當解外、宜桂枝湯　第十五　用前第十二方

・太陽病、脉浮緊、無汗、發熱、身疼痛、八九日不解、表證在、發汗已發煩、必衄、麻黄湯主之　第十六　用前第五方　下有太陽病并二陽并病四證

・脉浮者、病在表、可發汗、宜麻黄湯　第十七　用前第五方　一法用桂枝湯

・脉浮數者、可發汗、宜麻黄湯　第十八　用前第五方

・病常自汗出、榮衛不和也、發汗則愈、宜桂枝湯　第十九　用前

十二方
・病人藏無他病、時自汗出、衛氣不和也、宜桂枝湯　第二十　用前第十二方
・傷寒、脉浮緊、不發汗、因衄、麻黄湯主之　第二十一　用前第五方
・傷寒、不大便六七日、頭痛、有熱、與承氣湯。小便清者、知不在裏、當發汗、宜桂枝湯　第二十二　用前第十二方
・傷寒、發汗、解半日許、復熱煩、脉浮數者、可更發汗、宜桂枝湯第二十三　用前第十二方　下別有三病證
・下之後、復發汗、晝日煩躁不得眠、夜而安靜、不嘔、不渴、無表證、脉沈微者、乾薑附子湯主之　第二十四　二味
・發汗後、身疼痛、脉沈遲者、桂枝加芍藥生薑各一兩人參三兩新加湯主之　第二十五　六味
・發汗後、不可行桂枝湯、汗出而喘、無大熱者、可與麻黄杏子甘草石膏湯　第二十六　四味
・發汗過多、其人叉手自冒心、心悸、欲得按者、桂枝甘草湯主之第二十七　二味
・發汗後、臍下悸、欲作奔豚、茯苓桂枝甘草大棗湯主之　第二十八四味　下有作甘爛水法
・發汗後、腹脹滿者、厚朴生薑半夏甘草人參湯主之　第二十九　五味
・傷寒、吐下後、心下逆滿、氣上衝胸、頭眩、脉沈緊者、茯苓桂枝白朮甘草湯主之　第三十　四味
・發汗、病不解、反惡寒者、虚故也、芍藥甘草附子湯主之　第三十一　三味
・發汗、若下之、不解、煩躁者、茯苓四逆湯主之　第三十二　五味
・發汗後惡寒、虚故也、不惡寒、但熱者、實也、與調胃承氣湯　第三十三　三味
・太陽病、發汗後、大汗出、胃中乾躁、不能眠、欲飲水、小便不利者、五苓散主之　第三十四　五味　即猪苓散是
・發汗巳、脉浮數、煩渴者、五苓散主之　第三十五　用前第三十四方
・傷寒、汗出而渴者、五苓散、不渴者、茯苓甘草湯主之　第三十六四味
・中風、發熱、六七日不解而煩、有表裏證、渴欲飲水、水入則吐、名曰水逆、五苓散主之　第三十七　用前第三十四方　下別有三病證
・發汗吐下後、虚煩不得眠、心中懊憹、梔子豉湯主之、若少氣者、梔子甘草豉湯主之、若嘔者、梔子生姜豉湯主之　第三十八　梔子豉湯二味、梔子甘草豉湯、梔子生薑豉湯、並三味
・發汗、若下之、煩熱、胸中窒者、梔子豉湯主之　第三十九　用上初方
・傷寒、五六日、大下之、身熱不去、心中結痛者、梔子豉湯主之第四十　用上初方
・傷寒、下後、心煩、腹滿、臥起不安者、梔子厚朴湯主之　第四十一　三味

・傷寒、醫以丸藥下之、身熱不去、微煩者、梔子乾薑湯主之　第四十二　二味　下有不可與梔子豉湯一證

・太陽病、發汗、不解、仍發熱、心下悸、頭眩、身瞤、真武湯主之　第四十三　五味　下有不可汗五證

・汗家、重發汗、必恍惚心亂、禹餘粮丸主之、第四十四　方本闕《かける》　下有吐蚘、先汗下二證

・傷寒、醫下之、清穀不止、身疼痛、急當救裏、後身疼痛、清便自調、急當救表、救裏宜四逆湯、救表宜桂枝湯　第四十五　桂枝湯用前第十二方　四逆湯三味

・太陽病、未解、脉陰陽俱停、陰脉微者、下之解、宜調胃承氣湯　第四十六　用前第三十三方　一云用大柴胡湯　前有太陽病一證

・太陽病、發熱、汗出、榮弱衛強、故使汗出、欲救邪風、宜桂枝湯　第四十七　用前第十二方

・傷寒、五六日、中風、往来寒熱、胸脇滿、不欲食、心煩、喜嘔者、小柴胡湯主之　第四十八　再見柴胡湯　加減法附

・血弱氣盡、腠理開、邪氣因入、與正氣分爭、往来寒熱、休作有時、小柴胡湯主之　第四十九　用前方　渇者屬陽明證附　下有柴胡不中與一證

・傷寒、四五日、身熱、悪風、項強、脇下滿、手足温而渇者、小柴胡湯主之　第五十　用前方

・傷寒、陽脉濇、陰脉弦、法當腹中急痛、先與小建中湯、不差者、小柴胡湯主之　第五十一　用前方　小建中湯六味　下有嘔家不可用建中湯并服小柴胡一證

・傷寒、二三日、心中悸而煩者、小建中湯主之　第五十二　用前第五十一方

・太陽病、過經十餘日、反二三下之、後四五日、柴胡證仍在、微煩者、大柴胡湯主之　第五十三　加大黄　八味

・傷寒、十三日、不解、胸脇滿而嘔、日晡發潮熱、柴胡加芒消湯主之　第五十四　八味

・傷寒、十三日、過經讝語者、調胃承氣湯主之　第五十五　用前第三十三方

・太陽病、不解、熱結膀胱、其人如狂、宜桃核承氣湯　第五十六　五味

・傷寒八九日、下之、胸滿煩驚、小便不利、讝語、身重者、柴胡加龍骨牡蠣湯主之　第五十七　十二味

・傷寒、腹滿、讝語、寸口脉浮而緊、此肝乘脾也、名曰縱、刺期門　第五十八

・傷寒、發熱、嗇嗇悪寒、大渇欲飲水、其腹必滿、自汗出、小便利、此肝乘肺也、名曰横、刺期門　第五十九　下有太陽病二證

・傷寒、脉浮、醫火劫之、亡陽、必驚狂、臥起不安者、桂枝去芍藥加蜀漆牡蠣龍骨救逆湯主之　第六十　七味　下有不可火五證

・燒鍼被寒、鍼處核起、必發奔豚氣、桂枝加桂湯主之　第六十一　五味

・火逆、下之、因燒鍼煩躁者、桂枝甘草龍骨牡蠣湯主之　第六十二　四味　下有太陽四證

・太陽病、過經十餘日、温温欲吐、胸中痛、大便微溏、與調胃承氣

湯　第六十三　用前第三十三方
・太陽病、六七日、表證在、脉微沈、不結胸、其人發狂、以熱在下焦、少腹滿、小便自利者、下血乃愈、抵當湯主之　第六十四　四味
・太陽病、身黄、脉沈結、少腹鞕、小便自利其人如狂者、血證諦也、抵當湯主之　第六十五　用前方
・傷寒、有熱、少腹滿、應小便不利、今反利者有血也、當下之、宜抵當丸　第六十六　四味　下有太陽病一證

三一　太陽病　　太陽病
項背強几几　　項背強ばること几几
無汗、悪風　　汗無く、悪風するものは
葛根湯主之　　葛根湯が之を主る
方一　　方一

葛根湯方
葛根四兩　麻黄三兩　節を去る　桂枝二兩　皮を去る　生薑三兩　切る　甘草二兩　炙る　芍藥二兩　大棗十二枚　擘く
右七味、水一斗を以て先ず麻黄と葛根を煮る、二升を減じて白沫を去り、諸薬を内れ、煮て三升を取る、滓を去り、温めて一升を服す、覆って微しく汗に似たるを取る、餘は桂枝法の如く將息し禁忌す、諸々の湯は皆此れに倣《なら》う

訳

太陽病で項や背中がコリコリと強ばっており、汗がなく、寒気のするときは葛根湯が治療を担当する。

注

○項背強几几　僧帽筋の筋膜筋炎による拘急である。激しいときは首が回らなくなる。ここは太陽膀胱経の支配領域に当たる。項背強は筋急で、筋痺（筋肉リウマチ）によって起きる。葛根は諸痺を主るので適用される。**○無汗**　衛気が盛んな徴候である。桂枝（解肌）、麻黄（発表出汗）の目標であるが、葛根にも解肌発表出汗の作用がある。**○葛根**　味甘平　消渇、身大熱、嘔吐、諸痺、解毒／傷寒中風の頭痛、解肌発表出汗。消渇は熱中、胃熱で起こる。嘔吐は脾胃の症状である。即ち葛根の作用点は脾胃にある。脾は肉を司るので、筋肉の拘攣（本条）や下利（次条）に使うのである。**○葛根湯**　発汗、解表、津液を昇し、経脈を舒《ゆる》める効能がある（『傷寒論辞典』）。

三二　太陽與陽明合病者
必自下利
葛根湯主之
方二※
用前第一方　一云用後第四方

太陽と陽明の合病の者は
必ず自ら下利す
葛根湯之を主る
方二
前の第一方を用う　一に云う、後の第四の方を用うと

校

※方二　『千金翼方』巻二には下に小注がある。「用上方、一云用後葛根黄芩黄連湯（上の方を用いる。一に云う、後の葛根黄芩黄連湯を用いる）」と。

訳

太陽膀胱経と陽明胃経とが同時に邪気に侵されて発病した。この場合、下剤を用いないのに自然と下利が起こる必然性がある。治療は葛根湯が担当する。

注

○合病　二つの経脈が同時に発病すること。合とはピタリとあうことである。**○太陽陽明合病**　太陽病は表陽の病で、脈浮、発熱、悪寒等の症状がある。陽明病は裏陰の病で、嘔吐、下利また便秘等の消化器の症状が出る。本条では太陽の表証と陽明の下利がある。感染性胃腸炎等は軽症であるが、本症に相当するであろう。**○必自下利**　下利は太陰病はじめ三陰病の症状であるが、陽明病で下利する場合が二つある。一つは陽明の中寒で、胃中冷（陽明一九一）また胃虚冷（平脉法二一）のときである。もう一つは陽明内実（太陽中一〇五）、胃中不和、心下痞硬（太陽下一五七―一五八）の下利である。本条の下利は胃中虚冷のために起きたものである。太陽表証は桂枝、麻黄で発汗し、陽明中寒の下利は桂枝（辛温、補中益気）、葛根（甘平、補脾胃）で胃を温めて止めようというのである。葛根の作用点が脾胃にあることについては先に述べた。

三三　太陽與陽明合病　　太陽と陽明の合病

不下利、但嘔者　　下利せず、但だ嘔する者は

葛根加半夏湯主之　　葛根加半夏湯之を主る

方三　　方三

葛根加半夏湯方

葛根四兩　麻黄三兩※　節を去る　甘草二兩　炙る　芍薬二兩　桂枝二兩　皮を去る　生薑二兩　切る　半夏半升　洗う　大棗十二枚　擘く

右八味、水一斗を以て先ず葛根、麻黄を煮て二升を減じ、白沫を去り、諸薬を内れ、煮て三升を取る、滓を去り、温めて一升を服す、覆って微似汗を取る

校

※三両　『玉函』巻七は「二兩」に作る。

訳

太陽経と陽明経が同時に発病した場合、下利せず、吐くだけのときは葛根加半夏湯が治療を担当する。

注

○不下利、但嘔　下利のとき邪気は腸にある。嘔吐では胃にある。嘔吐によって、邪気を口から排除するのである。一種の自然治癒の過程である。**○半夏**　味辛平　傷寒、寒熱、心下堅、気を下す、喉咽腫れ痛む、頭眩、胸が脹る、欬逆腸鳴、止汗を主る／欬逆上気、心下急《ひきつ》れ痛み、堅く痞える、時気、嘔逆を主る。

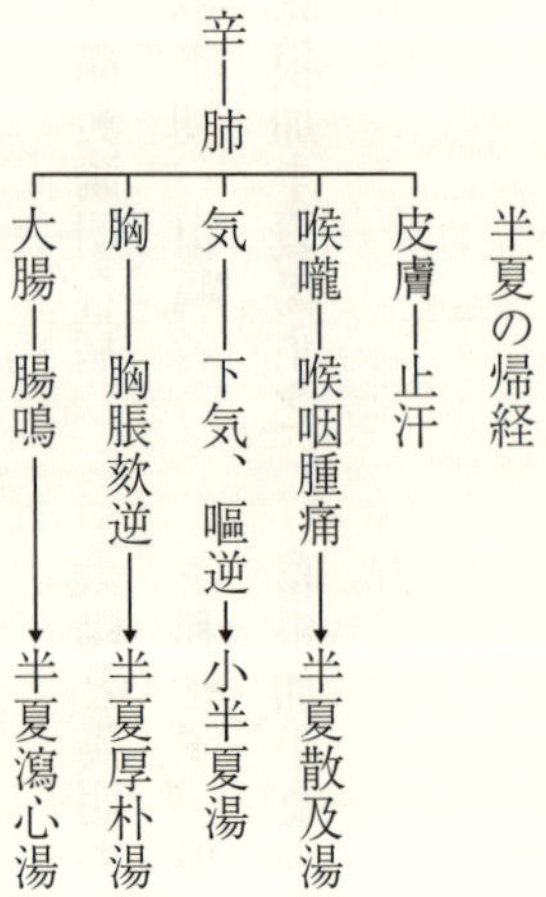

三四　太陽病、桂枝證
醫反下之、利遂不止
脉促者表未解也
喘而汗出者
葛根黄芩黄連湯主之

太陽病、桂枝（湯）の證
醫反って之を下し、利遂《つい》に止まず
脉促の者は表未だ解せざるなり
喘して汗出《い》づる者は
葛根黄芩黄連湯が之を主る

方四　促、一作縦　　方四　促は一に縦に作る

葛根黄芩黄連湯方

葛根半斤　甘草二両　炙る　黄芩三両　黄連三両

右四味、水八升を以て、先ず葛根を煮て二升を減じ、諸薬を内れ、煮て二升を取り、滓を去り、分け温めて再服す

訳

太陽病で、悪寒、発熱、自汗があり、桂枝湯の適応症状を示す者は、発汗によって表邪を去るべきである。

医師が間違ってこれに瀉下剤を与えたところ、下利が止まらなくなった。この場合、脈が促を示すものはまだ表証が残っているのである（促は陽の脈、辨脈法六参照）。

ゼイゼイと息ぜわしく、かつ汗が出る者は葛根黄芩黄連湯が治療を担当する。

注

○**桂枝證、醫反下之、利遂不止**　桂枝証は太陽の表熱である。これを下したために表熱が下陥して裏熱を生じ下利を起こしたのである。太陽上二一、二二の下利は胃の虚冷であったが、ここの下利は裏熱である。そこで黄芩、黄連の苦寒の薬を使っている。いずれも腸澼下利を適応としている。○**喘而汗出**　太陽中四三に「太陽病、之を下し、微喘する者は表未だ解せざるなり、桂枝加厚朴杏子湯之を主る」とある。表の陽邪は下によって下陥したが、全ては裏に入らず、一部は表に止まり、一部は肺に入った。肺気は逆上して喘を起こした。そこで桂枝の発汗作用で表邪を除き、厚朴、杏子で肺気の逆上を下すのである。肺は皮毛を主っており、なお表にかかわっているので喘を表未解というのであろう。

考

○本条の場合、表邪はほとんど裏に入り、下利を起こしている。しかし表虚の汗出、陽脈の促脈が表証として残っている。喘も本条の意味において表証に属すると考えてよいであろう。

なお太陽中六三には「發汗後、更に桂枝湯を行《や》るべからず、汗出でて喘し大熱無き者は麻杏甘石湯之を主る」とある。以下わき道ながら、この場合の喘について考察する。

表未解には桂枝湯か麻黄湯を使う。桂枝湯は陽虚、衛気不和の自汗、麻黄湯は陽実にして無汗に使う。ところがこの汗は桂枝の適応ではないという。すなわち表虚の汗ではない。

今汗が出て喘している。邪気は発汗によって除かれず、肺に陥入した。肺は皮毛を主る。この汗も喘も肺熱の上衝によるものである。そこで麻黄の発表で肺熱を表より排除し、麻黄、杏仁、石膏で肺気の上逆を下し、喘を除くのである。

○葛根黄芩黄連湯　葛根は解肌、清熱、併せて脾胃を補って下利を止める。黄芩、黄連は苦寒で裏熱を冷まし止利に働く（『傷寒論辞典』）。しかし葛根に裏熱の上衝による脈促、汗、喘を下す作用があるのかどうか疑問である。本条の主要病理は裏熱下利にあり、ここを抑えれば裏熱上衝による脈促も汗も喘も自然に寛解に向かうのではないか。表未解は葛根一味で担当できる程度のものだということであろう。**○黄芩**　味苦平　諸熱黄疸、腸澼（下利）洩利、水を逐《お》う、血閉を下す、悪瘡、疽蝕、火瘡を主る／大寒　胃中熱、小腸を利す、小児の腹痛。**○黄連**　味苦寒　熱気、目痛、眥傷、泣《なみだ》出、目を明らかにす、腸澼、腹痛、下利、婦人陰中腫痛を主る／大驚、胃を調える、口瘡を治す。

三五　太陽病
頭痛、發熱、身疼
腰痛、骨節疼痛、悪風
無汗而喘者
麻黄湯主之　方五

太陽病
頭痛み、發熱し、身疼《うず》き
腰痛み、骨節疼痛し、悪風し
汗無くして喘する者は
麻黄湯が之を主る　方五

訳

太陽病で頭が痛み、発熱し、体が疼き、腰が痛む。また、関節に疼痛があり、寒気がする、汗は出ないでゼイゼイと息づかいが荒くなる。このような症状があるときは、麻黄湯が治療を担当する。

注

○頭痛　太陽膀胱経だけではなく、少陰腎経に及んでいる頭痛である。**○身疼腰痛**　太陽膀胱経上の首から腰までの痛みである。**○骨節疼痛**　疼も痛も突き通るような感じの痛みである。骨節は腎の協同器官である。**○發熱無汗**　表陽の衛気が実している状態である。**○喘**　肺における水気の上逆で、腎経の上逆である。喘は肺の障害によって生ずる。前条の喘は肺熱の上衝であったが、ここの喘は水気の上逆によるものである。

①「汗出でて……喘休《や》まざる者は肺先ず絶す」（辨脉法二四）。

②「傷寒、心下に水氣有り……欬して微喘……小青龍湯之を主る」（太陽中四一）。

③「發汗後水を飲むこと多ければ必ず喘す」（太陽中七五）。

○麻黄湯　発汗解表、宣肺平喘の効能がある。麻黄は発汗散寒、宣肺平喘、桂枝は解肌祛風、杏仁は宣肺降気の作用をもつ（『傷寒論辞典』）。麻黄は帰経図に見るように少陰心経並びに腎経に作用し、浮腫や骨関節病に適応がある。発表発汗も心腎に対する作用の一斑の現れである。杏仁は『神農本草經』では気味甘温であるが、『名医別録』では苦になっている。心や血脈に対する働きも処方に反映しているので、甘苦併せて薬効を図示した。「脉浮にして緊、浮は則ち風と為《な》す、緊は則ち寒と為す、風は則ち衛を傷る、寒は則ち榮を傷《やぶ》る、榮衛倶に病み、骨節煩疼するは其の汗を發すべし、麻黄湯に宜し」（可發汗四五）。

麻黄湯方

麻黄三両　節を去る　桂枝二両　皮を去る　甘草一両　炙る　杏仁七十箇　皮尖を去る（『玉函』巻七には「去皮尖」なし）

右四味、水九升を以て、先ず麻黄を煮て、二升を減じ、上沫を去り、諸藥を内れ、煮て二升半を取る、滓を去り、八合を温服す、覆って微かに汗に似たるを取る、粥を啜るを須《もち》いず、餘は桂枝の法の如く将息す

麻黄の帰経

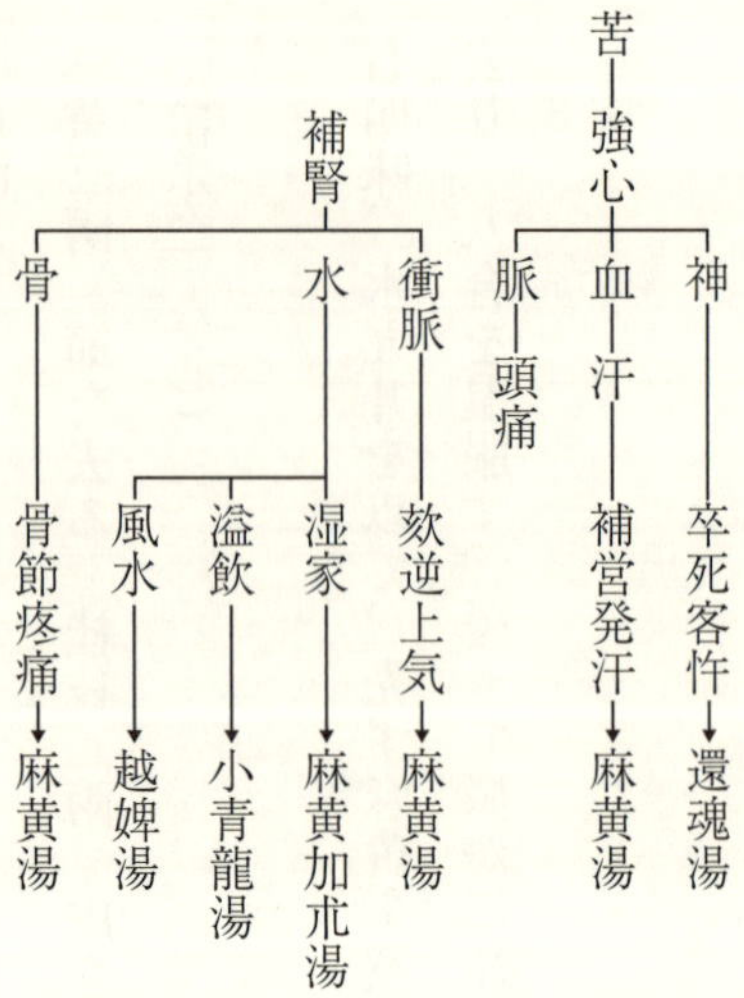

杏仁の帰経

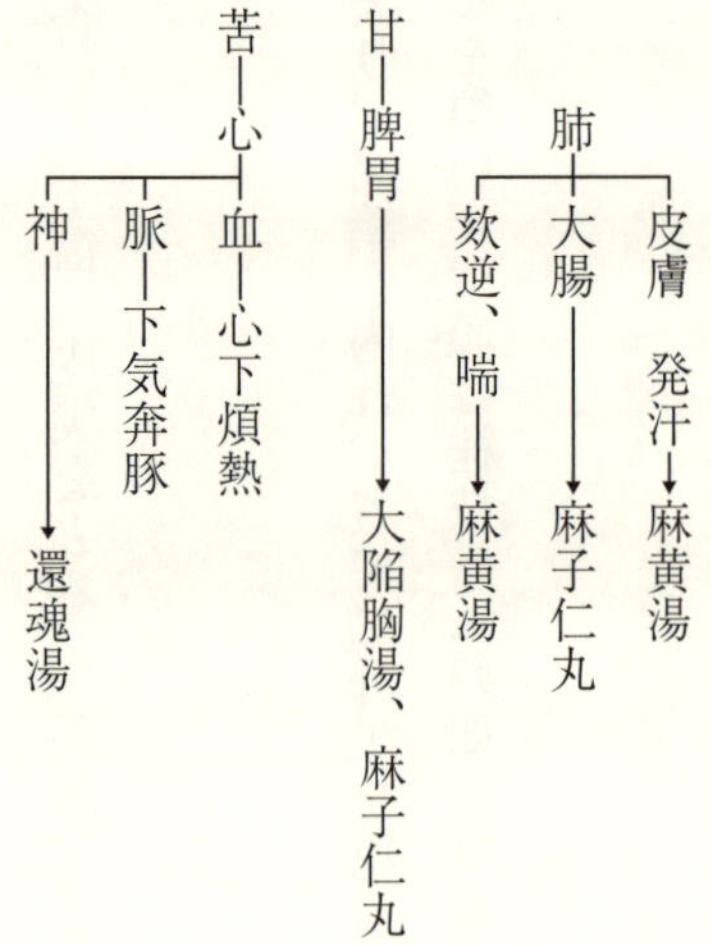

三六　太陽與陽明合病
喘而胸満者不可下
宜麻黄湯
六　用前第五方

太陽と陽明の合病
喘して胸満《みつ》る者は下《くだ》す可からず
麻黄湯に宜し
六　前の第五の方を用う

訳

太陽膀胱経と陽明胃経が一緒に邪気に侵され、ゼイゼイと息ぜわしく胸が詰まったときは、瀉下剤を与えてはいけない。この場合は、麻黄湯を与えて様子をみるのがよい。処方は前の第五の方を用いる。

注

○**太陽與陽明合病**　太陽中三三に既出。邪気はなお太陽にあるが、同時に陽明胃経にも侵入している。○**陽明胃経**　胃経は目から起こり鼻、口を通り、頸動脈の脈所を経て、前胸部を下り、足の三里穴を通って足の中指に至る。本条は外証としての譫語も大便硬もなく、胃気の上逆を現している場合である。**〇喘而胸満**　胃の水気の上逆である。胃は営衛の津液を作る。この精気は胃から肺に送られる。これが異常に激しく上衝して、心下で胸満を起こし、肺で喘を生じている。**〇麻黄湯**　太陽の表証が存在する場合は桂枝湯、麻黄湯の適応である。ここは桂枝湯の適応症状がないのであろう。そこで麻黄湯に宜し、とある。喘して胸満は、麻黄、杏仁の止欬、逆上気、杏仁の下気という治水作用の適応である。

三七　太陽病、十日以去※
脉浮細而嗜臥者外已解也
設胸満脇痛者與小柴胡湯
脉但浮者與麻黄湯
七　用前第五方

太陽病、十日以て去り
脉浮細にして臥を嗜む者は外已に解するなり
設《も》し、胸満ち、脇痛む者は小柴胡湯を與う
脉但だ浮なる者は麻黄湯を與う
七　前の第五の方を用う

校

※以　『玉函』巻二は「已」に作る。

訳

太陽膀胱経が侵されて十日経過し、（寸口の）脈が浮《フ》で細く、横になりたがる場合は体表部に当たる太陽膀胱経の病変（表証）は既に解消している。

この状態で心下部がいっぱいに詰まった感じがし、脇腹が痛む場合は、病は少陽胆経の部位に移動している可能性がある。そこで小柴胡湯を与えて反応を見るのがよい（ここの脈浮細は病裏にある④⑤⑥）。

十日経っていても、脈は浮だが細ではなく、横になりたがるが、心下部の充満感や脇腹の痛みがないときは、まだ表証の残っている可能性があるので、無汗、脈実、身疼腰痛等の症状の有無を確かめながら麻黄湯を与えて様子をみるのがよい。

注

〇十日以去　以《イ》は已《すでに》に通ずる。已後は以後と同じ。以去は已《すでに》経（過）の意味である。十日以去は、十日経過した後、である。

〇脉浮

①「浮は陽」（辨脉法一一）、「病表に在る」（辨脉法一八）、「外に在り」（太陽中四五）、「汗出て解す」（辨脉法一一）。

②「浮は風と為す」（辨脉法二〇）、「浮數は發熱惡寒す」（辨脉法二七）、「虚と為す」（平脉法二五）。

③「五苓散　發汗後、脉浮數、煩渇者」（太陽中七二）。

④「結胸　之を按じて痛み、寸脉浮、關脉沈、名づけて結胸と曰う」（太陽下一二八）、「結胸證其の脉浮大の者は下す可からず」（太陽下一三二）、「小結胸病、脉浮滑の者、小陷胸湯之を主る」（太陽下一三八）。

⑤「陽明病　脉浮にして緊、潮熱……但だ浮の者は盜汗」（陽明二〇一）、「脉浮にして緊……」（陽明二二一）。

⑥「太陰病　傷寒、脉浮にして緩、手足温なる者、繫《かか》って太陰に在り」（陽明一八七、太陰二七八）、「太陰病、脉浮の者、汗を發す可し、桂枝湯に宜し」（太陰二七六）。

⑦「四逆湯　脉浮にして遲、表熱裏寒、下利清穀、四逆湯之を主る」（陽明二二五）。

○**脉細**　脈細は心衰弱の症状であり、少陰病に現れる。「細は微より小大（少しく大）なり、微は極細にして軟、若しくは絶せんと欲す」（『脉經』一—一）。「少陰の病たる、脉微細、但だ寐《いね》んと欲す」（少陰二八一）。

○**嗜臥**　「体力消耗、脾胃障害」（陽明二三一）、「心衰弱」（少陰三〇〇）の症状である。あるいは病軽快後体力回復を待つ状況（平脉法三）である。ここの嗜臥は邪気が裏に入った証拠である。脈は浮でも表にあるとはいえない。細は病が少陰にあることを示している。ただし煩躁、手足厥冷のない場合は、予後必ずしも不良ではない（少陰二八八、三〇〇）。

○**胸満脇痛**　表熱の下陥（陽明病、少陽病、結胸）あるいは客気の上逆による。

①「太陽病、下之後、脈促、胸滿……桂枝去芍藥湯」（太陽上二一）。

②「傷寒五六日、往来寒熱、胸脇苦滿……小柴胡湯」（太陽中九六）。

③「發汗、若下之、而煩熱胸中窒者、梔子豉湯」（太陽中七七）。

④「結胸」（太陽下一二八）。

⑤「心下痞鞕」（太陽下一五七）。

○**小柴胡湯**　少陽胆経の熱を取る効用をもつ。傷寒、中風で半裏に陥入した邪熱を散ず。頭痛、眩冒、耳鳴、中耳炎、扁桃炎、肋間神経痛、胆嚢病、虫垂炎、股関節症、下肢痛、膝、足関節痛等は全て少陽経上にある病症である。柴胡剤の適応となる。

三八　太陽中風　　太陽の中風

脉浮緊發熱惡寒
身疼痛不汗出而煩躁者
大青龍湯主之
若脉微弱汗出惡風者
不可服之
服之則厥逆、筋惕肉瞤
此為逆也
大青龍湯方
八

脉浮緊、發熱、惡寒
身疼痛し、汗出でずして煩躁する者は
大青龍湯之を主る
若し脉微弱、汗出でて惡風する者は
之を服す可からず
之を服すれば則ち厥逆し、筋惕《テキ》し、肉瞤《ジュン》す
此れ逆と為すなり
大青龍湯方
八

大青龍湯方
麻黄六兩　節を去る　桂枝二兩　※皮を去る　甘草二兩　炙る　杏仁四十枚　皮尖を去る　生薑三兩　切る
大棗※十枚　擘《つんざ》く　石膏　雞子大の如く砕く
右七味、水九升を以て、先ず麻黄を煮て、二升を減じ、上沫を去り、諸藥を内れ、煮て三升を取る、滓を去り、一升を温服す、微かに汗に似たるを取る、汗出ること多き者は温粉をもって之に粉ふる、一服して汗ある者は後服を停《とど》む、若し復た服して汗多ければ亡陽し、遂には虛し、惡風、煩躁して眠るを得ざるなり

※十枚　『玉函』巻七は「十二枚」に作る。

校
※去皮　『玉函』巻七には「去皮」なし。

訳

太陽膀胱経が風邪に侵された。脈は浮で緊の脈状を呈している。症状としては、熱が出る、寒気がする、体（手足や躯幹の筋肉）が痛い、汗は出ない、熱で胸苦しく、だるくて手足をばたつかせるというような状況を現す。治療は大青龍湯が主宰する。

もし、脈が浮緊でなく、微弱で、不汗出ではなく、汗が出て、寒気のする者はこれを服用してはいけない。服用すると手足の冷えが生じ、筋肉の線維性攣縮が起こり、ぶるぶると震える。この場合、大青龍湯を服用するのは間違いなのである。

注

○中風　太陽上二の中風は汗出、脈緩を条件としている。本条は不汗出、脈緊で、この条件と合わない。悪寒、発熱、体痛を示す太陽上三の傷寒のほうが適合する。成無已は『傷寒明理論』巻四において「是れ風寒二傷なり」といっている。ここは傷寒とあるべきである。**○脉浮緊**　浮は病が表にあることを示す。緊については、辨脉法二〇に「脉浮は風とし、緊は寒とする。風は衛を傷り、寒は榮を傷る。榮衛倶に病み、骨節煩疼す」とある。病因、病理、症状（脈証）とも本条の場合と符合する。即ち本条は単に風に中っただけではなく、寒にも侵されているのである。

○身疼痛　寒（脈緊）は栄（営血）を傷り、筋肉の血液循環を障害して疼痛を起こす。激しいときは痙攣（拘急、攣急）を発する。以下はその例である。麻黄湯だけでなく、大青龍湯の適応ともなる。

①「太陽病、脉浮緊、無汗、發熱、身疼痛、當に其の汗を發すべし、麻黄湯之を主る」（太陽中四六）。

②「太陽病、脉浮緊、發熱、身無汗、自衄《ジク》（鼻血）する者は愈ゆ」（太陽中四七）。

③「脉浮緊の者は法として當に身疼痛すべし、宜しく汗を以て之を解すべし」（太陽中五〇）。

④「傷寒、脉浮緊、汗を發せず、因って衄を致す者は麻黄湯之を主る」（太陽中五五）。

○不汗出　陰弱あるいは陽盛による。風によって衛が傷られれば陽虚となって汗が出る。しかし寒によって営が傷られると陰弱となって汗は出ない。ここは寒の力が強くて不汗出となったものであろう。麻黄湯で発汗したが汗が出ず、そこで不汗出而煩躁となったという説には根拠がない。初め中風で汗が出ていたが経過中に不汗出となったというのも便宜に過ぎる解釈である。

○煩躁　熱による煩悶躁擾である。陽実は発熱を生ずる。寒は陰虚をもたらし、陰虚は内熱を生ずる。内熱が四肢に溢れて煩躁になったのである。この内は胃ではない。大青龍湯は小青龍湯とともに溢飲（四肢の水腫である）を主っており、溢飲は心または腎の障害により起こる。ここの内熱は心腎の熱であり、石膏がこれに対応する。

①「下すに宜しからずして之を攻むれば、内虚し、熱入り……煩躁諸變數ふるに勝ふべからず」（傷寒例二〇）、陰虚内熱による煩躁である。

②「發汗後、大汗出で、胃中乾き、煩躁して眠るを得ず」（太陽中

七一）、亡津液による。③「誤汗によって厥、煩躁、吐逆する者に甘草乾薑湯」（太陽上二九）、また「發汗し若しくは之を下し……煩躁する者は茯苓四逆湯之を主る」（太陽中六九）、亡陽、内寒（心腎）による煩躁である。

○厥逆　厥は手足の逆冷である。**○筋惕肉瞤**　惕は恐れてひやひやする、びくびくすること。瞤は「目動くなり（説文）」。惕も瞤も、皮膚や筋肉がぴくぴく動くこと。線維性攣縮である。桂枝湯の適応症に大青龍湯を与えたために、大発汗を起こし、亡津液、亡陽となり、四肢の血液循環障害（厥逆）と血虚による筋肉の痙攣（筋惕肉瞤）を生じたのである。**○大青龍湯**　発汗解表、清熱除煩の効能をもつ（『傷寒論辞典』）。麻黄の使用量が多い。葛根湯、麻黄湯、小青龍湯の三両に対して六両である。発汗の力を強くしている。石膏も越婢湯（水腫に使う。麻黄は六両、石膏は半斤）の倍使っている。内熱の除去を期しているものと考えられる。桂枝湯は解肌祛風、麻黄湯は発表散寒、本方は風寒両解の剤である（成無已の説）。

三九　傷寒、脈浮緩、身不疼
但重乍有輕時
無少陰證者大青龍湯發之
九　用前第八方

傷寒、脈浮緩、身疼《うず》かず
但だ重し、乍《たちま》ち輕き時有り
少陰の證無き者は大青龍湯にて之を發す
九　前の第八の方を用う

訳

傷寒の病で、脈は浮で緩、ゆったりと打っている。体は痛まないで、ただ重い感じがするだけである。しかし時々急に軽快な気分になる。このような状況で少陰病の症状のない場合は大青龍湯で汗を発する。

注

○脈浮緩　浮は風とし、病が表陽にありとする。緩は胃気有余である。病は陽明胃経に入っていない。また少陽の症状もない。まだ太陽にある。**○身重**　「身体疼重は汗を發すべし」（辨脈法一六）。この身重は邪気が表にある。皮膚における水分の鬱積である。「飲水流行し、四肢に帰す、当に汗出《い》づべくして汗出でず、身体疼重、之を溢飲《イツイン》と謂《い》う」（『金匱要略』痰飲欬嗽二一）。また「病溢飲の者は當に汗を發すべし、大青龍湯之を主る」（『金匱要略』痰飲欬嗽二一）。**○無少陰證**　「少陰病は脉微細、但だ寐《い》ねんと欲す」（少陰二八一）。少陰病は心あるいは腎の障害である。心不全また腎障害により倦怠横臥しているのである。本条の身重は軽症で、少陰病とまでならないものである。故に「少陰の證無き者」という。しかし病変は少陰の前段階までには及んでいる。麻黄湯の水腫を除く力は弱い。大青龍湯は溢飲、留飲《リュウイン》の水腫に使う。石膏には解肌、発汗の効用があり（『名医別録』）、麻黄、桂枝と協力して発汗解肌により皮膚の水腫を排除するのである。**○乍有輕時**　身重の水腫が軽症で消失しやすい状況にあることを示している。風温、陽明（大承気湯）は汗出と身重がある。これは陽明胃経の障害で邪は肉にある。少陽（柴胡加龍骨牡蛎湯）と少陰病（真武湯）では小便不利がある。この場合は水が四肢の表にある。

四〇　傷寒、表不解
心下有水氣
※乾嘔發熱而欬
或渴或利或噎
或小便不利少腹滿
或喘者
小青龍湯主之
方十

傷寒、表解せず
心下に水氣有り
乾嘔、發熱して欬す
或は渴し或は利し、或は噎《エッ》し
或は小便利せず、少腹滿ち
或は喘する者は
小青龍湯之を主る
方十

校

※乾嘔發熱而欬　『玉函』巻二は「欬而發熱」に作る。

訳

傷寒の病で、表証が解消しないでまだ残っていると同時に心下部に水気がある。ゲッという吐き気があり、発熱して咳が出る。
これに加えて、場合によっては以下のような症状が出没する。即ち咽喉が渇いたり、下利をしたり、むせたり（咽喉部の過敏性）、小便の出が悪くて下腹がいっぱいに詰まったようになったり、ゼイゼイと喘鳴を起こすといった症状である。このようなときには小青龍湯が治療を担当する。

注

○傷寒表不解　表寒の残存である。脈浮、発熱、悪寒、身疼痛等の症状がある。**○心下有水氣**　心下部の拍水音は胃内停水の徴候である。これは水気、水腫の証拠にはならない。ここの水気は浮腫あるいは腹水の存在を意味するのではないか。**○乾嘔**　胃寒による水気の上逆である。**○欬**　肺寒による水気の上逆である。**○渇**　津液の偏在による渇である。亡津液また胃熱による渇ではない。**○利**　胃寒による下利である。**○噎**　音はエツ。イツは慣用音。咽に物が痞えること。嚥下障害であるが、これも一種の気の上逆であろう。咽喉は少陰腎経の流注路に当たる。

○小便不利　少陰心腎の障害による水の代謝障害による。

①「大いに之を下し復た汗を發し、小便不利する者は津液を亡うが故なり」（太陽中五九）。

②「湿痺の候、其の人小便不利」（痓濕暍一二〇、太陽下一七五）。水の障害である。

③「陽明病……中寒……小便不利」（陽明一九一）。津液の生成障害である。

④「陽明病……小便不利し心中懊憹する者は身必ず黄を發す」（陽明一九九）。

⑤「陽明病……渇して水を飲まんと欲して小便不利の者は猪苓湯之を主る」（陽明二二三）。

⑥「少陰病……小便不利、四肢沈重疼痛、自下利する者は水氣有りとなす……真武湯之を主る」（少陰三一六）。

○小腹滿　尿の貯留による膀胱の膨満である。

小青龍湯方

麻黄　節を去る　芍藥　細辛　乾薑　甘草　炙る　桂枝　皮を去る※　各三兩　五味子半升　半夏半升　洗う※

右八味、水一斗を以て、先ず麻黄を煮て二升を減じ、上沫を去り、諸藥を内れ、煮て三升を取る、滓を去り、一升を温服す、若し渇すれば半夏を去り、括樓根三兩を加う、若し微利すれば麻黄を去り、蕘花《ジョウカ》一雞子

の如きを加う、熬《いっ》て赤色ならしむ、若し噎《むせ》ぶ者は麻黄を去り、附子一枚を加う、炮《あぶ》る、若し小便利せず、小腹満つるときは麻黄を去り、茯苓四兩を加う、若し喘するときは麻黄を去り、杏仁半升を加う、皮尖を去る、※且つ蕘花は利を治せず、麻黄は喘を主る、今此の語は之に反す、疑うらくは仲景の意に非ず

(臣億等謹んで按ずるに小青龍湯の大要は治水なり、又本草を按ずるに蕘花は十二水を下す、若し水去れば利は則ち止るなり、又千金を按ずるに形腫れる者は応に麻黄を内れるべし、乃ち杏仁を内れる者は麻黄が其の陽を發するを以ての故なり、此れを以て之を證すれば、豈に仲景の意に非ざることあらんや)

校

※去皮 『玉函』巻二にはなし。

※洗 『玉函』巻二は「湯洗」に作る。

※且つ蕘花……仲景の意に非ず 『千金翼方』巻九、『注解傷寒論』巻三にはなし。

注

○小青龍湯 効能は解表散寒、温肺、化(水)飲である。外寒に水飲を兼ねる証に使う(『傷寒論辞典』)。麻黄(苦温、欬逆、上気)、桂枝(辛温、欬逆、上気/出汗)は発汗、解表。細辛、乾薑、五味子、半夏とともに肺、中を温め、水をさばき、欬逆を止める。**○細辛** 味辛温 欬逆、頭痛、脳動、百節拘攣、風湿痺、死肌/中を温める、気を下す、水道を利す、胸中を開く。**○乾薑** 味辛温 胸満、欬逆、上気、温中、止血、汗を出す、風湿痺を逐う、腸澼下利を主る/寒冷の腹痛、生姜は嘔吐を止める。**○五味子** 味酸温 気を益す、欬逆、上気、労傷、羸痩、不足を補う、陰を強くす、男子の精を益す。**○半夏** 味辛平 気を下す、喉咽腫痛、胸脹、欬逆。

心下有水氣、欬而微喘
發熱不渇（小青龍湯主之）
服湯※已渇者
※此寒去欲解也
小青龍湯主之
十一　用前第十方

心下に水氣有り、欬して微喘す
發熱して渇せず、（小青龍湯之を主る）
湯を服し已《おわ》って渇する者は
此れ寒去り解せんと欲するなり
小青龍湯之を主る
十一　前の第十の方を用う

校

※已　『玉函』巻二には下に「而」の字がある。
※此　『玉函』巻二には下に「為」の字がある。

訳

傷寒の病で、心下に水気がある（軽度の腹部の水腫）。水気の上衝で咳き込みや喘鳴がある。発熱するが咽喉の渇きはない。このような場合には小青龍湯の適応である。

薬湯《ヤクトウ》を服用し終わってから咽喉が渇くのは、薬が効いて病気を起こす原因になった寒が取れてゆく徴候である。

注

○**小青龍湯主之**　この文章は「發熱不渇」の後にあるべきである。
○**服湯已渇者此寒去欲解也**　「小青龍湯を服用し終わってから咽喉が渇く」意である。服湯後に渇するのは、発汗によって津液が発散し、一時的に脱水になったためであろう。

四二　太陽病
外證未解、脉浮弱者
當以汗解、宜桂枝湯

太陽病
外證未だ解せず、脉浮弱の者は
當に汗を以て解すべし、桂枝湯に宜し

方十二　　　　　　　　　　方十二
桂枝湯方
桂枝　皮を去る　芍薬　生薑各三兩　切る　甘草二兩　炙る　大棗十二枚　擘く
右五味、水七升を以て、煮て三升を取る、滓を去り、一升を温服す、須臾にして熱稀粥一升を啜り、薬力を助け、微汗を取る

訳
太陽病で悪寒、発熱、身疼痛等の外部が邪気に侵されたときに出る症状がいまだ残っており、浮弱の脈状を呈する者は、当然発汗法で治療すべきである。この場合は太陽上一二の条件に合致しているので桂枝湯の適応である。

四三　太陽病　　　　　　　　太陽病
下之微喘者表未解故也　　之を下して微喘する者は表未だ解せざるが故なり
桂枝加厚朴杏子湯主之[※]　　桂枝加厚朴杏子湯之を主る
方十三　　　　　　　　　方十三

桂枝加厚朴杏子湯方
桂枝三兩　皮を去る　甘草二兩　炙る　生薑三兩　切る　芍薬三兩　大棗十二枚　擘く　厚朴二兩　炙って

皮を去る　杏仁五十枚　皮尖を去る

右七味、水七升を以て、微火にて煮て三升を取る、滓を去り、一升を温服す、覆って微かに汗に似たるものを取る

校

※桂枝加厚朴杏子湯主之　『千金翼方』巻九は「宜桂枝湯」に作る。また別に「一云麻黄湯」の五字の細注がある。

訳

太陽病で、下剤をかけた後、少しく喘鳴のある者は表の病邪がまだ取りきれていないためである。桂枝加厚朴杏子湯が治療を担当する。

注

○下之微喘者　下した後、表邪は下陥したが裏にまでは至らず、肺に止まった場合である。喘は肺の水気の上逆である。肺の病邪を表から押し出そうとしている。肺は皮毛を主り、表に関係する。そこで微喘を表証と判定したのである。ただ表よりは内に入っているので、桂枝湯単独ではなく、厚朴、杏仁を加えて肺気の上逆を下そうという方意である。**○下後の喘**　太陽中三四の葛根黄芩黄連湯は利遂不止、脈促、喘して汗出づの諸証がある。太陽中六三の麻杏甘石湯は、発汗後で表証は既に取れて表虚になっている。麻黄はこれを補い、杏仁で気を下し、石膏で心下の逆気、驚喘を抑えんとしている。それぞれ本条とは症状、病理、薬功ともに違っている。

四四　太陽病　外證未解、不可下也

太陽病　外證未だ解せざるものは下す可からざるなり

下之為逆
欲解外者宜桂枝湯
十四　用前第十二方

之を下すを逆と為す
外を解せんと欲する者は桂枝湯に宜し
十四　前の第十二の方を用う

訳

太陽病で頭痛、発熱、悪寒等の外表の症状が解消していない場合は下剤をかけてはいけない。これは間違った療法である。外証を取るには桂枝湯を投与して様子をみるのがよい。

四五　太陽病
先發汗不解而復下之
脉浮者不愈
浮為在外而反下之
故※令不愈
今脉浮、故在外
當須解外則愈
宜桂枝湯
十五　用前第十二方

太陽病
先ず汗を發して解せず、而《しか》るに復た之を下す
脉浮の者は愈《い》えず
浮は外に在りと為《な》す、而るに反って之を下す
故に愈えざらしむ
今脉浮、故に外に在り
當に須《すべから》く外を解すべくんば則ち愈ゆべし
桂枝湯に宜し
十五　前の第十二の方を用う

校

※故　『玉函』巻二には下に「知」の字がある。

訳

太陽病で、発汗療法を行ったが表証が取れず、病が解消しない。

そこで今度は下剤をかけた。病邪は裏に陥入して少陽、陽明の病を起こして来るはずであるが、脈は依然とし浮の状態にある。これは表証がまだ取れていないことを意味する。

脈浮は病が外表にあることを示しているにもかかわらず、下剤をかけるという間違った治療を行った。

そのために治癒しないのである。今、脈は浮であり、病は外にある。当然発汗して外の邪気を排除すれば治癒するはずである。桂枝湯で様子をみるのがよい。

注

○文章はごたごたとして繰り返しが多い。

四六　太陽病
脉浮緊、無汗、發熱
身疼痛、八九日不解
表證仍在、此當發其汗
服藥已微除
其人發煩目瞑
劇者必衄、衄乃解
所以然者、陽氣重故也
麻黄湯主之
十六　用前第五方

太陽病
脉浮緊、汗無く、發熱し
身疼痛し、八九日解せず
表證仍《なお》在り、此れ當に其の汗を發すべし（麻黄湯）
藥を服し已《おわ》って微《すこ》しく除かる
其の人、煩を發し目瞑す
劇しき者は必ず衄《ジク》す、衄すれば乃ち解す
然る所以の者は陽氣重きが故なり
麻黄湯之を主る
十六　前の第五の方を用う

訳

太陽病で、浮緊の脈状を呈している。汗はなく、発熱し、体が疼き痛む。このような状態が八九日続いており寛解しない。（少陽、陽明の症状は認められず）病邪が体の外表部にあるときの症状が依然として存在している。このような場合には、当然発汗剤を投与すべきである（麻黄湯の適応）。

（発汗の）薬剤を服用した後、表証は少し解除されたが、病人は熱っぽくていらいらと煩わしく、目が暗くなって見えなくなった。発煩、目瞑の激しい場合は鼻血が出る。鼻血が出ると症状は軽くなる（太陽中四七）。このようなことが起こるのは外表部の陽気が強いためである。

以上のようなときは、前者の場合も後者（太陽中五五）の場合も、麻黄湯が治療を担当する。麻黄湯は発汗作用が強く、表の陽気を汗として排除できるからである。

注

○發煩　煩は不快な熱感で、苦悶感をともなう。発熱の有無にかかわらず、三陰三陽いずれの病症にも出現する。ここは太陽経、体表の熱証で、陽気の鬱積による。**○目瞑**　瞑には、眠る、暗いの二つの意味がある。ここは暗いであろう。いわゆる暗黒眩暈である。一過性虚血発作等脳の循環障害で起こる。陽気上衝により陰血が虚して生じたものであろう（陽盛んなるときは則ち陰虚す）。めまいではない。**○衄**　陽気盛んなるときは衄す（太陽中一一一）。脈浮、鼻燥（陽明二二七、辨脈法二六）。頭痛（太陽中五六）はその条件となる。**○陽氣重**　陰はエネルギー産生を担当し、陽はそのエネルギーを使って活動する。そこに熱を発生する。表の陽気が盛んなときはその部の血行隆盛で充血を起こす。脈浮、鼻燥、頭痛はその徴候である。

四七

太陽病、脈浮緊
發熱、身無汗
自衄者愈

太陽病、脈浮緊
發熱して身に汗無し
自ら衄する者は愈ゆ

訳

太陽病で、浮緊の脈状を呈し、発熱し、体に汗が出ていない。自然に鼻血の出る者は（処置を加えることなく）治癒する。

注

○衄　治癒機転上、鼻血が発汗と同価であることを示している。汗は血から生じ、血は心の液である。

四八

①二陽併病、太陽初得病時　二陽の併病、太陽初め病を得し時
發其汗、汗先出不徹　其の汗を發す、汗先ず出づるも徹せず
因轉屬陽明　因って陽明に転屬す
續自微汗出、不惡寒　續いて自ら微かに汗出づ、惡寒せず

訳

患者はまず太陽膀胱経が病み、それが直らないうちに、次いで陽明胃経が病むという二陽の併病の状況にある。太陽経が初めに病邪に侵されたとき、発汗療法を行った。汗は出たが、病が寛解するほどには充分の発汗がなかった。そこで表陽にあった病邪が陥下して陽明胃経に侵入して陽明病を起こしてきた。悪寒は消え、自汗が出てくるようになった（陽明の自汗である）。

②若太陽病證不罷者不可下　若し太陽病の證罷《や》まざる者は下す可からず
下之為逆　之を下すを逆と為《な》す
如此可小發汗　此《かく》の如きときは小《すこ》しく汗を發す可し

訳

以上の状況で、太陽病の症状がなお残っているときは（陽明病として）下剤をかけるようなことをしてはいけない。それは間違った逆療法である。このときは軽い発汗剤で少し発汗させて様子をみるのがよい（太陽中四四）。

③設面色緣緣正赤者
陽氣怫鬱在表※
當解之熏之

設《も》し面色緣緣《エンエン》として正赤の者は
陽氣怫鬱《フツウツ》として表に在り
當に之を解するに之を熏ずべし

校

※在表　『玉函』巻二は「不得越」に作る。

訳

もし顔中が真っ赤になっている者は、陽気（熱気）が鬱積して沸き立っているような状態なのである。病邪がまだ表にあるためである。これを解消するには薫法を用いるべきである。

注

○面色緣緣正赤　緣緣は連続する様。何が連続するのかというと赤色であり、どこに連続するのかというと顔である。顔中が真っ赤になるという意味であろう。**○薫法**　煙の熱で身体を燻蒸し表邪を排除する方法である。『傷寒論』ではここにしかなく、『傷寒論』の一般的治療原則からは外れている手段と考えられる。

④若發汗不徹、不足言
陽氣怫鬱不得越
當汗不汗
其人躁煩、不知痛所
乍在腹中、乍在四肢
按之不可得、其人短氣但坐
以汗出不徹故也

若し汗を發して徹せず、言うに足らず
陽氣怫鬱として越《エツ》するを得ず
當に汗すべくして汗せず
其の人躁煩して痛む所を知らず
乍《たちま》ち腹中に在り、乍ち四肢に在り
之を按ずるも得《う》可からず、其の人短氣し但だ坐す
汗出づること徹せざるを以ての故なり

更發汗則愈
何以知汗出不徹
以脉濇故知也

更に汗を發すれば則ち愈ゆ
何を以て汗出づること徹せざるを知るか
脉濇《ショク》なるを以ての故に知るなり

訳

さて発汗療法を行ったが不十分で、なお陽気が鬱積して皮膚を乗り越えて汗として出てゆくことができない。これは当然発汗すべき状況であるが、うまく発汗させることができなかったからである。

そこで発散できなかった陽気のために、その病人は熱で胸苦しく、手足をばたつかせている。意識も昏迷し、知覚も鈍麻し、腹が痛いのか手足がどうなっているのかも分からない。体を押さえてみてもはっきりした所見が得られない。患者ははあはあと息ぜわしく起座呼吸をしている。

このような状態になったのは発汗が不十分で表の陽邪が残存しているためである。もっと強力に発汗させれば治癒する。

どうして発汗が不十分であったということがわかるかといえば、脉が濇だからである。

注

○**短氣但坐**　短気は息切れである。はあはあという短切な呼吸で、喘息に近い。但坐は呼吸困難で、安臥していられない状態。起座呼吸である。○**脉濇**　濇は渋と同意。急性、発揚性の風の浮滑の脈に対して、慢性化した場合の渋滞した脈状である。急性期の中風、傷寒の脈ではない。傷寒なら心腎の障害された慢性期の脈状である。

○本条の要旨は①②で尽きている。③④はその注釈的文章である。本条は後漢の文章で、張仲景ないしその同時代の医師たちの記載であろう。

四九　脉浮數者法當汗出而愈
若下之、身重、心悸者

脉浮數の者は法として當に汗出《い》でて愈ゆべし
若し之を下して身重く心悸する者は

不可發汗
當自汗出乃※解
所以然者尺中脉微
此裏虚
須表裏實津液自和
便自汗出愈

汗を發す可からず
當に自汗出でて乃ち解すべし
然る所以の者は尺中の脉微なればなり
此れ裏虚なり
表裏實して津液《シンエキ》自ら和するを須《ま》てば
便《すなわ》ち自汗出でて愈ゆ

校

※乃　『玉函』巻二は「而」に作る。

訳

脈が浮で頻数なときは原則として当然汗が出て治癒するものである（辨脉法一一）。

治療法としては発汗を行うべきであるが、これに下剤を投与し（裏虚となる）、体がだるくなり、重い感じがし（脾虚）、心藏の所でどきどきと動悸がする（心虚）ときは、（もう病は裏に入っているので）発汗療法を行って（更に表を虚するようなことをして）はいけない。

この場合でも、特に処置をしなくとも、体力が回復してくれれば、自然に汗が出てきてだんだんに寛解してゆくはずである。理由は以下の通りである。

身重、動悸を起こしている人は、尺中の脈所を按ずると微（弱）の脈状を呈している。寸口が陽を見る所であるのに対して、尺中は裏を見る所である。そこが微なのは裏が虚している証拠である。下したために裏虚になったのである。

これに対する処置としては、体力が快復して、表裏ともに充実してくるのを待つことである。そうすれば下剤によって失った体液の生成、配給、分布も自然に調整されて元に戻り、自然の治癒機転が働いて汗が出て治癒に向かうようになる。

注

○積極的に薬方を投与するのも一方であるが、自然寛解を待つのも一つの対処法である。状況に応じて適宜選択すればよい。

五〇

脉浮緊者法當身疼痛
宜以汗解之
假令尺中遲者不可發汗
何以知※然
以※榮氣不足、血少故也

脉浮緊の者は法として當に身疼痛すべし
宜しく汗を以て之を解すべし
假令《もし》尺中遲なる者は汗を發す可からず
何を以て然るを知るか
榮氣不足し血少なきを以ての故なり

校

※知然　『玉函』巻二は「故」に作る。
※以　『玉函』巻二は「此為」に作る。

訳

脈浮緊のときは原則として体の疼痛がある（辨脉法二〇、太陽中三八・大青龍湯、太陽中四六・麻黄湯）。発汗剤を投与して症状を寛解するのが適当である。

しかし、もし尺中の脈所で遅の脈状を呈しているときは発汗療法を行ってはいけない。

なぜそういうことがわかるか。尺中の脈所は裏の状況を判断する場所である。「遅は（病が）藏に在りと為し」（辨脉法一八）、「また熱有りて藏に属する者は之を攻むるに汗を發す可からず」（辨脉法二三）という。「更に寸口の脉遅は榮中寒す、榮は血と為す」（平脈法二八）である。

遅は栄血不足で血が少ないのである。汗は心の液で、心は血を主っている。これ以上発汗して体液を消耗して心に負担をかけてはいけないのである。

五一

脉浮者
病在表、可發汗
宜麻黄湯

脉が浮の者は
病は表に在り、汗を發す可し
麻黄湯に宜し

十七　用前第五方　法用桂枝湯

十七　前の第五方を用う　法は桂枝湯を用う

訳

（寸口の）脈が浮の者は病邪が表にある。発汗療法の適応である。（脈浮緊、無汗を確かめて）麻黄湯を投与して様子をみるのがよい。

五二　脈浮而數者可發汗

宜麻黄湯※

十八　用前第五方

脈浮にして數《サク》の者は汗を發す可し

麻黄湯に宜し

十八　前の第五の方を用う

校

※麻黄湯『玉函』巻二には下に「一云桂枝湯」の五字がある。

訳

寸口の脈が浮で数急の場合は汗を発するのがよく、（適応を確認して）麻黄湯を投与して様子をみるのがよい。

五三　病常自汗出者此為榮氣和

榮氣和者外不諧

以衛氣不共榮氣諧和故爾

以榮行脈中、衛行脈外

病常に汗出づる者は此れを榮氣和すと為す

榮氣和する者は外《そと》諧《カイ》せず

衛氣が榮氣と諧《ととの》わざるを以ての故のみ

榮《エイ》は脈中を行き、衛《エ》は脈外を行くを以て

復發其汗、榮衛和則愈
宜桂枝湯
十九　用前第十二方

復た其の汗を發し、榮衛が和すれば則ち愈ゆ
桂枝湯に宜し
十九　前の第十二の方を用う

訳

いつも汗をかいている（多汗症の）人は栄気には異常がない。栄気に異常がないのに、自汗がいつも出ているという体表の病的状態が続いているのは、体の外部即ち頭、手足と皮肉筋骨の体表において栄気と衛気が調和していないからである。

栄は血液として経脈、即ち血管の中を流れている。衛は（リンパあるいは神経として）経脈の外側を伴走している。

今栄は和しており、病んでいるのは衛である。汗は陽虚あるいは陰実のときに出る。衛は陽であり、栄は陰である。故に衛陽を補えば両者は調和する。しかし衛陽を補うと陽実となり、汗は出ない。汗を出すためには陰栄を補して実にしなければならない。桂枝、麻黄は陰を補って発汗する。汗は心の液であり、心は血を主る。汗が出ると栄血は虚してくる。そこで衛陽の虚とバランスして栄衛は和して病は軽快してゆく。

よって以上の病症には桂枝湯で様子をみるのがよい。

五四　病人藏無他病時發熱
自汗出而不愈者
此衛氣不和也
先其時發汗則愈
宜桂枝湯
二十　用前第十二方

病人、藏に他病無く、時に發熱す
自汗出でて而《しか》も愈えざる者は
此れ衛氣が和せざるなり
其の時に先だって汗を發すれば則ち愈ゆ
桂枝湯に宜し
二十　前の第十二の方を用う

訳 時々、発熱し自汗が出ても治癒しない病人がある。内藏には異常がない。一般に衛気が虚すると汗が出る。即ち本症は衛気が栄気と調和していないのである。治療法としては発熱、自汗の出る前に発汗剤を投与するのがよく、桂枝湯が適当である。

注 **○衛氣不和** 自汗は衛気の虚による。桂枝湯は栄気を補う。栄気が実すると汗が出る。発汗させると栄気は弱る。栄気、衛気ともに虚して陰陽のバランスがとれると症状は軽快する。

五五 傷寒脉浮緊

不發汗、因致衄者

麻黄湯主之

二十一 用前第五方

傷寒、脉浮緊

汗を發せず、因って衄を致す者は

麻黄湯之を主る

二十一 前の第五の方を用う

訳 傷寒の病で、浮緊の脈状を呈している。原則として発汗療法を行うべきところであるが、発汗しなかった。そのために鼻血が出た。このようなときは麻黄湯が治療を担当する。

注 **○衄** 鼻は太陽膀胱経の起始点である。傷寒で太陽病の場合、陽気がここに鬱積する。この陽気は汗として蒸発させるのが原則であるが、今発汗しなかったので、その代わりの治癒機転として鼻から出血したのである。これで病状がとれることもある（太陽中四七）。治癒しないときは陽気がまだ残っているので、更に麻黄湯で汗解をはかるのである。

五六　傷寒不大便六七日
頭痛有熱者※與承氣湯
其※小便清者（一云大便青）
※知不在裏、仍在表也
當須發汗
若頭痛者必衄
宜桂枝湯
二十二　用前第十二方

傷寒、大便せざること六七日
頭痛み熱有る者は承氣湯を與う
其の小便清（一に云う、大便青）き者は
裏に在らず、仍《なお》表に在るを知るなり
當に須らく汗を發すべし
若し頭痛する者は必ず衄す
桂枝湯に宜し
二十二　前の第十二の方を用う

校

※與　『玉函』巻二は「未可與（未だ與う可からず）」に作る。
※小便清者　『脉經』巻七は「大便反清」に作る。下に「一作小便者」という小注がある。
※知　『玉函』巻二は「此為」に作る。

訳

傷寒の病で、六七日大便が出ない、頭が痛い、熱があるという患者には一般に承気湯の類を与えて様子をみる。

しかしこのようなときでも、小便が清澄で、赤濁の所見がなければ、病は裏にはなく、いまだ表にあると判断する。この場合は当然発汗療法を行うべきである（小便清は一本では大便青に作る）。

頭痛については（発汗を行わない場合、汗の代わりとして）鼻血が出て、自然治癒の機転をたどることがある（太陽中四七）。

発汗療法には桂枝湯を与えて様子みるのがよい。

注

○當須發汗　汗を発するのは桂枝湯の適応である。**○若頭痛者必衄**　衄は麻黄湯の適応である。

五七　傷寒、發汗已解
半日許復煩
脉浮數者、可更發汗
宜桂枝湯
二十三　用前第十二方

傷寒、汗を發し、已《すで》にして解す
半日許《ばかり》にして復た煩す
脉浮數の者は更に汗を發す可し
桂枝湯に宜し
二十三　前の第十二の方を用う

訳

傷寒の病で、（脈浮、頭痛、発熱、悪寒等があったので）発汗療法を行ったところ、適当に発汗があって、諸々の症状が寛解した。ところが半日ほどして再び熱が出て、胸苦しくなってきた。この場合、脈が浮で頻数なら（病はまだ表にあると考えられるので）、もう一度改めて発汗療法（薬方）を施すべきである。薬方としては（二度目であるから、軽い発汗剤である）、桂枝湯を与えて様子をみるのがよい。

注

○復煩　発汗によって発熱、悪寒は一旦解消し気分が良くなった。しかし、病邪を完全に排除するには至らず、そこで再び熱が出てきたということである。

五八　凡病
若發汗、若吐、若下
若亡血、亡津液※
陰陽自和者必自愈

凡そ病は
若しくは汗を發し、若しくは吐し、若しくは下し
若しくは亡血し、津液を亡《うしな》うも
陰陽が自ら和する者は必ず自ら愈ゆ

校

※液　『玉函』巻二には下に「而」の字がある。

訳

病気について一般的に次のようなことがいえる。

発汗で表を虚したり、嘔吐や瀉下で裏を虚したり、あるいは失血したり、利水嘔吐等によって体液を消耗するようなことをすれば、陰陽（表裏、営衛）はバランスを失って、いろいろな障害を現す。

この場合（特別の対策を講ぜず、様子をみていても）自然に体力が回復してくると、陰陽はバランスが取れてきて、諸症状は自然に寛解し、病が治癒することがある。

注

○陰陽自和　発汗、吐下、利尿瀉下等により表裏内外営衛血気に虚実の傾斜が生ずる。そのために種々の障害が起こる。以上のような諸種の手段を尽くして治癒しない場合、むしろ処置を止めて様子をみるしか方法がない。体力が回復して自然に諸症の寛解することがあるので、それを期待するわけである。ことに医学が無力であった古代においては、しばしばこのようなことがあったと思われる。著者自身の経験によれば、昭和二十四、五年以前には結核病棟においても、伝染病棟においても、このようなことは日常的に見られた現象である。昭和二十一、二年頃、医科大学の内科学の講義で、担当の助教授から本条と全く同じ意味の言葉を聞いた記憶がある。

五九　大下之後、復發汗
小便不利者亡津液故也
勿治之
得小便利、必自愈

大いに之を下せる後、復た汗を發し
小便利せざる者は津液を亡《うしな》うが故なり
之を治すること勿れ
小便利することを得れば自ら愈ゆ

訳

患者に下剤をかけたところ、大量の排便があった、その上に更に発汗させた。その後、小便の出方が悪くなり、尿量が減った。

このようなことになったのは下利と発汗によって体液が消耗し、脱水症状を起こしてきたためである。これ以上、発汗吐下等の積極的な治療をしてはいけない。

体力が回復し、自然治癒力が働いて、小便が出るようになれば必ず自然に治癒する。

注

○治　人の手を加えて河川の流れを調整することである。一般に人工的作為を加えることをいう。太陽中五八、五九の二条の趣旨は、治という人為的積極的な工作を止めて、人体の生理的自然治癒過程にまかせ、その回復力に期待しようということである。

六〇　下之後、復發汗　必振寒、脉微細　所以然者以内外俱虚故也

之を下して後、復た汗を發すれば必ず振寒し、脉は微細となる然る所以の者は内外俱に虚するを以ての故なり

訳

下剤をかけて瀉下を起こさせた後、更に発汗させた。そうすると体は寒気がしてぶるぶると震え（表虚）、脈は微細の脈状（裏虚）を呈している。このようなことになった理由（病理機転）は瀉下によって内裏が虚し、発汗によって外表が虚すというように、内外両方とも虚してしまったためである。

①「發汗し病解せず、反って悪寒する者は虚するが故なり、芍薬甘草附子湯之を主る」（太陽中六八）。発汗亡陽による表虚、血痺で、裏虚はない。附子の温経、芍薬の除血痺、甘草の緩急で対応している。本症のように下後による裏虚があるときは、四逆湯等で中を温補する必要がある。

②「發汗後、悪寒する者は虚するが故なり、悪寒せず、但だ熱する者は實なり、當に胃気を和すべし、調胃承気湯を與う」（太陽中七〇）。

注

○処方　本症に対する処置について。

六一　下之後、復發汗

之を下して後、復た汗を發し

晝日煩躁不得眠、夜而安靜
不嘔不渴、無表證
脉沈微、身無大熱者
乾薑附子湯主之
方二十四

晝日は煩躁して眠ることを得ず、夜にして安靜
嘔せず、渴せず、表證無し
脉沈微にして身に大熱無き者は
乾薑附子湯が之を主る
方二十四

乾薑附子湯方
乾薑一兩　附子一枚　生を用いる　皮を去り八片に切る
右二味、水三升を以て煮て一升を取り、滓を去り、頓服す

訳

下剤をかけて瀉下させた後、更にまた発汗させたところ、昼間は暑苦しがって手足をばたつかせ、眠ることができない。しかし夜になると落ち着いて安静になる。

嘔吐もなく（胃虚はない）、口の渇きもない（脱水もない）。頭痛、悪寒の表証はない。脈は沈（裏）で微（虚）である。体に高熱はない。

陰（心腎）虚内熱によるこの病状は、乾薑附子湯が治療を担当する。

注

○晝日煩躁不得眠　煩躁は一種の心不全、循環障害である。邪気により少陰心、腎が障害され陰虚内熱を生じた結果である。陰虚のため、昼の陽気に耐えられない。陽気は交感神経優位に働く。夜は陰気が強くなる。副交感神経優位になるので落ち着くのである。発汗瀉下による表裏の虚は、この状況の発生には間接的な影響を与える

ものと考えられる。**〇乾薑**　味辛温　胸満、欬逆上気、温中、止血、出汗、風湿痺を逐う、腸澼下利を主る生の者尤も良し、久しく服すれば臭気を去り、神明に通ず（『神農本草經』）。肺大腸、脾胃、心腎を温補する。**〇附子**　味辛温　風寒、欬逆邪気、温中、金瘡、癥堅積聚、血瘕《ケッカ》（血栓）を破る、寒湿踒躄、拘攣膝痛、行歩する能わざるを主る。心腎の温補。温経。**〇乾薑附子湯**　乾姜、附子は回陽の主薬である。ここにいう陽は表裏陰陽の陽ではない。心の機能、心力である。循環機能である。傷寒の邪気により心が障害されていたところに、瀉下発汗による脱水で血液循環が障害されたのである。これが亡陽である。乾姜、附子は心を補い循環を回復させる薬物である。

六二　發汗後
※身疼痛、脉沈遲者
※桂枝加芍藥生薑各一兩
人參三兩新加湯主之
方二十五

發汗の後
身疼痛し、脉沈遲の者は
桂枝加芍藥生薑各々一兩
人參三兩新加湯が之を主る
方二十五

桂枝加芍藥生薑各一兩人參三兩新加湯方
桂枝二兩　皮を去る　芍藥四兩　甘草二兩　炙る　人參三兩　大棗十二枚　擘く　生薑四兩
右六味、水一斗二升を以て、煮て三升を取り、滓を去り、一升を温服す、本云う桂枝湯、今芍藥生薑人參を加う

校

※身　『玉函』巻二は「身體」に作る。

※桂枝加芍藥生薑各一兩人參三兩新加湯　『玉函』巻七は「桂枝加芍藥生薑人參湯」に作る。

訳

　薬物で汗を出させた後（表虚）、体が疼き痛む（血痺筋肉痛）。脈状が沈（裏）で遅（寒、痛、水）の者は、桂枝加芍薬生姜一両人参三両新加湯が治療を担当する。

注

○發汗　表陽は虚となるか、正常化する。ここは表は調和したと考えるべきであろう。**○脈沈遅**　沈は病が裏にあること、また栄気の微、即ち心虚あるいは循環障害のあることを意味する。遅は寒あるいは痛みのある証拠である。病が裏にあるといっても嘔吐、下利、腹痛等の消化器の症状はない。汗によって表の風邪は取り除かれたが、なお寒邪が残っていること、栄気不足で血痺による身体痛を起こしていることを示している。**○桂枝加芍薬生薑各一兩人参三兩新加湯**　桂枝は少陰心、腎に作用点をもっているが、ここは寒邪の残存があり、血痺筋急がある。そこで生姜（温中）、芍薬（血痺）を増量し、新たに人参（心虚を補う）を加えて対処している。

○関連する文章

①「脉沈者榮氣微」（辨脉法四）。

②「尺中遲……榮氣不足、血少故也」（太陽中五〇）。

③「少陰病、脉微細沈……復煩躁不得臥寐者死（少陰病、脉微細沈……復た煩躁して臥寐するを得ざる者は死す）」（少陰病三〇〇）。

○人参　味甘微寒　五藏を補う、精神を安んずる、魂魄を定める、驚悸を止める、邪気を除く、目を明らかにす、心を開き智を益す／腸胃中冷、心腹鼓痛、胸脇逆満、霍乱吐逆、調中、消渇を止める、血脈を通ず。通脈四逆湯に脈出でざる者は人参二両を加えるとある（血脈を通ず）。また人参湯は胸痺……胸下、心を逆搶するものに使う（胸脇逆満）。

六三　發汗後、不可更行桂枝湯
汗出而喘、無大熱者
可與麻黃杏仁甘草石膏湯
方二十六

發汗の後、更に桂枝湯を行《や》る可からず
汗《い》出でて喘し、大熱無き者は
麻黄杏仁甘草石膏湯を與う可し
方二十六

麻黄杏仁甘草石膏湯方

麻黄四両　節を去る　杏仁五十箇　皮尖を去る　甘草二両　炙る　石膏半斤　砕いて綿に裹《つつ》む

右四味、水七升を以て、麻黄を煮※て二升を減じ、上沫を去り、諸薬を内れ、煮て二升を取る、滓を去り、一升を温服す　本云う、黄《オオ》耳《ジ》※坏《ハイ》

校

※煮　『玉函』巻七は「先煮」に作る。「先ず麻黄を煮て」となる。

※坏　『千金翼方』巻十は「杯」に作る。

訳

発汗剤で発汗した後、桂枝湯を投与してはいけない場合がある。その際、汗が出て、ゼイゼイと息ぜわしい状態を呈し、大熱のない場合は麻黄杏仁甘草石膏湯を与えて様子をみるのがよい。

注

○不可更行桂枝湯　桂枝湯服用後、更に桂枝湯を与えることがある（太陽上二四、二五、太陽中四五）。それは太陽の表証がいまだ残っているからである。本条では発汗により表証は消え、邪気は肺に陥入しており、桂枝湯の適応がないということである。なお太陽下一六二に「下後不可更行桂枝湯、若汗出而喘、無大熱者、可與麻黄杏子甘草石膏湯方二十四」とある。これは、下後の裏虚に対する、表邪の陥入あるいは裏気の上逆で、肺熱を来した場合である。発症の機転は違うが、同じ病態を来したものである。故に同じ処方を使う。**○汗出而喘**　喘は腎気上衝（麻黄剤）、胃熱上逆（承気湯類、白虎湯）で起こる。喘は肺の熱と水による。皮膚は肺の協同器官で、汗は肺熱が上に溢れたものである。一種の自然治癒機転としての汗と考えられる。なお麻黄剤で汗出の適応症状があるのは麻杏甘石湯と桂枝二麻黄一湯の二つだけである。**○麻杏甘石湯**　麻黄、杏仁は欬逆上気。石膏は味辛微寒（『名医別録』では大寒）で、肺熱を取るとともに、心下逆気、驚喘を主治する。甘草は急迫症状を寛解する。麻黄と石膏はともに発汗作用があり、肺熱を発散するのに有効と考えられる。**○黄耳坏**　鼎《かなえ》の耳が黄色の飲食器である（『傷寒論辞典』）。飲食器で内容は一升という。『易』鼎卦《テイカ》の六五の爻辞《コウジ》に「鼎に黄耳金鉉あり、貞《ただし》きに利《よろ》し」とある。坏は飲み物を入れる中ほどがふくれた器。鉉は音ゲン、鼎の両耳に懸け渡して担ぐ器具。

六四　發汗過多
其人叉手自冒心
心下悸欲得按者
桂枝甘草湯主之
方二十七

發汗過多にして
其の人叉手《サシュ》して心を冒《おお》い
心下悸して按ずることを得んと欲する者は
桂枝甘草湯が之を主る
方二十七

桂枝甘草湯方
桂枝四兩　皮を去る　甘草二兩　炙る
右二味、水三升を以て、煮て一升を取り、滓を去り、頓服す

訳

発汗剤で発汗させたところ、必要以上に大量の汗が出た。そのために心下部で（激しい）動悸がし、患者は指を組んで心藏の上に乗せて抑えようとしている。このときは桂枝甘草湯が治療を担当する。

注

○發汗過多

①太陽上二〇は「發汗遂に漏れて止まず……桂枝加附子湯之を主る」。発汗による亡津液、栄虚血痺で、少陰心腎の虚をもたらしたものである。桂枝と附子でこれを補う。

②太陽上二五は「桂枝湯を服して大汗出で脉洪大……桂枝湯を與う」。大汗でも亡津液を起こすに至らず。脉洪大は心の脈である。心脈は心液である汗の漏出によって生じた。表邪の残存もあり、桂枝で表邪を追い、心を補う。

③太陽上二六は「桂枝湯を服して大汗出で大煩渇解せず、脉洪大……白虎加人參湯之を主る」。発汗過多による亡津液で生じた肝心の熱である。脈がなお洪大なので白虎湯で肝心熱を取り、人参で津液を補う。

○**心下悸**　発汗過多による亡津液（脱水）と心虚で心悸亢進を生じたのである。

①太陽上二一の「脉促、胸滿……桂枝去芍藥湯」より激しい状態である。

②太陽中六七の「心下逆滿、氣上衝胸」は苓桂朮甘湯。

③厥陰三五六の「心下悸」は茯苓甘草湯である。

○**叉手冒心**　激しい心悸亢進に対する反応である。○**桂枝甘草湯**　桂枝は上衝を治す。心悸亢進を鎮静する効能をもっている。甘草は急迫を治す。桂枝は四両と量を増し、かつ単方に近い使い方をしているのはその下気、鎮静作用を端直に発揮させるためである。

六五　發汗後

其人臍下悸者

欲作奔豚

茯苓桂枝甘草大棗湯主之

方二十八

發汗の後

其の人、臍の下が悸する者は

奔豚《ホントン》を作《な》さんと欲す

茯苓桂枝甘草大棗湯が之を主る

方二十八

茯苓桂枝甘草大棗湯方

茯苓半斤　桂枝四兩　皮を去る　甘草二兩　炙る　大棗十五枚　擘く

右四味、甘爛水一斗を以て、先ず茯苓を煮て、二升を減じ、諸藥を内れ、煮て三升を取り、滓を去り、一升を温服し、日に三服す、甘爛水を作る法、水二斗を取り、大盆の内に置き、杓を以て之を揚げ、水上に珠子五六千顆相逐うあり、取りて之を用う

訳

発汗剤で発汗させせた後、臍の下でどきどきと動悸のする場合は、奔豚の発作が起ころうとしているのである。このときは茯苓桂枝甘草大棗湯が治療を担当する。

注

○臍下悸　腹部大動脈あるいは腎動脈の拍動である。どきどきと頻数に、かつ病的に激しく打っている状況である。発汗後の心虚、循環障害の徴候である。腎間の動悸は腎気上逆の証とされている。○**奔豚**　下腹部から胸咽に向かって動悸が突き上げてくるように感ずる自覚症状である。臍下悸の激しい型で、一種の循環異常である。少陰腎経の上逆と解釈されている。故に下記の処方が用いられる。太陽上二一、太陽中六四、太陽中六七、厥陰三五六の各条が心にかかわっているのに対して、本条は腹部の血管が舞台となっている。心腹の邪気を主る大棗が用いられている理由であろう。**○苓桂甘棗湯**　温めて心陽を通じ、気を化し水を行《めぐ》らす効能がある。心陽不足、腎気の妄動に用いる（『傷寒論辞典』）。桂枝、茯苓は少陰心経、腎経に作用点をもっている。心腎を補って上衝を沈静化するのである。大棗は補中益気（『名医別録』）により津液を補い、また心腹の邪気や大驚を静める（『神農本草經』）鎮静作用がある。甘草は急迫を治す。

六六　發汗後、腹脹滿者　　發汗の後、腹が脹滿する者は

厚朴生薑半夏甘草人參湯主之　　厚朴生薑半夏甘草人參湯が之を主る

方二十九　　方二十九

厚朴生薑半夏甘草人參湯方

厚朴半斤　炙る、皮を去る　生薑半斤　切る　半夏半斤　洗う　甘草※二兩　人參一兩

右五※味、水一斗を以て煮て三升を取り、滓を去り一升を温服す、日に三服す

校

※甘草　『千金翼方』巻十は下に「炙」の字がある。是。

※五味　『玉函』巻七には下に「㕮咀」の二字がある。

訳

発汗剤で発汗させたところ、その後、腹が張って膨らんできた。この場合は厚朴生姜半夏甘草人参湯が治療を担当する。

注

○發汗後腹脹満　発汗により表虚が起こる。汗は心の液であるため、心虚を生ずる。また汗は津液であり、津液は脾胃で生産される。故に発汗の状況によっては脾胃の虚をもたらす。心虚、脾胃の虚によって血痺、四肢の厥冷（循環障害）が起こる。この表虚と心腹の虚に向かって少陰腎経（腹部血管系）の厥気が上逆する。その結果腹部が冷却して腸管のガス吸収が悪くなり、その貯留が生じ、腹部の脹満を来すのである。**○厚朴生薑半夏甘草人参湯**　厚朴、生姜、半夏は中を温め、気を巡らせ、ガスを吸収、排除する。人参は胃腸を温め、腸管の運動を調整してガスを放逐する。**○厚朴**　味苦温　中風、傷寒、頭痛、寒熱、驚悸、気血痺、死肌を主る／温中、下気、腹痛、脹満を主る。また温中、行気、消積、導滞、除満、平喘の効能がある（『傷寒論辞典』）。**○生薑（乾薑）**　味辛温　温中／寒冷の腹痛、脹満。**○半夏**　味辛平　下気、腸鳴。**○人参**　腸胃中冷、心腹鼓痛、調中（『名医別録』）。**○甘草**　急迫を治す。

六七　傷寒、若※吐、若下後
心下逆満、氣上衝胸
起則頭眩、脉沈緊
發汗則動經、身為振振揺者
茯苓桂枝白朮甘草湯主之
方三十

傷寒、若しくは吐し、若しくは下せし後
心下逆満し、氣上って胸を衝く
起てば則ち頭眩《ズゲン》す、脉沈緊
汗を發すれば則ち經を動じ、身振振として揺を為す者は
茯苓桂枝白朮甘草湯が之を主る
方三十

茯苓桂枝白朮甘草湯方

茯苓四兩　桂枝三兩　皮を去る　白朮　甘草各二兩　炙る

右四味、水六升を以て煮て三升を取り、滓を去り※分け温めて三服す

校

※若吐、若下後　『千金翼方』巻十は「吐下發汗後」に作る。『玉函』巻二は「若吐若下若發汗」に作る。

※分温三服　『玉函』巻七は下に「小便即利」の四字がある。

訳

傷寒の病において、催吐や瀉下を行った後、下から胸に突き上げるように心下部が張ってくる。起ち上がると目の前が真っ暗になる（暗黒眩暈）。脈は沈緊である。沈は病邪が裏にあること、また水があることを示す。緊は寒、水、痛み等で現れる。

この状況に対して発汗療法を行うと経脈を振動させて、体がふらふらと震え揺れるようになる。この場合は苓桂朮甘湯が治療を担当する。

注

○類症

①「傷寒、吐下の後、汗を發するに、虚煩して脉甚だ微、心下痞鞕し、脇の下痛む、氣上って咽喉を衝き、眩冒して經脈動惕《ドウテキ》する者は、久しくして痿と成る」（太陽下一六〇）。これは本条と同意である。

②「心下痰飲有り、胸脇支滿し、目眩するものは苓桂朮甘湯之を主る」（『金匱要略』痰飲欬嗽十六）。また「夫れ短氣微飲は當に小便より之を去るべし、苓桂朮甘湯之を主る、腎氣丸も亦た之を主る」（『金匱要略』痰飲欬嗽十七）。

○氣上衝胸　吐により胃が虚す。下により腸が虚す。脾胃の虚である。この虚に向かって下気（腎気）の厥逆が起こる。「心下逆滿」、「起てば頭眩」はその表れである。太陽中六六の「腹脹滿」、太陽中六四の「心下悸」、太陽中六五の「臍下悸」と同じ病理である。各々その病情、病勢の違いによって症状、処方が違っている。**○發汗則動經身為振振揺**　振とは小刻みにゆすり動かすこと。揺は揺れること。振振揺とは体が小刻みに震え、揺れることである。吐下により裏虚を起こし、心下逆満を来しているところに更に発汗によって表虚を生じた。この虚に乗じて少陰腎経は心下から一挙に頭まで上ったのである。震えは表陽の虚によって生じ、揺れは裏（腎）水

の上衝による。ここに裏水とはいわゆる腹水や胃内停水を意味しない。腎経の動揺をいうのである。〇**茯苓**　味甘平　胸脇逆気、心下結痛、小便を利す／風眩。〇**桂枝**（牡桂）味辛平　上気／温筋通脈。〇**朮**　味苦温　風眩頭痛、心下急満（『名医別録』）。

六八　發汗病不解　　發汗し病解せず
反悪寒者虚故也　　反って悪寒する者は虚するが故なり
芍藥甘草附子湯主之　　芍藥甘草附子湯が之を主る
方三十一　　方三十一

芍藥甘草附子湯方
芍藥　甘草各三兩　炙る　附子一枚　炮じて皮を去る　破って八片とす
右三味、水五升※を以て、煮て一升五合を取り、滓を去り、分け温めて三服す
疑うらくは仲景の方※に非ず

校
※五升　『玉函』巻八は「三升」に作る。
※方　『注解傷寒論』巻三は「意」に作る。

訳
発汗後は表の邪気が排出されて頭痛、悪寒等の表証は寛解するはずである。それが反対に悪寒がするというのは、発汗によって衛気が一層虚してしまったからである。更に津液が必要以上に流失し、心虚を起こし、血痺を生じて、四肢体表の循環障害となった。このような場合には芍薬甘草附子湯が治療を担当する。

注

○芍薬甘草附子湯　芍薬は血痺を除く。附子は気味辛温で中（心）を温める。また経を温めて栄血の流通を良くし、表寒を除く。甘草は急迫を緩める。

六九　發汗、若下之、病仍不解
煩躁者茯苓四逆湯主之
方三十二

汗を發し、若しくは之を下し、病仍《なお》解せず
煩躁する者は茯苓四逆湯が之を主る
方三十二

茯苓四逆湯方
茯苓四兩　人參一兩　附子一枚、生用、皮を去り八片に破る　甘草二兩　炙る　乾薑一兩半
右五味、水五升を以て、煮て三升※を取り、滓を去り、七合を温服す、日に二服※す

校

※三升　『千金翼方』巻十は「二升」に作る。
※二服　『千金翼方』巻十は「三服」に作る。

訳

発汗剤で発汗した、あるいは下剤をかけて下した、それでも病状は依然として寛解しないで、煩躁を起こしてきた。このようなときは茯苓四逆湯が治療を担当する。

注

○煩躁　発汗で表が虚し、瀉下で裏が虚す。表裏ともに虚してなお病状が軽快しないのは、邪気が強く、真気、抵抗力が弱い（脈微細）からである。汗は心の液である。発汗によって心が虚す。瀉下によって脾胃が虚す。心が虚すると陰虚内熱で虚熱をもつ。これが煩（熱っぽく胸苦しい）である。四肢に溢れて躁（手足をばたつかせる）となる。心虚による四肢の循環障害である。更に脾胃の虚により四肢の精気、津液の不足が生じ、これからも煩躁を起こす。大青龍湯の煩躁も心腎の虚によるが、脈は浮緊で太陽の表実熱が主症

として存在している点が本症と違う。**○四逆湯**　少陰病で心腎の虚による裏寒から生ずる諸症を治す。陰虚内熱より心腎は一層虚してきた状態である。嘔吐下利、下利清穀、腹脹満、身体疼痛、四肢厥冷等が適応となる。発汗あるいは嘔吐下利により亡陽、脱津液を生じ心不全、腎障害を起こしてきたのである。乾姜、附子は中（心、脾胃）を温めて心力を回復し、嘔吐下利を止める。経を温めて血液循環を改善し、四肢厥冷や身疼痛を除く。甘草は急迫を緩める。**○四逆加人参湯**　本書の霍乱三八五に出る。「悪寒、脉微、而復利、利止亡血也（悪寒し、脉微にして復た利す、利止み亡血す）」。本証は霍乱で嘔吐下利（脾胃の虚、裏寒）がある。脈微は津液を失い心虚を起こしたのである。悪寒は亡陽である。四逆湯で裏寒を温め、人参は中を調えて霍乱を止め、経脈を通じて附子、乾姜とともに心力を回復する。**○茯苓四逆湯**　四逆加人参湯に茯苓を加えたものである。発汗、瀉下によって生じた心腎、脾胃の虚を四逆加人参湯で中を補い、津液の生成を助け、心虚を賦活するとともに、茯苓の強心補腎の働きによって煩躁を除かんとするものである。

七〇

發汗後悪寒者虚故也
不悪寒、但熱者實也
當和胃氣
※與調胃承氣湯
方三十三　玉函云與小承氣湯

發汗後、悪寒する者は虚するが故なり
悪寒せず、但だ熱する者は實なり
當に胃氣を和すべし
調胃承氣湯を與う
方三十三　玉函は云う、小承氣湯を與うと

調胃承氣湯方
芒消半升　甘草二兩　炙る　大黄四兩　皮を去り清酒にて洗う
右三味、水三升を以て煮て一升を取る、芒消を内れて消《とか》す、更に煮て兩沸せしむ、頓服す

校

※與調胃承氣湯　『玉函』巻二は「宜小承氣湯」に作る。

訳

発汗の後は表の邪気が排除されて病は軽快するはずである。発汗が過ぎると表の衛気が一層虚してくる。そのために悪寒がする。

発汗の後に、悪寒がせず、熱が出てくる場合がある。これは表の邪気が発汗で解消せず、内陥して陽明胃経に入ったのである。このときは悪寒せず、悪熱となる。陽明の熱である。潮熱、自汗、不大便があれば胃家実と判断する。当然胃の機能を調整すべきである。

調胃承気湯を与えて様子をみるのがよい。

注

○陽明病

①「太陽病、若しくは汗を發し、若しくは之を下し、若しくは小便を利し、此に津液を亡い胃中乾燥し、因って陽明に転属す……内實し、大便難き者は陽明と名づくるなり」（陽明一八一）。

②「陽明病の外證は何を云うか、身熱し、汗自ら出で悪寒せず、反って悪熱するなり」（陽明一八二）。

○調胃承氣湯　熱を瀉して胃を和し、燥を潤し堅を軟らぐ（『傷寒論辞典』）。大黄、芒消で瀉下し胃実を解消し、苦寒の気味によって胃熱を除去する。甘草は一つは大黄、芒消の瀉下作用を緩和するとともに胃の働きを調整する。**○大黄**　味苦寒　瘀血、血閉を下す、寒熱、癥瘕積聚を破る、留飲、宿食、腸胃を蕩滌す、推陳致新、水穀を通利す、中を調え食を化すことを主る／胃を平らにし気を下す（『名医別録』）。

大黄の帰経

苦─心─血─瘀血、血閉、留血
　├小腸─癥瘕積聚
　└胃─留飲、宿食　推陳致新　腸胃蕩滌
　　　└調中化食

○朴消　味苦寒　六府の積聚を逐う、結固、留癖……を主る／推陳致新。**○芒消**　味辛苦　大寒、五藏の積聚、留血を破る、推陳致新（『名医別録』）。

七一　太陽病、發汗後、大汗出　　太陽病、汗を發せし後、大いに汗出《い》で

胃中乾、煩躁不得眠
欲得飲水者
少少與飲之
令胃氣和則愈
若脉浮小便不利微熱消渴者
五苓散主之
方三十四　（即猪苓散是）

胃中乾き、煩躁して眠ることを得ず
水を飲むことを得んと欲する者は
少少與えて之を飲ましむ
胃氣をして和せしむれば則ち愈ゆ
若し脉浮にして小便利せず、微熱ありて消渴する者は
五苓散が之を主る
方三十四　（即ち猪苓散是なり）

五苓散方
猪苓十八銖　皮を去る　澤瀉一兩六銖　白朮十八銖　茯苓十八銖　桂枝半兩　皮を去る
右五味、※擣《つ》いて散と為す、白飲を以て和《わ》し方寸匕《ホウスンヒ》を服す、日に三服す　多く※煖《あたた》かい水を飲ます、汗出《い》づれば愈ゆ、法の如く將息す
（一銖は二十四分の一兩、〇・六七グラム）

校
※擣為散　『玉函』巻七は「為末」に作る。
※煖水　『千金要方』巻十には「煖」の字がない。

訳
太陽病で発汗剤を与えたところ、大量に汗が出た。そこで胃の中が乾燥し、そのために胸が暑苦しく、手足はだるくてばたばたと動かすようになった。胃熱のために眠れない。
この場合、水を欲しがるようであれば、少しずつ飲ませて胃を潤

し乾燥による熱を取ってやれば治癒する。このとき、もし脈状が浮である、小便の出が悪い、微熱がある、ひどく咽が渇くということであるならば五苓散が治療を担当する。

注

○胃中乾　汗は心の液である。心は血を生じ、汗は血から作られる。胃の中焦で作られた営気は肺経に入って血となり、上焦で作られた衛気は経脈の外を行く。衛気は発汗を司る。故に発汗で津液、即ち営衛を失うと胃が乾くのである。**○煩躁**　胃の乾燥熱による胸部熱感及び手足の熱感を伴った不随意の運動である。**○不得眠**　睡眠は陰盛んのときに起こる。ここは胃熱によって陽気が盛んなために眠れないのである。**○脈浮**　病が表にあるしるしである。**○微熱**　発汗、汗出後もなお太陽の表熱が残存していることを示す。発汗による血虚、心虚、腎虚による内熱も関与しているかもしれない。桂枝は表熱の解散に働くが、他の茯苓剤とともに心腎の虚を補う役も担っている。**○小便不利**　大汗出による津液の消失による尿量減少、また心腎の虚による体液の血管外貯留即ち皮膚、体腔、胃腸管等における停水のためもある。**○消渇**　病名としては激しい口渇で多飲多尿を呈する病症、糖尿病あるいはその類症である。しかしここは発汗、亡津液による胃中乾燥また体内各所の停水による血中水分の減少による症状としての口渇である。欲得飲水より程度が強い。**○五苓散**　作用点は少陰心、腎である。皮膚からの大発汗によって血虚を生ずる。そのために心虚内熱、腎虚煩渇を起こす。五苓散はこれを補い、救援するものである。これによって体内各所、皮膚、胃、大小腸に異常に貯留されたり、偏在している水分を動員し、血管内に戻し、正常のルートによって尿として排泄する働きがある。腎気上逆による頭痛、（アルコール性その他による）悪心嘔吐（二日酔い）、霍乱、下利、煩渇等、また皮膚上の水胞様発疹（水痘、帯状疱疹）にも使う。小児の夏季熱にも有効。体温調節機構の変調を矯正する働きがあると考えられる。これも心腎機能に関係するものであろう。**○猪苓**　味甘平（『名医別録』は苦）痎瘧《ガイギャク》、解毒、蠱疰《コチュウ》、不祥、水道を利すことを主る。**○澤瀉**　味甘寒　風寒湿痺、乳難、水を消す、五藏を養う、気力を益す、肥健を主る／虚損、五労を補う、陰気を起こす、洩精、消渇、淋瀝を止める、膀胱三焦の停水を逐う（『名医別録』）。**○朮**　味苦温　風寒湿痺、消食を主る／痰水を消す、皮間の風水結腫を逐う、胃を暖め穀を消す、霍乱（『名医別録』）。**○茯苓**　味甘平　胸脇逆気、心下結痛、口焦舌乾、小便を利す。**○桂枝**　味辛温　上気、欬逆、関節を利す、補中益気を主る／筋を温め脈を通ずる（『名医別録』）。血脈を通ずる働きがあり、これによって心腎を補い、厥逆を下し、発汗、解熱、利尿を助け、筋骨の痛みを取る。少陰経に作用点をもつ薬物である。**○白飲**　白米の飲。おもゆ。

七二　發汗已、脉浮數、煩渴者

五苓散主之

三十五　用前第三十四方

汗を發し已《おわ》って脉浮數、煩渴する者は

五苓散が之を主る

三十五　前の第三十四の方を用う

訳

発汗剤を使用したところ発汗があった。発汗が終わった後、脈が浮数（表熱）で、咽喉が渇き煩わしい（心腎の虚熱）という場合は、五苓散（表裏の熱を取る）が治療を担当する。

七三　傷寒、汗出而渴者

五苓散主之

不渴者、茯苓甘草湯主之

方三十六

傷寒、汗出でて渴する者は

五苓散が之を主る

渴せざる者は茯苓甘草湯が之を主る

方三十六

茯苓甘草湯方

茯苓二兩　桂枝二兩　皮を去る　甘草一兩　炙る　生薑三兩　切る

右四味、水四升を以て煮て二升を取り、滓を去り、分け温めて三服す

訳

傷寒の病で、汗が出て咽喉の渇く者は五苓散が治療を担当する。咽喉の渇かない者は、茯苓甘草湯が治療を担当する。

注

○茯苓甘草湯

①水が胃に停滞していて汗が出ても咽喉の渇かないもの（本条）。

②「傷寒、厥して心下悸するときは宜しく先ず水を治すべし、當に茯苓甘草湯を服すべし」（厥陰三五六）。この心下悸も心腎不全による厥逆、停水による。茯苓、桂枝で心腎を補う。生姜も中を温め、欬逆、上気を下し、風湿痺を逐い、桂枝に似た働きがある。甘草は急迫を収める。

七四　中風、發熱六七日
不解而煩、有表裏證
渴欲飲水、水入則吐者
名曰水逆、五苓散主之
三十七　用前第三十四方

中風、発熱六七日
解せずして煩す、表裏の證有り
渇して水を飲まんと欲して、水入れば則ち吐く者は
名づけて水逆と曰う、五苓散が之を主る
三十七　前の第三十四の方を用う

訳

中風の病で、発熱して六七日になる。発熱は解消せず（表証）、熱苦しい（心腎虚熱、裏証）。表証も裏証も存在する。口が渇いて水を飲みたがるが、水が胃に入るとすぐに吐いてしまう。このような状態を水逆と名づける。五苓散の適応である。

注

○水逆　渇は胃の乾燥熱によるものではない。発熱六七日で表証はいまだ残っているが、邪気は裏に入り心腎の虚熱を起こしている。この渇は腎虚による水分の代謝障害の結果としての煩渇である。胃もその影響を受けて、胃気の上逆があり、水を受け付けないのである。五苓散は心腎の虚を補い、胃の逆気を下して嘔吐を止める。

七五　未持脉時

未だ脉を持《ジ》せざる時

病人手※叉自冒心
師因教試令欬
而不※欬者
此必兩耳聾無聞也
所以然者
以重發汗虛故如此
發汗後、飲水多必喘
以水灌之亦喘

病人手を叉《さしはさ》み自ら心を冒《おお》う
師は因って教えて試みに欬《せき》せしむ
而《しか》るに欬せざる者は
此れ必ず兩耳が聾して聞くこと無ければなり
然る所以の者は
重ねて汗を發し虛するを以ての故に此《かく》の如し
發汗後、水を飲むこと多ければ必ず喘す
水を以て之に灌ぐも亦た喘す

校

※手叉　『玉函』巻二は「叉手」に作る。
※不　『玉函』巻二には下に「即」の字がある。

訳

いまだ脈を取らないとき、病人が自分から両手の指を組んで心藏部に当てている。そこで医師が試しに咳をするように指示しても咳をしない者は、両方の耳が聞こえなくなっているのである。

なぜそうなったのかというと、何回も発汗したために精気が脱失して虚の状態になり、このようなことになったのである。発汗後、水をたくさん飲むと必ずゼイゼイする。水を体に灌いでも同様にゼイゼイする。

注

○耳聾　「汗は精氣（に由来する営血から作られるもの）なり」（『素問』評熱病論篇第三三）。「（腎に貯蔵される陰）精脱する者は耳聾す」（『霊枢』決氣第三十）。発汗過多により精気が消耗して耳聾を起こす。**○喘**　発汗により胃は乾き熱をもつ。この状態で大量の水が入ってくると正常に処理できず、胃気が上逆して水を肺に送り喘を起こす。「臥して喘する者……陽明（胃脈）の逆なり」（『素問』逆調論篇第三四）。また発汗により表の虚を生じ、少陰腎経の厥逆を誘発し、経脈上の肺において喘を発する。水は寒冷で、これを灌ぐと表の虚寒をもたらし同じく少陰腎経の上逆を生ずる。

七六　發汗後

水藥不得入口為逆
※若更發汗必吐下不止
※發汗吐下後、虛煩不得眠
若劇者必反覆顛倒（音到、下同）
心中懊憹（上烏浩、下奴冬切、下同）
梔子豉湯主之
若少氣者梔子甘草豉湯主之
若嘔者梔子生薑豉湯主之
三十八

發汗の後
水藥が口に入ることを得ざるは逆と為す
若し更に汗を發すれば必ず吐下止まず
發汗吐下の後、虛煩して眠ることを得ず
若し劇しき者は必ず反覆顛倒し
心中懊憹す
梔子豉湯《シシシトウ》が之を主る
若し少氣する者は梔子甘草豉湯が之を主る
若し嘔する者は梔子生薑豉湯が之を主る
三十八

校

※若更發汗必吐下不止　『玉函』巻二、『千金翼方』巻十にはこの九字はない。

※發　『脈經』巻七にはこの上に「傷寒」の二字がある。

訳

発汗後、水薬（寒冷）が胃に入っても吐いてしまうのは、胃気あるいは腎気の上逆のためである（病理は太陽中七八と同じ）。この状態でその上に発汗を重ねると、胃は津液を失い虚熱を生じ、胃気は上逆して嘔吐が止まない状態になる。また脾胃の虚は執拗な下利を起こしてくる。

発汗、吐下で大量の津液を失うと胃の虚熱が胸中に逆上し、そのために煩悶を生じ眠れなくなる。虚煩の程度が甚だしく強い場合は、胸の奥底が熱感で苦しくてたまらず、じっと安静にしていられないで何度も何度も寝返りを打つ。

このようなときには、梔子豉湯が治療を主宰する。この状態で更に息が切れる場合は、梔子甘草豉湯が治療を主宰する。

またこの状態で嘔吐するなら、梔子生姜豉湯が治療を主宰する。

注

○虚煩　「下利の後、更に煩す、之を按ずるに心下濡《ジュ》（軟）なる者は虚煩と為すなり、梔子豉湯に宜し」（厥陰三七五）。下した後は裏虚となる。これに向かって客気が上逆すると煩を生ずるが、まだ少陽の胸脇苦満、陽明の心下痞硬には至らぬものである。病位はその手前の心中、胸中にある。故に梔子を用いて清熱を計るのである。承気湯類、陥胸湯類の病位は心下にある。**○不得眠**　胃不和なるときは則ち臥安からず（『素問』逆調論篇第三十四）。**○心中懊憹**　懊《オウ》は胸の奥底で悩み苦しむこと。憹《ドウ》は『集韻』に「心乱れるなり」とある。懊憹で悩みである。病位は心中にある。発汗吐下により表邪は下陥し、裏気は上逆し、胸中に止まっている。太陽は過ぎたが、少陽、陽明には至らない状況である。「陽明病、無汗、小便不利、心中懊憹者、身必發黄」（陽明一九九）、「大陥胸湯」（太陽下一三四）、「大承氣湯」（陽明二三八）。また結胸でも現れる。ただし梔子豉湯では心下濡である（厥陰三七五）。**○少氣**　呼吸微弱、気力衰弱の状態をいう。しかしここは脱汗により津液を失い、精気を消耗したことも含んでいる。単なる息切れではなく、虚労の緊急状態にある。故に甘草で緩和するのである。

梔子豉湯方

梔子十四箇　擘く　香豉四合　綿で裹《つつ》む

右二味、水四升を以て先ず梔子を煮て二升半を得、豉を内れ、煮て、一升半を取る、滓を去り、分けて二服と為す、温めて一服を進む、吐を得る者は後服を止む

梔子甘草豉湯方

梔子十四箇　擘く　甘草二兩　炙る　香豉四合　綿で裹む

右三味、水四升を以て先ず梔子、甘草を煮て二升半を取り、豉を内れ、煮て一升半を取る、滓を去り、二服

に分け、温めて一服を進む、吐を得る者は後服を止む

梔子生薑豉湯方

梔子十四箇　擘く　生薑五兩　香豉四合　綿で裹む

右三味、水四升を以て先ず梔子、生薑を煮て二升半を取り、豉を内れ、煮て一升半を取る、滓を去り、二服に分け、温めて一服を進む、吐を得る者は後服を止む

注

○梔子豉湯　清熱除煩の働きがある。心中、胸中にある邪気を除くのである。**○梔子**　味苦寒　五内の邪気、胃中の熱気、面赤、酒皰《シュホウ》皶鼻《サビ》、白癩、赤癩、瘡瘍を主る／大寒、目の熱、赤痛、胸心大小腸の大熱、心中煩悶、胃中熱気を主治す。**○豉**　味苦寒　傷寒、寒熱、瘴気、悪毒、煩躁、満悶、虚労、喘吸、両脚疼冷を主治す、また六畜の胎子の諸毒を殺す（『名医別録』）。**○生薑**　辛微温、嘔吐を止む（『名医別録』）。**○得吐者止後服**　意味不明である。この文章により梔子豉湯を吐剤とする人がある。梔子生姜等を嘔に使っていることと矛盾する。多紀元簡は、瓜蒂散に香豉を用いていることからの誤伝であろうとしている。

七七　發汗、若下之　　發汗し若しくは之を下し

而煩熱胸中窒※者　　而して煩熱し胸中窒《ふさ》がる者は

梔子豉湯主之　　梔子豉湯が之を主る

三十九　用上初方　　三十九　上の初めの方を用う

校

※窒　『千金要方』巻九は「塞」に作り、下に「氣逆搶心」の四字がある。

訳

発汗したり（表虚）、下剤をかけて下したりし（裏虚）、その結果、表熱が下陥したり、胃気（乾燥虚熱）が上逆したりして、胸の中に物が詰まって窒がったような感じがし、しかも熱をもって胸苦しい。このような場合には梔子豉湯が治療を主宰する。

注

○**煩熱胸中窒**　食道の鬱血、炎症、運動異常、また心の不整脈等の病変が想定される。

七八　傷寒五六日、大下之後
身熱不去、心中結痛者
未欲解也※
梔子豉湯主之
四十　用上初方

傷寒五六日、大いに之を下せし後（裏虚）
身熱去らず、心中結ぼれて痛む者は
未だ解せんと欲せざるなり
梔子豉湯が之を主る
四十　上の初めの方を用う

校

※未欲解也　『玉函』巻二は「此為未解」に作る。

訳

傷寒に罹患して五六日経過した。病は太陽を過ぎて少陽、陽明に及ぶ時期である。柴胡剤や承気湯類の適応である。そこで強い下剤をかけて下利を起こさせた。表熱は取れているが、内部の熱が取れず（表熱下陥）、胸の内部に物が詰まったような感じがし、痛みを覚えるという者は（裏気上逆）、まだ病邪が解散しそうもない状況である。病は少陽にも陽明にも至らず、心中に止まっている。このときは梔子豉湯が治療を主宰する。

注

○**心中結痛**　痛みは、炎症等の病変が心中懊憹や胸中窒より激しいためと考えられる。

七九　傷寒下後
心煩、腹滿、臥起不安者
梔子厚朴湯主之
方四十一

傷寒下せる後
心煩し、腹滿し、臥起安からざる者は
梔子厚朴湯が之を主る
方四十一

梔子厚朴湯方
梔子十四箇　擘く　厚朴四兩　炙る、皮を去る　枳實四枚　水に浸す、炙って黄ならしむ
右三味、水三升半を以て煮て一升半を取る、滓を去り、二服に分け、温めて一服を進む、吐を得る者は後服を止む

訳

傷寒の病で、下剤をかけて下した後（裏虚）、心藏部が熱っぽくて胸苦しい感じがする（表熱下陥、少陰上逆）。腹部の膨満感（裏虚、少陰厥逆の冷えによるガス貯留）がある。安静に横臥していることができないで、やたらに寝返りを打つ。このような症状のあるときは梔子厚朴湯が治療を主宰する。

注

○心煩　心藏部の熱感、胸苦しさを伴う不安、不快な感じである。「心中煩、不得臥の黄連阿膠湯」（少陰三〇三）、「不得眠の猪苓湯」（少陰三一九）、「小柴胡湯」（太陽中九六）、「柴胡桂枝乾薑湯」（太陽下一四七）、「甘草瀉心湯（胃中虚・客気上逆）」（太陽下一五八）、「調胃承氣湯」（陽明二〇七）、「白虎加人參湯」（太陽下一六九）等にも心煩がある。**○臥起不安**　「不得臥」（少陰三〇三）

と「反覆顛倒」（太陽中七六）の類症で、その中間位にある症状である。心煩、不得眠とともに陽明胃経、少陰心腎の不和で起こる。

○梔子厚朴湯　梔子を以て微煩、起臥不安の熱候を取り、厚朴苦温、枳実苦寒で心と小腸を補い、その虚によるガス脹満を除き、気を増して不安を去るのである。**○厚朴**　味苦温　頭痛……驚悸／温中、益気、下気……腹痛、脹満。**○枳實**　味苦寒　寒熱の結を除く……気を益す／酸微寒　胸脇の痰癖を除く、結実を破る、脹満を消す、心下急、痞痛、逆気……胃気を安んず。

八〇　傷寒、醫以丸藥大下之　身熱不去、微煩者　梔子乾薑湯主之　方四十二

傷寒、醫が丸薬を以て大いに之を下す　身熱去らず、微煩する者は　梔子乾薑湯が之を主る　方四十二

梔子乾薑湯方

梔子十四箇　擘く　乾薑二兩

右二味、水三升半を以て煮て一升半を取り、滓を去り、二服に分け、温めて一服を進む、吐を得る者は後服を止む

訳

傷寒の病で、医師が丸薬を使って激しい下利を起こさせた（裏虚寒）、しかし熱は内陥して胸中に止まり、鬱結して少し心煩を生じている。この場合は梔子乾姜湯が治療を主宰する。

注

○丸薬　巴豆あるいは甘遂《カンスイ》を主薬とする下剤。峻烈な作用をもつ。

○梔子乾薑湯　梔子は胸中の微煩を冷やす。乾姜は大下後の裏の虚寒を温める。両者相俟って邪気を除き、胃気を増して病に対抗する

ものである。**○乾薑** 温中（『神農本草經』）。

八一 凡用梔子湯

病人舊微溏者不可與服之

凡そ梔子湯を用いるに

病人舊《もと》微溏ある者は之を與えて服す可からず

訳

梔子の入った湯液を用いる場合、病人が慢性の泥状便をしているときは処方したり服用したりしてはいけない。腸管の虚寒があり、下利による亡津液を起こしている。梔子で清熱すれば更に冷え、催吐すれば亡津液を憎悪させる。

注

○溏 音トウ、淖（ドウ、どろ、ぬかるみ）と同意。ここでは泥状便である。

八二 太陽病發汗、汗出不解

其人仍發熱

心下悸、頭眩、身瞤動

振振欲擗（一作僻）地者

真武湯主之

方四十三

太陽病、汗を發す、汗出《い》でて解せず

其の人仍《なお》發熱す

心下悸し、頭眩《ズゲン》し、身瞤動《ジュンドウ》し

振振として地を擗《う》たんと欲する者は

真武湯が之を主る

方四十三

訳

太陽病で、発汗剤を用いて発汗させた。汗は出た（亡陽、表虚）が症状は軽快しない（邪気残存）。依然として発熱している（邪熱旺盛）。

心窩部で動悸がしている。頭がぐらぐらしている。体がぶるぶると震え、ふらふらして倒れて地面を打ちそうになる。このような場合は真武湯が治療を主宰する。

注

○心下悸　発汗後の表陽の虚によって引き起こされた少陰心経、腎経の上逆である（桂枝、茯苓、白朮の適応である）。**○頭眩**　暗黒眩暈である。頭の血行障害による。少陰心腎気の厥逆である。心経、腎経はともに血管系で、脳を灌流している。**○身瞤動振振擗地**　瞤動は筋肉の線維性攣縮である。振振擗地は姿勢の制御障害により正立していられない状態である。これも腎気の障害による。太陽中六七の苓桂朮甘湯の病理と重なる。**○擗**（一作僻）音ヘキ、打つ、こぶしで胸を打つこと。**○僻**　音ヘキ、偏る。ここは擗が正しい。僻では意味が通じない。また擗は躄《いざり》に通ずるという説もあるが、少し意味がずれる。

真武湯方

茯苓　芍薬　生薑各三兩　切る　白朮二兩　附子一枚　炮《あぶ》る皮を去り、八片に破る

右五味、水八升を以て煮て三升を取る、滓を去り、温めて七合を服す、日に三服す

注

○真武湯　亡陽に際して、陽を温め水を利する効能がある（『傷寒論辞典』）。「真武は北方水の神なり、腎に属す、以て治水に用いる……水、心下に在り……青龍湯は太陽病を主る、真武湯は少陰病を主る」（成無已『注解傷寒論』）。**○茯苓**　味甘平　胸脇の逆気、憂恚驚邪恐悸、心下結痛、煩満欬逆、口焦舌乾、小便を利す／腎邪を伐つ、陰を長ず（『名医別録』）。作用点は少陰心腎。**○朮**　味苦温　風寒湿痺、食を消す／皮間の風水結腫を逐う、霍乱、胃を温める（『名医別録』）。作用点は少陰心腎、太陰脾胃。**○附子**　味辛温　欬逆、温中、寒湿、痿躄、拘攣膝痛、行歩す可からず／陰を強くする

(『名医別録』)。作用点は少陰心腎。**〇芍薬**　味苦平　腹痛、血痺を除く、堅積を破る、止痛、小便を利す/血脈を通順する、悪血を散らす、水気を去る(『名医別録』)。作用点は少陰心、心は血、小腸を主る。芍薬は血流を良くする。止痛も利水も血流改善によるところが大きいと思われる。**〇生薑**　欬逆上気、温中、止血、風湿痺、腸澼下利/嘔吐を止める(『名医別録』)。作用点は脾胃、少陰心腎。

八三　咽喉乾燥者不可發汗　咽喉乾燥する者は汗を發す可からず

訳

咽喉の乾燥する者は発汗するような処置を加えてはいけない。少陽の熱によるなら発汗ではなく、柴胡により解熱を図る。陽明の熱によるものなら黄芩、黄連によって清熱する。

少陰の咽喉乾燥は発汗、吐下による津液の消失によるもので、更に発汗すれば病は一層悪化する。

亡津液により大便秘結があれば、大承気湯の出番がある。いずれにしても発汗の適応はない。

注

〇乾燥　乾は日が高く昇ってものが渇くこと。燥は火気が軽くあがってものを乾かすこと。

〇咽喉　咽は食道、喉は気道である。太陽膀胱経以外は全ての経脈が通過している。故にそれぞれの経脈の病で咽喉乾燥が起こる。

①「少陽病の口苦、咽乾、目眩」(少陽二六三)、胆経の熱による。

②「陽明の中風、口苦、咽乾、腹滿、微喘」(陽明一八九)は、陽明胃経の熱による。

③「少陰病、之を得て二三日、口燥き咽乾く者は急に之を下せ、大承氣湯に宜し」(少陰三二〇)。

④「少陰病、自ら清水を利し、色は純青、心下必ず痛み、口の乾燥する者は之を下す可し、大承氣湯に宜し」(少陰三二一)。

⑤足の陽明胃経は、喉嚨(気管)に循って缺盆に入る。

⑥手の少陽三焦経は、項を上って耳後に繫がる。足の少陽胆経は、頸に循い手の少陽の前を行く。

⑦足の少陰腎経は、喉嚨に循って舌本を挟む。手の少陰心経は咽を挟み目系に繫がる。

⑧足の太陰脾経は、咽を挟み舌本に連なり舌下に散る。

⑨足の厥陰肝経は、喉嚨の後に循い上って頏顙《コウソウ》(鼻咽腔)にいる。

八四　淋家不可發汗
發汗必便血

淋家は汗を發す可からず
汗を發すれば必ず便血す

訳

淋を患っている人は発汗療法を行ってはいけない。淋とは膀胱炎、尿道炎で小便が淋瀝する（水が絶えず流れ落ちる）病である。この病人を発汗すると血尿が出るようになる。発汗により津液を失い、膀胱に熱をもつようになる。その結果血尿となる（少陰二九三）。

八五　瘡家、雖身疼痛不可發汗
汗出則痓※

瘡家は身疼痛すと雖も汗を發す可からず
汗出づれば則ち痓《シ》す

校

※痓『玉函』巻五は「痙」に作る。

訳

瘡家即ち四肢体表の皮肉筋骨に、慢性のかなり大きな膿瘍等皮膚疾患のある人は、体に筋肉痛がある場合でも、発汗療法を施してはいけない。発汗すると直ちに痙攣が起こる。皮膚病からの長期にわたる膿血の排出により血虚の状態になっている。血は汗より生ずるので、発汗によりますます乏血を来す。血虚は痙攣をもたらす（辨脉法四「血虚則筋急也」）。

注

○瘡家　慢性の膿瘍であろう。あるいは結核、また梅毒性潰瘍、その他の皮膚病等も考えられる。**○身疼痛**　四肢の筋肉痛である。「桂枝湯」（可發汗五五）、「麻黄湯」（太陽中三五）、「桂枝加芍薬生薑各一兩人參三兩新加湯」（太陽中六二）等で発汗する。**○痓**　音シ。痙攣である。『金匱要略』の痓濕暍に症状と処方が記されている。

八六　衄家不可發汗
※汗出必額上陷
脉急緊
※直視不能眴（眴・音喚、又胡絹切、下同一作瞬）
不得眠

衄《ジク》家は汗を發す可からず
汗を發すれば必ず額の上陷り
脉急緊となり
直視し眴《まばた》くこと能わず
眠ることを得ず

校

※汗出必額上陷脉急緊　『玉函』巻五は「汗出則額陷、脉上促急而緊」に作る。

※直視不能眴不得眠　『千金翼方』巻十にはこの八字はない。

訳

反復して鼻血が出る（出血性素因）とか、大量に鼻から出血した病人には発汗療法を行ってはいけない。

発汗すると額のあたりが落ち込む（眼窩陥入）。脈は引きつれて緊を呈している。目は一ヵ所を凝視して眼球は動かず、瞬きができない。そして眠ることができない。

注

○額上陷　前額、泉門部の陥凹だという説があるが考え難い。ここは眼窩が落ち窪むことであろう。**○脉急緊**　急は緩に対する急で、せかせかと余裕のない状況である。引きつったような脈状である。渋って滑らかでなく、濇に近い。**○直視不能眴**　直視は眼球運動異常、眴《シュン》は瞬と同意。瞬目の障害である。この場合は一過性のものと思われる。

八七　亡血家不可發汗
※發汗則寒慄而振

亡血家は汗を發す可からず
汗を發すれば則ち寒慄して振るう

校

※發汗　『玉函』巻五は「汗出」に作る。

訳

出血等で貧血状態の人は発汗療法を行ってはいけない。発汗するとぞくぞくと寒気がしてぶるぶる震えるようになる。

注

○寒慄　悪寒戦慄である。太陽中八五と同様の機転により血痺を生ずる。筋肉の痙攣にまでは至らず、戦慄にとどまっているのはこの亡血が瘡瘍より軽症のためであろう。

八八　汗家、重發汗
必恍惚心亂
小便已陰疼
與禹餘糧丸
四十四　方本闕

汗家は重ねて汗を發すれば
必ず恍惚として心亂れ
小便し已《おわ》って陰疼《うず》く
禹餘糧丸を與う
四十四　方は本《も》ともと闕《か》く

訳

汗かきの人、多汗症の人、あるいは発汗療法や過度の運動により大量の汗を出したばかりの人は、その上に発汗療法を行うと意識が昏迷し、ぼんやりした状態になる。小便が終わった後に陰茎が痛む。この場合には禹余糧丸を与える。もともと処方の記載がない。

注

○汗家　大量の発汗により自律神経の異常を起こしている可能性がある。更に発汗することにより神経、精神の異常を誘発しているのである。**○小便已陰疼**　過度の運動で大量の発汗があった後血尿の出ることがある。汗出に発汗療法を重ねて大量に発汗した後に同様の機転により、排尿の異常を起こし、陰茎の疼痛を生ずることがあると考えられる。

八九　病人有寒、復發汗
胃中冷、必吐蚘※

病人寒有り、復た汗を發すれば
胃中冷え、必ず蚘（蛔虫）を吐く

校

※蚘『千金翼方』巻十には下に「一云吐逆」の小注がある。

訳

もともと冷え性、寒がり屋、あるいは病気で胃に冷えのあるような人に、その上発汗療法を行うと、体液を失い胃に負担が掛かり、胃の冷えが増進し、蚘蟲を吐くようになる。

注

○有寒　冷え性とは、四肢末端の自他覚的な寒冷感をいう。内藏の冷えは胸では肺気腫や気管支拡張症等、腹では胃腸の冷えで慢性胃炎や腸炎であろう。肝硬変時の消化管鬱血や腹水等も含まれるかもしれない。**○胃中冷**　胃の局所的貧血、鬱血等による循環障害であろう。発汗により津液を失い、この機転が一層促進される。**○吐蚘**　胃不和で異物を入れていることができず、吐出するのである。蚘《カイ》は蛔虫である。

九〇　本發汗而復下之
此為逆也
若先發汗、治不為逆
本先下之而反汗之為逆
若先下之、治不為逆

本と汗を發し、而かも復た之を下すは
此れを逆と為すなり
若し先ず汗を發するは、治は逆と為さず
本と先ず之を下し而も反って之を汗するは逆と為す
若し先ず之を下す、治は逆と為さず

訳

初め発汗し、その後に瀉下するのは逆治である。
初めに発汗するのは逆治ではない。
初め瀉下し、その後に発汗するのは逆治である。
初めに瀉下するのは逆治ではない。

注

○逆　ある方向をもつ流れに対して、これに向かい合う方向をとること。同じ流れに乗ることを順という。ここでは正当的な治療法に反することを意味する。ここで逆治としているのは、前後の別はあるが、発汗と瀉下を一緒に行った場合は逆治、一方だけを行ったときは順治とするということのようである。両方やると体力を消耗するからとでもいうのであろう。太陽中九三に「太陽病、先ず下して愈えず、因って復た發汗す、此れを以て表裏倶に虚す」とある。

九一　傷寒、醫下之
續得下利清穀不止
身疼痛者急當救裏
後身疼痛、清便自調者
急當救表
救裏宜四逆湯
救表宜桂枝湯
四十五　用前第十二方

傷寒、醫之を下し
續いて下利を得、清（圊）穀止《や》まず
身疼痛する者は急に當に裏を救うべし
後に身疼痛し、清便自ら調う者は
急に當に表を救うべし
裏を救うには四逆湯に宜し
表を救うには桂枝湯に宜し
四十五　前の第十二の方を用う

訳

傷寒の病で、初めに医師が下剤をかけ、そのために下利が起こり、完穀下利が止まらない。このときは手足や躯幹の筋肉痛という表証があっても、それはひとまず置いておいて、先に急いで腹部の病変に対する治療をするべきである。裏の虚寒による下利のほうが精気を消耗させる度合が大きいからである。

下利という裏証を処置して大便の排泄が正常化した後、身体疼痛という表症が残っているときは、急いでそれに対する処置をするのがよい。

下利清穀という裏の虚寒に対しては、四逆湯で温め補うのが適当である。身疼痛という表の血虚による虚寒に対しては桂枝湯で補い、温めるのが適当である。

注

○表裏　表は体表である。裏は腹部の内蔵、消化管である。**○身疼痛**　風は衛を傷り、寒は営を傷る。営は営血となる。寒により血寒、血虚を起こす。そのために体表の筋肉痛が生ずる。**○下利清穀**　食物が不消化のまま排便されること。胃腸の虚寒によって起こる。**○清**　圊《セイ》（かわや、便所）に通ずる。排便である。

九二　**病※發熱、頭痛、脉反沈**　　病、發熱し頭痛し脉反って沈

若不差、身體疼痛　　若し差《い》えずして、身體疼痛するときは

當救其裏　　當に其の裏を救うべし

四逆湯方

甘草二兩　炙る　**乾薑一兩半**　**附子一枚**　生を用いる、皮を去り八片に破る

右三味、水三升を以て煮て一升二合を取り、滓を去り、分け温めて再服す、強い人は大附子一枚、乾薑三兩を可とす

校

※病　『玉函』巻六には上に「師曰」がある。

訳

病んで発熱、頭痛がある。いずれも表証である。脈は当然浮となるはずであるのに、予期に反して沈という脈状を呈している。沈は裏の虚寒を示している。

諸々の処置によって症状が良くならない場合は、身体の疼痛という表証があっても、沈の脈状の基礎にある裏の温補をするのが当然である。

裏が実し、温まれば営血も温まり、充実して表の虚寒による身体疼痛も寛解する。

九三

太陽病　　太陽病
先下而不愈　　先ず之を下して愈えず
因復發汗　　因って復た汗を發す
以此表裏俱虚　　此を以て表裏俱に虚す
其人因致冒　　其の人因って冒を致す
冒家※汗出自愈　　冒家汗出づれば自ら愈ゆ
所以然者汗出　　然る所以の者は汗出づれば
表和故也　　表和するが故なり
裏未和※然後復下之　　裏未だ和せざれば、然る後に復た之を下す

校

※冒家　『玉函』巻六には下に「當」の字がある。
※裏未和　『千金翼方』巻十にはなし。

訳

太陽病で、初めに下剤をかけたが病状が治癒しない。そこで第二の処置として発汗を行った。瀉下により裏が虚し、発汗によって表が虚したために表裏ともに虚してしまった。

その人はこれが原因で頭冒感を起こしてきた。頭冒感は汗が出ると自然に治癒する。なぜそうなるかというと、汗が出ると表における営衛、陰陽が調和するようになるからである（太陽中五三）。

表が正常に戻った後、裏不和即ち胃腸に便秘等の実証性の異常が残っているときはもう一度下すのである。

注

〇冒　頭に何か被ったような状態をいう。発汗による表虚に対する太陽膀胱経の厥気上逆、少陰腎経の厥逆等によって頭部に水気が鬱滞することで起こる。膀胱経の鬱滞、少陰経の厥逆は汗出によって消退する。『金匱要略』婦人産後二に「血虚して厥す、厥すれば必ず冒す、冒家解せんと欲するときは必ず大いに汗出づ」とある。

九四　太陽病未解
脉陰陽俱停（一作微）
必先振慄、汗出而解
但陽脉微者先汗出而解
但陰脉微（一作尺脉實）者
下之而解※
若欲下之、宜調胃承氣湯
四十六　用前第三十三方
一云用大柴胡湯

太陽病未だ解せず
脉陰陽倶に停（一に微に作る）なるは
必ず先ず振慄し汗出でて解す
但だ陽脈のみ微なる者は先ず汗出でて解す
但だ陰脈のみ微（一に尺脈實に作る）なる者は
之を下して解す
若し之を下さんと欲するときは調胃承氣湯に宜し
四十六　前の第三十三の方を用う
一に云う大柴胡湯を用う、と

校

※下之而解　『脈經』巻七にはこの下に「屬大柴胡湯證」がある。

訳

太陽膀胱経の病症がいまだ寛解せず、陰脈も陽脈も停（あるいは微）の脈状を呈している者は必ずまずガタガタと激しい震えが起こり、それから汗が出て病症が寛解する。陽脈だけが微の脈状を呈しているときはまず汗が出て寛解する。陰脈だけが微の場合は下せば寛解する。下そうというときは調胃承気湯を用いるのが適当である。

注

〇振慄汗出而解　辨脉法一一に「病には戦（慄）して汗出で因って解を得る者有り、何ぞや……此れ本と虚と為す、故に當に戦して汗出づるべきなり」とあるのに相当する。**〇但陽脉微者先汗出而解**　辨脉法一二に「病に戦せずして汗出でて解する者有るは、何ぞや……脉大にして浮數、故に戦せず汗出でて解するを知るなり」。また辨脉法一三に「病に戦せず、汗出でずして解する者有るは何ぞや……其の脉自ら微、此れ曽って發汗し若しくは吐き、若しくは下し、若しくは亡血せしを以て、内に津液無きを以てなり、此れ陰陽自ら和すれば必ず自ら愈ゆ、故に戦せず汗出でずして解するなり」とある。本症と若干食い違いがあるが、その病理を考える上で参考になる。**〇陰脉**　尺中の脈である。**〇陽脉**　寸口の脈である。**〇停一作微**　停は脈搏隠伏不出（『傷寒論辞典』）という。停は停止で動かないことである。微は「極細にして軟、或は絶せんと欲し、有るが如く無きが如し」（『脉經』脉形状指下秘訣第一）。そこで停あるいは微の脈は隠伏して出でずということになる。これは正、邪ともに虚して、正気が回復に向かう状況を示している。**〇陰脉微一作尺脉實**　微は邪気の微弱を示す。単なる正気の虚ではない。尺脈実は裏の実を意味する。ただし邪実による便秘ではない。正気も虚しており正常の排泄機能が回復しないための便秘で、仮の実を来した状況である。故に緩和な下剤である調胃承気湯に宜しとする。全くの正気の虚による秘結のときは桂枝加大黄湯、小建中湯等の適応となろう。

九五　太陽病、發熱汗出者
此為榮弱衛強
故使汗出
欲救邪風者宜桂枝湯
四十七　方用前法

太陽病、發熱し汗出る者は
此れ榮弱く衛強しと為す
故に汗をして出ださしむ
邪風を救はんと欲する者は桂枝湯に宜し
四十七　方は前法を用う

訳

太陽病で発熱し汗が出る者は、栄気が弱く衛気が強いためである。そのために発汗を起こさせるのである。この邪風による病状から病人を救い出すには桂枝湯が適当である。

注

〇榮弱衛強　衛気盛んなるときは腠理閉じ、発熱して汗は出ない。栄気（陰）弱きときは発熱（辨脉法三）して汗が出ない。故に発熱汗出は栄強衛弱でなければならない。桂枝は栄気を補う。故に汗が出て体が冷えて熱が下がり病が寛解するのである。太陽中五三、五四では自汗出て発熱する者は栄気和し衛気不和のためであるとしている。これは誤りであることは先に述べた。**○宜桂枝湯**「太陽病、頭痛、發熱、汗出、悪風、桂枝湯主之」（太陽上一三）。

＊以上で太陽病の証治は終わるので、桂枝湯を再掲して締めくくりとしたのであろう。以下は少陽病、火逆、血証の記述となる。

九六　傷寒五六日中風
往来寒熱、胸脇苦滿
嘿嘿不欲飲食、心煩喜嘔
或胸中煩而不嘔、或渇
或腹中痛、或脇下痞鞕
或心下悸、小便不利
或不渇、身有微熱或欬者
小柴胡湯主之
方四十八

傷寒五六日、中風
往来寒熱し、胸脇苦滿す
嘿嘿として飲食を欲せず、心煩し喜《しば》ば嘔く
或は胸中煩するも嘔かず、或は渇き
或は腹中痛み、或は脇下痞鞕《ヒコウ》し
或は心下悸して小便利せず
或は渇かず、身に微熱有り、或は欬する者は
小柴胡湯之を主る
方四十八

訳

寒という病原因子の侵襲をうけて発病し、五六日が経過した。風という病因に中ったときも同様で、悪寒と発熱が交互に現れる。心下部や脇腹が詰って苦しい。鬱々として口も利かず、食べ物を欲しがらない。胸元が熱っぽく煩わしい。しばしば吐き気がある。

その他不定症状として以下のものがある。

胸の中が熱っぽくて煩わしいが吐き気はない。口が渇く。腹の真ん中が痛む。脇の下（肝胆）が痞え触ると硬く感ずる。心下部で動悸がし、小便の出方が少ない。あるいは口は渇かず体に微熱がある。咳が出る。

このような場合には小柴胡湯が治療を主宰する。

注

○傷寒五六日中風　寒の侵襲力は強く表裏にわたる。表では栄を傷り（辨脉法二〇）、栄が傷れると発熱する（辨脉法三）。風の侵襲力は弱く、裏には入りにくい。表では衛を傷り、衛が傷られると悪寒がする。しかしここは傷寒、中風が一緒に来たのではない。それぞれどちらかで五六日経過した場合である。**○往来寒熱**　太陽病が解せず、少陽に転属すると、脇下鞕満、乾嘔、往来寒熱が起こる（少陽二六六）。口苦、咽乾、目眩とともに少陽胆経の指標的定型症状である。次条にいう正邪分争によって生じ、邪が勝てば悪寒がし、正が勝てば発熱するといわれている。正邪分争は少陽だけのことではないので、この説明には疑問がある。少陽胆経は胆嚢に属し、肝、厥陰肝経とは表裏の関係にある。厥陰肝経の病では厥冷と発熱が対になって生ずる（厥陰病）。また婦人中風で寒熱を得、熱血室（肝）に入るとき瘧状となる（太陽下一四四）という。即ち邪気が少陰胆経、厥陰肝経に入ると寒熱を生ずるのである。少陽の往来寒熱は、太陽の悪寒発熱と厥陰の厥冷発熱の中間にある症状であろう。その責任藏器は肝胆である。三陽の寒と熱は、言葉は似ているが、その臨床上は症状も病理もそれぞれに違うと考えられる。**○胸脇苦満**　胸は前胸下部の陥凹の所で、心下部の直上にある。脇は季肋部で乳線上より外側の所である。胸脇苦満は該部が充満して苦しいことで、肝の腫脹による。**○嘿嘿**　口をきかないことである。精神的な抑鬱状態にあることを示し、肝障害の症状である。**○不欲飲食**　食欲不振である。胃の不和による。以下の嘔（胃不和）、渴（胃熱）、腹中痛（血痹）とともに胃腸障害で、門脈系の上流に当たっており、肝障害の影響を受けたものである（木剋土）。**○心煩、胸中煩**　心は胸中にあり、ほぼ同意と考えられる。少陽の熱が心、胸中に波及し、心熱を生じたのである。**○脇下痞鞕**　両季肋部が痞え、押さえると硬く触れること。肝の腫脹による。**○心下悸、小便不利**　心煩に対する少陰経の厥逆による。**○不渇、身有微熱**　不渇により胃熱なし。少陽の熱形は往来寒熱、身熱悪風（太陽中九九）、また寒熱邪気（『神農本草經』柴胡）である。ここの微熱は表熱である。

小柴胡湯方

柴胡半斤　黄芩三兩　人參三兩　半夏半升　洗う　甘草　炙る　生薑各三兩　切る　大棗十二枚　擘く

右七味、水一斗二升を以て、煮て六升を取り、滓を去り、再煎して三升を取り、一升を温服す、日に三服す、若し胸中煩して嘔せざる者は半夏、人參を去り、括樓實一枚を加える、若し渴する者は半夏を去り、人參を前に合して四兩半と成し、括樓根四兩を加える、若し腹中痛む者は黄芩を去り、芍藥三兩を加える、若し脇下痞鞕するときは大棗を去り、牡蠣四兩を加える、若し心下悸、小便不利するときは黄芩を去り、茯苓四兩を加える、若し渇せず、外に微熱有る者には人參を去り、桂枝三兩を加え、温かく覆って微に汗すれば愈ゆ、若し欬するには人參、大棗、生薑を去って、五味子半升、乾薑二兩を加える

注

○柴胡　苦平　寒熱邪気、心腹を主る、推陳致新／心下煩熱、胸中邪逆。**○黄芩**　苦平　諸熱黄疸、腸澼／胃中熱、小腹絞痛、女子血閉、下血。**○半夏**　辛平　喉咽腫痛、胸脹欬逆、心下堅／欬嗽上気、心下急痛痞堅、時気嘔逆。**○人参**　甘微寒　補五藏、止驚悸／胸脇逆満、腸胃中冷、心腹鼓痛、霍乱吐逆、調中、止消渇、通血脈。**○甘草**　下気、煩満（『名医別録』）。**○大棗**　心腹邪気／補中益気　除煩悶。**○生薑**　下気、嘔（『名医別録』）。**○括樓實**　胸痺（『名医別録』）。**○括樓根**　苦寒　消渇、身熱、煩満、大熱、補虚、安中。**○牡蠣**　鹹平　驚恚怒気、除拘緩鼠瘻／煩満、心痛気結。

九七　血弱氣盡、腠理開
邪氣因入
與正氣相搏、結於脇下
正邪分爭、往来寒熱
休作有時、嘿嘿不欲飲食
藏府相連、其痛必下
邪高痛下、故使嘔也
（一云藏府相違其病必下脇鬲中痛）

血弱り氣盡き、腠理開く
邪氣因って入り
正氣と相い搏《う》ち、脇下に結ぶ
正邪分れ争い、往来寒熱し
休作時有り、嘿嘿として飲食を欲せず
藏府は相い連なり、其の痛み必ず下《さが》る
邪は高く痛みは下《ひく》し、故に嘔せしむるなり
（一に云う、藏府相い違《たが》い、其の病必ず下り脇鬲中痛む）

小柴胡湯主之
服柴胡湯已、渇者屬陽明
以法治之
四十九　用前方

小柴胡湯之を主る
柴胡湯を服し已《おわ》って渇する者は陽明に屬す
法を以て之を治せ
四十九　前の方を用う

訳

病の経過において、発汗あるいは瀉下等の処置を経て、営血の働きは弱り、衛気の力は尽き、陰陽ともに虚の状態に陥り、皮膚の発汗機構は弛緩して開放状態となった。

そこから邪気が侵入して正気という抵抗力と衝突し脇の下に「しこり」を作った。その結果以下のような症状を示す。

正気と邪気がぶつかり、それぞれ勝敗がある。正気が勝てば発熱し、邪気が勝てば悪寒がする。悪寒と発熱が一回きりではなく、何回も行ったり来たりし、悪寒発熱の発作は起こったり休んだりする。

心気が虚して気が晴れず、鬱々としている。胃不和となり食欲がない。

胆嚢と胃は形態的に連結しており、今胆嚢に邪気がある。その影響は胃に及び、痛みが起こる。邪気は上にあり、痛みは下にある。邪気を排除するために嘔吐が生ずるのである。このような場合には小柴胡湯が治療を主宰する。

小柴胡湯を服用した後に咽が渇く（胃熱）のは病が陽明胃経に転入したのである。このときは法則に従って治療を行う。

注

○**腠理**　皮膚の紋理。発汗機構。汗腺。○**藏府相連**　ここに藏とは胆嚢を指す。府は胃。『素問』『霊枢』の胃は十二指腸を含む。故に胆嚢と胃は合い連なることになる。○**休作**　休止と発作である。

九八　得病六七日、脈遅浮弱

病を得て六七日、脈は遅にして浮弱

悪風寒、手足温
醫二三下之、不能食
而脇下満痛
面目及身黄
頸項強、小便難者
與小柴胡湯、後必下重
本渴飲水而嘔者
柴胡湯不中與也
食穀者噦

風寒を悪《にく》み、手足は温かし
醫が二三たび之を下し、食する能わず
而《か》つ脇の下満ちて痛み
面目及び身が黄ばみ
頸項強《こわば》り、小便難き者は
柴胡湯を與う、後に必ず下（腹）重し
本《も》と渇して水を飲んで嘔《は》く者は
柴胡湯を與うるに中《あた》らざるなり
穀を食する者は噦《エツ》す

訳

発病以来六七日経過した。脈は遅脈でゆっくり打っており、浮いていて弱い。寒気がし、手足は温かい。

以上の症状のある人に医者が二三回瀉下剤を投与した結果、食欲がなくなった。脇の下が腫れ塞がり痛み、顔面、目、全身が黄ばんできた（黄疸）。頸や項が強ばり、小便の出が悪い。このような症状に対して小柴胡湯を与えたところ、その後に下腹部の重苦しい感じが生じた。

もともと、咽が乾いて水を飲み、嘔吐する者には柴胡湯の適応はない。このような人は胃の不和があるので穀物を食べるとしゃっくりが出るものである。

注

○得病六七日　病邪は表より下行して裏に迫る時期である。ここでは少陽に留まって表裏の症状を兼ねている。**○脉遅浮弱**　遅は病藏に在り（辨脉法一八）、栄血不足（太陽中五〇）、寒（厥陰三三三）を意味する。浮は表、弱は虚である。病は表裏にわたり虚寒の状態にある。**○悪風寒**　表虚である。**○手足温**　陰虚内熱が手足に及んだものである。**○下之不能食**　瀉下により裏虚、脾胃虚寒となり不能食となる。**○脇下満痛、頸項強**　少陽胆経の上逆による症状である。**○面目及身黄**　太陰脾経の障害による。**○小便難**　医師による数回の瀉下により脾胃傷れ、津液を失い少陰腎経の障害を来したものである。**○下重**　小柴胡湯服用により表虚と少陽の症状は解消したが、医師の瀉下による裏の虚寒が残り、下腹部の後重感が生じたのである。**○本渇飲水而嘔者**　水を飲んで嘔くのは胃不和による。渇は胃熱ではなく、亡津液によるものであろう（五苓散等の適応）。故に柴胡湯の適応とならないのである。**○噦**　「穀は胃に入り、胃気は上って肺に注ぐ、今（胃の中に）故《ふる》き寒氣有り、新しき穀氣と倶に還って胃に入り、新故相い亂れ、真邪相い攻む、氣并《なら》んで相い逆し、復た胃より出づ、故に噦《シャックリ》と為る」（『霊枢』口問二十八）。胃に虚寒があるために起こる症状である。

九九　傷寒四五日、身熱、悪風
頸項強、脇下滿
手足温而渇者
小柴胡湯主之
五十　用前方

傷寒四五日、身熱、悪風
頸項強ばり、脇の下滿ち
手足温かにして渇する者は
小柴胡湯之を主る
五十　前方を用う

訳

傷寒に罹って四五日経過（邪気は少陽から陽明に及ぼうと）した時期に身熱（陽明胃熱）、悪風（表虚）があり、頸や項が強ばり（少陽）、脇の下がいっぱいに腫れ塞がり（少陽）、手足が温かくて咽が渇く（陽明胃熱）者は、小柴胡湯が治療を主宰する。

注

○傷寒四五日　主症は少陽経にあり、胃熱の症状を伴う時期である。小柴胡湯で表と少陽の邪気の解消を図っている。脾胃の症状は木剋土による二次的なものである。

一〇〇　傷寒、陽脈濇、陰脈弦
法當腹中急痛

傷寒、陽脈濇、陰脈弦
法として當に腹中急《ひきつ》れ痛むべし

先與小建中湯　先ず小建中湯を與う
不差者小柴胡湯主之　差《いえ》ざれば小柴胡湯之を主る
五十一　用前方　五十一　前方を用う

小建中湯方
桂枝三兩　皮を去る　甘草二兩　炙る　大棗十二枚　擘く　芍藥六兩　生薑三兩　切る　膠飴一升
右六味、水七升を以て煮て三升を取り、滓を去り、飴※を内《い》れ、更に微火に上《のぼ》せて消解す、一升を温服す、日に三服す、嘔家は建中湯を用いる可からず、甜《あま》きを以ての故なり

校
※飴　『玉函』巻七は「膠飴」に作る。

訳
傷寒の病で、陽脈即ち寸口の脈が濇《しぶる》、陰脈即ち尺中の脈が弦（肝の脈）であるときは原則として腹中が引きつれて傷むはずである。この場合は、先に小建中湯を与えて様子をみる。寛解しないときは小柴胡湯が治療を主宰する。

注
○陽脉濇　陽脈は表の状況を示す。濇は渋と同じ。血の流れが渋り、滑らかでないことである。『脉經』に「細にして遲、往来は難にして且つ散なり、或は一たび止って復た来る」とある。『素問』平人氣象論篇第十八に「脉滑なるを風を病むと曰う、脉濇なるを痺と曰う」とある。体表で営血の流れが滞り、四肢厥冷がある。**○陰脉弦**　陰脈は裏陰の状況を現す。弦は「浮にして緊」（辨脉法九）また「弦は減と為し、減は寒と為す」（辨脉法一〇）、「緊は則ち寒と為す」（辨脉法二〇）とある。四肢厥冷と陰脈弦は脾胃の寒冷を来し腹中急痛を起こす。そこで小建中湯を与え、桂枝、生姜で裏を温め、芍薬で急痛を止めようというのである。これで軽快しない場合は、この病理判定が間違っていたことになる。弦は少陽胆経、厥陰肝経に障害のあることを示しており、腹中急痛は肝胆の病が木剋

土で大小腸に影響し、実熱によって起こってきたものである。そこで小柴胡湯を用い、柴胡、黄芩で肝胆の熱を去り、半夏、人参、大棗、甘草で中を調え痛みを取るのである。**〇桂枝**　辛温　補中益気／心痛、血脈を通ず。**〇芍薬**　苦平　腹痛、血痺を除く／緩中、血脈を通順す。

一〇一　傷寒、中風
有柴胡證※
但見一證便是
不必悉具
凡柴胡湯病證而下之
若柴胡證不罷者
復與柴胡湯
必蒸蒸而振
却復發熱
汗出而解

傷寒、中風にして
柴胡の證有るときは
但だ一證を見《あらわ》せば便《すなわ》ち是《ぜ》なり
悉く具《そな》うることを必（要）とせず
凡そ柴胡湯の病證にして之を下し
若し柴胡の證罷《や》まざる者は
復た柴胡湯を與う
必ず蒸蒸として振え
却って復た發熱し
汗出でて解す

校

※柴胡　『玉函』巻二は「小柴胡」に作る。

訳

傷寒や中風で、柴胡湯の適応症状がある場合、その中に特異的症状が唯一つだけしか現れていなくとも柴胡湯を投与して宜しい。症状が全部完備している必要はない。

一般的に言って、柴胡湯の適応症状があって、これに瀉下剤を投与したとき、裏虚を起こして症状が変わったり、他の薬方の適応症状となることもなく、依然として柴胡湯の適応症状が残っている場合はもう一度柴胡湯を与える。そうすると必ず盛んにぶるぶると震えが起こり、やがて元に戻って勢い盛んに熱が出てくる。そして汗が出てきて症状が解消する。

注

〇但見一證便是　柴胡の特異的適応症状は、往来寒熱と胸脇苦満である。この基本的症状があれば、あとは以下の一証があればよい。頭汗、頸項強等の表証、嘔、不欲飲食、腹中痛等の裏証等の不定症状である。**〇蒸蒸**　火や湯気が立ち上るように勢い盛んな様（『漢字源』藤堂ら）。ここはむしむしする意味ではないであろう。**〇振却發熱汗出而解**　「病には戦（慄）して汗出で、因って解を得る者有り……此れ本と虚と為す、故に當に戦して汗出づるべきなり」（辨脉法一一）。柴胡湯が適応する病理は表虚寒、胸脇苦満、裏実である。今これを下すと裏が虚して内熱が生ずる。そこで柴胡湯を与えると、表の虚寒が取れる。この衛陽が虚から平に変ずるとき、震えを起こして体温を上げる。胸脇苦満が取れて表裏の間の通りが良くなって、裏虚内熱が体表に現れてくる。これが発熱である。この発熱に営血が反応して（陰実）汗を出し熱を解消するのである。

一〇二　傷寒二三日
心中悸而煩者
小建中湯主之
五十二　用前第五十一方

傷寒二三日
心中悸して煩《ハン》する者は
小建中湯之を主る
五十二　前の五十一の方を用いる

訳

傷寒の病に罹って二三日経過し、心藏の部分でどきどきと動悸がして胸苦しい感じのする場合は、小建中湯が治療を主宰する。

注

〇傷寒二三日　病は太陽膀胱経から次第に下行して来て、肺、心に至る。まだ少陽胆経までは来ていないという時期である。**〇心中悸而煩**　心中は心藏の内部から起こってくるような動悸で、恐らく心室性期外収縮や心房細動等が生じているものと考えられる。故に煩するのである。煩は心熱の症状で、胸苦しく、非常に不快で不安感を覚える。**〇小建中湯**　桂枝は少陰心経、腎経に作用点をもつ薬剤である（桂枝甘草湯等）。血脈を通じ、気を下す作用がある。動悸を沈静する主薬である。芍薬は血痺を除き、血脈を通順し、悪血を散ずる働きがある。甘草、大棗、膠飴には緩和、鎮静の効能が期待される。『金匱要略』血痺虚労を参照。

一〇三　太陽病、過經十餘日
反二三下之、後四五日
柴胡證仍在者先與小柴胡
※嘔不止、心下急
(一云嘔止小安)
鬱鬱微煩者、為未解也
與大柴胡湯、下之則愈
方五十三

太陽病、過經十餘日
反って二三之を下す、後四五日
柴胡の證仍《なお》在る者は先ず小柴胡を與う
嘔止まず、心下急
(一に云う、嘔止み小安)
鬱鬱微煩する者は未だ解せずと為すなり
大柴胡湯を與えて之を下せば則ち愈ゆ
方五十三

校

※嘔不止……為未解也　『玉函』巻二は「嘔止小安、其人鬱鬱微煩者、為未解(嘔が止めば小安するも鬱々微煩する者は未だ解せずと為す)」に作る。

訳

太陽病に罹って十数日経過した。この間に正しい治療法に反して二三回下剤をかけた。これにより裏虚が生じている。その後四五日経過したとき、前から引き続いて柴胡湯の適応症状が存在する場合は、とりあえず小柴胡湯を与えて様子をみる。

小柴胡湯を与えた後も吐き気が止らず、心下部が引きつるような違和感があり(胃不和)、鬱々と軽度の胸苦しさがあって気持ちが晴れない(裏実熱)ときは、少陽部位の熱も胃不和も取りきれずに残っているのである。

そこで大柴胡湯を与えて裏実を瀉下してやれば直ちに治癒する。

注

○過經　ここでの経とは三陰三陽の六経脈をいう。『素問』熱論篇第三十一によれば、邪気は傷寒一日は太陽、二日は陽明、三日は少陽、四日は太陰、五日は少陰、六日は厥陰に伝わる。これで治癒しないともう一度この経過を繰り返す。これを再経という。過経は十三日以上の経過ということになる。既に太陽の表証は終り、少陽胆経に入っている。**○反二三下之**　反は治療法が間違っていることを示す。下之により表の邪気が内部に陥落するとともに裏が虚してくる。本症では陥落は胃に至るも、なお少陽胆経にも留まっている。そこでまず小柴胡湯で少陽の残存邪気を追い、大柴胡湯で胃の実熱を瀉下するのである。**○嘔不止**　半夏（嘔逆）、人参（調中）。**○心下急**　半夏（心下急痛痞堅）、芍薬（緩中）、枳実（心下急）、甘草（緩和）。**○鬱鬱微煩**　柴胡（心下煩熱）、黄芩（胃中熱）。

大柴胡湯方

柴胡半斤　黄芩三両　芍薬三両　半夏半升　洗う　生薑五両　切る　枳實四枚　炙る　※大棗十二枚　擘く

右七味、水一斗二升を以て煮て六升を取り、滓を去って再※煎し、一升を温服す、日に三服す、※一方には大黄二両を加える　若し加えざれば恐らくは大柴胡湯と為らず

校

※大棗十二枚擘く　『玉函』巻七にはこの下に「大黄二両」の四字がある。

※煎　『玉函』巻七にはこの下に「取三升」の三字がある。

※一方加大黄二兩、若不加、恐不為大柴胡湯　『玉函』巻七は「一方無大黄、然不加不得名大柴胡湯也（一方には大黄無し、然れども加えざれば大柴胡湯と名づけることを得ざるなり）」とある。

注

○枳實　苦寒　寒熱の結を除く／結実を破る、脹満、心下急、痞痛、逆気を消す。

一〇四　傷寒十三日不解　　傷寒十三日解せず
胸脇滿而嘔　　胸脇滿ちて嘔き
日晡所發潮熱　　日晡所潮熱を發す
已而微利　　已《すで》にして微《すこ》しく利す
此本柴胡證　　此れ本と柴胡の證
下之以不得利　　之を下すも以て利を得ず
今反利者　　今反って利する者は
知醫以丸藥下之　　醫が丸藥を以て之を下せしを知る
此非其治也　　此れ其の治に非ざるなり
潮熱者實也　　潮熱は實なり
先宜服小柴胡湯以解外　　先ず宜しく小柴胡湯を服し以て外を解し
後以柴胡加芒消湯主之　　（その）後に柴胡加芒消湯を以て之を主る
五十四　　五十四

訳

傷寒の病に罹って十三日経過したが症状が取れない。邪気は陥下して少陽部位から胃経に入り、前胸部と脇腹がいっぱいに詰まっており（少陽、陽明）、吐き気がする（胃）。夕暮れ時（午後四時頃）潮の押し寄せるように熱（胃）が出る。少し時間が経って軽い下利がある。

この病人はもともと柴胡湯の適応症状があった。そこで下剤を投与したが下利が起こらなかった。ところが今下利をしている。これは医者が丸薬で下したのであって適切な治療法ではない。

潮熱は胃の実熱の症状である。そこで、まだ柴胡湯の症状が残っているので小柴胡湯を与えて、胃より外に位置する太陽、少陽の症状を解消してから、柴胡加芒消湯で治療を主宰する。

注

○潮熱　潮が時を定めて押し寄せるように、定時的に起こる発熱。陽明病の特異的症状の一つである。**○日晡所**　音ニッポショ。晡《ホ》は午後のお八つの時刻。晡時は申の刻。午後四時頃。**○丸藥**　巴豆（辛温）、甘遂（苦寒）等を成分とする峻下剤である。

柴胡加芒消湯方

柴胡二兩十六銖　黄芩一兩　人參一兩　甘草一兩　炙る　生薑一兩　切る　半夏二十銖　本云五枚　洗う

大棗四枚　擘く　※芒消二兩

右八味、水四升を以て煮て二升を取り、滓を去り、芒消を内れ更に煮て微沸し、分け温めて再度に服す、解せざれば更に作る

（臣億等謹んで按ずるに、金匱玉函方中に※芒消無し、別の一方に云う、水七升を以て、芒消二合、大黄四兩、桑螵蛸五枚を下し、煮て一升半を取り、五合を服す、微下すれば即ち愈ゆ。本云う、柴胡再服して以て其の外を解し、餘の二升に芒消、大黄、桑螵蛸を加えるなり）

校

※芒消二兩　『玉函』巻七は「芒消六兩」に作る。

※無芒消　『玉函』巻七には「芒消二兩」とある。

注

○芒消　辛苦大寒　大小便及び月水を利す、朴消より生ず（『名医別録』）。**○朴消**　苦寒　推陳致新、留血を破る（『名医別録』）。**○消石**　苦寒　推陳致新。**○桑螵蛸**《ソウヒョウショウ》　鹹平　傷中、疝瘕、陰痿／男子虚損（桑の枝に産み付けられたかまきりの卵塊）。

一〇五　傷寒十三日過經※

讝語者以有熱也※
當以湯下之
若小便利者大便當鞕
而反下利、脉調和者
知醫以丸藥下之
非其治也
若自下利者脉當微厥
今反和者此為内實也
調胃承氣湯主之
五十五　用前第三十三方

傷寒十三日、過經
讝語《センゴ》する者は熱有るを以てなり
當に湯を以て之を下すべし
若し小便利する者は大便當に鞕（堅）かるべし
而るに反って下利し、脉の調和する者は
醫が丸藥を以て之を下せしを知る
其の治に非ざるなり
若し自ら下利する者は脉は當に微厥なるべし
今反って和する者は此れを内實と為すなり
調胃承氣湯之を主る
五十五　前の第三十三の方を用う

校
※十三日　『注解傷寒論』巻三にはこの下に「不解」の二字がある。
※以　『玉函』巻二は「内」に作る。

訳
　傷寒の病に罹って十三日が経過した。既に太陽、少陽を経て陽明に入るときである。この時期にうわ言を言うのは胃熱のためである。当然承気湯のような湯液で下すべきである。この場合、小便の出がよい人は大便が（水分が減って）硬くなる（裏熱実）はずである。しかしかえって下利をしている、そして脈は下利の脈ではなく、本来の熱実に調和した打ち方をしている。脈と症状が矛盾しており、自然の経過による下利ではない。これは医者が適切な湯液（苦寒の大黄剤）ではなく、丸薬（辛温の巴豆等）で無理やり下したためである。これは、寒熱劇易が不相応で、適当な治療法ではない。
　もし人為的に下したのでなく、自然に下利している場合、下利による裏虚に応じて脈は微厥となるはずである。それが実際には調和した脈状を示している。これは下利にもかかわらず裏が実しているのである。

調胃承気湯の適応である。

注

○脉微厥　厥という脈状は本書の「辨脉法」、「平脉法」には見えない。不可下一五九に「厥者脉初来大、漸漸小、更来漸大、是其候也（厥する者は脉初めに来ること大にして、漸漸に小さく、更に来ること漸く大となる、是れ其の候なり）」とある。初め大きくだんだん小さくなり、またたんだん大きくなっていく脈状である。ここの厥がこれであるかどうは不明。なお本文は「脉微（血虚）にして厥（四肢厥冷）す」とも読める。

一〇六　太陽病不解	太陽病解せず
熱結膀胱、其人如狂	熱膀胱に結び、其の人狂の如し
血自下、下者愈	血自ら下る、下る者は愈ゆ
其外不解者尚未可攻	其の外解せざる者は尚未だ攻む可からず
當先解其外	當に先ず其の外を解すべし
外解已	外解し已つて
但少腹急結者乃可攻之	但だ少腹急（引きつ）れ結ぼれる者は乃ち之を攻む可し
宜桃核承氣湯、	桃核承氣湯に宜し
方五十六　後云解外宜桂枝湯	方五十六　後に云う、外を解するには桂枝湯に宜し、と

桃核承氣湯方

桃仁五十箇　皮尖を去る　大黄四兩　桂枝二兩　皮を去る　甘草二兩　炙る　芒消二兩

右五味、水七升を以て煮て二升半を取り、滓を去り、芒消を内れ、更に火に上せて微沸せしむ、火より下し、食に先立って五合を温服す、日に三服す、當に微利すべし

訳

太陽病が軽快しない状況で、発狂状態になった。これは熱が太陽膀胱経の府である膀胱に入り込んで凝結したためである。この場合、自然に下血することがある。これは一種の治癒過程である。

太陽の表証、少陽の外証が取れないうちは積極的な処置をしてはいけない。当然まず表証、外証を解消すべきである。それが解消し終わって、下腹が引きつれ、凝結したものを触れるという症状だけが残ったとき、そこでやっと積極的処置を施すのである。それには桃核承気湯が適当である。

注

○熱結膀胱　熱が、経脈からもっと深部にある府に侵入し、病症が重症化したことを示す。**○如狂**　狂は精神が変調し、無闇に歩き回る等の異常な行動を起こすことである。邪、陽に入るときは則ち狂す（『素問』宣明五氣篇第二十三）。陽明胃経（狂）、太陽膀胱経（狂癲疾）、肝熱病（『素問』刺熱論篇第三十二）等の病症として現れる。膀胱経の症状としては経から府へと邪が深部に入ったときに起こると考えられる。**○血自下**　血尿、血便、子宮出血いずれもありうる。熱結を解消する一つの治癒機転である。**○少腹急結**　結は気の凝結したものであり、有形の腫瘤として触知される。急は引きつれ感である。子宮、卵巣、腸管の腫瘤（腸管の出血性潰瘍等）が考えられる。また下腹部静脈の血栓症等もありうる。いわゆる瘀血の証である。太陽中一二四参照。**○桃仁**　苦平　瘀血、血閉、瘕邪気／卒暴撃血、瘕癥《カチョウ》を破る、月水を通ず。**○大黄**　苦寒　瘀血、血閉、癥瘕積聚《チョウカシャクジュ》（腹部腫瘤）を破る。**○桂枝**　辛温　結気／通脈。

一〇七　傷寒八九日下之胸満煩驚、小便不利、讝語

傷寒八九日、之を下して胸満ち、煩驚し、小便不利、讝語《センゴ》す

一身盡重、不可轉側者
柴胡加龍骨牡蠣湯主之
方五十七
柴胡加龍骨牡蠣湯方
柴胡四兩　龍骨　黄芩　生薑　切る　鉛丹　人參　桂枝　皮を去る　茯苓各一兩半　半夏二合半　洗う
大黃二兩　牡蠣一兩半　熬《い》る　大棗六枚　擘く
右十二味、水八升を以て煮て四升を取り、大黃、切って碁子《キシ》（碁石）の如きを内れ、更に煮て一兩沸せしめ、滓を去り、一升を温服す、本と云う柴胡湯と、今龍骨等を加える

一身盡《ことごと》く重く、轉側す可からざる者は
柴胡加龍骨牡蠣湯之を主る
方五十七

訳

傷寒に罹患して八九日経過した。これを下したところ（裏虚）、（表邪下陥し少陽に入り）前胸部がいっぱいに詰ったような感じがし、熱っぽく胸苦しい（心熱）。ちょっとした刺激にもハッと驚き反応するように神経過敏（肝）となる。小便がよく出ない。うわ言（胃熱）を言う。体中が重い感じ（脾虚）がして、寝返りが打てない。

このような症状のときには、柴胡加龍骨牡蛎湯が治療を担当する。

注

○**驚**　馬は神経過敏で少しの刺激にも大きく反応する。驚は、いろいろな刺激に対するびくっとする程度の反応や大小の痙攣をいう。胆嚢の裏に当たる肝の傷害で起こる。○**小便不利**　下之による津液亡失の結果である。○**一身盡重不可轉側**　一身の肌肉は脾胃の主るところである。身重は脾胃の障害によって生ずる。「三陽合病、腹滿、身重、難以轉側……譫語……白虎湯主之」（陽明二一九）。これも主病は肝にあり、陽明胃経の症状を伴うものである。○**龍骨**　甘平　心腹鬼注、精物老魅／心腹煩滿、夜臥自驚、恚怒。○**牡蠣**　鹹

平　驚恚怒気。**○鉛丹**　辛微寒　驚癇癲疾、除熱下気。

一〇八　傷寒、腹満、譫語
寸口脉浮而緊
此肝乗脾也
名曰縦、刺期門
五十八

傷寒、腹満ち、譫語す
寸口の脉浮にして緊
此れ肝が脾に乗ずるなり
名づけて縦と曰う、期門を刺す
五十八

訳

傷寒の病で腹部がガス、水、肝脾の腫大等でいっぱいに満ち、うわ言を言う。いずれも胃の症状である。寸口の脈は浮にして緊である。脈浮にして緊は名づけて弦と曰う（辨脉法九）。弦は肝の脈である。これは肝の病で木剋土で脾胃が影響を受け、その傷害が現れたものである。この状態を縦と名づける。強いものがしたい放題に振る舞う意味である。

治療法としては期門穴に刺鍼して肝実を瀉す。

注

○肝乗脾　肝木が脾土を剋制することである。肝の疾患のときには門脈の上流に当たる脾胃、大小腸の障害が現れる。**○縦**　音ショウ。ほしいままにする、したい放題にする。**○期門**　肝の募穴。第九肋軟骨の先端付近。任脈の上脘の高さにある。

一〇九　傷寒、發熱、嗇嗇悪寒
大渇欲飲水※其腹必満
自汗出、小便利、其病欲解

傷寒、發熱し、嗇嗇《ショクショク》として悪寒し
大いに渇して水を飲まんと欲す、其の腹必ず満つ
自汗出で小便利するは其の病解せんと欲す

此肝乗肺也、名曰横
刺期門
五十九

此れ肝が肺に乗ずるなり、名づけて横と曰う
期門を刺す
五十九

校

※水　『玉函』巻二は「酢漿《サクショウ》」に作る。『千金翼方』巻十は「截漿《サイショウ》」に作る。截漿は「酸味を帯びた酒、また酢」である。

訳

傷寒の病で、熱が出て、ぞくぞくと寒気がする。大変に咽が渇いて水を飲みたがる。腹部はガスや水あるいは藏器の腫大でいっぱいに詰まっている。このような状況で、自然に汗が出たり（表邪の放出）、小便がよく出たり（裏熱の排泄）するのは自然の治癒機転が働いているのである。

発熱、悪寒という症状、これは肝木が自分を剋する肺金に乗りかかって押さえ込んでいる状態である。皮膚は肺の協同器官である。そこで発熱、悪寒という体表の症状が現れるのである。弱いもの（肝木）が強いもの（肺金）に横車を押している状態である。大渇や腹満は木剋土による脾胃の症状である。主病が肝にあるので肝の募穴である期門穴に刺鍼してその邪気を瀉するである。

肝を瀉して肺の機能が回復してくると皮膚における営衛の流通が良くなり、自汗が出、小便の排泄も良くなる。そこで解せんと欲すとなす、というのである。

注

○嗇　収穫物を取り入れること。取り入れるだけで出さないこと。けち。ここは悪寒の形容。**○横**　道理に従わず、勝手気ままな様。
○乗　また機会につけこむこと。

一一〇①太陽病二日、反躁※
凡熨※其背而大汗出

太陽病、二日、反って躁す
凡そ其の背を熨《ひのし》して大いに汗出づれば

大熱入胃
（一作二日内焼瓦熨背
大汗出火氣入胃）
胃中水竭、躁煩必發讝語

大熱胃に入り
（一に、二日の内、焼ける瓦にて背を熨し
大汗出で火氣胃に入る、に作る）
胃中の水竭き、躁煩して必ず讝語を發す

校

※反躁凡熨其背而大汗出大熱入胃　『玉函』巻二は「而反焼瓦熨其背而大汗出火熱入胃（而るに反って焼き瓦にて其の背を熨し而して大いに汗が出て火熱が胃に入る）」に作る。

※凡　『注解傷寒論』巻三は「反」に作る。是。

訳

太陽病に罹って二日目、いまだ表の病位にある時期である。ところが患者は手足をばたばたと騒がしく動かして苦しそうにしている。これは異常な経過である。陽明胃経の熱が手足に及び、また少陰心、腎の異常により手足の循環障害を起こしているのである。（この熱の原因は以下に述べる火邪である）。

一般に太陽病で背中に熨《ひのし》を当てるような処置をすると、表陽に熨の熱が加わり重陽となる。重陽は陰に変じ、陰が実するので汗が出る。かくして大汗が出、そのために津液が失われ胃が乾燥して熱をもつ。この熱と熨の熱が手足の陽明経に及んで躁となり、心に伝わって煩となり、胃経を逆上して頭に上がりうわ言となる。

②十餘日振慄※自下利者　十餘日して振慄して自ら下利する者は
此為欲解也　此れ解せんと欲すと為すなり

校

※振慄自下利者　『玉函』巻二は「振而反汗出者（振るって反って汗が出る者）」に作る。

訳

この状態が十日以上経ってから、ぶるぶる震え（表寒）がきて自然に下利（裏寒）するのは治癒機転が出てきたことを示している。陽実による熱が衰えて表裏の陰気が盛んとなったことを意味している。

③故其汗従腰以下不得汗
欲小便不得、反嘔
欲失溲、足下悪風大便鞕
小便當數而反不數及不多
大便已頭卓然而痛

故に其の汗腰より以下は汗を得ず（下虚）
小便を欲するも得ず、反って嘔す（上逆）
失溲《シュウ》せんと欲す、足下悪風し、大便鞕し
小便當に數なるべくして而も數ならず及び多からず
大便し已《おわ》って頭卓然として痛む（上逆）

訳

（熨によって）汗は出るが、下半身には汗が出ない。小便の便意はあるが排尿がない。このように下方への排泄は止まっているが、反対に上方への排泄の勢いがあって吐き気がする（上逆）。足元（下腿）がぞくぞくと寒気がする。尿失禁の傾向がある。大便は硬（くて出にく）い。汗があって大便が硬いので、水分は尿から出るはずであるが、小便は頻数にもならず、量も増えない（下虚）。大便をし終わると（裏虚）頭に突上げるような痛みがある（上逆）。

④其人足心必熱
穀氣下流故也

其の人足心必ず熱す
穀氣下流するが故なり

訳

この場合、足の裏は熱くなる。それは胃で穀物から吸収された精気が胃経を通って流れて来るからである。

注

○第三節は上実下虚の状態である。嘔や頭痛は胃気の上逆である。**○頭卓然而痛**　卓は高く抜きん出ること、ここは頭に突き抜けるように痛むこと。**○溲**　音シュウまたソウ、小便。**○足心熱**　胃気の下行である。ある程度の回復過程を示している。

一一一

太陽病中風
以火劫發汗
邪風被火熱
血氣流溢、失其常度
兩陽相熏灼、其身發黄
陽盛則欲衄
※陰虚小便難
陰陽倶虚竭、身體則枯燥
但頭汗出、劑頸而還
腹滿、微喘、口乾、咽爛
或不大便
久則讝語、甚者至噦
手足躁擾、捻衣摸牀
小便利者、其人可治

太陽病、中風
火を以て劫《おびやか》して汗を發す
邪風火熱を被って
血氣流れ溢れて其の常度を失す
兩陽相い熏灼し、其の身黄を發す
陽盛んなるときは則ち衄《ジク》（鼻血）せんと欲し
陰虚すれば小便難し
陰陽倶に虚竭すれば身體は則ち枯燥す
但だ頭汗のみ出で、頸を劑《かぎ》りて還《かえ》る
腹滿、微喘、口乾き、咽爛《のどただ》れ
或は大便せず
久しければ則ち讝語す、甚だしき者は噦《エツ》し
手足躁擾し、衣を捻《ひね》り牀《とこ》を摸《まさぐ》るに至る
小便利する者は治す可し

校

※陰虚　『注解傷寒論』巻三にはこの下に「則」の字がある。

訳

太陽膀胱経が風に中って病んでいるとき、焼き鍼や火灸等で熱を加える治療をすると、先在の風邪の熱の上に更に火熱が加わり、血液の循環や神経の機能の上に異常を引き起こしてくる。二つの熱が互いに影響し合い、その熱が脾胃に及ぶと黄疸を発生する。

太陽膀胱経や陽明胃経が実してくると、その経脈上にある鼻から出血が起こる。太陽膀胱経の裏に当たる少陰腎経が虚してくると小便の出が悪くなる。陰も陽も虚してくると体は栄養が悪くなり（陰虚）、皮膚は潤いを失ってかさかさに乾燥する（陽虚）。また汗は頭にだけ出る。頭のところまでは出るが、そこから下には出ないでまた頭のほうに戻ってくる。腹部はガスで膨満し、肺はゼコゼコと少し喘鳴を起こす。口は乾燥し、口内炎を起こして爛れている。あるいは大便が出ない（以上過剰の加熱による上実下虚の症状）。

これが慢性化するとうわ言を言うようになる。重症化するとしゃっくり（胃気上逆）を起こし、手足をだるがってばたばたと動かし、衣服を捻ったり寝床をまさぐったりするようになる（いずれも陽明胃経上の症状で意識障害を伴う）。

このような状態でも小便が出るようになれば治癒の可能性がある（下虚の状態が解除されてきた徴候である。上実が解消すれば完治となる）。

注

○劑頸而還　劑は刀でものを切り揃えること。ここでは汗が頸の所までは出るが、それ以下は切り揃えたように出ないことをいう。還はそこから元に戻る意で、頸以下に出ないでまた頭から出ることを示す。頭は陽気が強く、頭には汗が出るが、以下にまで出すほどの陽気の力がないことを示している。

一一二　傷寒、脈浮
醫以火迫劫之
亡陽、必驚狂
臥起不安者
桂枝去芍藥加蜀漆牡蠣龍骨救逆湯主之

傷寒、脈浮
醫火を以て之を迫劫《ハクコウ》（おどす）すれば（発汗し、その結果）
亡陽し、必ず驚狂す
（その為）臥起安からざる（に至る）者は
桂枝去芍藥加蜀漆牡蠣龍骨救逆湯之を主る

方六十

桂枝去芍薬加蜀漆牡蠣龍骨救逆湯方

方六十

桂枝三両　皮を去る　甘草二両　炙る　生薑三両　切る　大棗十二枚　擘く　牡蠣五両　熬る　蜀漆三両　洗って腥《なまぐささ》を去る　龍骨四両

右七味、水一斗二升を以て、先ず蜀漆を煮て二升を減じ、諸薬を内れ、煮て三升を取る、滓を去り一升を温服す、本と云う桂枝湯と、今芍薬を去り蜀漆、牡蠣、龍骨を加う

訳

傷寒の病で脈が浮の状態にある。これに対して（湯液で発汗すべきであるのに）医師が灸や熨等の火力を加えて無理やり発汗させた。そのために大量の発汗があり、体表の陽気が消失し表虚、亡陽の状態となる。汗は心の液で大量発汗は心虚を生ずる。ここに表虚に向けて少陰心経（脳に入る）が上衝して驚狂を生じ、少陰腎経（血管系である）の厥逆で四肢の血流が障害されて起臥不安を起こす。

このような者では桂枝去芍薬加蜀漆牡蛎龍骨救逆湯が治療を主宰する。桂枝は少陰経の上衝を引き下げる作用があり、龍骨、牡蛎は驚癇を鎮める働きがある。蜀漆も脳の異常に有効である。

注

○**桂枝去芍薬湯**「太陽病、下之後、脈促、胸満者……主之」（太陽上二一）参照。○**桂枝**　辛温　上気、通脈。○**大棗**　甘平　平胃気、大驚。○**蜀漆**　辛平　蠱毒、鬼注、胸中の邪結気　鬼注（鬼疰に同じ、急性の意識障害、精神異常で心腹絞痛、悶絶倒地等を伴う、鬼・死霊に襲われたために発生すると考えられていた）。○**牡蠣**　鹹平　驚恚怒気。○**龍骨**　甘平　驚癇。

一一三　形作傷寒
其脉不弦緊而弱
弱者必渴
被火必讝語
弱者發熱、脉浮
解之當汗出愈

形（症状）は傷寒に作るも
其の脉は弦緊ならずして弱なり
弱なる者は必ず渴す
火を被れば必ず讝語す
弱なる者は發熱し、脉浮なり
之を解するに當に汗出づれば愈ゆべし

訳

症状は傷寒に似ている。即ち発熱、悪寒、体痛む、嘔逆す（太陽上三）といった症状がある。しかし脈は傷寒本来の脈である弦でも緊でもなくて弱である。陰脈弱は血虚である。血虚は内熱す。そのために咽が乾く（渴）。内熱に火熱を被れば、熱は胃に入り、上逆してうわ言（讝語）を言うようになる。

陰脈、尺脈が弱の者は陰不足である。陰不足は発熱する（辨脈法三）。もし寸口、陽脈が弱なら悪寒、自汗がある。陽脈が浮であれば、病は表にあり、発汗療法で治療すべきである。

一一四　太陽病
以火熏之不得汗
其人必躁
致經不解必清血
名為火邪

太陽病
火を以て之を熏ずるも汗を得ず
其の人は必ず躁《ソウ》（さわぐ）す
經に致って解せざれば必ず清血（下血）す
名づけて火邪と為《な》す

訳

太陽病で発熱している人に火熱を加えたが、予期した汗が出ない。そうすると熱は胃に入り、胃熱を起こす。胃熱が手足に及んで躁となり、手足をばたつかせて苦しむ。七日目に至っても寛解しない者は胃熱が下行して血便を生ずる。以上の状態を火邪と名づける。加熱によって起こった異常症状である。

注

○致経　傷寒の伝経において、邪気は太陽から厥陰にいたる六経脈を巡り終えると、七日目には本の太陽に帰ってくる。これを致経という。**○清血**　清は圊であり、排便である。清血は下血である。

一一五　脉浮、熱甚而反灸之
此為實、實以虚治
因火而動、必咽燥、吐血

脉浮にして熱甚だし、而るに反って之に灸す
此（脉浮）れ實と為す、實を虚（灸）を以て治す
火に因って動ずれば必ず咽（食道）燥き、吐血す

脈浮熱甚は実の症状である。それを灸という虚の患者に対する処置を加えたために表熱が陥入して胃熱を生じた。そうすると咽（咽頭、食道）が乾燥し、吐血（出血）を起こす。

訳

病人の脈が浮で高熱が出ている。脈浮は病が表にある証拠であるから、発汗療法で処置すべきである。ところが反対に火熱を加えるという治療をした。

一一六　微數之脉、慎不可灸
因火為邪、則為煩逆
追虚逐實、血散脉中

微數の脉は慎んで灸す可からず
火は邪と為《な》るに因って則ち煩逆を為す
虚を追い實を逐《お》えば、血は脉中に散ず

火氣雖微、内攻有力
焦骨傷筋、血難復也
脉浮宜以汗解
用火灸之、邪無從出
因火而盛
病從腰以下必重而痺
名火逆也
欲自解者、必當先煩
煩乃有汗而解
何以知之
脉浮故知汗出解

火氣は微なりと雖も内攻すれば力有り
骨を焦がし、筋を傷《やぶ》り血復し難きなり
脉浮なるものは宜しく汗を以て解すべし
火を用いて之に灸すれば、邪は從《よ》りて出づるところ無し
（邪気は）火に因って盛んとなり（上逆）
病は腰より以下必ず重くして痺《ヒ》す（下虚）
火逆と名づくるなり
自ら解せんと欲する者は必ず當に先ず煩すべし
煩すれば必ず汗有りて解す
何を以て之を知るか
脉浮なるが故に汗出でて解するを知る

訳

脈が微（正気の虚）で数（熱、邪気の実）の場合には、決して灸をしないように注意する。灸を据えるとその火力が原因となって人体に対してストレスとなり、煩躁して上逆を起こす。

虚に灸しても回復せず、実に灸すればますます熱す。その結果、人体の血液循環と神経機能は乱されて異常な事態が発生する。灸の火力は微少であっても、内部に侵入すると人体の生理を乱す力は軽くはない。内部に入った熱は骨を焦がし筋を傷り（化膿）、血液の循環が正常に回復することは困難となる。

脈が浮のときは邪気は表にある。このときは発汗療法が適応である。この場合に火を用いて灸を施せば、邪気は出口がなくなり、灸の火力によってかえって力を増し、（熱は上行しやすいので上半身では煩躁、上逆等を起こし）腰以下ではだる重く、痺れを生ずる（上実下虚）。この状態を火逆と名づける。

体力があって自然に治癒する場合は、陽気が回復してくるので、必ずまず熱による煩躁が起こってくる。煩躁が続いた後に、自然治

癒の機転が働いて（陽が陰に加わり）汗が出て寛解してゆく。なぜそれがわかるかというと、脈が浮のときは、発汗で邪気を排泄するのが定石だからである。

一一七　焼鍼令其汗、鍼處被寒、　焼鍼にて其れをして汗せしむれば鍼の處が寒を被り
核起而赤者、必發奔豚　核が起こりて赤き者は必ず奔豚を發す
氣從少腹上衝心　氣少腹從《よ》り上って心を衝く
灸其核上各一壯　其の核の上に各一壮を灸し
與桂枝加桂湯　桂枝加桂湯を與う
更加桂二兩也　更に桂二兩を加えるなり
方六十一　方六十一

桂枝加桂湯方

桂枝五兩　皮を去る　芍藥三兩　生薑三兩　切る　甘草二兩　炙る　大棗十二枚　擘く

右五味、水七升を以て煮て三升を取り、滓を去って一升を温服す、本と云う、桂枝湯、今桂枝滿五兩を加う　桂枝を加える所以の者は能く奔豚の気を泄《もら》すを以てなり

訳

焼き鍼によって発汗させるとき、刺鍼の場所に寒気（細菌等）が侵入して赤い「しこり」を生ずることがある。このような場合、よく奔豚を起こしてくる。動悸が下腹から上に突き上がってくるのである（少陰腎経の厥逆）。このときは、そのしこりの上に一壮ずつ灸を据え（火熱で皮膚を

焼いて排膿させるのか）、そして桂枝加桂湯を投与する。桂枝湯に更に桂枝二両を加え、桂枝で経脈の上衝を引き下げるのである。

注

○寒　寒邪である。現代の化膿菌に当たる。**○核起而赤**　核は植物の「たね」で、物事の堅い心を意味する。核起而赤は施灸局所の皮膚が細菌により炎症を起こし、堅く腫脹し発赤を生じたことをいう。**○奔豚**　少陰腎経の厥逆である。下腹部から心下にかけて動悸がして突き上げるような感じがする。**○桂枝**　気を下し脈を通ずる働きがある。少陰心経、腎経に作用点がある。その上衝を引き下げるのである。

一一八　火逆下之、因焼鍼煩燥者

桂枝甘草龍骨牡蠣湯主之

方六十二

火逆、之を下し、焼鍼に因って煩躁する者は

桂枝甘草龍骨牡蠣湯之を主る

方六十二

桂枝甘草龍骨牡蠣湯方

桂枝一兩　皮を去る　甘草二兩　炙る　牡蠣二兩　熬《い》る　龍骨二兩

右四味、水五升を以て煮て二升半を取り、滓を去り、八合を温服す、日に三服す

訳

焼き鍼によって火逆（上実下虚）を起こした患者に瀉下療法を加えたところ（裏が虚し、下もますます虚し）、（この虚に向かって少陰腎経が厥逆を生じ）煩躁を起こしてきた。

この場合は桂枝甘草龍骨牡蛎湯が治療を主宰する。これにより少陰腎経の厥逆を引き下げるのである。

注

○煩燥　火逆による発汗で表が虚し、瀉下により裏が虚す。表邪は内陥し、少陰は厥逆し、心部に熱がこもり煩燥が生ずる。

一一九　太陽傷寒者　　太陽、傷寒の者は
加温鍼必驚也　　温鍼を加えれば必ず驚するなり

訳

太陽病の患者、傷寒の患者に温鍼を刺すと必ず驚（痙攣を含む心身の過敏症状）を起こす。

注

○驚　痙攣である。太陽病、傷寒の熱に温鍼の熱が加わると、熱のために血が動揺する。血は心、肝が主っている。そこで少陰心経や厥陰肝経の厥逆により驚を発するのである。

＊以上で火逆の話は終わる。

一二〇　太陽病、當悪寒發熱　　太陽病は當に悪寒し發熱すべし
今自汗出、反不悪寒發熱　　今自汗出で、反って悪寒發熱せず
關上脉細數者　　關上の脉が細數の者は
以醫吐之過也※　　醫が之を吐かせる過ちを以てなり
一二日吐之者　　一二日之を吐かせたる者は
腹中飢、口不能食　　腹中飢えるも口は食する能わず
三四日吐之者　　三四日之を吐かせたる者は
不喜糜粥、欲食冷食　　糜粥《ビジュク》を喜ばず、冷食を食せんと欲す
朝食暮吐　　朝《あした》に食して暮に吐くは

以醫吐之所致也　醫が之を吐かせるを以て致す所なり
此為小逆　此れを小逆と為す

校

※過　『玉函』巻二は「故」に作る。

訳

太陽病では当然悪寒、発熱がある。

ところがこの患者は自然発汗があって（自然治癒機転）、悪寒も発熱もない。寸関尺の三部の脈の内、関上で細（虚）数（熱）の脈状を呈している。これは自然の経過でこうなったのではなく、医者が間違って吐方を施したために起こった変証である。

太陽病の一二日目に吐かせた場合は、胃気はまだ元気なので吐方による損傷も少ない。そこで腹は減った感じはするが、口では食べたいと思わないという状況に止まる。

三四日経過した場合は、邪気は下行して脾胃も多少侵されてきている。そこで吐方を行うと、胃の損傷も強くなり虚熱を起こしてくる。温かいお粥は嫌がり、冷たい物を欲しがるようになる。しかも胃は虚しており、不和の状態にあるため、食物を入れておくことができないで吐いてしまう。朝食べて夕方吐くということになる。

このような事態は医者が間違って吐方を行ったために生じたことである。

これは誤治ではあるが、発熱、悪寒の表熱は取れており、表邪の下陥もないので、逆は逆ながら小さい逆とする。

一二一　太陽病吐之　太陽病之を吐す
但太陽病當悪寒　但し太陽病は當に悪寒すべし
今反不悪寒、不欲近衣　今反って悪寒せず、衣を近づけることを欲せざるは
此為吐之内煩也　此れ（医が）之を吐かせるが為の内煩なり

訳

太陽病は発汗すべきである。これを吐かせると、太陽病は本来悪寒すべきであるのに、悪寒しないで、かえって暑がって衣を着ようとしないという状態になる。これは医者が間違って吐方を施し、胃の虚熱を起こしてしまったためである。

一二二　病人脉數、數為熱
當消穀引食、而反吐者
此以發汗
令陽氣微、膈氣虚
脉乃數也
數為客熱、不能消穀
以胃中虚冷故吐也

病人の脉數なり、數は熱と為す
當に穀を消し食を引くべし、而るに反って吐く者は
此れ汗を發して
陽氣をして微にし膈氣を虚ならしめしを以てなり
脉は乃《すなわ》ち數なり
數は客熱と為す、穀を消すること能わず
胃中虚冷を以ての故に吐くなり

訳

病人が数の脈状を呈している。数脈は熱の脈である。胃熱のときは当然食欲が亢進してよく食べるはずである。それがかえって嘔吐している。

これは発汗によって、表邪が排除された上に、更に表陽が損耗して微弱となり、横隔膜の気（はたらき）も引き上げられて虚になったためである。そこで残存している表邪が下陥して胃に入り、胃熱を起こしたために熱の脈状である数を示しているのである。

しかしこの数は実熱ではなく、病邪の内陥による客熱である。胃自身は虚冷の状態にある。そこで食欲もなく、消化もできないで吐くのである。

一二三　太陽病、過經十餘日
心下温温欲吐而胸中痛
大便反溏、腹微滿
鬱鬱微煩
先此時自極吐下者
與調胃承氣湯
若不爾者不可與
但欲嘔、胸中痛、微溏者
此非柴胡湯證
以嘔故知極吐下也
調胃承氣湯
六十三　用前第三十三方

太陽病、過經十餘日
心下温温として吐かんと欲し而して胸中痛む
大便は反って溏《トウ》（下利）、腹は微滿
鬱鬱として微煩す
此の時に先だって自ら吐下を極めし者は
調胃承氣湯を與う
若《も》し爾《しか》らざる者は與う可からず
但だ嘔かんと欲し、胸中痛み、微溏する者は
此れ柴胡湯證に非ず
嘔を以ての故に吐下を極めしを知るなり
調胃承氣湯
六十三　前の第三十三の方を用う

訳

太陽病で十余日経過した。なお太陽の表証は残っていても、表の邪気は陥下して胸、心、胆に及び、一部は胃に入っている可能性がある。

症状として、心下部でむかむかして吐きそうである（少陽の喜嘔あるいは陽明胃の嘔に似る）。胸の中が痛む（熱、少陽の胸脇苦満に似る）。表邪が陥下して胃熱を起こしてくれれば大便は硬くなるはずであるが、下利をしている（裏虚）。腹部はガスの貯留により少し膨満している（裏虚、陽明胃）。胸は熱っぽくうっとうしい（心、胃の熱、心煩に似る／少陽柴胡の証、一部陽明の証に似る）。

このような症状が出現する前に自ら吐方や瀉下法を強く行った場合は表熱が内陥して胃熱が生ずる。治療としては胃熱を瀉する処置を施すのであるが、吐下により胃虚を起こしているので調胃承気湯を与えて胃気を和する（太陽中七〇）程度に止めるのである。

吐下を極めたためではなく、自然にこの症状を起こした場合には調胃承気湯は与えない。邪気はまだ太陽の表にあり、内陥して胸、心のあたりに止まっているからである。早く下し過ぎると結胸を起こしてくる（太陽下一三一）。

吐下を極めたのではなくて欲嘔、胸中痛、大便溏する者は柴胡湯の適応ではない（理由は上記の如し）。吐き気があるので、吐下を極めたことがわかるのである（その余勢が残っているという意味か）。

一二四　太陽病六七日、表證仍在
脉微而沈、反不結胸
其人發狂者以熱在下焦
少腹當鞕滿
小便自利者下血乃愈
所以然者以太陽髓經
瘀熱在裏故也
抵當湯主之
方六十四

太陽病六七日、表證仍在り
脉は微にして沈、反って結胸せず
其の人狂を發する者は熱が下焦に在るを以てなり
少腹當に鞕滿すべし
小便利する者は血が下れば乃ち愈《い》ゆ
然る所以《ユエン》の者は太陽の經に髓い
瘀熱裏に在るを以ての故なり
抵當湯之を主る
方六十四

訳

太陽病に罹患して六七日が経過した。頭痛、発熱、悪寒等の表証はいまだ残っている。

しかし脈は浮（表）ではなく、微（虚）で沈（裏）である。沈は病が裏に及んでいることを示すが、心下鞕痛、脈沈緊というような結胸の症状はない。

この状態で狂を起こす者は熱が下焦（ここでは下腹部）にあるからである。下腹部が膨満して硬く触れるはずである（腹部腫瘤）。利尿剤や瀉下剤を用いずに、自然の排尿がある場合は下血があり、下血があるとだんだん軽快していく。

そうなる理由は、太陽膀胱経の裏に当たる膀胱に慢性の鬱血性炎症による発熱が起こっているからである。下血によって鬱血が取れ、邪気が排泄されて次第に軽快していくのである。

このようなときは抵当湯が治療を主宰する。

注

○發狂者以熱在下焦　狂とは、精神に異常を来して無闇に歩き回ったり、あらぬことを口走ったりと、常識を外れた行動をすること。陽明胃経、太陽膀胱経、肝の障害等で現れる。現代医学的には肝障害による脳症が考えられる。本条では、卵巣、子宮疾患、膀胱癌等が疑われる。肝への癌転移からの脳症がありうる。出血性膀胱炎からの狂は考えにくい。なお太陽中一〇六参照。**○少腹當鞕滿**　太陽中一〇六の少腹急結である。いわゆる瘀血の証である。

抵當湯方

水蛭　熬る　䖟蟲各三十箇　翅足を去り熬る　桃仁二十箇　皮尖を去る　大黄三兩酒で洗う

右四味、水五升を以て煮て三升を取り、滓を去り、一升を温服す、下らざれば更に服す

注

○水蛭　味鹹平　悪血、瘀血、月閉を逐う、血瘕（血栓）、積聚を破る、水道を利す。**○䖟蟲**　木虻、蜚䖟《ヒボウ》はあぶ。蜚蠊《ヒレン》はごきぶり。**○木虻**　味苦平　瘀血、血閉、目赤く痛む。**○蜚䖟**　味苦微寒　瘀血を逐う、血脈を通利す／女子の月水不通、積聚を主る。**○蜚蠊**　味鹹寒　瘀血を逐う、血積を破下す。**○桃仁**　味苦平　瘀血、血閉、瘕邪氣。**○大黄**　味苦寒　瘀血、血閉、癥瘕積聚、腸胃を蕩滌す、留飲宿食。

一二五　太陽病、身黄
脈沈結、少腹鞕

太陽病、身黄ばむ
脈は沈結、少腹は鞕し

小便不利者為無血也
小便自利、其人如狂者
血證諦也、抵當湯主之
六十五　用前方

小便不利の者は血（証）無しと為すなり
小便自利し、其の人狂の如き者は
血證たること諦《あきら》かなり、抵當湯之を主る
六十五　前方を用う
訳

太陽病で全身が黄色くなっている（黄疸）。脈は沈（裏）結（陰盛んなるとき）であり（辨脉法六）、下腹が硬い（裏結）。

このような状態で小便の出が悪いのは、瘀熱が裏にあるからで、黄疸になるはずである。そこでこれは血証ではないと判断する。

小便が自然によく出て、狂の状態に似た症状を示すものは明らかに血の障害によるものであり、治療は抵当湯が主宰する。

注

○身黄　黄疸である。発黄は脾の障害による（辨脉法二四）。太陰（脾）の者は発黄する（陽明一八七）。瘀熱裏（脾胃）にあるときは発黄する（陽明二三六）。小便利する者は発黄しない（陽明一八七）。小便不利は発黄する（太陽下一三四）。発黄で小便難は陰虚である（太陽中一一一）。**○脉結**「脉来ること緩、時に一たび止まり、復た来る者は名づけて結と曰う……陰盛んなるときは則ち結。（陽盛んなるときは則ち促）」（辨脉法六）。**○少腹鞕**　太陽中一〇六、一二四のいわゆる瘀血の証である。
一二六　傷寒有熱、少腹滿
應小便不利
今反利者、為有血也
當下之

傷寒熱有り、少腹滿つ
應《まさ》に小便利せざるべし
今反って利する者は血有りと為すなり
當に之を下すべし

不可餘藥、宜抵當丸　　餘藥す可からず、抵當丸に宜し

方六十六　　方六十六

抵當丸方

水蛭※二十箇　熬る　䖟蟲二十箇　翅足を去り熬る　桃仁二十五箇　皮尖を去る　大黄三兩

右四味、擣《つ》いて四丸に分ける、水一升を以て一丸を煮て七合を取って之れを服す、晬時《サイジ》（一日の内）に當に下血すべし、若し下らざる者は更に服す

校

※二十箇　『玉函』巻七は「二十五箇」に作る。

訳

傷寒に罹って熱がある。下腹が膨満している。この状態では当然小便の出が悪いはずである（黄疸になる）。それであるのに反対に小便がよく出る（黄疸にはならない）。これは下腹部に瘀血があるためである。治療法としては、この瘀血を下すのが合理的であり、抵当丸が適当である。その他の薬ではいけない。

注

○**晬**　音サイ、周年なり（説文）。晬時とは周時なり（類篇）。一日の内である。

一二七

太陽病　　太陽病

小便利者以飲水多　　小便利する者は飲水多きを以てなり

必心下悸　　必ず心下悸す

小便少者、必苦裏急也　　小便少なき者は必ず裏急に苦しむ

訳

太陽病で小便の出の良い者は（咽喉が渇くので）水をたくさん飲むからである。そのために心下部に水が停滞して動悸が起こる。小便利ではあるが血証ではない。

小便が少ない場合は、裏熱から黄疸を起こしてくる可能性がある。今黄疸はないが、裏熱のために腹部の中が引きつれて痛むようになる。

注

○悸　「水、腎に在れば心下悸す」（『金匱要略』痰飲欬嗽七）。**○飲水多**　「病人飲水多ければ必ず暴《にわか》に喘満す、凡そ食少なく飲むこと多ければ水は心下に停《とど》まり、甚だしき者は悸す」（『金匱要略』痰飲欬嗽十二）。**○裏急**　小便不利による膀胱腫瘤のためであろう。

傷寒論　巻第四

漢　張仲景述
晉　王叔和撰次
宋　林　億校正
明　趙開美校刻
沈　琳同校

仲景全書第四

辨太陽病脉證并治下　第七

合三十九法方三十首
并見太陽少陽合病法

三十九法を合す　方三十首、并せて太陽少陽合病の法を見（現）す

○一字低書条文目録

・結胸、項強、如柔痓狀、下則和、宜大陷胸丸　第一　六味　前後有結胸藏結病六證

・太陽病、心中懊憹、陽氣内陷、心下鞕、大陷胸湯主之　第二　三味

・傷寒六七日、結胸、熱実、脉沈緊、心下痛、大陷胸湯主之　第三　用前第二方

・傷寒十餘日、熱結在裏、往来寒熱者、與大柴胡湯　第四　七味　水結附

・太陽病、重發汗、復下之、不大便五六日、舌燥而渴、潮熱、心下至少腹滿痛、不可近者、大陷胸湯主之　第五　用前第二方

・小結胸病、正在心下、按之痛、脉浮滑者、小陷胸湯主之　第六　三味　下有太陽病二證

・病在陽、應以汗解、反以水潠、熱不得去、益煩不渴、服文蛤散、不差與五苓散、寒實結胸、無熱證者、與三物小陷胸湯、白散亦可服、第七　文蛤散一味　五苓散五味　小陷胸湯用前第六方白散三味

・太陽少陽併病、頭痛、眩冒、心下痞者、刺肺俞、肝俞、不可發汗、發汗則讝語、讝語不止、當刺期門　第八

・婦人中風、経水適来、熱除脉遲、脇下滿、讝語、當刺期門　第九

・婦人中風、七八日、寒熱、經水適斷、血結如瘧狀、小柴胡湯主之　第十　七味

・婦人、傷寒、經水適来、讝語、無犯胃氣及上二焦、自愈　第十一

・傷寒六七日、發熱、微惡寒、支節疼、微嘔、心下支結、柴胡桂枝湯主之　第十二　九味

・傷寒五六日、已發汗、復下之、胸脇滿、小便不利、渴而不嘔、頭汗出、往来寒熱、心煩、柴胡桂枝乾薑湯主之　第十三　七味

・傷寒五六日、頭汗出、微惡寒、手足冷、心下滿、不欲食、大便鞕、脉細者、為陽微結、非少陰也、可與小柴胡湯　第十四　用前第十方

・傷寒五六日、嘔而發熱、以他藥下之、柴胡證仍在、可與柴胡湯、蒸蒸而振、却發熱汗出解、心滿痛者、為結胸、但滿而不痛為痞、宜半夏瀉心湯　第十五　七味　下有太陽併病并氣痞二證

・太陽中風、下利、嘔逆、表解乃可攻之、十棗湯主之　第十六　三

味　下有太陽一證

・心下痞、按之濡者、大黃黃連瀉心湯主之　第十七　二味

・心下痞、而復惡寒汗出者、附子瀉心湯主之　第十八　四味

・心下痞、與瀉心湯不解者、五苓散主之　第十九　用前第七證方

・傷寒、汗解後、胃中不和、心下痞、生薑瀉心湯主之　第二十　八味

・傷寒、中風、反下之、心下痞、醫復下之、痞益甚、甘草瀉心湯主之　第二十一　六味

・傷寒、服藥、利不止、心下痞、與理中利益甚、宜赤石脂禹餘粮湯第二十二　二味　下有痞一證

・傷寒、發汗、若吐下、心下痞、噫不除者、旋覆代赭湯主之　第二十三　七味

・下後、不可更行桂枝湯、汗出而喘、無大熱者、可與麻黃杏子甘草石膏湯　第二十四　四味

・太陽病、外未除、數下之、遂協熱而利、桂枝人參湯主之　第二十五　五味

・傷寒、大下後、復發汗、心下痞、惡寒者、不可攻痞、先解表、表解乃可攻痞、解表宜桂枝湯、攻痞、宜大黃黃連瀉心湯　第二十六瀉心湯用前第十七方

・傷寒、發熱、汗出不解、心中痞、嘔吐、下利者、大柴胡湯主之第二十七　用前第四方

・病、如桂枝證、頭不痛、項不强、寸脉浮、胸中痞、氣上衝不得息、當吐之、宜瓜蒂散　第二十八　三味　下有不可與瓜蒂散證

・病、脇下素有痞、連臍痛、引少腹者、此名藏結　第二十九

・傷寒、若吐下後、不解、熱結在裏、惡風、大渴、白虎加人參湯主之　第三十　五味　下有不可與白虎證

・傷寒、無大熱、口燥渴、背微寒者、白虎加人參湯主之　第三十一用前方

・傷寒、脉浮、發熱、無汗、表未解、不可與白虎湯、渴者白虎加人參湯主之　第三十二　用前第三十方

・太陽少陽併病、心下鞕、頸項强而眩者、刺大椎、肺兪肝兪、愼勿下之　第三十三

・太陽少陽合病、自下利、黃芩湯、若嘔、黃芩加半夏生薑湯主之第三十四　黃芩湯四味　加半夏生薑湯六味

・傷寒、胸中有熱、胃中有邪氣、腹中痛、欲嘔者、黃連湯主之　第三十五　七味

・傷寒、八九日、風濕相搏、身疼煩、不能轉側、不嘔、不渴、脉浮虛而濇者、桂枝附子湯主之、大便鞕（一云、臍下心下鞕）、小便自利者、去桂加白朮湯主之　第三十六　桂附湯、加朮湯、并五味

・風濕相搏、骨節疼煩、掣痛不得屈伸、汗出短氣、小便不利、惡風、或身微腫者、甘草附子湯主之　第三十七　四味

・傷寒、脉浮、此表有熱、裏有寒、白虎湯主之　第三十八　四味

・傷寒、脉結代、心動悸、炙甘草湯主之　第三十九　九味

一二八　問曰
病有結胸、有藏結
其狀何如
答曰
按之痛
寸脉浮、關脉沈
名曰結胸也

問《と》うて曰《いわ》く
病に結胸有り、藏結有り
其の狀は何如
答えて曰く
これを按ずれば痛む
寸脉は浮、關脉は沈
名づけて結胸と曰うなり

訳

質問。

病には結胸があり、藏結がある。どんな症状があるのか。

返答。

心下部を押さえると痛む。寸口の脈は浮。関上の脈は沈。このような症状を呈しているものは結胸と名づける。

注

○結胸　結胸の症状を以下に挙げるが、これだけでは不備である。以下の諸条を参考にする必要がある。病理としては、表熱の陥下、客気の上逆、あるいは両方の合作である。この機転で生ずる病変は少なくとも五つある。

鑑別

病	方剤	症状	部位
少陰病	梔子豉湯類適応	心中懊憹	心
少陽病	柴胡湯類適応	胸脇苦満、往来寒熱	肝胆
陽明病	承気湯類適応	心下痞硬、潮熱、自汗、譫語	肝胃
	大陥胸湯適応	心下硬満、圧痛、激腹痛、項強	胃腸
	十棗湯適応	心下痞硬満、嘔逆、下利	胃腸

特徴として、大陥胸湯の処方構成から診て本方は強瀉下剤である。対応する病症ないし病理も急性劇症病変であろう。心下なら急性膵炎、あるいは腸チフスの主病変のある回盲部の潰瘍、出血等の病変が神経性伝導により横隔膜下にある太陽神経節に伝わり、心下の痛みや硬結の反応を起こすとか、腸穿孔や汎発生腹膜炎等も考えられる。いずれにしても当時の医学では対応困難あるいは不能と思

われる病態である。万一の僥倖を期待しての治療ではなかったかと考える。柴胡湯や瀉心湯で対応する病変とは重症度が全く違う。
○寸脉浮　寸関尺三部の脈診では寸口は表陽を診る所である。浮は病が表にあることを意味する。ここは表熱の残存を示す。**○關脉沈**　関上の脈は裏陰を診る所である。沈は病が裏にあることを意味する。ここは病が裏、脾胃肝胆に入っていることを示す。

一二九

何[※]謂藏結　　何をか藏結と謂う
答曰　　答えて曰く
如結胸狀、飲食如故　　結胸の狀の如く、飲食は故《もと》の如し
時時下利、寸脉浮　　時々下利す、寸脉は浮
關脉小細沈緊　　關脉は小細沈緊
名曰藏結　　名づけて藏結と曰う
舌上白胎滑者難治　　舌上の白胎、滑らかなる者は難治なり

校
※何　『玉函』巻三にはこの上に「問曰」の二字がある。

訳
藏結とはどのような病症をいうのか。
答え。
症状は結胸に似ていて心下の圧痛はあるが、飲食は今まで通り普通にできる。寸口の脈は浮（表）であるが、時々下利（裏虚）をする。関上の脈は小細（虚）、沈（裏）、緊（寒また痛）。このような状態を藏結と名づける。舌の上に滑らかに（湿った）白（寒）い苔が生えている場合は治りにくい。

注
○藏結　内藏に邪気が結ぼれた状態である。気の結ぼれたものは腫瘤として触れる。部位は心下である。この藏結は脾あるいは肝の腫瘤であろう。**○舌上白胎滑**　舌は心に属し、小腸は心の協同器官である。胎は苔と同じ。舌上白苔は心、小腸の傷害を示す。白は寒である。滑は湿潤である。**○難治**　脾胃肝胆の他に心、小腸にも傷害

が及び、かつ裏の虚寒があれば一層難治となる。

一三〇　藏結無陽證　　藏結に陽證無し
不往来寒熱　　往来寒熱せず
（一云寒而不熱）　　（一に云う、寒にして熱せず）
其人反静　　其の人反って静かにして
舌上胎滑者不可攻也　　舌上の胎滑らかなる者は攻む可からざるなり

訳
藏結では、頭痛、発熱、悪寒、体痛のような表の症状がなく、往来寒熱という少陽胆経の症状もない（ある本には、寒気がして熱がないとある）。藏結という重症の割には、かえって病人は静かで激しい症状もなく（虚）、滑らかな舌苔のある場合（裏の虚寒）は、瀉下療法を行ってはいけない（慎重に対応すべきである）。

注
○無陽證、不往来寒熱　表に熱がない。**○其人反靜、舌上胎滑**　裏に虚寒がある。

一三一　病發於陽而反下之　　病陽に發す、而るに反って之を下し
熱入因作結胸　　熱入り因って結胸を作《な》す
病發於陰而反下之※　　病陰に發す、而るに反って之を下し
（一作汗出）　　（一に汗出づに作る）
因作痞也　　因って痞《ひ》（つかえ）を作《な》すなり

所以成結胸者
以下之太早故也
結胸者
項亦強如※柔痓状
下之則和、宜大陥胸丸
方一

結胸を成す所以の者は
之を下すこと太《はなは》だ早きを以ての故なり
結胸の者は
項も亦た強《こわば》り、柔痓《シ》の状の如し
之を下せば則ち和す、大陥胸丸に宜し
方一

校

※下之　『千金翼方』巻九は「汗之」に作る。

※如　原文は「加」に作る。誤植である。

訳

病が陽の部位（体表）に発生した。（表の病は発表するのが原則なのに）定石に背いて瀉下治療を行った（裏虚）。その結果、表の熱が裏に陥入し、結胸を起こした。

病が陰の部位（腹裏）に発生した。（裏の病は実なら瀉下するが、虚なら補益する、今裏虚の状態にあるのに）原則に反して瀉下療法を行った（ある本には発汗を行った、とある）。（その結果生じた裏虚に向かって胃気が逆上して）心下に痞えを起こした。

結胸が生じた理由は、瀉下法の施行がその適応時期より早過ぎたためである。いずれの場合も下すべきでない時期に下したからである。

結胸の場合は、項も筋肉の強直性緊張を起こし、柔痓（軽度の痓攣）に似た症状を示す。

以上の症状に対しては大陥胸丸を与えると宜しい。

注

○熱入因作結胸　結胸の発生病理は表熱が裏に陥入することである。

大陥胸丸方

大黄半斤　葶藶子半斤　熬る　芒消半升　杏仁半升　皮尖を去る、熬って黒くす

右四味、二味を擣《つ》き篩い、杏仁、芒消を内《い》れ、合わせて研《す》って脂の如くし、散に和す、弾丸の如くにせるもの一枚と別に擣ける甘遂末一錢匕、白蜜二合、水二升を取り、煮て一升を取り、温めて之を頓服す、乃ち一宿（一夜）にして下る、如《も》し下らざれば更に服す、下（利）を取るを効と為す、禁《つつし》んで薬法の如くせよ

注

○大黄　苦寒　水穀を通利す。**○葶藶子**　辛苦寒　水道を通利す、癥瘕積聚、堅を破り邪を逐《お》う。**○芒消**（朴消）苦寒　結固留癖を逐う。**○杏仁**　甘温　気を下す、心下煩熱。**○甘遂**　苦寒　水穀の道を利す、大腹疝瘕、面目浮腫、なつとうだいの根。**○石蜜**　甘平　心腹邪気、諸驚癇痓、補中益気。

一三二　**結胸證**
其脉浮大者不可下
下之則死

結胸の證にして
其の脉浮大の者は下す可からず
之を下せば則ち死す

訳

結胸の症状を示すもので脈が浮大のものは瀉下療法を行ってはいけない。下すと直ちに死の転帰を取る。脈浮は表証が残っていることを意味する。脈大は、この場合、大きいが締りのない脈で虚証のしるしである。表証があれば発汗すべきであり、虚証ならば補法を行うべきである。無闇に瀉下を行えば表熱は陥下して変証を生じ、

虚はますます虚して死に至る。

一三三　結胸證悉具　結胸證、悉く具《そな》わり
煩躁者亦死　煩躁する者も亦た死す

訳
結胸の症状が全て揃っており、煩躁を示す者も予後不良である。死の転帰を取る。

注
○**煩躁**　煩は心中熱感、精神不安がある。躁は手足をばたつかせることで、じっとしていられない状態である。煩も躁も少陰心腎の虚熱による。心不全の症候である。少陰は心腎機能と血液循環、水分代謝を司り、その虚、機能不全は生命の予後を悪化させる。

一三四①太陽病、脉浮而動數　太陽病、脉浮にして動數《ドウサク》
浮則為風、數則為熱　浮は則ち風と為す、數は則ち熱と為す
動則為痛、數則為虚　動は則ち痛と為す、數は則ち虚と為す
頭痛發熱、微盗汗出　頭痛、發熱し、微《かす》かに盗汗出づ
而反悪寒者表未解也　而るに反って悪寒する者は未だ表が解せざるなり

訳
太陽膀胱経が傷害されている。寸口の脈状は浮で動数であり、この脈状は次のように解釈する。
浮は風を、数は熱を、動は痛みを、数は虚を意味する。証即ち症

状としては、頭痛（浮）、発熱（動数）、軽い寝汗がある。盗汗は陽明である（陽明二〇一）が、この場合は悪寒がある。これはいまだ表邪が解消していない証拠である。

注

○動　動とは足で土をとんとんと突くことを意味する。ここは脈が上下に激しく打ち付けることである。「陰陽相搏つを名づけて動と曰う、陽動ずれば汗出で、陰動ずれば發熱す」（辨脉法七）。「動は則ち痛みと為す。數は則ち熱煩と為す」（平脉法一）。

②醫反下之、動數變遲
膈内拒痛（一云頭痛即眩）
胃中空虚、客氣動膈
短氣躁煩、心中懊憹
陽氣内陷、心下因鞕
則為結胸、大陷胸湯主之

醫、反って之を下せば、動數は遲に變る
膈内拒痛し（一に云う、頭痛み即ち眩す）
胃中空虚、客氣膈を動かし
短氣し、躁煩し、心中懊憹す
陽氣内陷し、心下因って鞕《かた》し
則ち結胸と為る、大陷胸湯之を主る

訳

表証がまだ残っているのに、発汗療法を取らず、医者は瀉下法を行った（裏虚）。その結果、動数の脈が変化して遅（裏、寒）となった。

遅は病が裏（陽明一九五、二〇八）に入った証拠である。その結果、横隔膜の下に抵抗性筋緊張が生じて疼痛が出てきた。これは瀉下によって胃が虚し、これに向かって客気が突き上げてきて生じたものである（下腹部病変の神経性反応）。また息切れがし、胸が熱っぽくじっとしておられず手足をばたつかせ、胸苦しくなった。

以上の症状は、（客気の上衝だけでなく）表の邪熱が瀉下に伴って陥下してきたためであり、そこで心下が硬く触れるようになる。これは結胸を起こしてきたのである。このような状況は大陥胸湯が治療を主宰する。

注

○結胸　結は邪気が結ぼれることで、有形の腫瘤また筋緊張を作る。

③若不結胸、但頭汗出
餘處無汗、劑頸而還
小便不利、身必發黄
大陷胸湯
方二

若し結胸せず、但だ頭にのみ汗が出て
餘處（他所）に汗無く、頸を劑《かぎ》て還り
小便利せざるときは、身に必ず發黄す
大陷胸湯（衍文ならん）
方二

訳

表熱のある病人に瀉下法を行って、前述のように結胸を生じなかったとき（脾胃）、頭にだけ汗が出て、よそには汗がなく（陽明胃熱上衝）、小便の出が悪い（脾胃湿熱）ものは黄疸が起きる（茵蔯蒿湯等の適応）。

大陷胸湯方
大黄六兩　皮を去る　芒消一升　甘遂※一錢匕
右三味、水六升を以て先ず大黄を煮て二升を取り、滓を去り、芒消を内れ、煮て一兩沸せしめ、甘遂末を内れ、一升を温服す、快利を得れば後服を止む

校

※甘遂　『千金翼方』巻九には「末」の字がある。是。

一三五　傷寒六七日
結胸熱實、脉沈而緊
心下痛、按之石鞕者
大陷胸湯主之
三　用前第二方

傷寒六七日
結胸し熱實す、脉は沈にして緊
心下痛み、之を按ずるに石のごとく鞕き者は
大陷胸湯之を主る
三　前の第二方を用いる

訳

寒に傷害されて熱病を起こし六七日が経過した。心下部に結胸を生じ、硬結あるいは筋緊張を触れ、疼痛がある。病理は熱性邪気の充実である。脈は沈（裏）にして緊（痛み）である。心下部には圧痛があり、触れると石のように硬い。これは大陷胸湯が治療を主宰する。

注

○結胸熱實　この結胸は瀉下によって生じたものではない。自然の経過中に起こったものである。熱実は症状ではない。結胸の病理的説明である。病変は恐らく下腹部にある（腸穿孔等）。心下の結胸はその神経性反応である。

一三六　傷寒十餘日、熱結在裏
復往来寒熱者與大柴胡湯
但結胸、無大熱者
此為水結在胸脇也
但頭微汗出者
大陷胸湯主之

傷寒十餘日、熱結んで裏に在り
復た往来寒熱する者は大柴胡湯を與う
但だ結胸するのみにして大熱無き者は
此れ水が結んで胸脇に在りと為すなり
但だ頭にのみ微かに汗の出る者は
大陷胸湯之を主る

四　用前第二方

四　前の第二方を用いる

訳

寒に傷害されて発病し十余日経過した。既に表熱は裏に入っている（少陽あるいは陽明にある）。その他に、少陽病の熱形である往来寒熱の症状を呈している。この場合には、他の条件を勘案した上で、大柴胡湯を与えて様子をみるのがよい。

結胸で、心下部に硬結ができて圧痛があり、高熱のないものは、水（冷）が心下から脇腹（少陽部位）にかけて結集したためである。

この状態で頭にだけ汗の出る者は大陥胸湯が治療を主宰する。

注

○**水**　寒冷を意味する。○**胸脇**　少陽の部位である。○**頭汗**　陽明胃熱の上衝による。少陽病に伴うことが多い。太陽下一四七（柴胡桂枝乾姜湯）、同一四八（小柴胡湯）参照。なぜ大陥胸湯適応の条件になるのかよくわからない。検討が必要である。

大柴胡湯方

柴胡半斤　枳實四枚　炙る　生薑五兩　切る　黄芩三兩　芍薬三兩　半夏半斤　洗う　大棗十二枚　擘く

右七味、水一斗二升を以て煮て六升を取り、滓を去り、再び煎じ、一升を温服す、日に三たび服す

一方、大黄二兩を加う、若し加えざれば恐らくは大柴胡湯と名づけざらん

注

○**柴胡**　苦平　寒熱の邪気、腸胃中の結気、推陳致新／心下煩熱、胸中邪逆。○**枳實**　苦寒　結実を破る、脹満を消す、心下急、痞痛、逆気。○**黄芩**　苦平　諸熱、黄疸、腸澼洩利。○**芍薬**　苦平　腹痛、止痛、血痺を除く。○**半夏**　辛平　咽喉腫痛、胸脹欬逆、心下堅、下気、腸鳴。○**生薑**　辛温　温中、腸澼下利。○**大棗**　甘平心腹邪気、安中養脾、大驚。

一三七　太陽病
重發汗而復下之
不大便五六日
舌上燥而渇
日晡所小有潮熱
（一云日晡所發心胸大煩）
從心下至少腹鞕滿
而痛不可近者
大陥胸湯主之
五　用前第二方

太陽病
重ねて汗を發して復た之を下す
大便せざること五六日
舌上燥《かわ》いて渇く
日晡所《ニッポショ》小《すこ》しく潮熱有り
（一に云う、日晡所、心胸大煩を發す）
心下より少腹に至って鞕滿《コウマン》し
而して近づく可からざる者は
大陥胸湯之を主る
五　前の第二方を用いる

訳

太陽膀胱経に邪気がある病情を示す病人がいる。これに対して何度も発汗したり、更に瀉下療法を加えた（表裏ともに虚）。その後の経過。五六日大便が出ない（陽明熱実）。舌は乾燥して潤いがない（脱水あるいは心障害による舌鬱血）。自覚的にも咽が渇く（脱水あるいは胃熱）。

午後のおやつ時、今の四時頃に軽度の熱の差し引きがある（陽明の熱）。ある本には、午後の四時頃に心藏部に激しい発作性の熱っぽい胸苦しさが起こるとある。

心下部から下腹部にかけて腹部は硬く張って膨らみ激痛がある。手も近づけられない程である（汎発性腹膜炎、腸管穿孔その他、急性の腸管傷害が考えられる）。このような状況では大陥胸湯が治療を主宰する。

注

○大陥胸湯　本証はおそらく危急存亡の瀬戸際にある超劇症である。腸穿孔や汎発性腹膜炎がこの処方で助かるとは思われない。一か八かの療法であろう。後は体力の勝負である。

一三八　小結胸病、正在心下
按之則痛
脉浮滑者小陥胸湯主之
方六

小結胸の病は正に心下に在り
之を按ずれば則ち痛む
脉の浮滑の者は小陥胸湯之を主る
方六

小陥胸湯方
黄連一兩　半夏半升　洗う　栝樓實大なる者一枚
右三味、水六升を以て、まず栝樓を煮て三升を取り、滓を去り、諸藥を内れ、煮て二升を取る、滓を去り、分け温めて三服す

訳

心下部の硬結と痛みのある病変でも軽度のものを小結胸という。

この病変の本体、病理は本来の結胸とは異なる。本来の結胸の病変が原則的には下腹部にあるのに対して、本症の病変は心下部、胃あるいは肝胆にあり、かつ潰瘍、出血、穿孔等に比べると軽症の炎症性のものと思われる。

症状としては圧痛があり、脈状は浮（表、熱／辨脉法三三）で滑（実／辨脉法三二）である。

このような症状においては小陥胸湯が治療を主宰する。

注

○黄連　苦寒　腸澼、腹痛、下利。**○栝樓實**　胸痺（『名医別録』）。

一三九　太陽病二三日　　太陽病二三日
不能臥但欲起※　　臥する能わず、但だ起きんと欲するものは
心下必結　　心下必ず結す
脈微弱者此本有寒分也　　脈微弱の者は此れ本もと寒分有るなり
反下之、若利止必作結胸　　反って之を下して若し利止めば必ず結胸を作《な》す
未止者、四日復下之　　未だ止まざる者、四日して復た之を下せば
此作協※熱利也　　此れ協熱利を作す

校

※起　『玉函』巻三にはこの下に「者」の字がある。
※協　『玉函』巻三は「挾」に作る。

訳

太陽膀胱経が邪気により病変を起こして二三日経過した。症状としては、横になって伏せることができない。ただ起きようとする（起臥不安、胃虚）。心下部には硬結がある。脈状は微弱（虚）である。以上の症状はもともと胃に寒気があるために起こったものである。これは温補すべきであるのに医師が下剤をかけてしまった。

下剤による瀉下が止まった場合は（陥下した表邪が残り、そのため）結胸が生ずる。

下剤による瀉下が止まらないとき、四日後に再び下剤をかけると協熱利が起きる。

注

○協熱利　表の邪熱の下陥と裏虚が合併して起こす下利をいう。

一四〇　太陽病、下之
其脉促（一作縦）
不結胸者此為欲解也
脉浮者必結胸
脉緊者必咽痛
脉弦者必兩脇拘急
脉細數者頭痛未止
脉沈緊者必欲嘔
脉沈滑者協熱利
脉浮滑者必下血

太陽病、之を下し
其の脉が促にして（一に縦に作る）
結胸せざる者は此れ解せんと欲すと為す
脉浮の者は必ず結胸す
脉緊の者は必ず咽痛む
脉弦の者は必ず兩脇拘急す
脉細數の者は頭痛未だ止まず
脉沈緊の者は必ず嘔せんと欲す
脉沈滑の者は協熱利す
脉浮滑の者は必ず下血す

注

○脉促　「脉の来ること數、時に一止して復た来る者を名づけて促と曰う、脉陽盛んなれば則ち促」（辨脉法六）。「太陽病、之を下して後、脉促、胸滿する者は桂枝去芍藥湯之を主る」（太陽上二一）。なお太陽中三四も参照。**○脉滑**　「滑は實と為す」（辨脉法三三）。「滑は緊の浮の名なり、陰實と為す」（平脉法二〇）。「傷寒脉滑にして厥する者は裏に熱有り、白虎湯之を主る」（厥陰三五〇）。

訳

太陽膀胱経に邪気があって病変を起こしているとき、瀉下療法を加えた。その結果、脈が促（客気上逆）になった。

結胸を起こしていない場合は治癒の傾向がある。脈が浮の場合は（表邪残存、下陥して）結胸を起こす。脈が緊（痛み）のときは咽喉痛（少陰上逆）がある。脈弦（肝）のときは両方の脇腹が引きつれる（少陽）。脈が細数（熱上衝）のときは熱候で頭痛がある。脈が沈緊（胃、裏寒）のときは吐き気がある。脈が沈滑のときは裏の熱で熱性の下利を起こす。脈が浮滑（表熱下陥）のときは下血する。

一四一　病在陽
應以汗解之
反以冷水潠之
若灌之
其熱被劫不得去
彌更益煩、肉※上粟起
意欲飲水
反不渇者、服文蛤散
若不差者、與五苓散
寒實結胸、無熱證者
與三物※小陷胸湯（用前第六方）
※白散亦可服
七　一云與三物小白散

病が陽に在るときは
應《まさ》に汗を以て之を解すべし
反って冷水を以て之に潠《ふ》き
若しくは之に灌《そそ》げば
其の熱は劫《おび》やかされて去ることを得ず
彌《いよい》よ更に益々煩す、肉の上に粟のごときもの起る
意《こころ》に水を飲まんと欲するも
反って渇せざる者は文蛤散を服す
若し差《い》えざる者は五苓散を與う
寒實結胸にて熱證無き者は
三物小陷胸湯を與う（方は前の第六を用う）
白散も亦た服す可し
七　一に云う、三物小白散を與う

校

※肉　『玉函』巻三は「皮」に作る。
※小陷胸湯　『玉函』巻三は「小白散」に作る。
※白散亦可服　『玉函』巻三にはこの五字なし。

訳

邪気が陽の部位（太陽）にあって陽証を呈しているときは、当然発汗療法を行うべきである。この原則に違反して冷水を吹き掛けたり、あるいは注ぎかけると、体表の熱は水に冷やされて筋肉の内部に引っ込んで発散されなくなる。内部に熱がこもってますます暑苦しく煩わしくなる。冷水のために皮膚は寒気であわ立ってくる。熱

のために水を飲みたいと思うが、咽が渇いているわけではない。

治療としては文蛤散（除煩）を飲ませ、軽快しなければ五苓散（利水、消渇）を与える。冷えが結実して結胸を起こし、熱症状のない場合は三物小陥胸湯（小結胸）を与える。

白散（下気、散寒）を飲ませて良いこともある。

注

○潠　音ソン、水を含んで噴くなり（『説文』）。水を噴き注ぐこと。

文蛤散方

文蛤五兩

右一味散と為す、沸湯を以て一方寸匕を服す、湯は五合を用う

五苓散方

猪苓十八銖　黒皮を去る　白朮十八銖　澤瀉一兩六銖　茯苓十八銖　桂枝半兩　皮を去る

右五味散と為す、更に臼の中に於いて之を杵つき、白飲に方寸匕を和し、之を服す、日に三服す、多く煖水を飲む、汗出づれば愈ゆ

白散方

桔梗三分　巴豆一分　皮心を去る　熬て黒くし研って脂の如くす　貝母三分

右三味散と為す、巴豆を内れ、更に臼の中に於いて之を杵つき、白飲を以て和して服す、強い人は半錢

ヒ、羸《やせ》た者は之を減《へ》らす、病が膈上に在れば必ず吐く、膈下に在れば必ず利す、利せざれば熱い粥一杯を進む、利過ぎて止まざれば※冷えた粥一杯を進む、※身熱し、皮の粟のごときもの解せず、衣を引いて自ら覆はんと欲す、若し水を以て之に潠《ふ》き之を洗えば益々熱をして劫《かえ》って出《い》づることを得ざらしむ、當に汗すべくして汗せざるときは則ち煩す、假令《もし》汗出で已《おわ》って腹中痛むときは芍薬三兩を與えること上法の如くす

校

※冷粥一杯　『千金翼方』巻九にはこの下に小字の注「一云冷水一杯」がある。

※身熱……如くす　『玉函』巻八にはこの文章（原文にて四十八字）なし。

注

〇文蛤　主悪瘡蝕、五痔／鹹平　欬逆胸痺、腰痛、崩中。**〇海蛤**　苦平　欬逆上気、胸痛、煩満／魁蛤　甘平　痿痺、便膿血。**〇桔梗**　辛微温　腹満、腸鳴、驚恐、悸気／排膿。**〇巴豆**　辛温　利水穀道、大腹水腫。**〇貝母**　辛平　傷寒煩熱、疝瘕／腹中結実。**〇桔梗白散**　『金匱要略』肺痿肺癰欬嗽上氣に『外臺』桔梗白散がある。

〇『外臺』桔梗白散　治欬而胸満、振寒脈數、咽乾不渇、時出濁唾腥臭、久久吐膿如米粥者、為肺癰（『外臺』桔梗白散、治す、欬して胸満、振寒して脈數、咽乾くも渇せず、時に濁唾腥臭を出だす、久久にして膿の米粥の如き者を吐く、肺癰と為す）。

一四二　太陽與少陽併病　　太陽と少陽の併病

頭項强痛、或眩冒　　頭項强《こわ》ばり痛み、或は眩冒し

時如結胸、心下※痞鞕者　　時には結胸の如く、心下※痞鞕する者は

當刺大椎第一間肺兪肝兪　　當に大椎第一の間、肺兪、肝兪を刺すべし

慎不可發汗、發汗則讝語
脉弦、五日讝語不止
當刺期門
八

慎んで汗を發す可からず、汗を發すれば則ち讝語す
脉弦にして、五日讝語止まざれば
當に期門を刺すべし
八

校

※痞鞕　『玉函』巻三は「痞堅」に作る。

訳

太陽病と少陽病が次々に発生し、同時に存在している場合。

頭と項の筋肉が緊張して痛む（太陽）、あるいはめまい（少陽）や頭冒感（太陽）がある。時には結胸のような症状が出て、心下部が痞えて触ると硬く感ずる（陽明）。

このようなときは大椎の下の椎間（諸陽の会）、肺兪（第三胸椎下両傍一寸半、太陰）、肝兪（第九胸椎下両傍一寸半、厥陰、少陽）のツボを刺鍼する。頭項強痛という表証はあるが、少陽病を併発しているし、陽明の症状もあるので、ここは慎重にかまえて発汗療法を行ってはいけない。

発汗すると、表陽が虚し、表邪は内陥して少陽、陽明の邪気が強くなる。そのため、陽明の邪気が表陽の虚に乗じて上逆してうわ言を言うようになる。脈が弦（少陽）で、うわ言（陽明）が五日も続くようであれば、当然期門（乳頭線上で肋骨縁にある、肝の募穴）のツボに刺鍼すべきである。

注

〇併病と合病　併は并と同義。并は並べる、一緒にすること。併は、二つ以上のものを一緒にすることである。併病は太陽病が存在するときに、引き続き少陽病が起こり、両者が一緒に存在する病態をいう。なお合病は、太陽病と少陽病が同時に発病する病態である。合は重ねて一つになることである。**〇眩冒**　眩はめまい、少陽の症状。冒は頭冒感、太陽の症状。**〇不可發汗**　本書の少陽二六五に次のような文章がある。「傷寒、脉弦細、頭痛發熱者、屬少陽、少陽不可發汗、發汗則讝語、此屬胃、胃和則愈、胃不和煩而悸（傷寒、脉弦細、頭痛發熱する者は少陽に屬す、少陽は汗を發す可からず、汗を發すれば則ち讝語す、此れは胃に屬す、胃和するときは則ち愈ゆ、胃和せざれば煩して悸す）」と。参照すべきである。

一四三　婦人中風、發熱、悪寒
經水適来、得之七八日
熱除而脉遲、身涼
胸脇下満、如結胸狀
讝語者此為熱入血室也
當刺期門
九
髓其實※而取之

婦人中風（風に中り）、發熱し、悪寒す
經水適《たまた》ま来る、之を得て七八日
熱除かれて脉遅、身涼ゆ
胸脇の下満ちて結胸の狀の如し
讝語する者は此れ熱血室に入ると為すなり
當に期門を刺すべし
九
其の實に髄って之を取る

校
※實　『玉函』巻三は「虚實」に作る。

訳
成人した女性が中風の病に罹った。発熱し寒気がする。このとき、ちょうど月経が始まった。月経が始まって七八日経過した。正常時には月経が開始すると、熱は経血とともに流失して、熱は下がり、数急であった脈も緩徐になり、体も冷えてくる（太陽、表証の消失、熱は経血とともに流出したのである）。ところがここでは、前胸部や脇の下がいっぱいに詰った状態になり（肝脾腫大、腹筋緊張）、結胸に似た症状を呈し、またうわ言を言う。

肝は血を藏す。月経によってその血が減り、相対的に虚になる。この虚に乗じて中風の邪熱（細菌、ウイルスの類）が血室（肝）に入ったために、このような症状が起こったのである。この場合には期門に刺鍼する。熱が入って実の状態になっているときは瀉法を行う。

注
○血室　肝である。従来、子宮あるいは肝であるという二説がある。子宮は月経血を排出し、肝は血を藏する。どちらも血に関係しており、処置する場所も肝に関係するツボである。その効果は肝に直接及ぶが、子宮には肝を介して間接にしか効かない。婦人の病なので子宮としたいところであるが、ここは肝と考えるのが妥当である。

る。○**熱除而脉遅身涼**　この文章は注釈的文章とし括弧に入れて読まないと意味が通じない。そこで訳文のように解釈した。

一四四　婦人中風七八日
續得寒熱、發作有時
經水適斷者
此為熱入血室
其血必結
故使如瘧狀發作有時
小柴胡湯主之
方十

婦人中風（風に中り）、七八日
續いて寒熱を得、發作時有り
經水適《たまた》ま斷《た》つ者は
此れ熱血室に入ると為す
其の血必ず結す
故に瘧狀の如く發作時有らしむ
小柴胡湯之を主る
方十

小柴胡湯方
柴胡半斤　黄芩三兩　人參三兩　半夏半升　洗う　甘草三兩　生薑三兩　大棗十二枚　擘く
右七味、水一斗二升を以て煮て六升を取る、滓を去り、再び煎じて三升を取る、一升を温服す、日に三服す

訳

成人女性が中風の病に罹った。発病後七八日経過して悪寒発熱が続いている。悪寒発熱は発作性に起こり、休止のときがある。月経中であったものが急に中断した。これは熱が血室（肝）に入り、血が凝結して流れが悪くなったためである。肝内の血液が凝結したために、マラリアのように悪寒発熱が発作性に起こるのであ

る。マラリアでは肝脾の腫大により悪寒発熱の発作が起きる。

このような状態に対しては、小柴胡湯が治療を主宰する。小柴胡湯は肝内の血熱を冷まし、血の流通を良好にする働きがある。

一四五　婦人傷寒、發熱
經水適来、晝日明了
暮則讝語、如見鬼狀者
此為熱入血室
無犯胃氣及上二焦
必自愈
十一

婦人傷寒、發熱す
經水適ま来る、晝日は明了
暮には則ち讝語し、鬼狀を見るが如し
此れ熱血室に入ると為す
胃氣及び上の二焦を犯すこと無れ
必ず自ら愈ゆ
十一

訳

成人の女性が傷寒に罹患し、発熱した。ちょうどそのときに月経が始まった。陽気の盛んな昼間は意識清明であるが、陰気が盛んになる日暮れになるとうわ言を言うようになり、神懸りのような様子を見せる（陽明の熱実）。これは熱が血室（肝）に入ったためである（厥陰血熱）。

治療によって胃の働きや上焦、中焦の機能を障害しなければ自然に治癒する。月経血の流出により厥陰の血熱が消退していけば、肝木に剋されていた脾土の陽明胃気も回復してくる。そこで諸症は自然に軽快する。

注

○**鬼狀**　鬼は死者の霊魂。鬼状は精神、神経の異常現象である。○**上二焦**　上焦と中焦である。上焦は衛気を作り、衛気は経脈に従って流通し、皮膚の栄養、温熱、発汗を司る。また神経作用ももつ。中焦は営気を作る。鎖骨下静脈角で血管内に入り、全身を循環し生命を保持する。営衛は血気で、血液循環と神経支配を行う機構である。

一四六　傷寒六七日　　傷寒六七日
發熱、微悪寒　　發熱し、微《すこ》しく悪寒す
支節煩疼　　支節煩疼し
微嘔、心下支結　　微しく嘔し、心下支結す
外證未去者　　外證未だ去らざる者は
柴胡桂枝湯主之　　柴胡桂枝湯之を主る
方十二　　方十二

柴胡桂枝湯方
桂枝　※皮を去る　黄芩一兩半　人參一兩半　甘草一兩　炙る　半夏二合半　洗う　芍藥一兩半　大棗六枚
擘く　生薑一兩半　切る　柴胡四兩
右九味、水七升を以て煮て三升を取る、滓を去り一升を温服す、※本云う、人參湯と、作ること桂枝の法の如くす、半夏、柴胡、黄芩を加えて、復た柴胡の法の如くす、今、人參を用いて半劑と作《な》す

校

※去皮　『玉函』巻七は「一兩半」に作る。
※本云う……半劑と作す　『玉函』巻九にはなし。

訳

傷寒の病に罹患して六七日経過した。発熱し、少し寒気がする。節々が熱っぽく疼《うず》くように痛む（太陽、少陰）。若干吐き気がする（少陽、陽明）。心下部が痞えてしこっている（少陽、陽明）。発熱、悪寒等外部が侵されている症状が残っている場合は、柴胡

桂枝湯が治療を主宰する。太陽と少陽が主症をなしているからである。病変は陽明にも若干かかっているが、心下痞硬満や大便秘結、譫語がなく、瀉心湯、承気湯類を適用するまでには至らない。

一四七　傷寒、五六日
已發汗而復下之
胸脇滿微結、小便不利
渴而不嘔、但頭汗出
往来寒熱、心煩者
此為未解也
柴胡桂枝乾薑湯主之
方十三

傷寒、五六日
已《すで》に汗を發し復た之を下し
胸脇滿ちて微結す、小便利せず
渴して嘔せず、但だ頭汗出づ
往来寒熱し、心煩する者は
此れ未だ解せずと為すなり
柴胡桂枝乾薑湯之を主る
方十三

柴胡桂枝乾薑湯方
柴胡半斤　桂枝三兩　皮を去る　乾薑二兩　栝樓根四兩　黄芩三兩　牡蠣二兩　熬る　甘草二兩　炙る
右七味、水一斗二升を以て煮て六升を取る、滓を去り、再煎して三升を取り、一升を温服す、日に三服す、初服には微しく煩す、復た服して汗出づれば便《すなわ》ち愈ゆ

訳
傷寒に罹患して五六日経過した。今までに発汗治療を行い（表虚）、また瀉下療法も行った（裏虚）。その結果、前胸下部や脇の下がいっぱいに詰り、軽いしこりがで

きた（表邪内陥、客気上衝、少陽）。小便の出が悪く（脱水）、咽喉が渇く（発汗瀉下による脱水）。吐き気はないが（陽明無傷）、頭にだけ汗が出る。往来寒熱があり（少陽、表虚悪寒、裏虚発熱）、胸が暑苦しい（心熱）。

これは表裏ともにいまだ邪気が解除されていないのである。柴胡桂枝乾姜湯が治療を主宰する。桂枝、乾姜で表寒を除き、柴胡、黄芩で裏熱を取り、往来寒熱を去る。括楼根、牡蛎で渇を止める。

注

○栝樓根　苦寒　消渇、身熱、煩満大熱、補虚安中。**○牡蠣**　鹹平　傷寒寒熱、驚恚怒気／煩満、止渇。

一四八　傷寒五六日

頭汗出、微悪寒、手足冷
心下滿、口不欲食、大便鞕
脉細者此為陽微結
必有表、復有裏也
脉沈、亦在裏也
汗出、為陽微
假令純陰結、不得復有外證
悉入在裏也
此為半在裏半在外也
脉雖沈緊、不得為少陰病
所以然者、陰不得有汗
今頭汗出、故知非少陰也

傷寒、五六日
頭汗出で、微しく悪寒し、手足冷《ひ》ゆ
心下滿ち、口は食を欲せず、大便鞕し
脉細なる者は此れ陽微結と為す
必ず表有り、復た裏有るなり
脉沈も亦た裏に在るなり
汗出づるは陽微と為す
假令《もし》純陰結ならば復た外證有ることを得ず
悉《ことごと》く入りて裏に在るなり
此れ半ばは裏に在り、半ばは外に在りと為す
脉沈緊と雖も少陰病と為すことを得ず
然る所以の者は陰は汗有ることを得ざればなり
今頭汗出づ、故に少陰に非ざるを知るなり

可與小柴胡湯　　小柴胡湯を與う可し
設不了了者、得屎而解　　設《も》し了了たらざるも屎を得て解す
十四　用前第十方　　十四　前の第十の方を用いる

訳

傷寒の病に罹患して五六日経過した。頭に汗が出、少し悪寒がし、手足が冷える（太陽陽微）。食欲はなく（少陽、陽明）、大便が硬い（陽明）。心下部がいっぱいに詰っている（少陽、陽明）。以上の症状があって、脈が細（正気微弱、表裏俱虚）の場合は表の陽気が微弱で、心下には結ぼれがあることを示す。病変が表にも裏にもあることを意味している。

脈が沈のときも病が裏にある証拠である。頭に汗が出ているのは表の陽気が微弱のためである。もし純粋の陰結（陰における心下支結）なら頭痛や発熱、悪寒のような外の症状はあり得ない。全て病変は裏に入ったときの症状となる。

本証の場合は、病変が半分は裏に入り込み、半分は外に残存している状況である。脈が沈緊の場合であっても、少陰病とすることはできない。病が陰にあれば、表虚による汗はないのが原則であるが、今この症例では頭汗がある。それで本症が少陰病でないことがわかる。

以上の考察により、本症には小柴胡湯を与えて様子をみるのがよい。服用後すぐにははっきりしないことがあるが、大便の排出があって気分がさっぱりして治癒する。

注

○陰不得有汗　汗は陽微あるいは陰実で出る。ここは表陽虚による汗はないという意味であろう。**○了了**　了は終わる、また、さとること。了了は明らかではっきりしていること。ここは気分が爽快になることである。**○得屎而解**　柴胡剤によって少陽の結ぼれが解けて陽明の正気の巡りが良くなり、胃実が解消して排便を得、これにより少陽、陽明ともに邪気が排除されたのである。柴胡には推陳致新（瀉下）の薬効がある。

一四九

傷寒、五六日
嘔而發熱者、柴胡湯證具
而以他藥下之
柴胡證仍在者復與柴胡湯
此雖已下之不為逆
必蒸蒸而振却發熱汗出而解
若心下滿而鞕痛者
此為結胸也、大陷胸湯主之
但滿而不痛者此為痞
柴胡不中與之
宜半夏瀉心湯
方十五

傷寒、五六日
嘔して發熱する者は柴胡湯の證具わる
而るに他薬を以て之を下し
柴胡の證仍《なお》在る者は復た柴胡湯を與う
此れ已に之を下すと雖も逆と為さず
必ず蒸蒸として振い、却って發熱し汗出でて解す
若し心下滿ちて鞕く痛む者は
此れ結胸と為す、大陥胸湯之を主る
但だ滿ちるも痛まざる者は此れを痞と為す
柴胡は之を与えるに中《あた》らず
半夏瀉心湯に宜し
方十五

半夏瀉心湯方
半夏半升　洗う　黄芩　乾薑　人參　甘草　炙る　各三兩　黄連一兩　大棗十二枚　擘く
右七味、水一斗を以て煮て六升を取る、滓を去り、再煎して三升を取り、一升を温服す、日に三服す、大陥胸湯を須《もち》いる者は方は前の第二法を用う、一方は半夏を一升用う

訳

傷寒の病に罹患して五六日経過した。吐き気があって発熱する者は柴胡湯の適応症状が揃っている。ところが、柴胡剤を与えないで他の薬で瀉下療法を行った。その後も柴胡湯の適応症状が存在する場合は改めて柴胡湯を与える。

これは、瀉下法は間違った治療法とは言えないからである。柴胡剤にも大柴胡湯や柴胡加芒消湯等下す薬がある。本症で柴胡剤を与えると、必ずむしむしと暑苦しくなり、同時にぶるぶると寒気がして震え、解熱の期待に反して発熱が起こり、続いて汗が出て症状が緩解してゆく。柴胡剤によって邪気が表陽に推し戻され、発汗という太陽病の緩解の過程を踏んで解熱が生じたのである。

心下部が充満し、触れると硬く、かつ痛むのは結胸である。これは大陥胸湯が治療を主宰する。

心下部が充満しているだけで痛ま（ず、硬く）ない場合は、痞《つか》えである。陽明の症状であって、結胸でもなく、柴胡湯の適応でもない。半夏瀉心湯を与えて様子をみるのがよい。

注

〇蒸蒸　蒸は熱気が立ち上ること、また蒸気でむすこと。蒸蒸は物事が盛んな様。

一五〇　太陽少陽併病

太陽少陽併病
而反下之、成結胸
心下鞕、下利不止
水漿不下、其※人心煩

太陽と少陽の併病
而るに反って之を下し、結胸を成す
心下鞕く、下利止まず
水漿下らず、其の人心煩す

校

※人　『玉函』巻三にはこの下に「必」の字がある。

訳

太陽病と少陽病が次々に発病し、同時に存在している場合。

太陽病は発汗すべきであるが、少陽は発汗してはいけない。柴胡桂枝湯のようなもので両解すべきである。それであるのに反対に瀉下療法を行った（表邪内陥、裏虚）結果、結胸を起こした。心下部が硬く触れ（心下結熱）、下利が止まらない（脾胃虚）、飲食物が胃袋から下って行かない（脾胃虚）。この場合、心下の熱で胸が熱苦しくなる（心藏の障害も考えられる、難治である）。

注

○并病　甲の病に引き続き、乙の病が発生し、両者が同時に存在している病態である。**○水漿不下**　漿は飲み物の総称。不下は咽が塞がって通らない、飲み込めない、あるいは吐いてしまうということであるが、ここは咽の症状というより胃の障害で、胃から下へ降りて行かないことであろう。

一五一　**脉浮而緊而復※下之**
緊反入裏則作痞
按之自濡、但氣痞耳

脉浮にして緊、而るに復た之を下し
緊反って裏に入れば則ち痞を作《な》す
之を按ずるに自ら濡（軟）、但だ氣痞のみ

校

※復『玉函』巻二は「反」に作る。

訳

脈浮は病が表にあるしるしである。緊は寒あるいは痛のあるときに現れる。太陽の寒実で麻黄湯の適応になる。しかるに再び瀉下療法を行った。その結果、表邪が裏に内陥して、心下の痞えを生じた。押えてみると軟らかい。気分的に痞え感があるだけで、他覚的にしこりがあるわけではない。半夏瀉心湯の半夏、乾薑で痞えを除く。

注

○濡　音ジュ、ぬれる、ぬれて軟らかいこと。

一五二　**太陽中風、下利、嘔逆**
表解者乃可攻之

太陽の中風、下利、嘔逆す
表解する者は乃ち之を攻むべし

其人漐漐汗出
發作有時、頭痛
心下痞鞕滿、引脇下痛
乾嘔、短氣
汗出不惡寒者
此表解裏未和也
十棗湯主之
方十六

其の人漐漐《チュウチュウ》として汗出で
發作時有り、頭痛し
心下痞鞕し滿ち、脇下に引いて痛み
乾嘔し、短氣す
汗出でて惡寒せざる者は
此れ表解し裏未だ和せざるなり
十棗湯之を主る
方十六

訳

太陽膀胱経が風に中って発病した。下利と嘔吐があるのは陽明病の合併であり、葛根芩連湯や葛根加半夏湯等の適応である。太陽の表証が緩解したときは、瀉下療法を行うべきである。

発作性にじとじとと汗が出て、頭痛がする（ともに陽明証）。心下部がいっぱいに詰って痞え、触ると硬く、脇の下に引きつれて痛む（少陽、陽明、結胸）。吐くが吐物は出ない。心下、胸脇の邪気（肝腫脹）が胸に迫って息切れがする。汗は出るが寒気はしない（表の汗ではない）。以上の症状は表証は緩解したが、裏証が残存しているためである。十棗湯が治療を主宰する。

注

○**漐漐**　漐は音チュウ、汗の出る様子。

十棗湯方
芫花《ゲンカ》　熬る　甘遂《カンツイ》　大戟《タイゲキ》

右三味、等分、各別に擣《つ》いて散と為し、水一升半を以て先ず大棗の肥なる者十枚を煮て八合を取り、滓を去り、薬末を内れる、強い人は一錢匕《ヒ》（匙）を服す、羸《やせ》た人は半錢を服す、温めて之を服す、平旦に服す、若し下ること少なく病の除かれざる者は明日更に服す、半錢を加う、快下利を得た後、糜粥《ビジュク》をもって自ら養う

注

○芫花（芫華）苦寒　蕩滌腸胃中留癖、下十二水。**○甘遂**　苦寒　利水穀道　大腹疝瘕、面目浮腫。**○大戟**　苦寒　十二水／利大小腸。**○十棗湯**　『金匱要略』痰飲欬嗽に「病懸飲者十棗湯主之（病懸飲の者は十棗湯之を主る）」とある。下利を起こすことによって、浮腫の水を腸管から排泄する薬方である。本証は大柴胡湯、承気湯類、大陥胸湯等との鑑別が必要である。十棗湯が適応する場合は、肝腫脹や腸穿孔からの汎腹膜炎等によって、腹水が生じたときであろう。

一五三　太陽病
醫發汗、遂發熱、悪寒
因復下之、心下痞
表裏倶虚、陰陽氣並竭
無陽則陰獨
復加焼鍼、因胸煩
面色青黄、膚瞤者、難治
今色微黄、手足温者易愈

太陽病
醫が汗を發し、遂に發熱、悪寒す
因って復た之を下して心下痞す
表裏倶に虚し、陰陽の氣並びに竭《つ》く
陽無きときは則ち陰獨りなり
復た焼き鍼を加え、因って胸煩す
面の色青黄にして膚瞤《ひきつ》る者は治し難し
今色微しく黄ばみ、手足温かなる者は愈え易し

訳

太陽病で医師が発汗療法を行ったが、汗解せず、結局発熱と寒気が生じた（表陽虚）。

そこで再び瀉下療法を施した（裏陰虚）ため、表邪が内陥し、客気が上逆して心下部の痞えが起こった。発汗と瀉下により表も裏も虚し、正気が消耗した。陰気も陽気も弱り、陽気がなくなると陰気だけが残ることになる（意味不明）。

また、発汗、瀉下の後、焼き鍼を刺した。そのために、熱が体内に入って胸苦しくなった。顔色が青（肝）黄（脾）で、皮膚（肺）がピクピク引きつれる者は、それぞれの藏器の障害が考えられ、難治である。顔色が少し黄ばむ程度（正常ないし軽度の脾障害）で、手足が温かい者は陽気の存在が認められるので予後は良い。

注

○遂　音スイ。「ついに、とうとう、たどり着いた、最後に」の意。**○瞤**　音ジュン。目が動くこと、まばたき、また筋肉の痙攣。ここは皮膚がピクピク動くことである。

一五四　心下痞、按之濡　　心下痞《つか》え、之を按ずるに濡（軟）

其脉關上浮者　　其の脉關上浮なる者は

※大黄黄連瀉心湯主之　　大黄黄連瀉心湯之を主る

方十七　　方十七

大黄黄連瀉心湯方

大黄二兩　黄連一兩

右二味、麻沸湯（沸騰した湯）二升を以て之を漬け、須臾《シュユ》にして絞り滓を去り、分け温めて再服す

（臣億等看て詳するに大黄黄連瀉心湯は諸本皆二味、又後の附子瀉心湯は大黄、黄連、黄芩、附子を用う、恐らくは是れ前方中にも亦た黄芩有り、後のは但だ附子を加えしのみならん、故に後は附子瀉心湯といい、本と云う附子を加えると云う、と）

校

※大黄黄連瀉心湯　『玉函』巻八は「大黄瀉心湯」に作る。

訳

心下部が痞えている（陽明）、触ってみると軟らかい（虚）。胃熱による神経性反応である。腹筋緊張や胃腫瘤はなく、寸関尺三部の脈の内、関上の脈状が浮である（浮は胃熱）。このような場合は、大黄黄連瀉心湯（振り出し）が治療を主宰する（胃熱を取る、瀉下剤ではない）。

注

○心下痞、按之濡　大塚敬節氏は、この文章は太陽下一五三の「因復下之、心下痞」に続くものとして読んでいる。妥当な考えであると思う。**○關上**　橈骨動脈の拍動部を寸関尺の三部に分けるとき、橈骨茎状突起に対する脈所を関上という。

一五五　心下痞
而復悪寒、汗出者
附子瀉心湯主之
方十八

心下痞す
而るに復た悪寒し、汗出づる者は
附子瀉心湯之を主る
方十八

附子瀉心湯方

大黄二兩　黄連一兩　黄芩一兩　附子一枚　炮る、皮を去る、破って別に煮て汁を取る

右四味、三味を切り、麻沸湯二升を以て之を漬け、須臾にして絞って滓を去り、附子汁を内れ、分け温めて再服す

訳

悪寒、発熱の表証の病が裏に入って、心下部の痞え（陽明胃熱）が生じた。ところが、ここで再び表証が復活して、寒気と汗出が起こってきた。この寒気と汗出は、桂枝湯が適応する陽虚によるものではなく、陰実によるものである。

そこで治療は、附子瀉心湯が主宰する。瀉心湯で心下痞を取り、附子で表の陽気を補って陰実を除き、悪寒、汗出を取るのである。桂枝との鑑別は脈による。桂枝は浮弱で、附子は沈緊である。

一五六　本以下之故心下痞　本と之を下すを以ての故に心下痞す

與瀉心湯、痞不解　瀉心湯を與うるも痞解せず

其人渴而口燥煩　其の人渇して口燥《かわ》き煩す

小便不利者五苓散主之　小便利せざる者は五苓散之を主る

十九　十九

一方云、忍之一日乃愈　一方に云う、之を忍ぶこと一日にして乃ち愈ゆ、と

用前第七證方　前の第七證方を用う

訳

病人は心下痞を患っている。これは太陽病を下したことにより裏が虚し、表邪が内陥して生じたものである。これに瀉心湯を与えたが痞えは取れない。この場合、咽喉が渇き、口が熱っぽく渇いて煩わしい（脱水）。その上、小便の出が悪い（利水障害）という症状のあるときは五苓散が治療を主宰する。

この痞えは、陽明胃熱によるものではない。水飲貯留のために起こったものである。瀉心湯との鑑別は水飲の有無による。ある処方によれば、一日我慢していれば、何もしなくても、そのうちに治癒するとある。

一五七　傷寒汗出解之後
胃中不和、心下痞鞕
乾噫食臭、脇下有水氣
腹中雷鳴下利者
生薑瀉心湯主之
方二十

傷寒、汗出でて解する後
胃中和せず、心下痞鞕し
乾噫《ケンアイ》、食臭あり、脇の下に水氣有り
腹中に雷鳴し下利する者は
生薑瀉心湯之を主る
方二十

訳

傷寒の病が発汗によって解消（表邪除去）した後、（表邪内陥して）胃の調子が悪い。心下部が痞え、触ると硬く感ずる（陽明胃熱）。

物は出ないがおくび（噫）があり、食べた物の臭いがする（胃気上逆）。また脇の下に水気がある。腹がゴロゴロと鳴り、下利（脾虚寒）をする。

このような場合には生姜瀉心湯が治療を主宰する。黄連、黄芩は胃熱、心下痞硬を除き、生姜、半夏は胃気上逆を下して水気を捌き、人参、大棗、乾姜は脾虚寒を温補する。

注

○脇下有水氣　脇の下は大腸の弯曲部である。ここの水分は考えにくい。腹鳴、下利と合わせて脾虚寒によるガスの移動と、下利の水液を意味するのではないかと思われる。

生薑瀉心湯方

生薑四兩　切る　甘草三兩　炙る　人參三兩　乾薑一兩　黄芩三兩　半夏半升　洗う　黄連一兩　大棗十二枚　擘く

右八味、水一斗を以て煮て六升を取る、滓を去り、再煎して三升を取り、一升を温服す、日に三服す、附※子瀉心湯は本と云う、附子を加える、と、半夏瀉心湯、甘草瀉心湯は同體別名のみ、生薑瀉心湯は、本と云う、理中人參黄芩湯、桂枝、朮を去り、黄連を加う、并びに瀉肝の法なり

校

※附子瀉心湯……瀉肝の法なり　『玉函』巻八、『注解瀉心湯』巻四にはこの文章、原文四十字、なし。

注

○**人參**　微温　心腹鼓痛、胸脇逆満、霍乱吐逆、調中、消渇（『名医別録』）。○**黄連**　苦寒　腹痛下利。

一五八　傷寒中風、醫反下之　　傷寒、中風、醫が反って之を下す

其人下利、日數十行　　其の人下利し、日に數十行

穀不化、腹中雷鳴　　穀化せず、腹中雷鳴す

心下痞鞕而滿、乾嘔　　心下痞鞕して滿ち、乾嘔す

心煩、不得安　　心煩し、安きを得ず

醫見心下痞、謂病不盡　　醫は心下痞を見て病盡きずと謂（思）い

復下之、其痞益甚　　復た之を下し、其の痞益々甚だし

此非結熱
但以胃中虛、客氣上逆
故使鞕也
甘草瀉心湯主之
方二十一

此れ結熱に非ず
但だ胃中虛し、客氣上逆するを以ての
故に鞕からしむるなり
甘草瀉心湯之を主る
方二十一

甘草瀉心湯方
甘草四兩　炙る　黄芩三兩　乾薑三兩　半夏半升　洗う　※大棗十二枚　擘く　黄連一兩
右六味、水一斗を以て煮て六升を取る、滓を去り、再煎して三升を取り、一升を温服す、日に三服す
（臣億等謹んで按ずるに、上の生薑瀉心湯法、本と云う理中人參黄芩湯と、今詳するに瀉心は以て痞を療す、痞氣は陰に發するに因って生ず、是れ半夏生薑甘草瀉心の三方は皆理中に本づくなり、其の方必ず各人參有り今甘草瀉心中に無き者は之を脱落するなり、又千金并びに外臺秘要の傷寒䘌食を按ずるに此の方を用いるに皆人參有り、脱落の疑い無きことを知る）

校

※大棗十二枚擘く　『千金翼方』巻九にはここの下に「一方有人參三兩（一方に人參三兩有り）」の七字がある。是。

訳

傷寒あるいは中風においては、まず太陽の表邪を発汗で処理すべきである。この原則に反して医師は瀉下療法を施した（裏虚）。そ

の結果、下利を起こして一日に数十回も下る。穀物は消化されずにそのまま排泄される。ゴロゴロと腹鳴がし、心下部は痞えて硬く触れ、いっぱいに詰っている。嘔吐するが声だけで物は出ない。胸苦しくて静かに臥せていることができない（以上、陽明胃虚熱）。医師は心下痞を見て、瀉下療法を施したにもかかわらず、病邪が脾胃に残存していると考えて更に下剤をかけた。このため、病状はますますひどくなっていく。

医師の誤判、誤治によって病はますます悪くなっているが、本来、この病は邪気の実熱が心下に結ぼれて生じたもの（肝脾腫脹）ではない。瀉下によって胃腸（脾胃）が虚し、そのために病的な反射性の反応が起こって心下部に突き上げ、腹筋の緊張（痞鞕）を生じたのである。

以上の病態に対しては、甘草瀉心湯が治療を主宰する。半夏、乾薑、甘草で逆気を下し、芩連で脾胃の邪熱を除き、大棗、甘草（人参）で脾胃の虚を補う。

一五九　傷寒服湯薬
下利不止、心下痞鞕
服瀉心湯已
復以他薬下之、利不止
醫以理中與之、利益甚
理中者理中焦此利在下焦
赤石脂禹餘粮湯主之
※復不止者當利其小便
赤石脂禹餘粮湯
方二十二

傷寒にて湯薬を服し
下利止まず、心下痞鞕す
瀉心湯を服し已《おわ》って
復た他薬を以て之を下し、利止まず
醫が理中を以て之に與うるも、利は益々甚だし
理中は中焦を利す、此の利は下焦に在り
赤石脂禹餘粮湯之を主る
復た止まざる者は當に其の小便を利すべし
赤石脂禹餘粮湯
方二十二

校

※復『注解傷寒論』巻四にはこの下に「利」の字がある。

訳

傷寒に罹患し煎じ薬を飲用した。その結果、下利が起こって止まらない。心下部は痞え硬く触れる。

心下痞硬に対して瀉心湯を服用した。その後、更に別の処方で瀉下療法を行った。それでも下利は止まらない。この下利に対して、医師は理中丸を与えた。しかし下利はますます激しくなるばかりである。そもそも理中丸は、中焦（胃）の病を処理する薬方である。ところが、この病状の病位は下焦（大小腸）にある。そこで本証の場合は、赤石脂禹余糧湯が治療を主宰するのである。

赤石脂禹餘粮湯方

赤石脂一斤　碎く　太一※禹餘粮一斤　碎く

右二味、水六升を以て煮て二升を取り、滓を去り、分け温めて三服す

校

※太一『玉函』巻八、『注解傷寒論』巻四にはこの二字はない。

注

○赤石脂　甘平　腸澼膿血、陰蝕下血、邪気癰腫。**○禹餘粮**　甘寒　下赤白、欬逆寒熱煩満。

一六〇　傷寒吐下後、發汗
虛煩、脉甚微
八九日心下痞鞕、脇下痛

傷寒、吐下の後、汗を發す
虛煩して脉甚だ微
八九日して心下痞鞕し、脇下痛む

氣上衝咽喉、眩冒
經脉動惕者、久而成痿

氣上って咽喉を衝き、眩冒す
經脉動惕《ドウテキ》する者は久しくして痿と成る

訳

傷寒の病で吐法、瀉下法を行った後、更に発汗を施した。その結果、脱水し、表裏ともに虚して循環障害を起こした。心藏部が熱っぽく胸苦しく（心虚）、脈は微弱で触れにくい（心虚）。

それから八九日経過して心下が痞硬し（陽明）、脇の下（少陽）が痛むようになった。

更に咽喉のほうに、何かが突き上げてくる感じがする（少陰）。また、めまいや頭冒感がある（少陰）。経脈（血管）がどきどきと拍動したり、ぶるぶると震える。以上の三症状は少陰厥逆、血管系の反応である。

この症状が久しく続くと、四肢の循環障害から手足の運動障害を起こしてくる。

注

○**經脉動惕**　惕は音テキ。「おそれる。びくびくする」意。ここは経脈即ち血管がどきどきと拍動しぶるぶると震える意味である。○**痿**　萎弱。四肢の運動障害である。○**氣上衝咽喉、眩冒、脛脉動惕**　少陰腎経の上逆による。苓桂朮甘湯の適応である。

一六一　傷寒
發汗若吐若下解後
心下痞鞕、噫氣不除者
※旋覆代赭湯主之
方二十三

傷寒
汗を發し、若しくは吐かせ、若しくは下して解せる後
心下痞鞕し、噫氣《アイキ》の除かれざる者は
旋覆代赭湯之を主る
方二十三

旋覆代赭湯方

旋覆花三兩　人參二兩　生薑五兩　代赭一兩　甘草三兩　炙る　半夏半升　洗う　大棗十二枚　擘く

右七味、水一斗を以て煮て六升を取り、滓を去り、再び煎じて三升を取り、一升を温服す、日に三服す

校

※旋覆代赭湯　『玉函』巻三は「旋覆代赭石湯」に作る。

訳

傷寒に罹患し、発汗、吐法、瀉下法を行った。これにより表証は解消したが、その後、心下痞硬（陽明）が起こり、おくびが出て止まらない（胃虚寒、胃気上逆）。

この場合は、旋覆代赭湯が治療を主宰する。生姜、甘草、大棗は胃の虚寒を温補し、半夏、旋覆花、代赭石は胃気上逆を下す。

注

○旋覆花　鹹温　結気、驚悸、補中、下気。**○代赭**　苦寒　精物悪鬼、腹中毒邪気。

一六二　下※後、不可更行桂枝湯
若汗出而喘、無大熱者
可與麻黄杏子甘草石膏湯
方二十四

下せし後、更に桂枝湯を行《や》る可からず
若し汗出でて喘し、大熱無き者は
麻黄杏子甘草石膏湯を與う可し
方二十四

麻黄杏子甘草石膏湯方

麻黄四兩　杏仁五十箇　皮尖を去る　甘草二兩　炙る　石膏半斤　綿に裹む

右四味、水七升を以て先ず麻黄を煮て二升を減じ、白沫を去り、諸藥を内れ、煮て三升を取り、滓を去り、一升を温服す、本と云う、黄耳杯と

校

※下　『玉函』巻三は「大下」に作る。

訳

瀉下療法を行った後は、その上に更に桂枝湯を投与してはいけない。

もし汗が出てゼイゼイと喘鳴し、大熱のない場合は、麻黄杏子甘草石膏湯を与えて様子をみる。

注

○以下の文章を参照のこと

①「太陽病、下之微喘者、表未解故也、桂枝加厚朴杏子湯主之」（太陽中四三）。

②「太陽病、先發汗不解、而復下之、脉浮者不愈……宜桂枝湯」（太陽中四五）。

③「発汗後不可更行桂枝湯、汗出而喘、無大熱者、可與麻黄杏仁甘草石膏湯」（太陽中六三）。

一六三　太陽病
外證未除而數下之
遂協熱而利
利下不止、心下痞鞕
表裏不解者

太陽病
外證未だ除かれざるに數々之を下し
遂に協熱して利す
利下止まず、心下痞鞕す
表裏解せざる者は

桂枝人參湯主之　方二十五

桂枝人參湯之を主る　方二十五

桂枝人參湯方

桂枝四兩　※別に切る　甘草四兩　炙る　白朮三兩　人參三兩　乾薑三兩

右五味、水九升を以て先ず四味を煮て五升を取り、※桂を内れ、更に煮て三升を取り、滓を去り、一升を温服す、日に再び夜に一服す

校

※別切『注解傷寒論』巻四は「去皮」に作る。

※桂『玉函』巻八にはここに「去滓」の二字がある。

訳

太陽病に罹患して頭痛、発熱、悪寒、汗出等の外証が残存しているのに、何回も瀉下療法を行った。そのため、とうとう協熱利を起こした。瀉下により、裏の虚寒がある所に表の邪熱が内陥し、両者相い協力して下利を生じてきたのである。

下利が止まらず（脾虚）、上に心下が痞え硬く触れている（胃虚）。表裏ともに病んで緩解していない。この場合には、桂枝人参湯が治療を主宰する。桂枝で表邪を除き、人参湯で裏の虚寒を温補する。

注

○協熱利　傷寒例二〇に以下の文章がある。「若不宜下而便攻之、内虚熱入、協熱遂利、煩躁諸變、不可勝數、輕者困篤、重者必死矣（若し下す宜《べ》からずして下して便《すなわ》ち之を攻め、内虚して熱入り、協熱して遂に利し、煩躁す、諸變數うるに勝《た》う可からず、輕き者は困篤し、重き者は必ず死す）」太陽下一三九、一四〇を参照。

一六四　傷寒大下後
復發汗心下痞
惡寒者表未解也
不可攻痞、當先解表
表解乃可攻痞
解表宜桂枝湯
攻痞宜大黄黄連瀉心湯
二十六　瀉心湯用前第十七方

傷寒大いに下せし後
復た汗を發し、心下痞す
惡寒する者は表未だ解せざるなり
痞を攻む可からず、當に先ず表を解すべし
表解せば乃ち痞を攻む可し
表を解するには桂枝湯に宜し
痞を攻めるには大黄黄連瀉心湯に宜し
二十六　瀉心湯は前の第十七の方を用いる

訳

傷寒の病で強く瀉下した後に、更に発汗療法を行った。その結果、表邪が内陥して心下部の痞えが生じた（裏虚熱、陽明）。このとき、寒気がある者は表証がまだ残っているのである。

この場合、心下痞の治療を行ってはいけない。当然まず表邪を解消すべきである。表邪が解消したら、それから心下痞の処置をするのである。表邪を解消するには桂枝湯が適当である。心下痞を処置するには（裏の虚を補い熱を取る）、大黄黄連瀉心湯が適当である。

一六五　傷寒發熱、汗出不解
心中痞鞕※
嘔吐而下利者
大柴胡湯主之
二十七　用前第四方

傷寒發熱す、汗出でて解せず
心中痞鞕し
嘔吐して下利する者は
大柴胡湯之を主る
二十七　前の第四の方を用いる

校

※心中　『玉函』巻三、『注解傷寒論』巻四は「心下」に作る。

訳

傷寒に罹患して発熱が起こった（太陽）。汗が出たが表邪は解消しない（汗解せず）。

心下部を中心に痞えた感じがし、触れると硬い（表邪内陥、少陽、陽明）。嘔吐（胃不和、少陽）と下利（脾虚寒）がある（陽明）。

このような場合は大柴胡湯が治療を主宰する。

注

○大柴胡湯　少陽病とともに陽明胃実の証に適応がある。大承気湯と互用されている。陽明二一七、二五二、または可下一七二、一八二、一八五等を参照。小柴胡湯から人参、甘草（補剤）を除き、芍薬（邪気腹痛）、枳実（寒熱の結を除き、利を止む）等脾胃にかかわる薬物が加えてある。

一六六　病如桂枝證
頭不痛、項不强
寸脉微浮、胸中痞鞕
氣上衝咽喉不得息者
此為胸有寒也
當吐之、宜瓜蔕散
方二十八

病は桂枝證の如くにして
頭は痛まず、項は強ばらず
寸脉は微しく浮、胸中痞鞕し
氣上って咽喉を衝き、息することを得ざる者は
此れ胸に寒有りと為すなり
當に之を吐すべし、瓜蔕散に宜し
方二十八

訳

病状は桂枝湯の適応症に似ている。しかし頭痛も、項の強ばりもない（太陽病ではない）。寸口の脈は少し浮状を呈している（邪気はなお表の近くにある）。胸の中（前胸の陥凹部で心、食道、胃の反応が出る）が痞え塞がった感じで、心下部（胃）が硬く触れる。咽喉へ突き上げてくる感じがして、息ができないようである。これは胸の中（食道）に冷えがあるためである。治療法としては、当然吐法を用いるべきであり、瓜蒂散を処方するのが適当である。

注

○如桂枝證　脈浮と気の上衝である。**○氣上衝咽喉不得息**　胃気の上逆、食道の逆向性痙攣等が考えられる。

瓜蒂散方

瓜蒂一分　熬って黄ばましむ　赤小豆一分

右二味、各別に擣き篩るい散と為《な》し已《おわ》って合わせて之を治す、一錢匕を取り、香豉一合を以て、熱湯七合を用いて煮て稀糜を作る、滓を去り、汁を取って散に和し、温めて之を頓服す、吐せざれば少少加える、快吐を得れば乃ち止む、諸々の亡血、虚家は瓜蒂散を與う可からず

注

○瓜蒂　苦寒。下水、病が胸腹中に在れば皆之を吐下す。**○赤小豆**　下水、排癰腫膿血／吐逆。

一六七　病脇下素有痞　　病、脇の下に素《も》と痞有り
連在臍傍　　連なって臍傍に在り
痛引少腹入陰筋者　　痛みが少腹に引き、陰筋に入る者は
此名藏結死　　此れを藏結と名づく、死す
二十九　　二十九

訳

病人でもともと脇の下に痞え（肝脾腫大）があり、臍の傍ら（脾藏腫大）まで続いている。痛みは下腹にまで響き、生殖器に及ぶ。これは藏結と名づける。予後不良で死ぬ。

注

○脇下素有痞　肝脾腫大である。癌腫か、マラリアやカラアザールのような慢性の感染症であろう。いずれにしても予後不良である。**○陰筋**　陰部（生殖器）の筋肉とすると睾丸の精索であろうか。大腿内側の筋肉という解釈もある。

一六八　傷寒

若吐若下後、七八日不解
熱結在裏
表裏倶熱、時時悪風
大渇、舌上乾燥而煩
欲飲水數升者
白虎加人參湯主之
方三十

傷寒

若しくは吐し、若しくは下して後、七八日解せず
熱は結ぼれて裏（肝）に在り
表裏倶に熱し、時々悪風す（厥陰）
大いに渇し、舌上乾燥（心熱）して煩（心熱）し
水數升を飲まんと欲する（亡津液）者は
白虎加人參湯之を主る
方三十

訳

傷寒の病に罹患した。吐法あるいは瀉下法を行ったが（裏虚、亡津液）、七八日経っても病症は軽快しない。吐下によって裏虚となり、表邪は内陥し、腹部（肝）に熱が結ぼれてしこり（肝藏腫瘍）になっている。かくして表裏ともに熱をもつに至り、時々軽い寒気がする（表の熱は表証としての熱ではない、厥陰の発熱であり、時々悪風は厥陰の厥逆の一部としての寒気である）。咽が激しく渇く。舌は乾燥しており、胸苦しく感じる。咽の渇きのために、水を数升も飲みたがる。このような場合には白虎加人参湯が治療を主宰する。

注

○熱結在裏　結は腫瘤である。ここでは肝腫で、炎症性充血による腫脹である。表の発熱と時々起こる悪風は、この肝炎の影響によると考えられる。**○大渇**　渇は、吐下による脱水の他に、肝炎による肝充血で循環血量が減少しているために起こると考えられる。**○舌上乾燥、煩**　ともに心熱の症状である。亡津液と肝の充血腫脹による循環血量減少のために生じた心負荷を意味している。舌は心の協同器官である。**○白虎加人參湯**　白虎湯の知母と石膏は肝の熱を除き、充血を散らす働きがあると考えられる。人参の作用点は心、小腸にある。ここでは心を賦活して心煩を癒し、肝腫のために鬱滞している小腸の血液を動員して、循環血量を増加して渇を除くのである。

白虎加人參湯方

知母六兩　石膏一斤　碎く　甘草二兩　炙る　人参二兩　粳米六合

右五味、水一斗を以て米を煮て熟せしむ、湯成りて滓を去り一升を温服す、日に三服す、此の方は立夏後立秋前には乃ち服す可し、立秋後は服す可からず、正月二月三月は尚凛冷、亦た與服す可からず、之を與えれば則ち嘔利して腹痛す、諸々の亡血虚家も亦た與う可からず、之を得て則ち腹痛利する者は但だ之を温める可し、當に愈ゆべし

注

○白虎加人參湯　太陽上二六参照。**○知母**　苦寒　消渇、熱中（知母の作用点は肝である）。**○石膏**　辛微寒　寒熱、口乾舌焦、心下逆気。

一六九　傷寒無大熱　　傷寒にて大熱無し

口燥渇、心煩
背微悪寒者
白虎加人參湯主之
三十一　用前方

口燥《かわ》いて渇し、心煩す
背微悪寒する者は
白虎加人參湯之を主る
三十一　前方を用いる

訳
傷寒に罹患したが、発熱はない。しかし口が乾燥してはしゃぎ（胃熱）、心藏部が熱っぽく胸苦しい（心熱）。内部には熱があり、背中に少し寒気を感じる。このような場合は、白虎加人参湯が治療を主宰する。

注
○無大熱　諸注、体表に熱がないこととする。これに従う。**○背微悪寒**　背部にある軽度の寒気である。表証としての悪寒ではない。厥陰病厥陰厥逆の一部と考えられる。本症の根源は肝の熱にある。厥陰病である。

一七〇　傷寒脉浮、發熱、無汗
其表不解、不可與白虎湯
渴欲飲水、無表證者
白虎加人参湯主之
三十二　用前方

傷寒脉浮、發熱し、汗無し
其の表解せざれば白虎湯を與う可からず
渇して水を飲まんと欲し、表證無き者は
白虎加人参湯之を主る
三十二　前方を用いる

訳
傷寒の病に罹患した。脈が浮（表証）で、発熱し汗はない（陽実）。この症例は表邪がまだ解消していない。このような場合には白虎湯を与えてはいけない。咽が渇いて水を飲みたがり（胃熱）、表証がない者は、白虎加人参湯が治療を主宰する。

注

〇無汗 脈浮、発熱、無汗は麻黄湯の適応である。白虎湯の適応では自汗がある。この自汗は陽明の汗である。**〇渇** 白虎湯では小便自調、五苓散では小便不利がある。

一七一 太陽少陽併病
心下鞕※、頸項强而眩者
當刺大椎、肺兪、肝兪
慎勿下之
三十三

太陽と少陽の併病にして
心下鞕く、頸項強ばって眩する者は
當に大椎、肺兪、肝兪を刺すべし
慎んで之を下すこと勿れ
三十三

校

※鞕『玉函』巻三は「痞堅」に作る。

訳

太陽経と少陽経が相次いで罹患した。心下部が硬く触れる（少陽、陽明）。側頸部（少陽）と項（太陽）が強ばる。めまい（少陽）がする。

このような場合は、項の第七頸椎下間の両傍一寸半にある大椎穴、第三胸椎下間両傍一寸半の肺兪穴（以上二穴は太陽に対応）、第九胸椎下間両傍一寸半の肝兪穴（肝の治療点、少陽に対応）に刺鍼すべきである。慎重に対応して、瀉下療法を行ってはいけない。

注

〇慎勿下之 太陽の表証が残存している。これを下すと裏が虚して、表邪の内陥その他の変証が出現して難治となる。太陽下一四九では「雖已下之不為逆」であるが、太陽下一五〇では「成結胸、下利不止」となる。なお太陽下一四二では、本条と同様の症状において、発汗を禁ずる指示があった。少陽病は発汗禁忌である（少陽二六五）。少陽病は発汗、瀉下をなさず、小柴胡湯で緩和するのが原則ということであろう。柴胡加芒消湯や大柴胡湯で下す場合は、病が陽明部位に入っている。

一七二　太陽與少陽合病自下利者、與黄芩湯若嘔者黄芩加半夏生薑湯主之三十四

太陽と少陽の合病にて自ら下利する者は黄芩湯を與う若し嘔する者は黄芩加半夏生薑湯之を主る三十四

黄芩湯方

黄芩三兩　芍藥二兩　甘草二兩　炙る　大棗十二枚　擘く

右四味、水一斗を以て煮て三升を取る、滓を去り一升を温服す、日に再び、夜に一服す

黄芩加半夏生薑湯方

黄芩三兩　芍藥二兩　甘草二兩　炙る　大棗十二枚　擘く　半夏半升　洗う　生薑一兩半　一方は三兩切る

右六味、水一斗を以て煮て三升を取る、滓を去り一升を温服す、日に再び、夜に一服す

訳

太陽病と少陽病が同時に発生した。何も処置しないのに下利（陽明）している場合は黄芩湯を与える。もし吐き気があるときは、黄芩加半夏生姜湯が治療を主宰する。

注

○**合病**　二あるいは三経脈が同時に発病するものをいう。併病は、順次発病する場合をいう（『傷寒論辞典』）。○**黄芩湯**　黄芩は清熱止利、芍薬は止腹痛、大棗は養脾の作用をもつ。

一七三

傷寒
胸中有熱、胃中有邪氣
腹中痛、欲嘔吐者
黄連湯主之
方三十五

傷寒
胸中に熱有り、胃中に邪氣有り
腹中痛み、嘔吐せんと欲する者は
黄連湯之を主る
方三十五

訳

傷寒の病に罹患した。胸の中（心）に熱があり、胃の中に邪気がある（陽明）。腹中が痛み（陽明）、吐き気（少陽、陽明）がある。このような場合は、黄連湯が治療を主宰する。

注

○**胸中有熱**　胸は前胸中下部の陥凹部で、この奥には心がある。この熱は心熱。心熱は黄連の適応である。○**胃中有邪氣**　傷寒を引き起こした邪気が胃中にあることを示す。病位は陽明胃経にある。

黄連湯方

黄連三兩　甘草三兩　炙る　乾薑三兩　桂枝三兩　皮を去る　人參二兩　半夏半升　洗う　大棗十二枚

擘く

右七味、水一斗を以て煮て六升を取る、滓を去り温服す、晝三たび夜二たび、疑※うらくは仲景の方に非ず

校

※疑非仲景方　『玉函』巻八、『千金翼方』巻九、『注解傷寒論』巻四にはなし。

注

○**黄連**　苦（心）寒　熱気、目痛、腸澼（下利）、腹痛／五藏の熱を冷やす、口瘡を治す　心熱と陽明経（目、口、胃、腸）の熱を去る。○**桂枝**（牡桂）辛温　補中益気、嘔気を下す。○**半夏、乾薑**は嘔気を下す。○**人参**は心、小腸を補い、**大棗**は脾を養う。

一七四　傷寒八九日、風濕相搏
身體疼煩※、不能自轉側
不嘔不渴、脉浮虛而濇者
桂枝附子湯主之
若其人大便鞕
（一云臍下心下鞕）
小便自利者
去桂加白朮湯主之
三十六

傷寒八九日、風濕相搏ち
身體疼煩し、自ら轉側する能わず
嘔せず、渴せず、脉浮虛にして濇なる者は
桂枝附子湯之を主る
若し其の人、大便鞕く
（一に云う、臍下心下鞕し、と）
小便自利する者は
去桂加白朮湯之を主る
三十六

校

※煩　『脉經』巻八は「痛」に作る。

訳

傷寒に罹患して八九日経過した。その間に、寒邪に加えて風邪と湿邪が侵入し、体の中で打ち当たって痛痺を起こした。手足や躯幹の筋肉の疼痛、熱感（筋肉リウマチ、表証）があり、自分の力では寝返りができない。吐き気はない（胃不和なし）。咽の渇きもない（胃熱も亡津液もない）。脈は浮（表）、虚で濇（痺）である。

このような場合には、桂枝附子湯が治療を主宰する。もしこの人の大便が硬く（陽明）（ある本には「臍の下、心下堅し」とある）、小便が自然によく出る（少陰和順）ときは、去桂加白朮湯が治療を主宰する。

注

○風濕相搏　風寒湿の三気が相搏つと痺を起こす。寒気勝つものは痛痺となる。風気勝つものは行痺（一過性）となる。湿気勝つものは著痺（慢性）となる（『素問』痺論篇第四十三）。ここは痛痺であろう。**○身體疼煩**　四肢体表の筋肉痛で、熱感がある。筋肉リウマチである。湿、水気の蓄積によって起こっている。疼痛熱感は寒邪による経脈の流通障害から起こる（『素問』擧痛論篇第三十九）。

桂枝附子湯方

桂枝四両　皮を去る　附子三枚　炮る　皮を去り破る　生薑三両　切る　大棗十二枚　擘く　甘草二両　炙る

右五味、水六升を以て煮て二升を取る、滓を去り、分け温めて三服す

※去桂加白朮湯方

附子三枚　炮る　皮を去り破る　白朮四両　生薑三両　切る　甘草二両　炙る　大棗十二枚　擘く

右五味、水六升を以て煮て二升を取る、滓を去り、分け温めて三服す、初め一服して其の人身痺れるが如し、半日許《ばかり》して復た之を服す、三服都《すべ》て盡くして其の人冒狀の如し、怪しむ勿れ、此れ附子、朮、皮内を併走し、水氣を逐《お》うも未だ除くことを得ざるを以ての故に之《かく》のごとくならしむる耳《のみ》、法として當に桂枝四兩を加うべし、此れ本一方二法、大便鞕、小便自利を以て桂枝を去るなり、大便不鞕、小便不利を以てするときは當に桂を加うべきなり、附子三枚は恐らくは多きなり、虚弱及び産婦は宜しく減じて之を服すべし

校

※去桂加白朮湯　『玉函』巻八は「朮附湯」に作る。『金匱要略』痓濕暍二十四では「白朮附子湯」に作り、その薬量は本書の去桂加白朮湯の半量である。

注

○痺　アレルギー性疾患群、ことにリウマチ性疾患。正しくは痹と書く。**○桂枝**　筋を温め（経）脈を通じ、痛みを止め（『名医別録』）、関節を利する働きがある（『神農本草經』）。**○附子**　寒湿による痿躄、拘攣膝痛で行歩不能のものを治す。**○白朮**　風寒湿痺を主り、汗を止め、痰水を消し、皮間の風水を逐う。**○大便鞕、小便自利**　去桂加白朮湯の方後に、附子、朮、皮内を併走して水気を逐う、とある。桂枝を去るのは汗による津液亡失を防ぐためであり、白朮を加えたのは水気を利尿により除くためである。

一七五　風濕相搏
骨節疼煩、掣痛不得屈伸
近之則痛劇
汗出短氣、小便不利

風濕相搏ち（病理）
骨節疼煩し、掣痛して屈伸することを得ず
之に近づけば則ち痛み劇し（痛）
汗出でて短氣し、小便不利（水）

悪風不欲去衣
或身微腫者
甘草附子湯主之
方三十七

悪風して衣を去ることを欲せず（寒）
或は身に微腫ある者は（水）
甘草附子湯之を主る
方三十七

甘草附子湯方
甘草二兩　炙る　附子二枚　炮る　皮を去り破る　白朮二兩　桂枝四兩　皮を去る
右四味、水六升を以て煮て三升を取る、滓を去り、一升を温服す、日に三服す、初め服して微しく汗を得るときは則ち解す、能く食し、汗止んで復た煩する者は将に五合を服すべし、一升の多きを恐れる者は宜しく六七合を服するを始※めと為《な》すべし

校

※始　『金匱要略』痓濕暍二十五、『注解傷寒論』巻四は「妙」に作る。

訳

風邪と湿邪が打ち当たって骨痺を起こしてきた。関節に疼痛と熱感があり、ほてる。引きつれるように痛んで、屈伸ができない（関節リウマチ、少陰）。人が近づくだけで痛みが激しくなる。汗（心虚、少陰）が出て、息切れ（心）がする。小便の出は悪い（腎虚、少陰）。風に当たると寒気がして衣服を脱ぎたがらない（骨に寒有り、少陰虚寒）。あるいは体に軽いむくみ（少陰腎虚）を認めることがある。このような場合には、甘草附子湯が治療を主宰する。

注

○甘草附子湯　桂枝、附子、白朮は少陰に作用点をもち、表裏を温

め、水気を逐い、痛みを去り、関節を利する働きがある。甘草は急迫を緩める。

一七六　傷寒、脉浮滑
此以表有熱、裏有寒
白虎湯主之
方三十八

傷寒、脉浮滑
此れ表に熱有り、裏に寒有るを以てなり
白虎湯之を主る
方三十八

白虎湯方
知母六兩　石膏一斤　碎く　甘草二兩　炙る　粳米六合
右四味、水一斗を以て煮て米熟し湯成れば滓を去り一升を温服す、日に三服す
(臣億等謹んで按ずるに前篇に云う、熱結んで裏に在り、表裏倶に熱する者、白虎湯之を主ると、又云う、其の表解せざれば白虎湯を與う可からずと、此には脉浮滑、表に熱有り、裏に寒有る者と云う、必ず表裏の字差《たが》えり、又陽明の一證に云う、脉浮遲、表熱裏寒、四逆湯之を主ると、又少陰の一證に云う、裏寒外熱、通脉四逆湯之を主ると、此を以て表裏自ら差えること明らけし、千金翼方が白通湯と云うは非なり)

訳

傷寒の病に罹患した。脈は浮（表）滑（風、熱）である。この脈状は表に熱があり、裏に寒がある。白虎湯が治療を主宰する。

注

○裏有寒　厥陰三五〇に「傷寒、脉滑にして厥する者は裏に熱有り、白虎湯之を主る」とある。また太陽下一六八の白虎加人参湯に「熱結ぼれて裏に在り」とある。白虎湯類で裏に寒のあるものは本条以外にはない。ここの寒は熱の誤りである。諸注……「ここの寒は邪気の意味で、裏に邪気があって熱をもっているのだ」としている。**○白虎湯**　厥陰の発熱と厥に対する処方である。**○知母**　苦寒　消渇、熱中を主る。『名医別録』によれば、久瘧の煩熱、脇の下（肝）の邪気、膈中悪（胃肝）を主治する。熱中また中熱は黄疸を伴う肝炎を意味することがある。瘧、脇下、膈も肝、厥陰肝経と密接な関係がある。これらの事情から考えて知母の作用点は厥陰肝経と肝にあると考えられる。**○石膏**　辛微寒　心下（肝）逆気、口乾舌焦（心熱）を主る。

一七七　傷寒

脉結代、心動悸※

炙甘草湯主之

方三十九

傷寒

脉結代、心動悸するものは

炙甘草湯之を主る

方三十九

校

※心動悸　『玉函』巻三は「心中驚悸」に作る。

訳

傷寒の病に罹患した。脉が結代し（心）、心藏がどきどきと動悸がする（心）。

このような場合には炙甘草湯が治療を主宰する。

注

○脉結代　「脉来ること緩、時に一たび止まりまた来る者を名づけて結と曰う、脉来ること數、時に一たび止まりまた来る者を名づけて促と曰う、脉、陽盛んなるときは則ち促、陰盛んなるときは則ち結」（辨脉法六）。**○代**　代については次の太陽下一七八に説明がある。結と代は別個の脈状である。代とは互いに入れ替わることである。ここの代は結脈で拍動と休止が交代にくることを意味するのであろう。次条の代は難治の証で、本証のものとは別と考える。

炙甘草湯方

甘草四兩　炙る　生薑三兩　切る　人參二兩　生地黄一斤　桂枝三兩　皮を去る　阿膠二兩　麥門冬半升

心を去る　麻仁半升　大棗三十枚　擘く

右九味、清酒七升、水八升を以て、先ず八味を煮て三升を取る、滓を去り、膠を内れ烊《あぶ》って消《とか》し盡くす、一升を温服す、日に三服す、一に復脉湯と名づく

注

○炙甘草湯　「太陽病、之を下して後、其の氣上衝する者は桂枝湯を與う可し」（太陽上一五）、また「太陽病、之を下して後、脉促、胸滿する者は桂枝去芍薬湯之を主る」（太陽上二二）とある。本証は脈結で陰盛んであるが、心動悸があり、気の上衝と考えられる。そこで桂枝去芍薬湯の類方である炙甘草湯が用いられている。**○桂枝**　辛温　上気／心痛、脈を通ず。**○人參**　甘微寒　五藏を補う、驚悸を止む。心に作用点をもつ。**○麥門冬**　甘平　心腹結気、傷中／心下支滿（心腹結気、心下支滿は心動悸に対応する）。**○乾地黄**　甘寒　傷中、血痺を逐う。**○生地黄**（『名医別録』）産後血上って心に薄《せ》まる。**○阿膠**　甘平　心腹内崩、女子下血。○「心は血を生ず」（『素問』陰陽應象大論篇第五）で、地黄、阿膠は心を補うものであろう。

一七八　脉按之来緩

時一止復来者名曰結

又脉来動而中止

更来小數

脉、之を按ずるに来ること緩《カン》

時に一たび止まり復た来る者は名づけて結と曰う

又、脉来ること動《ドウ》にして中ごろ止まる

更に来ること小數《ショウサク》

中有還者反動
名曰結、陰也
脉来動而中止
不能自還、因而復動者
名曰代、陰也
得此脉者必難治

中ごろ（元に）還る者有り反って動ず
名づけて結と曰う、陰なり
脉来ること動にして中ごろ止まり
自ら還ること能わず、因って復た動ずる者は
名づけて代と曰う、陰なり
此の脉を得る者は必ず治し難し

訳

脈所を押さえていると、脈拍はゆっくり打っている。時々一回止まってまた拍動する。このような脈を結という（期外収縮）。また上下に動揺して（大小不揃いでかつ脈拍不整）、時に拍動が止まる。再び拍動するときは脈は小さく頻数になっている。そのうちに元と同様の打ち方をして上下に動揺する。このような脈も結という（心房細動）。陰の脈である。

脈の打ち方が上下に動揺しているうちに拍動が止まり、放っておくとそのまま元に戻らない（房室ブロック）。こういう状態が続くうちに、また拍動が始まる（ウェンケバッハの周期）。このような脈を代といい陰に属する。この脈をもつ人は難治である（アダムス・ストークス症候群）。

傷寒論　巻第五

仲景全書第五

漢　張仲景述
晉　王叔和撰次
宋　林　億校正
明　趙開美校刻
沈　琳同校

辨陽明病脉證并治　第八

合四十四法方一十首一方
附并見陽明少陽合病法

四十四法を合す　方一十首一方　并せて陽明少陽合病法を見す

○一字低書条文目録

・陽明病、不吐不下、心煩者可與調胃承氣湯　第一　三味　前有陽明病二十七證

・陽明病、脉遲、汗出不惡寒、身重、短氣、腹滿、潮熱、大便鞕、大承氣湯主之　若腹大滿不通者與小承氣湯　第二　大承氣四味　小承氣三味

・陽明病、潮熱、大便微鞕者可與大承氣湯　若不大便六七日、恐有燥屎、與小承氣湯　若不轉失氣、不可攻之、後發熱復鞕者、小承氣湯和之　第三　用前第二方下有二病證

・傷寒、若吐下不解、至十餘日、潮熱、不惡寒、如見鬼狀、微喘、直視、大承氣湯主之　第四　用前第二方

・陽明病、多汗、胃中燥、大便鞕、讝語、小承氣湯主之　第五　用前第二方

・陽明病、讝語、潮熱、脉滑疾者、小承氣湯主之、第六　用前第二方

・陽明病、讝語、潮熱、不能食、胃中有燥屎、宜大承氣湯下之　第七　用前第二方　下有陽明病一證

・汗出、讝語、有燥屎在胃中、過經乃可下之、宜大承氣湯　第八　用前第二方　下有傷寒病一證

・三陽合病、腹滿、身重、讝語、遺尿、白虎湯主之　第九　四味

・二陽併病、太陽證罷、潮熱、汗出、大便難、讝語者、宜大承気湯　第十　用前第二方

・陽明病、脉浮緊、咽燥、口苦、腹滿而喘、發熱、汗出、惡熱、身重、若下之則胃中空虚、客氣動膈、心中懊憹、舌上有胎者、梔子豉湯主之　第十一　二味

・若渴欲飲水、舌燥者、白虎加人參湯主之　第十二　五味

・若脉浮、發熱、渴欲飲水、小便不利者、猪苓湯主之　第十三　五味　下有不可與猪苓湯一證

・脉浮遲、表熱裏寒、下利清穀者、四逆湯主之　第十四　三味　下有二病證

・陽明病、下之、外有熱、手足温、不結胸、心中懊憹、不能食、但頭汗出者、梔子豉湯主之　第十五　用前第十一方

・陽明病、發潮熱、大便溏、胸滿不去者、與小柴胡湯　第十六　七味

・陽明病、脇下滿、不大便而嘔、舌上胎者、與小柴胡湯　第十七　用上方

・陽明中風、脉弦浮大、短氣、腹滿、脇下及心痛、鼻乾、不得汗、嗜臥、身黄、小便難、潮熱而噦、與小柴胡湯　第十八　用上方

・脉但浮、無餘證者、與麻黄湯　第十九　四味

・陽明病、自汗出、若發汗、小便利、津液内竭、雖鞕、不可攻之、自須大便、蜜煎導而通之、若土瓜根、猪膽汁、第二十　一味猪膽方附　二味

・陽明病、脉遲、汗出多、微惡寒、表未解、宜桂枝湯　第二十一　五味

・陽明病、脉浮、無汗而喘、發汗則愈、宜麻黄湯　第二十二　用前第十九方

・陽明病、但頭汗出、小便不利、身必發黄、茵蔯蒿湯下之　第二十三　三味

・陽明證、喜忘、必有畜血、大便黑、宜抵當湯下之　第二十四　四味

・陽明病、下之、心中懊憹而煩、胃中有燥屎者、宜大承氣湯　第二十五　用前第二方　下有一病證

・病人、煩熱、汗出解、如瘧狀、日晡發熱、脉實者、宜大承氣湯、脉浮虚者、宜桂枝湯　第二十六　大承氣湯用前第二方　桂枝湯用前第二十一方

・大下後、六七日不大便、煩不解、腹滿痛、本有宿食、宜大承氣湯　第二十七　用前第二方

・病人、小便不利、大便乍難乍易、時有微熱、宜大承氣湯　第二十八　用前第二方

・食穀、欲嘔、屬陽明也、呉茱萸主之　第二十九　四味

・太陽病、發熱、汗出惡寒、不嘔、心下痞、此以醫下之也、如不下、不惡寒而渴、屬陽明、但以法救之、宜五苓散　第三十　五味　下有二病證

・趺陽脉浮而濇、小便數、大便鞕、其脾為約、麻子仁丸主之　第三十一　六味

・太陽病、三日、發汗不解、蒸蒸熱者、調胃承氣湯主之　第三十二　用前第一方

・傷寒、吐後、腹脹滿者、與調胃承氣湯　第三十三　用前第一方

・太陽病、若吐下發汗後、微煩、大便鞕、與小承氣湯和之　第三十四　用前第二方

・得病二三日、脉弱、無太陽柴胡證、煩躁、心下鞕、小便利、屎定鞕、宜大承氣湯　第三十五　用前第二方

・傷寒六七日、目中不了了、睛不和、無表裏證、大便難、宜大承氣湯　第三十六　用前第二方

・陽明病、發熱、汗多者、急下之、宜大承氣湯　第三十七　用前第二方

・發汗不解、腹滿痛者、急下之、宜大承氣湯　第三十八　用前第二方

・腹滿不減、減不足言、當下之、宜大承氣湯　第三十九　用前第二方

・陽明少陽合病、必下利、脉滑而數、有宿食也、當下之、宜大承氣湯　第四十用前第二方

・病人、無表裏證、發熱七八日、脉數、可下之、假令已下、不大便者、有瘀血、宜抵當湯　第四十一　用前第二十四方　下有二病證

・傷寒、七八日、身黄如橘色、小便不利、茵蔯蒿湯主之　第四十二　用前第二十三方

・傷寒、身黄、發熱、梔子蘗皮湯主之　第四十三　三味

・傷寒、瘀熱在裏、身必黄、麻黄連軺赤小豆湯主之　第四十四　八味

一七九　問曰

病有太陽陽明
有正陽陽明
有少陽陽明、何謂也
答曰
太陽陽明者
脾約※（一云絡）是也
正陽陽明者胃家實是也
少陽陽明者發汗、利小便已
胃中燥煩※實、大便難是也

問うて曰く
病には太陽の陽明有り
正陽の陽明有り
少陽の陽明有り、何の謂《いい》ぞや
答えて曰く
太陽の陽明は
脾約（一に云う、絡）是れなり
正陽の陽明は胃家實是れなり
少陽の陽明は、汗を發し、小便を利し已って
胃中燥《かわ》き、煩し、實し、大便難き是れなり

校

※脾約　『玉函』巻三には下に「一云脾結」とある。
※煩實　『玉函』巻三にはない。

訳

質問していう。

病には太陽の陽明、正陽の陽明、少陽の陽明がある。どう違うのか、その意味を聞きたい。

答えていう。

太陽の陽明は脾約である。脾約とは脾の働きがつづまって、機能低下を来した状態をいう。脾は胃の上焦、中焦で作られた衛気と営気、即ち精気（津液）を肺に送る仕事をしている。陽明病で胃の働きが強くなり、津液がたくさん作られるが、脾の機能が弱いために肺に送ることができない。そこで、作られた津液は下って下焦（膀胱）から小便として排泄され、小便数となる。そのために腸管の水分が減り、大便が硬くなる。この場合、陽明二四七にあるように麻子仁丸の適応となる。

正陽の陽明は胃家実である。胃に邪気が充実した状態である。胃家実のときは、大便硬、腹満、微喘、身重、潮熱を発し、更に譫語を呈するに至るもので、承気湯類の適応である。

少陽の陽明は脱水による胃熱、大便硬の状態である。太陽病を発汗したが汗解せず、裏熱を利尿で排除しようと計ったが効果なし。発汗と利尿で津液を消耗し、亡津液となる。邪熱は内陥して少陽から陽明に及んだ。津液生成器官である胃、三焦は脱水のために乾燥し、熱実の状態になる。そのために暑苦しく（煩）、大便は潤いを欠いて硬くなる。発汗、利尿、瀉下等の処置により太陽、少陽を経て陽明に及んだ病症なので、少陽の陽明という。瀉心湯類の適応である。

注

○胃家實　病変は小腸の回腸部にあり、潰瘍期に属する。胃自身の病変は肝傷害からの二次的なものであろう。譫語は邪毒による肝傷害から生じた肝性脳症である。他の二つより重症である。

一八〇　陽明之為病　胃※家實（一作寒）是也

陽明の病為《た》る　胃家實（一に寒に作る）是れなり

校

※胃家實　『千金翼方』巻九は「胃中寒」に作る。胃中冷の例は一九〇、一九一、一九四、一九五にある。

訳

正陽の陽明病の本体は胃家実である。胃において正気と邪気ががっぷりと取っ組み合い、邪気の充満した状態で、重篤な病状を示している。本体は前条に示した。

一八一

問曰
何縁得陽明病
答曰
太陽病
若發汗、若下
若利小便、此亡津液
胃中乾燥、因轉屬陽明
不更衣、内實、大便難者
此名陽明也※
校

※陽明　『玉函』巻三には下に「病」の字がある。是。

訳

質問していう。
陽明病はどのような機転で生ずるのか。
答えていう。
太陽病で、発汗して汗解せず、瀉下、利尿によって解熱せず、ただ体液が消耗する結果に終わった。
問うて曰く
何に縁《よ》って陽明病を得たるか
答えて曰く
太陽病
若しくは汗を發し、若しくは下し
若しくは小便を利し、此に津液を亡《うしな》う
胃中乾燥し、因って陽明に轉屬す
更衣《コウイ》（排便）せず、内實し、大便難き者
此《こ》れを陽明と名づくるなり

胃は津液を生産する場所である。体液の消耗により乾燥し熱をもつ。この状況下で邪気は太陽から内陥して、少陽から陽明に転属してきた。そこで排便がなく、胃腸には邪気が充満して蠕動が止まり、大便は水分を失って硬くなる。

注

○**轉屬陽明**　轉は転がるように、次々と移って行くこと。転移。屬は帰属で、その仲間、範囲に入っていること。転属陽明で陽明の部位に転移して、その範囲に入り込んだということである。

一八二　問曰
陽明病外證云何
答曰
身熱、汗自出
不惡寒反惡熱也

問うて曰く
陽明病の外證は何を云うか
答えて曰く
身熱し、汗自ら出《い》で
悪寒せず、反って悪熱するなり

訳

質問していう。

陽明病にはどんな症状があるか。

答えていう。

体の心《シン》からむしむしとした熱感があり、汗が自然に流れ出て、寒気がない。邪気が太陽の表を去った証拠である。


悪熱がある。悪熱とは暑苦しくていらいらする感じをいい、身熱とともに陽明病特有の熱感である。

注

○**汗自出**　陽明の自汗は、太陽の自汗と同様一種の自然治癒機転である。太陽の自汗との違いは悪寒ではなく、悪熱を伴うことである。

一八三　問曰
病有得之一日
不發熱而惡寒者何也
答曰
雖得之一日
惡寒將自罷

問うて曰く
病には之を得ること一日
發熱せずして悪寒する者有り、何ぞや
答えて曰く
之を得ること一日と雖も
悪寒は將に自ら罷《や》まんとす

即自汗出而悪熱也

即ち自ら汗出で而して悪熱するなり

訳

質問していう。
発病して一日目に発熱がなく寒気（だけ）がするのはなぜか。
答えていう。

発病一日目の邪気は太陽の部位にある。このときは悪寒がする。しかし間もなく寒気は自然に消退するであろう。それとともに、病邪は陽明に転属して自然に発汗し、悪熱を感じるようになる。

一八四

問曰
悪寒何故自罷
答曰
陽明居中、主土也
萬物所歸、無所復傳
始雖悪寒、二日自止
此為陽明病也

問うて曰く
悪寒は何故に自ら罷むか
答えて曰く
陽明は中に居り、土を主《つかさど》る
萬物の歸する所なり、復た傳えるところ無し
始めは悪寒すと雖も、二日には止む
此れ陽明の病と為すなり

訳

質問していう。
寒気はなぜ自然に消退するのか。
答えていう。

太陽は背部の表を支配しており、少陽は胸腹の間を管理している。陽明は腹部を担当している。腹部は体の中心にあり、五行の土に配当されている。土は万物が産生し、やがてその中へ還元してゆく場所である。病邪はここから更に奥に伝わる所はない。そこで初

めは太陽の寒気がしても、二日目には陽明に転入して悪寒は自然に取れるのである。これが陽明病である。

一八五　本太陽、初得病時
發其汗、汗先出不徹
因轉屬陽明也
傷寒發熱、無汗
嘔不能食
而反汗出濈濈然者
是轉屬陽明也

本と太陽、初めに病を得し時
其の汗を發し、汗先ず出づるも徹せず
因って陽明に轉屬するなり
傷寒にて發熱し、汗無く
嘔して食する能《あた》わず
而して反って汗出ずること濈濈然《ソウソウゼン》たる者は
是れ陽明に轉屬するなり

訳

発病時、病邪が太陽の部位にあったとき、発汗療法を行った。汗は出たが不十分で解熱するには至らなかった。そこで残存していた邪気が内陥して陽明の部位に転入してきて、陽明病となるのである。

傷寒の病で、発熱し無汗のものは、太陽の麻黄湯の適応である。それが嘔吐して食欲がなくなったのは、太陽から少陽、陽明に邪気が侵入し始めたのである。更にじとじとと汗が自然に出るようになったのは、桂枝湯の自汗ではなく、病は太陽を去って陽明にはっきりと転入してきた証拠である。

注

○濈　漢音はソウ。呉音はシュウ。集った水が静かにたまる。集まった水が流れ出る様。またその流れ。ここは水が流れる様である。

一八六　傷寒三日、陽明脉大

傷寒三日、陽明の脉大なり

訳　傷寒の病に罹って三日目、太陽、少陽を経て陽明に到達したころである。陽明の脈（脾胃の脈状あるいは経脈上）に変化が現れ、正常時より大きくなる。

注　**○陽明脉大**　正常の脾胃の脈は緩和で遅脈である。これがより大に触れるというのである。ここの大は遅緩とは違って、より実の脈状を呈することを意味している。

一八七　傷寒

脉浮而緩、手足自温者
是為繫在太陰
太陰者身當發黄
若小便自利者不能發黄
至七八日、大便鞕者
為陽明病也

傷寒
脉浮にして緩、手足自ら温かなる者は
是れ繫《かか》って太陰に在りと為す
太陰は身當に發黄すべし
若し小便自利する者は發黄する能わず
七八日に至って大便鞕《かた》き者は
陽明病と為すなり

訳　傷寒の病で、脈状は浮で緩、手足は暖めたわけでもないのに温かい。これは病邪が太陰脾経に侵入しかけているのである。

太陰（脾経）病は原理的に黄疸を起こす。脾は湿熱に侵されると、その藏の色である黄色を呈するのである。しかし、小便がよく出るときは黄疸にならない。湿邪が小便とともに排泄されるからである。

発病後、七八日を経過して大便が硬いものは陽明病になったのである。

一八八　傷寒、轉※繫陽明者
其人濈※然微汗出也

傷寒、陽明に轉繫するものは
其人濈然として微汗出づるなり

校

※轉　『千金翼方』巻九は「傳」に作る。
※濈然　『玉函』巻三は「濈濈然」に作る。

訳

傷寒の病で、陽明の部位に転移して係属したものは、じとじとと少しずつ汗が出る。

一八九　陽明中風
口苦、咽乾、腹滿、微喘
發熱、悪寒、脉浮而緊
若下之則腹滿、小便難也

陽明の中風
口苦く、咽乾き（少陽）、腹滿、微喘し（陽明）
發熱し、悪寒し、脉浮にして緊（太陽）
若し之を下すときは則ち腹滿ち、小便難きなり

訳

陽明の部位が風に傷害されて、口が苦い、咽喉が乾く、腹が膨満している、少しゼイゼイする、発熱し、寒気がある、脈は浮で緊である。この状態で瀉下療法を行うと腹部は膨満し、小便の出が悪くなる。

注

〇口苦、咽乾は少陽の症状である。発熱、悪寒は太陽の症状である。腹満、微喘は陽明の症状である。脈浮は病表にある。緊は寒、水、痛み等を意味する。総合して病はいまだ表にあるため、当然発汗を行うべきである。脈からいって麻黄湯の適応である。次いで、柴胡湯類により少陽の邪気を排除すべき順序になる。
これを下したために邪気は内陥して一挙に陽明に転属した。小便

難は体液が大便によって排泄されて腸管の水分が減少し、小便に回る分が減ったためである。正常時には腸管内の水分は適宜大小便に振り分けられる。瀉下は小便を減らし、利尿は大便を硬くする。腹満は裏虚によるガス貯留である。

一九〇

陽明病
若能食、名中風
不能食、名中寒

陽明病
若し能く食するものは中風（風に中る）と名づく
食する能わざるものは中寒（寒に中る）と名づく

訳
陽明病で、食欲良好のものは風が侵入したのである。食欲不振のものは寒が傷害したのである。風より寒の邪気のほうが傷害力が強いので、この結果を生ずる。

一九一

陽明病
※若中寒者不能食
小便不利
手足濈然汗出
此欲作※固瘕
必大便初鞕後溏
所以然者
以胃中冷、水穀不別故也

陽明病
若し中寒の者は食する能わず
小便利せず
手足に濈然として汗出づ
此れ固瘕を作《なさ》んと欲するなり
必ず大便は初め鞕く後に溏《トウ》（どろどろ）なり
然る所以は
胃中冷え、水と穀と別《わか》れざるを以ての故なり

校

※若　『玉函』巻三にはない。

※固瘕　『玉函』巻三は「堅瘕」に作る。

訳

陽明病で、寒邪に傷害された場合は、物が食べられない。小便の出が悪く、手足からじとじとと汗が出る。これは固瘕《コカ》を起こそうとしているのである。

大便は初め硬いが、後は泥状便になる。そうなる理由は、胃中に冷えがあるからであり、大便中の水分と穀物由来の糟粕が分離せず、交じり合ったままなので下利便になるのである。

注

〇固瘕　固はかたまること。瘕は腫瘤である。ここは大便が固まって腫瘤を作ることである。小便不利と汗出で体液が消耗したために大便が硬い固まりになった。

一九二　陽明病、初欲食	陽明病、初め食せんと欲す
小便反不利※	小便反って不利
大便自調	大便は自ら調《ととの》う
其人骨節疼	其の人骨節疼く
翕翕如有熱狀	翕翕《キュウキュウ》として熱有る狀の如し
奄然發狂	奄然《エンゼン》（にわかに）として發狂し
濈然汗出而解者	濈然として汗出でて解す
此水不勝穀氣	此れ水、穀氣に勝《たえ》ず
與汗共并	汗と與《とも》に并《なら》ぶなり
脉緊則愈	脉緊なるときは則ち愈《い》ゆ

校

※利　『玉函』巻三は「數」に作る。

訳

陽明病で、初め食欲があった（中風）。小便はよく出るはずであるのに、かえって出が悪い。大便は具合良く自然に排泄されている（胃冷なし）。

この患者は骨の節々が疼くように痛み（腎）、ポッポッとほてり、熱っぽい感じがする（太陽）。急に精神の異常を起こしたりするが（陽明）、じとじとと汗をかいて軽快する（陽明汗解）。汗解する理由は、次のような水分処理の機転による。邪気は表にあるときは汗と一緒に出る。裏にあるときは、大小便とともに出る。今小便の出が悪く、大便も正常で下利していない。水分の排泄路は汗だけとなる。ところが水分即ち胃で作られる津液、精気は食欲が良好なため、どんどん生産される。そこで邪気は汗とともに水分に混じって排除されることになる。脈が緊のときは治癒する。

注

○脈緊則愈　脈緊は冷え（辨脉法二〇、平脉法四二）か、水のときに現れる。あるいは肺裏寒、胃虚冷（平脉法二一）であり、治癒傾向があるとはいえない。平脉法二四には「趺陽の脈滑にして緊、滑なれば胃氣實し、緊なれば脾氣强し」とある。脾胃が強いので治癒するというのであろうか。この文章の論理はよくわからない。

一九三　陽明病欲解時從申至戌上※

陽明病解せんと欲する時は申より戌の上に至る

校

※至戌上　『玉函』巻三は「盡戌」に作る。

訳

陽明病が寛解する時刻は、申（午後三時から五時）から戌の上（午後七時から九時）に至る間である。天の陽気消退するときに乗じて、陽明の邪熱も寛解する。

注

○申より戌に至る時刻は、酉の刻を中心とした時刻である。酉、西方は肺金の旺するときである。金は木を剋し、木は土を剋する。即ち脾胃土を制する木を抑えるので、間接的に脾胃は良い経過を取ることになる。

一九四　陽明病、不能食
攻其熱必噦
所以然者
胃中虚冷故也
以其人本虚
攻其熱必噦

陽明病、食する能わず
其の熱を攻めれば必ず噦《エツ》（しゃっくり）す
然る所以の者は
胃中虚冷の故なり
其の人本と虚なるを以て
其の熱を攻めれば必ず噦するなり

訳
陽明病で食欲がなく、食べられない。これは胃の中寒のためである（陽明一九〇）。この場合、熱を取ろうとして瀉下療法を行うと必ずしゃっくりが起こる。

そうなる理由、機転は次の通りである。瀉下により裏が虚する。もともと胃の中寒がある所に裏虚が加わり、胃の虚寒が生じた。この虚寒に向かって胃気が逆上して、しゃっくりが生じたのである。

一九五　陽明病、脉遲
食難用飽
飽則微※煩
頭眩、必小便難

陽明病、脉遲《チ》
食用《も》って飽き難し
飽きる時は則ち微《すこし》く煩し
頭眩し、必ず小便難し

此欲作穀癉
雖下之、腹滿如故
所以然者脉遲故也

此れ穀癉《コクタン》を作《な》さんと欲す
之を下すと雖も腹滿は故《もと》の如し
然る所以の者は脉遲なるが故なり

注

○穀癉　癉は消耗性疾患である。ここは胃虚寒で穀気不消化のために生ずる黄疸である。『金匱要略』黄疸十三に「穀疸之為病、寒熱、不食、食即頭眩、心胸不安、久久發黃、為穀癉、茵蔯蒿湯主之（穀癉の病為る、寒熱し、食せず、食するときは即ち頭眩し、心胸不安、久久にして黄を發す、穀癉と為す、茵蔯蒿湯之を主る）」とあり、また「風寒相搏、食穀即眩、穀氣不消、胃中苦濁、濁氣下流、小便不通……身體盡黃、名曰穀疸（風寒相い搏つ、穀を食するときは即ち眩す、穀氣消せず、胃中濁に苦るしむ、濁氣下に流れ、小便通ぜず……身體盡く黄なり、名づけて穀疸と曰う／同篇二）」とある。

校

※微　『玉函』巻三は「發」に作る。

訳

陽明病で、脈が遅（胃寒）であり、飽きるほどには食べられない（胃虚寒）人がいる。飽きるほど食べると（穀気不消化）、少し胸苦しくなり（胃鬱滞、上焦不行）、頭がくらくらし（胃気上衝）、必ず小便の出が悪くなる（下焦不通）。

これは穀癉（黄疸）を起こそうとしているのである（瘀熱在裏）。瀉下を行っても腹満（ガス貯留、下焦不通）は元の通りで変化しない。その理由は脈遅で脾胃に冷えがあって、穀物が不消化で鬱滞するからである。

一九六　陽明病

法※多汗、反無汗

陽明病
法として汗多し、（今）反って汗無し

其身如蟲行皮中狀者　　其の身、蟲の皮中を行く狀の如き者は
此以久虛故也　　此れ久しく虛するを以ての故なり

校

※法　『玉函』巻三は「當」に作る。

訳

陽明病は原則として汗がよく出る（自汗）。それが反対に汗が出ないで、蟲が皮膚の中を這い回るような感じがすることがある。これは脾胃に慢性の虛があるためである。汗は精気である（『素問』評熱病論篇第三十三）が、今脾胃が虛しているために精気、津液を十分作ることができない。そこで皮膚に十分津液を送って、汗として押し出すことができず、皮膚に鬱滞させて、蟲が這い回るような感じを起こさせるのである。これは、脾胃の機能が久しく虛弱化しているからである。

一九七　陽明病※　　陽明病
反無汗而小便利　　反って汗無くして小便利す
二三日嘔而欬　　二三日嘔して欬し
手足厥者　　手足の厥する者は
必苦頭痛※　　必ず頭痛に苦しむ
若不欬、不嘔　　若し欬せず、嘔せず
手足不厥者頭不痛　　手足の厥せざる者は頭痛まず
（一云冬陽明）　　（一に云う、冬陽明）

校

※陽　『千金翼方』巻九にはこの上に「冬」の字がある。

※必苦頭痛　『玉函』巻三は「其人頭必痛」に作る。

訳

陽明病は原則としてよく汗が出る。今反対に汗が出ないで、その代わりに小便の出が良い（治癒機転、邪気下焦より去る）。この状態が二三日続いた後（病勢がぶり返し）、吐き気がして咳が出（少陽上逆）、手足が冷える（少陰厥逆）者は、必ず頭痛（少陰厥逆）に苦しむ（柴胡桂枝湯）。

咳も出ず、吐き気もなく、手足が厥冷しないときは、頭も痛まない（気の上逆なし）。

一九八

陽明病
但頭眩、不悪寒
故能食而欬
其人咽必痛
若不欬者咽不痛
（一云冬陽明）

陽明病
但だ頭眩し、悪寒せず
故に能く食して欬す
其の人咽必ず痛む
若し欬せざる者は咽痛まず
（一に云う、冬陽明）

訳

陽明病でただ頭がぐらぐらと、めまいがする（少陽）。寒気はしない（太陽表証なし）。食欲は良好で（陽明中風、胃に虚寒なし）、咳が出る（少陽上逆）。その場合には、必ず咽喉が痛む（少陽、小柴胡湯加減）。咳が出ないときは、咽喉も痛まない。

一九九

陽明病

陽明病

無汗、小便不利
心中懊憹者身必發黄

汗無く、小便利せず
心中懊憹する者は身必ず發黄す

訳

陽明病で、汗も出ず、小便もよく出ない。邪気は表裏いずれからも排泄されず、中にこもって心中懊憹状態となった（瘀熱在裏）。

ここでの心中とは心藏ではない。心下、胸脇部が胸苦しく熱感をもつことであり、肝藏の炎症性腫脹である。この場合には、必ず黄疸を発症する。

注

○瘀熱在裏　陽明二三六の「茵蔯蒿湯」、同二六一の「梔子檗皮湯」、同二六二の「麻黄連軺赤小豆湯」は、いずれも瘀熱在裏で発黄するものを治す。

二〇〇　陽明病
被火、額上微汗出
而小便不利者必發黄

陽明病
火を被り、額の上に微《かす》かに汗出《い》で
而して小便不利の者は必ず黄を發す

訳

陽明病で、灸火、焼き鍼等火力を加えられ、熱が内部に鬱滞した。これを汗として排除しようとしたが、全身にはわたらず、わずかに少量額に出るにとどまった。小便も出が悪く、こちらからも排泄されない。このようなときは、必ず黄疸になる。邪熱が脾に鬱滞（瘀熱在裏）するからである。

二〇一

陽明病　　　陽明病
脉浮而緊者　　　脉浮にして緊の者は
必潮熱、發作有時　　　必ず潮熱し、發作時有り
但浮者必盗汗出　　　但だ浮の者は必ず盗汗出づ

訳

陽明病で、脈が浮（表）で緊（寒）のとき、必ず潮熱を起こす。潮熱とは、潮が差すように、熱がかーっと上がってくることである。その発生は潮の干満のように、時間を決めて現れる。脈がただ浮だけで緊のないときは、必ず寝汗が出る。

注

○「脈浮にして緊」は太陽の麻黄湯の適応である。このときは悪寒、発熱するはずであるが、病変は陽明胃経に入っている。故に悪寒はなく、悪熱となる。しかし、悪熱ではなく、潮熱となるのは、病がまだ少陽の部位を離れることが少なく、往来寒熱の気味を残しているからである。

「脈但浮」は、緊即ち寒のないことを示す。即ち病はなお表に残存するので、発汗するのである。しかし病は既に陽明に入っているので、ただの発汗ではなく、盗汗となる。睡眠は陰の強い場合で、このときに汗をかくのは病がより裏陰にあるからである。

二〇二

陽明病　　　陽明病
口燥、但欲漱水　　　口燥《かわ》き、但だ水を漱がんと欲し
不欲嚥者此必衄　　　嚥《の》むことを欲せざる者は此れ必ず衄《ジク》す

訳

陽明病で口が乾燥するとき（口熱、胃熱）、水で口を漱ぐだけで、飲み下そうとしない（不渇、水分不足ではない）者がある。この人は必ず鼻血を出す（胃熱上衝）。

注

〇本症は太陽、桂麻の適応ではない。陽明胃熱の黄連の適応であろう。

二〇三　陽明病

本自汗出

醫更重發汗

病已差

尚微煩不了了者

此必大便鞕故也

以亡津液、胃中乾燥

故令大便鞕

當問其小便日幾行

若本小便日三四行

今日再行

故知大便不久出

今為小便數少

以津液當還入胃中故

知不久必大便也

陽明病

本より自汗出づ

醫更に重ねて汗を發し

病は已《すで》に差《い》ゆるも

尚微煩して了了たらざる者は

此れ必ず大便鞕《かた》きが故なり

津液を亡《うしな》い、胃中乾燥するを以ての

故に大便をして鞕からしむ

當に其の小便の日に幾行なるかを問うべし

若し本と日に三四行にして

今は日に再行ならば

故に大便の久しからずして出ずるを知る

今小便の數少なしと為す

津液當に胃中に還るべきを以ての故に

久しからずして必ず大便するを知るなり

訳

陽明病は本来自汗が出るものである。医師がその上更に発汗療法を行った（亡津液）。その結果、病は既に軽快したが、なお少し熱っぽい感じがして胸苦しさが残っており、さっぱりしない。これは必ず大便が硬いせいである。重なる発汗によって津液の喪失が多く、胃の中が乾燥し、大腸の水分が減少したために大便が硬くなったのである。

このような場合には、当然小便が一日に何回あるかを質問すべきである。もし普段は一日に三四回出ていたのが、二回しか出ないということであれば、これまで久しく大便が出なかったけれど、今は小便の出方が減り水分の消失がなくなっている。やがて津液は胃に戻ってきて大腸の水分も増えるので、間もなく大便が出るようになることがわかる。

二〇四　傷寒嘔多　雖有陽明證　不可攻之

傷寒嘔多きときは
陽明の證有りと雖も
之を攻む可からず

訳

傷寒の病で吐き気の多いものは、その他に陽明病の症状があっても、瀉下療法を行ってはいけない。

注

○吐き気は胃気の上逆である。嘔気は少陽病の主症の一つであり、病はなお少陽部位に残っている。そこで吐き気が止まるまで瀉下療法を保留しようというのである。

二〇五　陽明病　心下鞕満者不可攻之

陽明病
心下鞕満の者は之を攻む可からず

攻之利遂不止者死
利止者愈

之を攻めて利遂に止まざる者は死す
利止む者は愈ゆ

訳

陽明病で心下部に硬満（充満して硬く触れる）がある場合は、瀉下療法を行ってはいけない。瀉下を行って下利が止まらないときは死の転帰を取る。下利が止まるときは癒える。

注

○心下鞕滿　胸脇苦満は小柴胡湯。心下急、鬱々微煩は大柴胡湯。心下痞硬は瀉心湯類の適応である。大小承気湯は腹満、便秘、潮熱、自汗、また譫語のとき使用する。しかし、次の条件を満たさない場合は与えてはいけない。「其の熱潮せざれば、未だ承氣湯を與う可からず」（陽明二〇八）、「(大便) 鞕からざる者は之（大承気湯）を與う可からず」（陽明二〇九）。本条はその条件を満たしていない場合である。

二〇六　**陽明病、面合色赤**
不可攻之
必發熱※
色黄者小便不利也

陽明病、面合《まさ》に色赤かるべし（面に赤色を合するは）
之を攻む可からず
必ず發熱す
色黄なる者は小便利せざるなり

校

※必發熱　『玉函』巻三には上に「攻之」の二字がある。

訳

陽明病で顔面の赤いものは瀉下療法を行ってはいけない。顔面が赤い場合は、必ず発熱する。顔面の黄色い者は小便の出が悪い（黄疸発症の危険がある）。

注

○面赤　陽明胃経は鼻から起こり顔面を下る。故に胃経に熱のあるときは、上衝して面赤が起こる。この際は黄連（黄連湯、瀉心湯類）で清熱すべきである。

辨脉法二八には「脉浮而遲、面熱赤而戰惕者、六七日當汗出而解（脉浮にして遲、面赤く熱して戰惕する者は六七日當に汗出て解すべし）」とあり、発汗の適応である。

太陽中四八の太陽、陽明の二陽併病では「面色縁縁正赤者、陽氣怫鬱在表……更發汗則愈（面色縁縁として正赤の者は陽気怫鬱として表に在り……更に汗を發すれば則ち愈ゆ）」とある。この場合は発汗剤の適応となる。

本条は「必發熱」とあり、潮熱ではないのでまだ太陽の病症が残っている。故に瀉下療法の適応はない。

少陰三一七の場合は「下利清穀、裏寒外熱……其人面色赤……通脉四逆湯主之」で状況が甚だしく異なる。

○色黄　陽明一九九に「陽明病、無汗、小便不利、心中懊憹者、身必發黄」とある。本条はまだ発黄の条件が整う前の状況なのであろう。

二〇七　陽明病
不吐不下
※心煩者
可與調胃承氣湯
方一

陽明病
吐かず下らず
心煩する者は
調胃承氣湯を與う可し
方一

調胃承氣湯方
甘草二兩　炙る　芒消半升　大黄四兩　清酒にて洗う

右三味、切る、水三升を以て二物を煮て一升に至る、滓を去り、芒消を内《い》れ、更に微火に上《のぼ》せて一二沸し、温めて之を頓服す、以て胃気を調う

校

※心『玉函』巻三は「而」に作る。

訳

陽明病で、嘔吐もせず、下利もない（胃気上逆も下泄もない）。心下部に熱感（胃中に鬱熱す）があって胸苦しい。この場合は調胃承気湯を与えて様子をみるのがよい（潮熱も大便硬もなし、まだ本格的に攻下すべき時期ではない）。

注

○甘草　甘平／温中、下気、煩満を主る。**○芒消**　辛苦大寒／大小便および月水を利す、留血を破る。朴消より生ずる。**○朴消**　苦寒結固留癖を除くことを主る。／辛大寒、推陳致新、留血を破る。**○大黄**　苦寒　瘀血血閉を下す、腸胃を蕩滌する。

二〇八①陽明病、脈遲
雖汗出
不惡寒者其身必重
短氣腹滿而喘、有潮熱者
此外欲解、可攻裏也
手足濈然汗出者
此大便已鞕也
大承氣湯主之

陽明病、脈遲
汗出《い》づと雖も
惡寒せざる者は其の身必ず重し
短氣、腹滿して喘し、潮熱有る者は
此れ外解せんと欲す、裏を攻む可きなり
手足濈然《シュウゼン》として汗出づる者は
此れ大便已に鞕きなり
大承氣湯之を主《つかさど》る

訳

陽明病で、脈状が遅であり、汗は出るものの悪寒がないという人は、必ず体が重く感ずる。この状態で、息切れがし、腹部が膨満してゼイゼイし、潮熱のある者は外表部（頭、四肢、体表）の病症は解除されようとしている。このような場合は、裏（腹部内藏）の病変を治療の対象としてよい。

これらの症状に加えて、手足にしとしとと汗が出るときは、既に大便は硬くなっている。陽明胃家実の状況であり、これは大承気湯が治療を主宰する。

注

○脉遲　辨脉法一八は「在藏」。同二八は「遲為無陽、不能作汗」。同三一は「脉遲……水停故也」。平脉法二八は「寸口脉弱而遲……遲者榮中寒……血寒則發熱」。また遲は愈を意味することがある。平脉法一五、傷寒例二六がそれである。

②若汗多、微發熱惡寒者　若し汗多く、微《すこ》しく發熱し惡寒する者は

外未解也　外未だ解せざるなり

（一法與桂枝湯）（一法に桂枝湯を與う）

訳

もし汗の出方が多く、微熱があり、悪寒のあるときは外表部の邪気はいまだ解消していないのである（一つの方法として桂枝湯を与える）。

③其熱不潮未可與承氣湯　其の熱潮せざれば未だ承氣湯を與う可からず

若腹大滿※不通者　若し腹大いに滿ち、通ぜざる者は

可與小承氣湯微和胃氣　小承氣湯を與え、微《すこ》しく胃氣を和せしむ可し

勿令至大泄下
大承氣湯
方二

大泄下に至らしむ勿れ
大承氣湯
方二

校

※不通『脉經』巻七、『千金翼方』巻九は「而不大便」に作る。

訳

原則として潮熱が起こらない場合は、まだ承気湯を与えてはいけない。

もし腹部の膨満が強く、大便の排泄がない場合（腸管麻痺）は、小承気湯を与えて腸管を刺激し、邪気により実の状態にある胃の機能を調整するのがよい。大承気湯、その他で激しい瀉下を行ってはいけない。潮熱せず、譫語（うわ言）もない場合は、大承気湯の適応ではない。

大承氣湯方

大黄四兩　酒にて洗う　厚朴半斤　炙って皮を去る　枳實五枚　炙る　芒消三合

右四味、水一斗を以て先ず二物を煮て五升を取る、滓を去り大黄を内《い》れ、更に煮て二升を取る、滓を去り、芒消を内れて消《とか》す、更に微火に上《の》せて一たび兩《ふた》たび沸《わか》す、分け温めて再度に服す、下《くだ》ることを得れば餘りは服すること勿れ

小承氣湯方

大黄四兩　酒にて洗う　厚朴二兩　炙って皮を去る　枳實三枚　大なる者炙る

右三味、水四升を以て煮て一升二合を取る、滓を去り、分け温めて二服す、初め湯を服するとき當に更衣（排便）すべし、爾《しか》らざる者（とき）は盡《ことごと》く之を飲む、若し更衣する者は之を服すること勿れ

注

○厚朴　苦温　頭痛、寒熱驚悸、気血痺／大温　温中、益気、下気、腹痛脹満、胃中冷逆、胸中嘔逆、除驚、止煩満。**○枳實**　苦寒　寒熱の結を除く／結実を破る、脹満を消す、胃気を安んず。

二〇九①陽明病
潮熱、大便微鞕者
可與大承氣湯
不鞕者不可與之

陽明病
潮熱し、大便微しく鞕《かた》き者は
大承氣湯を與う可し
鞕からざる者は之を與う可からず

訳

陽明病で、潮熱があり、大便が少し硬いときは大承気湯を与えてよい。大便が硬くないときは与えてはいけない。

②若不大便六七日恐有燥屎

若し大便せざること六七日なるは恐らくは燥屎有り

欲知之法、少與小承氣湯
湯入腹中、轉失※氣者
此有燥屎也、乃可攻之
若不轉失氣者此但初頭鞕
後必溏、不可攻之
攻之必脹滿不能食也

之を知らんと欲する法は少し小承氣湯を與う
湯が腹の中に入り轉失氣する者は
此れ燥屎有るなり、乃ち之を攻む可し
若し轉失氣せざる者は、此れ但だ初頭鞕く
後必ず溏、之を攻む可からず
之を攻めれば必ず脹滿し、食すること能《あた》わざるなり

校

※失　『玉函』巻三は「矢」に作る。下も同じ。

訳

もし便秘が六七日も続いているときは、腸管内に乾燥した大便（燥屎）が存在する。燥屎があるかどうかを判定するには小承気湯を与える。これを飲用して腸管に入った後、放屁のあるときは、燥屎がある証拠である（実）。これを確かめてから、そこで初めて瀉下療法を行うべきである。

もし放屁が起こらない場合は、小承気湯によって、初めは硬い便が出るが、後には下利便となる（虚）。このようなときは、瀉下療法を行ってはいけない。行えば、必ず腹部の膨満を増強し（腸管麻痺、ガス）、食欲不振（胃虚）を生ずる（重虚）。

注

○**轉失氣**　音テンシキ。放屁である。落語の題名にもある。

③欲飲水者、與水則噦
其後發※熱者
必大便復鞕而少也

水を飲まんと欲する者は水を與うれば則ち噦す
其の後に發熱する者は
必ず大便復た鞕くして少《すく》なきなり

以小承氣湯和之　　小承氣湯を以て之を和す
不轉失氣者慎不可攻也　　轉失氣せざる者は慎んで攻む可からざるなり
小承氣湯　　小承氣湯
三　用前第二方　　三　前の第二方を用う

校

※發熱　『玉函』巻三は「發潮熱」に作る。

訳

燥屎がなくて便秘しているとき（胃虚、麻痺性便秘）、水（寒）を飲みたがる者に水を与えると（胃が冷えて）噦（しゃっくり、胃気の上逆）が出る。その後、発熱を生ずるときは、再び大便が硬くなり、排泄の量も少なくなる（胃実）。このときは小承気湯を与えて胃気を調整してやる。

転失気しないときは慎重に対応して攻撃的な治療をしてはいけない。

二一〇　夫實則譫語　　夫れ實するときは則ち譫語《センゴ》し
虚則鄭聲　　虚するときは則ち鄭聲《テイセイ》す
鄭聲者重語也　　鄭聲とは重語なり
直視、譫語、喘滿者死　　直視、譫語し、喘滿する者は死す
下利者亦死　　下利する者も亦死す

訳

胃実のときは譫語、うわ言を言う。胃虚のときは鄭声を発する。鄭声とは、意識が朦朧として、同じ言葉を何度も繰り返すことである。

眼球が強直して一点を見つめ、うわ言を言い、腹部がガスで膨満しゼイゼイする者は死の転帰を取る。下利する者（胃虚寒）も予後は良くない。

注

○鄭聲　①鄭は春秋戦国時代の国の名。初め陝西にあり、後に河南に移った。論語に「鄭声を放ち佞人を遠ざく、鄭声は淫、佞人は殆《あやう》し」とある。②鄭　ねんごろ、鄭重なこと。念を入れること。ここは②の意味であろう。

二一一

發汗多
若重發汗者亡其陽
譫語、脉短者死
脉自和者不死

汗を發すること多きに
若し重ねて汗を發すれば其の陽を亡《うしな》う
譫語し、脉短なる者は死す
脉自ら和する物は死せず

訳

（太陽病で）多量に発汗し（陽明病に転属した）、もし更に重ねて発汗すると亡陽となる。このとき、うわ言を言い、かつ短の脈状を呈する者は死の転帰を取る。脈が何の処置をした訳でもないのに正常化する場合は死なない。

注

○亡陽　寸口脉微は亡陽である（平脉法四二）。また寸口脉微は衛気行《めぐ》らず（平脉法三二）、衛気衰う（平脉法三四）という。更に「陽は外を衛して固めを為すなり」（『素問』生氣通天論篇第三）とあり、陽とは衛気であり、亡陽は衛気の衰弱である。陽気、衛気が衰えると汗が出る（『素問』陰陽應象大論篇第五）。**○譫語**　表陽が衰えると胃気が上逆して頭を衝き、各種の神経、精神症状を呈する。大青龍湯服後には「汗多く亡陽し、遂に虚し、悪風、煩躁し、眠ることを得ず（太陽中三八）」とあり、また「醫、火を以て之を迫劫すれば、亡陽して必ず驚狂す（太陽中一一二）」という。**○脉**

短　『脉經』巻一の辨陰陽大法第九には、弱や微とともに、短も「短為陰（短は陰と為す）」とある。また遅速短長雜脉法第十三には「短則氣病（短なるときは則ち氣病む）……短而急者病在上（短にして急なる者は病上に在り）」とある。即ち脉短は陰の脉で、上の病と氣の病を意味する。精神、神経の病はこれに当たる。讝語はその一つであり、予後不良の場合である。

二一二　傷寒若吐若下後不解
不大便五六日上至十餘日
日晡所發潮熱、不惡寒
獨語如見鬼狀
若劇者發則不識人
循衣摸牀※、惕※而不安
（一云順衣妄撮怵惕不安）
微喘直視
脉弦者生、濇者死
微者但發熱讝語者
大承氣湯主之
若一服利則止後服
四　用前第二方

傷寒、若しくは吐し、若しくは下して後、解せず
大便せざること五六日、上は十餘日に至る
日晡所潮熱を發し、惡寒せず
獨語して鬼狀を見るが如し
若し劇しき者は發すれば則ち人を識らず
循衣摸牀《ジュンイモショウ》し、惕《テキ》して安んぜず
（一に云う、順衣妄撮し怵惕して安んぜず）
微喘して直視し
脉弦なる者は生き、濇なる者は死す
微なる者、但だ發熱し讝語する者は
大承氣湯之を主る
若し一服して利するときは則ち後服を止《とど》む
四　前の第二方を用う

校

※摸牀　『玉函』巻三は「撮空」に作る。『脉經』巻七は「妄撮」に作る。

※惕　『玉函』巻三、『千金翼方』巻十は「怵惕」に作る。

訳

傷寒の病で、吐かせる、あるいは下すという療法を行ったが病症は寛解しない。そして以下のような症状がある。

大便の排泄がない。それが五六日あるいは十余日に及ぶ（陽明胃実）。

午後三時頃、潮（が差し昇ってくるような発）熱があり（陽明胃実）、悪寒はしない（非太陽）。

精神症状として、独り言を言い、何か異常なものを見ているような幻覚がある。

重症なものは意識障害を起こし、着物を撫でたり、ベッドをさすったりと、落ち着かず不安げである（ある本には「着物を撫ぜたり無闇矢鱈に撮んだりし、びくびくして不安げである」とある）。

更に少しくゼイゼイと息ぜわしく、一点を見つめて目を動かさないような症状を呈する場合、脈が弦のときは生きるが、濇（渋る、心傷害）のときは死ぬ。脈が微のときで、ただ発熱し、うわ言のある場合は大承気湯が治療を主宰する。一服して下利した後は服用しない。

注

○循衣摸牀　意識障害の一種。無意識に無闇に衣服を撫でたり寝床をさすったりして不安で落ち着かない様子を示す。**○怵惕**　怵はおそれること。惕もおそれること、はらはらどきどきすること。

二一三　陽明病、其人多汗
以津液外出、胃中燥
大便必鞕、鞕則讝語
小承氣湯主之
若一服讝語止者
更莫復服
五　用前第二方

陽明病、其の人汗多きときは
津液外に出づるを以て胃中燥き
大便は必ず鞕し、鞕きときは則ち讝語す
小承氣湯之を主る
若し一服して讝語止むときは
更に復た服すること莫《なか》れ
五　前の第二方を用う

訳

陽明病の人で、大量に汗の出るときは、津液（胃で作られる体液）が体外に出てしまうので、（胃における生産が間に合わず）胃が乾燥する。そのために大便が硬くなる。硬くなるときは（有害物によって脳が侵され）意識が傷害されてうわ言を言うようになる。この場合は小承気湯が治療を主宰する。一服してうわ言が止まったときは、その後は服用をしない。

二一四　陽明病
讝語、發潮熱
脉滑而疾者
小承氣湯主之
因與承氣湯一升
腹中轉氣者、更服一升
若不轉氣者、勿更與之
明日又不大便
脉反微濇者裏虚也
為難治
不可更與承氣湯也
六　用前第二方

陽明病
讝語し、潮熱を發し
脉滑にして疾なる者は
小承氣湯之を主る
因って承氣湯一升を與え
腹中轉氣する者は更に一升を服す
若し轉氣せざる者は更に之を與うること勿れ
明日又大便せず
脉の反って微濇なる者は裏虚なり
難治と為《な》す
更に承氣湯を與う可からず
六　前の第二方を用う

訳

陽明病でうわ言を言い、潮熱を起こしているとき、脈が滑（実）で疾（熱）の場合は小承気湯が治療を主宰する。このような状況において、承気湯一升を与えて放屁のある者には更に一升飲ませる。

もし放屁のないときはその上承気湯を与えてはいけない。

その翌日、また大便の排泄がない場合、脈が濇《ショク》（脈が整斉と打たず、渋って不整脈ぎみ）のときは腹部の虚（機能低下）である。重症で治療困難な症例である。これ以上承気湯を与えてはいけない。

注

○因　「ある状況を踏まえて、その上に乗って」の意。**○脉滑**　滑は陽（辨脉法一）。実（辨脉法三三）。滑は風。なめらかに滑るように打つ脈。やや疾く数脈に近い。**○脉濇**　濇は陰（辨脉法一）。亡血（辨脉法二二）。栄気不足（平脉法三二）。濇は痺。とろとろと渋りがちな脈。不整脈ぎみ。

二一五　陽明病

讝語有潮熱反不能食者
胃中※必有燥屎五六枚也
若能食者但鞕耳
宜大承氣湯下之
七　用前第二方

陽明病
讝語し、潮熱有り、反って食すること能わざる者は
胃中必ず燥屎五六枚有るなり
若し能く食する者は但だ鞕きのみ
宜しく大承氣湯にて之を下すべし
七　前の第二方を用う

校

※胃中　『玉函』巻三にはなし。

訳

陽明病で、うわ言を言い、潮熱がある。これは一般的には胃実の症状である。それなのに食欲がない。この場合、必ず胃の中に乾燥した大便塊が五六個ある。（胃が虚していてこれを腸に押し出す力がない。そのために食欲が出ないのである）。

食欲が旺盛の場合は大便が硬いだけである（胃中に燥屎はない）。このときは大承気湯を与えて瀉下療法を行うのが良い。

二一六　陽明病、下血、讝語者
此為熱入血室
但頭汗出者刺期門
隨其實而寫※之
濈然汗出則愈

陽明病、下血し、讝語する者は
此れ熱が血室に入ると為す
但だ頭汗のみ出づる者は期門を刺せ
其の實に隨って之を寫す
濈然《シュウゼン》として汗出づるときは則ち愈ゆ

注

○下血　血は肝に藏す、また心は血を主る。ここは肝である。肝が傷られて血を藏しておくことができず、腸管から出血したのである。**○濈**　ソウ（漢音）、シュウ（呉音）。波がおさまる、水が静まる意。水が流れる様、また水の流れ。濈然は汗が静かに流れる様。**○頭汗**　肝経は上って目系（視神経）に連なり、額に出で、督脈（身体の正中線上にある経脈）と巓（頭の百会穴）に会す。故に肝の血熱が頭を上衝するときは汗が出る。期門を刺して熱を瀉せば治癒するということである。**○期門**　肝経の募穴である。第九肋軟骨の付着部にある。

校

※寫　『玉函』巻三は「瀉」に作る。

訳

陽明病で、血便が出てうわ言を言う者は、熱が血室（肝）に入ったのである。

この場合、頭だけに汗が出るときは期門穴を刺し、実の程度に従って瀉法を行う。じとじとと汗が出るようであれば治癒する。

二一七　汗（汗一作臥）出
讝語者以有燥屎在胃中

汗（汗は一に臥に作る）出《い》で
讝語する者は燥屎有りて胃中に在るを以てなり

此為風也
須下者
過經乃可下之
下之若早、語言必亂
以表虛裏實故也
下之愈、宜大承氣湯
八　用前第二方　一云大柴胡湯

此れを風と為すなり
須《すべから》く下すべき者は
經を過ぐれば乃ち之を下す可し
之を下すこと若し早ければ語言必ず亂る
表虛裏實を以ての故なり
之を下せば愈ゆ、大承氣湯に宜し
八　前の第二方を用う　一に云う大柴胡湯

訳

汗（汗の字はある本では臥の字に作られている）が出て（表虚）、うわ言を言う（裏実）ときは、乾燥した大便が胃の中に留まっている（裏実）。これは風の病である。

下す必要がある場合は、太陽病が終わり、少陽を経過して、十分陽明の病位に入り、特有の症状が現れてから瀉下療法を行うべきである。

これを病邪がまだ十分陽明経に入っていない時期に早まって下すと、表にある邪気が裏に陥落してきて、意識の傷害を起こし、でたらめを口走るようになる。

現状は表虚裏実の状態なので、治療法としては瀉下すれば治癒する。大承気湯が治療を主宰する。

注

○此為風也　大量の発汗があり、そのために津液が消耗し、胃の乾燥を来した状態である。その結果、燥屎ができ、讝語が生じた。発汗という表の症状から発生した病態なので風としたのであろう。

二一八　傷寒四五日、脉沈而喘滿

傷寒四五日、脉沈にして喘滿す

沈為在裏而反發其汗
津液越出、大便為難
表虚裏實、久則讝語

沈は裏に在りと為す、而るに反って汗を發すれば
津液越出し、大便為に難し（難と為る）
表虚し裏實す、久しきときは則ち讝語す

訳

傷寒に罹患して四五日経過した。脈は沈である。症状としては喘満（ゼイゼイして胸が充満した状態）がある。脈の沈は、病が裏に在ることを意味する。療法としては下すべきである。しかしかえって発汗すると体液が皮膚から出て、腸管の水分が減り、大便は硬くなり、排便が困難になる。発汗によって表陽が虚し、裏（腸管）が実した状態になる。この状態が長く続くと、裏の邪気が表虚に乗じて上衝し、うわ言を言うようになる。

注

○讝語　内藏、ことに肝障害による肝性脳症である。胃の病変自体から讝語が出ることはない。胃腸の病変から肝障害を起こすか、逆に肝障害から胃腸病変を生じて脳症が同伴したかである。

二一九　三陽合病

腹滿、身重、難以轉側
口不仁
面垢（又作枯、一云向經）
讝語、遺尿
發汗則讝語※
下之則額上生汗、手足逆冷

三陽の合病
腹滿し、身重く、以て轉側し難し
口不仁にして
面垢づき（又た枯に作る、一に云う、經に向う）
讝語し、遺尿す
汗を發すれば則ち讝語す
之を下せば則ち額の上に汗を生じ、手足逆冷す

若自汗出者白虎湯主之　若し自汗出づる者は白虎湯之を主る

方九　方九

白虎湯方

知母六兩　石膏一斤　碎く　甘草二兩　炙る　粳米六合

右四味、水一斗を以て米を煮て熟せしめ、湯成って滓を去り、一升を温服す、日に三服す

校

※讝語『玉函』巻三には下に「甚」の一字がある。

訳

太陽、少陽、陽明の三つの陽経が一緒に邪気に侵された。腹部が膨満し（陽明）、体はだるく重い感じがして寝返りも楽にできない（陽明は肌肉を主る）。口は口内炎を起こして味がわからない（脾胃）。顔面は垢づいている（胃）。うわ言を言う（陽明）。尿を失禁する（太陽）。

この状態で（身重を太陽証と判断して）発汗療法を行うと（表陽が虚し、これに乗じて胃の邪熱が上衝して）うわ言を言う。

腹満、讝語に着目して（大便難また硬の裏実の証が調わないのに）瀉下療法を行うと、（裏が虚し、胃の邪熱が上逆して）額（胃経の出発点）に汗をかかせる。また瀉下によって脾胃が虚して手足を栄養することができず、厥冷を生ずる。

本証の治療法としては、以上の症状に加えて自然発汗のある場合は白虎湯が治療を主宰する。

注

○遺尿　「膀胱不約為遺尿」（膀胱約ならざれば遺尿と為る『素問』宣明五氣篇二三）。**○白虎湯**　本方の適応は傷寒裏熱である（厥陰三五〇、太陽下一七六）。表証のある場合は適応がない（白虎加人參湯、太陽下一六九、一七〇）。知母の薬効から考えて本証は肝障害による腹満、讝語、自汗を目標に投与されるものであろう。腹満、讝語、自汗は承気湯の適応である。今誤治となったのは大便難の胃実の証を欠いているためであろう。自汗出は裏熱の上衝によるもの

である。これだけでは承気湯との鑑別にはならない。**○知母**　苦寒　消渇、熱中／久瘧（肝脾腫大）煩熱、脇下（肝脾）邪気。熱中は黄疸を起こすことがある（『素問』風論篇四二）。久瘧、脇下邪気は肝脾（現代の脾藏）の傷害を意味する。即ち知母は肝の熱邪を去る薬物である。**○石膏**　辛微寒　中風寒熱、心下逆気驚喘、口乾舌焦／身熱、三焦大熱。

二二〇　**二陽併病、太陽證罷**
但發潮熱、手足漐漐汗出
大便難而譫語者
下之則愈、宜大承氣湯
十　用前第二方

二陽の併病、太陽の證罷《や》み
但だ潮熱を發し、手足漐漐《シュウシュウ》として汗出《い》で
大便難《かた》くして譫語する者は
之を下せば則ち愈ゆ、大承氣湯に宜し
十　前の第二方を用う

訳
太陽病に陽明病が併発していたところ、太陽病の症状が消退した。しかし潮熱が始まり、手足にしとしとと汗が出て、大便が出にくくなり、うわ言を言うようになった。このような症状が出る者は、瀉下療法を施せば治癒する。大承気湯が適当である。

注
○潮熱、自汗、大便難、譫語は陽明病の正面の症候群であり、大承気湯の適応である。

二二一　**陽明病、脉浮而緊**
咽燥、口苦、腹滿而喘
發熱汗出、不惡寒

陽明病、脉浮にして緊
咽燥《かわ》き、口苦く、腹滿して喘し
發熱して汗出で、惡寒せず

反悪熱、身重
若發汗則躁
心憒憒（公對切）反讝語
若加温※鍼
必怵惕煩躁不得眠
若下之則胃中空虚
客氣動膈、心中懊憹
舌上胎者梔子豉湯主之
方十一

反《かえ》って悪熱し、身重し
若し汗を發すれば則ち躁（手足騒が）しく
心憒憒《カイカイ》として反って讝語す
若し温鍼を加えれば
必ず怵惕して煩躁し眠ることを得ず
若し之を下せば則ち胃中空虚となり
客氣膈を動じ、心中懊憹《オウドウ》す
舌上胎ある者は梔子豉湯之を主る
方十一

梔子豉湯方
肥梔子十四枚　擘く　香豉《コウシ》四合　綿に裹《つつ》む
右二味、水四升を以て梔子を煮て二升半を取り、滓を去る、豉を内れ、更に煮て一升半を取る、滓を去り、二服に分け、温めて一服を進む、快吐を得る者は後服を止どむ

校

※温　『注解傷寒論』巻五は「焼」に作る。

訳

陽明病で、脈が浮で緊である（太陽あるいは少陽）。咽が乾燥し、口が苦く感じる（少陽二六三）。腸管にガスが溜まって腹部が膨満している（陽明一八九）。

発熱して汗が出るが寒気はしないで、かえってむしむしとした熱感があり（陽明の自汗、熱感）、体が重く感じる（陽明傷肉）。即ち太陽、少陽、陽明混在の病症である。この状態で発汗すると、表の陽気が虚し（亡陽）、心の液である汗の消失により心の機能が傷られ、手足の循環が傷害され、手足をばたばたと動かしてだるがり、精神が錯乱してうわ言を言うようになる（心）。

もし温鍼して、熱を体内に加えると、熱に熱が加わって煩躁を起こし、精神的に不安な状態となる（心）。

もし瀉下療法を行うと、胃の精気が虚してしまい、邪気がその虚に乗じて衝き上がり、横隔膜を動揺させ、隔膜中（心）に熱をこもらせ、胸中は熱感で苦しくなる（心熱）。

心の協同器官である舌に苔のあるときは、梔子豉湯がこの病症の治療を主宰して心熱を冷ます。

注

○**脉浮而緊**　太陽、大青龍湯の脈状である（太陽中三八）。また脈浮にして緊の者は名づけて弦と曰う（辨脉法九）。太陽病また少陽病で現れる。○**温鍼**　鍼の頭に艾を付け、これを燃やして鍼体を温め、温熱を鍼先から人体に加える方法。寒湿の病等に適応する。○**心憒憒**　憒は音カイ、乱れること。心憒憒は精神が混乱し、訳がわからなくなること。精神の錯乱である。○**梔子**　苦（心）寒　胃中の熱気／心中煩悶、目熱赤痛、胸心大小腸大熱。

二二二　若渴欲飲水、口乾舌燥者　白虎加人參湯主之　方十二

若し渇して水を飲まんと欲し、口乾き舌燥く者は白虎加人參湯之を主る　方十二

白虎加人參湯方

知母六兩　石膏一斤　碎く　甘草二兩　炙る　粳米六合　人參三兩

右五味、水一斗を以て米を煮て熟さしめ、湯成れば、滓を去り、一升を温服す、日に三服す

訳

咽が渇いて水を飲みたがる場合、口（脾胃）が乾燥し、舌（心）が熱をもって燥きはしゃぐ者は白虎加人参湯が治療を主宰する。

注

○口乾舌燥　口は脾の協同器官、舌は心の協同器官である。乾は高く上がった太陽に照らされて水分が少なくなること。燥は熱気が上昇して乾燥することであるが、「燥」の旁は木の上で鳥が騒ぐことを意味する。ここは舌に熱をもち、はしゃいで、落ち着かないことであろう。脾胃の熱、心の熱を意味する。単なる脱水ではない。**○白虎加人参湯**　心—小腸、肝—脾胃の熱を取る。**○知母**　苦寒　消渇、熱中（脾胃、肝）を主る／煩熱、脇下（肝）の邪気。**○石膏**　辛微寒　口乾舌燥／身熱、三焦大熱、消渇、煩熱。**○人参**　甘微寒　補五藏／心腹鼓痛（小腸ガス）、調中（脾胃、小腸）、消渇（益津液）、血脈を通ずる（心）。

二二三　若脉浮、發熱　　若し脉浮、發熱し
渴欲飲水　　渇して水を飲まんと欲し
小便不利者　　小便不利の者は
猪苓湯主之　　猪苓湯が之を主る
方十三　　方十三

猪苓湯方
猪苓　皮を去る　茯苓　澤瀉　阿膠　滑石　碎く　各一兩
右五味、水四升を以て先ず四味を煮て二升を取る、滓を去り、阿膠を内れて烊消《ヨウショウ》（烊、鎔かす）し、七合を温服す、日に三服す

訳

脈が浮で発熱している状況で、咽が渇いて水を飲みたがり（胃熱あるいは脱水）、小便の出が悪い（下焦不利）場合は、猪苓湯が治療を主宰する。

注

○脈浮、渇、小便不利　五苓散の適応である（太陽中七一）。多紀元簡は「脈浮は誤りではないか」という（『傷寒論輯義』）。**○猪苓湯**　「少陰病、下利六七日、欬而嘔、渇、心煩不得眠者」（少陰三一九）、「少陰病、八九日、一身手足盡熱者、以熱在膀胱、必便血也」（少陰二九三）も適応になり得る。**○猪苓**　甘平　水道を利す／苦。**○澤瀉**　甘寒　水を消す。**○茯苓**　甘平　小便を利す／消渇、水腫／茯神　驚悸。**○阿膠**　甘平　女子下血。**○滑石**　甘寒　身熱、小便を利す。

二二四

陽明病　　陽明病
汗出多而渇者　　汗出づること多くして渇する者は
不可與猪苓湯　　猪苓湯を與う可からず
以汗多胃中燥　　汗多くして胃中燥き
猪苓湯復利其小便故也　　猪苓湯も復た其の小便を利するを以ての故なり

訳

陽明病で汗がたくさん出て、咽の渇く者に猪苓湯を与えてはいけない。

汗は血の中の津液から作られ、津液は胃で作られる。そこで汗が多く出ると、胃中が乾燥する。猪苓湯は利尿作用が強いために、ますます脱水して咽が渇くことになるからである。

二二五

脈浮而遅　　脈浮にして遅

表熱裏寒　（これは）表熱裏寒（なり）
下利清穀者　下利清穀する者は
四逆湯主之　四逆湯之を主る
方十四　方十四

四逆湯方
甘草二兩　炙る　乾薑一兩半　附子一枚　生用、皮を去り八片に破る
右三味、水三升を以て煮て一升二合を取り、滓を去り、分け温めて二服す、強い人は大附子一枚、乾薑三兩を可とす

訳

脈が浮《フ》で遅《チ》である。浮は表熱、遅は裏寒を意味する。この脈状で完穀下利（裏虚寒）をする場合は四逆湯が治療を主宰する。

注

○脉浮而遅　浮は病表にある脈である。表熱の場合は浮数となる。今浮にして遅であるのは、裏に寒があるためである。発汗療法の適応はない。本証は少陰三一七（脉微欲絶）に比較して脈浮である分、軽症というべきかもしれない。**○乾薑**　辛温　欬逆上気、温中、腸澼下利、逐風湿痺。**○附子**　辛温　欬逆邪気、温中、寒湿踒躄、拘攣膝痛。

二二六　若※胃中虚冷不能食者　飲水則噦

若し胃中虚冷にして食する能わざる者は　水を飲めば則ち噦《エツ》（しゃっくり）す

校

※若　『脉經』巻七は上に「陽明病」の三字がある。

訳

もし胃が虚して冷えがあり、食事が摂れない場合、水を飲むと水によって更に冷えが加わり邪気が上逆してしゃっくりを起こす。

二二七　脉浮　發熱、口乾、鼻燥　能食者則衄

脉浮にして　發熱し、口乾き、鼻燥き　能く食する者は則ち衄《ジク》（鼻血）す

訳

脈が浮で発熱し、口（脾）が乾いて唾液が減り、鼻（胃）が乾燥してかさかさした感じがあり、食欲の旺盛な者（胃熱）は鼻出血を起こす。

注

○**脉浮**　病は表にある。気の上衝がある。○**口乾鼻燥**　口、鼻は陽明胃経の経路上にある器官である。その乾燥は熱を意味する。○**能食**　胃熱である。○**衄**　鼻に胃熱が上衝して出血するのである。出血による熱の排除である。発表の一つである。

二二八　陽明病、下之
其外有熱、手足温
不結胸、心中懊憹
飢不能食
但頭汗出者梔子豉湯主之
十五　用前第十一方

陽明病、之を下し
其の外に熱有り、手足温か
結胸せず、心中懊憹し
飢えて食する能わず
但だ頭汗出づる者は梔子豉湯之を主る
十五　前の第十一の方を用う

訳

陽明病で瀉下療法を行った（胃虚、ただし軽い。故に以下）。頭手足に熱があり、手足は温かい（胃熱の上昇、手足に波及）。胸の中は熱っぽくて胸苦しい（胃虚熱上衝）が、結胸（心下部の硬結）の状態ではない。腹は空いているが、食欲はない（胃虚）。ただ頭にだけ汗をかいている（胃熱上衝）場合には梔子豉湯（陽明二二一注参照）が治療を主宰する。

注

○心中懊憹　食道下部ないし胃上部の熱。梔子豉湯の適応である。

二二九　陽明病、發潮熱
大便溏、小便自可
胸脇滿不去者
與小柴胡湯
方十六

陽明病、潮熱を發し
大便は溏《トウ》（下利）、小便は自ら可
胸脇滿去らざる者は
小柴胡湯を與う
方十六

小柴胡湯方

柴胡半斤　黄芩三兩　人參三兩　半夏半升　洗う　甘草三兩　炙る　生薑三兩　切る　大棗十二枚　擘く

右七味、水一斗二升を以て煮て六升を取り、滓を去り、再び煎じて三升を取り、一升を温服す、日に三服す

訳

陽明病で潮熱がある。大便は下利便である（胃虚）。小便の排泄には異常がない（下利による脱水が軽い）。胸脇苦満（少陽）が残っている場合は小柴胡湯を与えて様子をみる。

二三〇　陽明病、脇下鞕滿
不大便而嘔、舌上白胎者
可與小柴胡湯
上焦得通、津液得下
胃氣因和
身濈然汗出而解
十七　用上方

陽明病、脇の下鞕（硬）く滿ち
大便せずして嘔し、舌の上に白胎のあるものは
小柴胡湯を與う可し
上焦通ずることを得、津液下ることを得
胃氣因って和し
身に濈然《シュウゼン》として汗出でて解す
十七　上の方を用う

訳

陽明病で脇腹が硬く充満し（肝脾腫脹、少陽）、大便はなく（陽明）、吐き気がする（少陽）。そして、舌の上に白苔のあるときは小柴胡湯を与えて様子をみるのがよい。

これによって脇腹の充満が軽くなり、上焦（胃から肺に通ずる精気の通路）の流通が良くなり、胃の働きも回復する。そこで津液の生産が良くなり、肺に送られ、皮膚を潤おす。邪気は汗とともに排泄されて病は軽快する。

注

○身濈然汗出而解　小柴胡湯によって汗解の起こる機転が記されている。太陽中一〇一の「汗出而解」参照。

二三一　陽明中風、脉弦浮大
而短氣腹都滿
脇下及心痛
久按之氣不通、鼻乾
不得汗
嗜臥一身及目悉黄
小便難、有潮熱、時時噦
耳前後腫、刺之小差
外不解、病過十日
脉續浮者與小柴胡湯
十八　用上方

陽明の中風、脉は弦浮大
而して短氣し、腹は都《すべ》て滿つ
脇下及び心痛む
久しく之を按ずるも氣は通ぜず、鼻乾く
汗を得ず
臥を嗜《たしな》む、一身及び目悉く黄ばむ
小便は難し、潮熱有り、時々噦す
耳の前後腫る、之を刺せば小しく差（愈）ゆ
外は解せず、病十日を過ぎて
脉續いて浮なる者は小柴胡湯を與う
十八　上の方を用う

訳

陽明胃経が風に侵されて病となった。
脈は弦（少陽）、浮（表）、大（実）である。息切れがし、腹部は全面的に膨満している（ガス、陽明）。脇の下（少陽）と心下（陽明）が痛み、この部分をしばらく摩っていてもガスが動き移動する様子はみられない（腸管麻痺）。鼻が乾き（胃熱）、汗は出ない。横

になりたがる（倦怠感、脾虚）。目と全身が全て黄色くなっている（黄疸、瘀熱在裏）。小便の出は悪く、潮熱があり（陽明）、時々しゃっくりが出る（胃気上逆）。また耳の周りが腫れている（耳下腺炎、少陽）。これは刺鍼すると少し軽快する。

各種の外証（陽明より外、即ち少陽の証）が解消せず、十日を経過しても脈が依然として浮の状態が続いているときは、小柴胡湯を与えて様子をみる。

注

○脉弦浮大　弦は、少陽の脈である。浮は、病が表ないし外にあることを示す。大は、病が進行性であることを意味する。十日を経過してなお脈浮であるのは、病が依然として少陽の部位にあることを示す。他に陽明の症状があるが、まずより外にある少陽の病を処理するために、小柴胡湯を投与して反応をみるのである。**○外不解**　小柴胡湯は少陽病の薬方である。少陽の病位は陽明より外にあり、そこで小柴胡湯は外を解すという。陽明に対する言葉である。太陽中一〇四にも「先ず宜しく小柴胡湯を服して以て外を解す」とある。

二三二　脉但浮

無餘證者與麻黄湯

若不尿、腹滿加噦者不治

麻黄湯

方十九

脉但浮

餘證無き者は麻黄湯を與う

若し尿せず、腹滿に噦を加える者は治せず

麻黄湯

方十九

麻黄湯方

麻黄三兩　節を去る　桂枝二兩　皮を去る　甘草一兩　炙る　杏仁七十箇　皮尖を去る

右四味、水九升を以て麻黄を煮て二升を減らし、白沫を去り、諸薬を内れ、煮て二升半を取り、滓を去

り、八合を温服す、覆って微似汗を取る

訳

脈が浮で、少陽、陽明の症状のない場合は麻黄湯を与えて様子をみる。もし利尿がなく（無尿、急性腎不全）、腹部が膨満（ガス、腸管麻痺）し、しゃっくり（胃気上逆）が加わるときは不治である。治療の方法がない。

注

○不尿　無尿である。急性尿毒症を起こして死ぬ。**○噦**　無汗、無尿で排泄されない体内老廃物の排泄経路として胃の異常運動が起こっているのである。嘔吐すらできない状況であろう。

二三三

陽明病、自汗出、若發汗
小便自利者此為津液內竭
雖鞕不可攻之
當須自欲大便
宜蜜煎導而通之
若土瓜根及大猪膽汁
皆可為導
二十

陽明病、自汗出づ、若し汗を發し
小便自利する者は此れ津液内竭と為す
鞕しと雖之を攻む可からず
當に自ら大便せんと欲するを須《ま》つべし
宜しく蜜煎にて導きて之を通ずべし
土瓜根及び大猪膽汁の若《ごと》き
皆導と為る
二十

蜜煎方

食蜜七合

右一味、銅器の内に於いて微火にて煎ず、當に凝って飴の状の如くなるを須つべし、之を攪《かきま》ぜて焦げ著《つ》かせしむること勿れ、丸とす可きを欲す、手を併《あわ》せて捻り挺《テイ》(まっすぐなもの)と作《な》し、頭は鋭からしめ、大《ふとさ》は指の如く、長さは二寸許《ばかり》、當に熱き時に急に作るべし、冷えれば則ち鞕し、以て穀道の中に内《い》れ、手を以て急に抱え、大便せんと欲する時は乃ち之を去る、疑うらくは仲景の意に非ず、已に試みるに甚だ良し

又大猪膽一枚、(胆)汁を瀉し、(これに)少許の法醋を和し、以て穀道内に灌ぐ。一食頃の如くして、當に大便して宿食、悪物を出すべし。甚だ效あり

訳

陽明病で自然に発汗がある。このとき発汗療法を行うと、小便の排泄が良好の場合には、汗と尿で体液が流出するので、津液(体液)は消耗して不足の状態になる。そのために大便は水分を取られ硬くなる。この場合は瀉下療法を行ってはいけない。体液がますます排泄されて脱水が進むからである。自然に便意を催すようにするべきであり、蜜煎を用いて通じをつけるのが適当である。土瓜根や大猪胆汁も便通をつけるのに適当である。

二三四　陽明病、脈遅　汗出多、微悪寒者

陽明病、脈遅　汗出づること多く、微《かす》かに悪寒する者は

表未解也、可發汗　表未だ解せざるなり、汗を發す可し
宜桂枝湯　桂枝湯に宜し
二十一　二十一

桂枝湯方
桂枝三兩　皮を去る　芍藥三兩　生薑三兩　甘草二兩　炙る　大棗十二枚　擘く
右五味、水七升を以て煮て三升を取る、滓を去り、一升を温服す、須臾《シュユ》（すぐに）にして熱い稀《うす》い粥一升を啜り、以て藥力を助け、汗を取る

訳
陽明病で脈が遅（裏）である。汗がたくさん出て（表陽虚）、少し寒気（表陽虚）がする。この状況は表の邪気がまだ取れていないので、発汗療法が適当である。桂枝湯で様子をみるのがよい。

二三五　陽明病、脈浮　陽明病、脈浮
無汗而喘者發汗則愈　汗無くして喘する者は汗を發すれば則ち愈ゆ
宜麻黄湯　麻黄湯に宜し
二十二　用前第十九方　二十二　前の第十九の方を用う

訳

陽明病で、脈が浮（表邪残存）である。汗がなく喘（ゼイゼイ）する者（太陽の陽実）は発汗療法を行えば治癒する。麻黄湯を与えて様子をみるのがよい（陽明病経過中での適応であって、麻黄湯の正面の証ではない）。

二三六　陽明病、發熱、汗出者　　陽明病、發熱し、汗出づる者は
此為熱越、不能發黄也　　此れ熱越と為す、發黄する能わざるなり
但頭汗出、身無汗　　但だ頭汗出でて、身に汗無く
※劑頸而還、　　頸を劑《かぎっ》て還り
小便不利、渴引水漿者　　小便不利にして渴して水漿を引く者は
此為瘀熱在裏、身必發黄　　此れ瘀熱《オネツ》裏に在りと為す、身必ず發黄す
茵蔯蒿湯主之　　茵蔯蒿湯之を主る
方二十三　　方二十三

茵蔯蒿湯方
茵蔯蒿六兩　梔子十四枚　擘く　大黄二兩　皮を去る
右三味、水一斗二升を以て、先ず茵蔯を煮て六升を減らす、二味を内れて煮て三升を取る、滓を去り、分※けて三服す
小便當に利すべし、尿は皁莢《ソウキョウ》（さいかち）の汁の狀の如く、色正に赤し、一宿にして腹減る、黄は小便に従って去るなり

校

※劑　『玉函』巻三は「齊」に作る。

※分　『玉函』巻三には下に「温（温めて）」の一字がある。

訳

陽明病で発熱し汗の出る者は、熱越《ネツエツ》である。熱越とは、熱邪が汗とともに皮膚を乗り越えて外に出ることをいう。邪気の鬱滞がないので発黄を起こすこともない。

頭にだけ汗が出て、体には汗が出ない。頭の汗も頸まででそれ以下には出ない（発汗不足）。小便の出が悪く、咽が渇いて水分をがぶ飲みする者は、邪熱が脾胃に鬱滞しているからであり、黄疸を発生する。この状況は茵蔯蒿湯が治療を主宰する。

注

○瘀熱在裏　瘀熱《オネツ》。瘀は滞留の意味。体内に鬱滞している熱をいう。裏《リ》は内臓、ここは脾胃である。**○發黄**　脾胃の色は黄である。そこで黄疸は小便不利で湿熱が脾胃に鬱滞して生ずるものと考えた。現代医学的には肝傷害である。**○茵蔯蒿**　苦平　風湿寒の熱邪気、熱結ぼれて黄疸となる／発黄、小便不利。**○梔子**　苦寒　胃中の熱気／目熱赤痛、心中煩悶。**○大黄**　苦寒　下瘀血、蕩滌腸胃。

二三七　陽明證

其人喜忘者必有畜血
所以然者本有久瘀血
故令喜忘
屎雖鞕、大便反易
其色必黒者
宜抵當湯下之
方二十四

陽明證
其の人喜《よ》く忘れる者は必ず畜血有り
然る所以の者は本《も》と久しく瘀血有り
故に喜く忘れしむ
屎《シ》は鞕しと雖も大便は反って易《やす》し
其の色必ず黒き者は
宜しくは抵當湯にて之を下すべし
方二十四

抵當湯方

水蛭　熬《い》る　蝱蟲　翅と足を去り熬る　各三十箇　大黄三兩　酒にて洗う　桃仁二十箇　皮尖及び兩人の者を去る

右四味、水五升を以て煮て三升を取る、滓を去り、一升を温服す、下らざれば更に服す

訳

陽明病で異常に物忘れをする人は、どこかに瘀血の蓄積のある可能性が高い。その理由は、もともと陳旧性の流動性を失った血液が存在するからである。

この場合、大便は硬くても、排泄は容易である。大便の色は必ず黒い（胃腸管出血）。抵当湯で瘀血を溶解して下すのがよい。

注

○喜忘　「血并于下、氣并于上、乱而喜忘（血下に并し、氣上に并すれば、乱れて喜く忘る）」（『素問』調経論篇六二）。血が下に并《ヘイ》するとは、下半身、例えば下腹部や下肢に鬱血、あるいは血栓等が存在することをいう。**○屎雖鞕大便反易**　屎が硬いといっても形がしっかりしている程度であろう。排便が容易なのは陳旧性血液を含んでいるからである。**○黒者**　血栓による胃腸管出血である。酸化されて黒くなる。**○水蛭**　鹹平　悪血、瘀血、月閉を逐う、血瘕積聚《ケッカシャクジュ》を破る。**○蝱蟲**　木虻《モクボウ》　苦平　瘀血、血閉。蜚虫《ヒチュウ》　苦微寒　瘀血を逐う、血積を破り下す。**○桃核人**　苦平　瘀血、血閉、瘕邪氣。**○大黄**　苦寒　瘀血、血閉を下す。

二三八　陽明病、下之
心中懊憹而煩
胃中有燥屎者可攻

陽明病、之を下し
心中懊憹して煩し
胃中に燥屎有る者は攻む可し

腹微滿
初頭鞕、後必溏
不可攻之
若有燥屎者
宜大承氣湯
二十五　用前第二方

腹微しく満ち
初頭《はじめ》鞕く、後には必ず溏するは
之を攻む可からず
若し燥屎有る者は
大承氣湯に宜し
二十五　前の第二方を用う

訳

陽明病で、瀉下療法を行ったところ胸苦しく暑苦しくなった。この場合、消化管中に乾燥した大便がある者には瀉下を行ってよい。腹部が少し膨満していて、大便が初めは鞕いが、その後は水分の多い下利便となる者は、裏が虚しているのだから、瀉下療法を行ってはいけない。

乾燥した大便のあるときは、陽明胃家実である。大承気湯で様子をみるのが宜しい。

注

○溏　音トウ。下利。

二三九　病人不大便五六日
繞臍痛、煩躁
發作有時者此有燥屎
故使不大便也

病人大便せざること五六日
臍を繞《めぐ》って痛み、煩躁す
發作に時有る者は此れ燥屎有り
故に大便せざらしむなり

訳

病人が五六日大便の排泄がない。臍の周囲が発作性に傷み、胸苦しくなる（排便のための腸管の蠕動亢進による）。これは乾燥した大便が腸管に溜まっているのである。そのために排便がないのである。

二四〇　病人煩熱、汗出而解
又如瘧狀、日晡所發熱者
屬陽明也
脉實者宜下之
脉浮虛者宜發汗
下之與大承氣湯
發汗宜桂枝湯
二十六　大承氣湯用前第二方
桂枝湯用前第二十一方

病人煩熱し、汗出《い》でて解す
又瘧狀の如く、日晡所發熱する者は
陽明に屬するなり
脉實の者は宜しく之を下すべし
脉浮虛の者は宜しく汗を發すべし
之を下すには大承氣湯を與う
汗を發するには桂枝湯に宜し
二十六　大承氣湯は前の第二の方を用う
桂枝湯は前の第二十一の方を用う

訳

病人が熱で胸苦しい。これが、汗が出ると軽くなる。またマラリアのように悪寒と発熱があり、それが午後三、四時頃に発熱してくるものがある。これらはいずれも陽明病に所属する。

脈が実の場合は瀉下療法を施すのがよく、大承気湯を与える。脈が浮で虚しているときは発汗療法を行う。桂枝湯の適応である。

注

○煩熱　太陽の悪寒、発熱とは違う。邪熱は少陽から陽明に陥落してきているために生じる熱による胸苦しさである。「汗出でて解す」のは、太陽の表にも邪熱が残っていたからである。解とはいっても治癒ではない。煩熱が軽快したということである。陽明の諸症状は残っている。**○瘧狀**　マラリアの悪寒、発熱である。源流は肝にある。少陽から陽明の熱状である。**○脉浮虛**　太陽に病邪が残存しているのである。故に桂枝湯の適応となる。

二四一　大下後、六七日不大便
煩不解、腹滿痛者
此有燥屎也
所以然者本有宿食故也
宜大承氣湯
二十七　用前第二方

大いに下せる後、六七日大便せず
煩解せず、腹滿して痛む者は
此れ燥屎有るなり
然る所以の者は本と宿食有るが故なり
大承氣湯に宜し
二十七　前の第二の方を用う

訳　激しい瀉下を行った後、六七日大便が出ず、暑苦しさも取れない。腹部は膨満して痛む。これは乾燥した大便が腸管の中にあることを示している。燥屎が生じる理由は飲食物が腸管中に停滞しているためであり、大承気湯で瀉下するのが宜しい。

注　○**煩不解**　ここの煩は潮熱には至らない、陽明の熱状である。太陽の発熱とも少陰の心煩とも違う。○**大承氣湯**　不大便、煩（潮熱近似）、腹満で適応条件が揃う。

二四二　病人小便不利
大便乍難乍易
時有微熱
喘冒（一作怫鬱）

病人小便利せず
大便は乍《たちま》ち難《かた》く、乍ち易し
時に微熱有り
喘冒（一に怫鬱に作る）して

不能臥者
有燥屎也、宜大承氣湯
二十八　用前第二方

臥する能わざる者は
燥屎有るなり、大承氣湯に宜し
二十八　前の第二の方を用う

訳

病人の小便の出が悪い。大便は出にくかったり、やすやすと出たりする。また、時々微熱が出る。ゼイゼイしたり、頭に帽子を被ったような感じがして、横になることができない。

このような症状を示すものは、腸管に乾燥した大便が残っているのである。治療としては大承気湯を与えるのが適当である。

注

○小便不利　腎不全である。腎がさばかない水分は皮膚から汗として出るか、腸管から下利として出る。今いずれもない。肺の喘、頭の冒は水気の上逆である。このために起臥不安を起こす。**○大便乍難乍易**　大便難は燥屎による。大便易は燥屎の排泄である。乍難乍易は燥屎形成の不安定性を意味する。故に「大承気湯に宜し」とあって、「之を主る」と言わないのである。**○微熱**　燥屎の不安定性を反映して潮熱に至らないのである。

二四三　食穀欲嘔屬陽明也
呉茱萸湯主之
得湯反劇者屬上焦也
呉茱萸湯
方二十九

穀を食して嘔かんと欲するものは陽明に屬するなり
呉茱萸湯之を主る
湯を得て反って劇しき者は上焦に屬するなり
呉茱萸湯
方二十九

呉茱萸湯方

呉茱萸一升　洗う　人參三兩　生薑六兩　切る　大棗十二枚　擘く

右四味、水七升を以て煮て二升を取り、滓を去り、七合を温服す、日に三服す

訳

穀物を食べて吐き気を催す者（胃虚寒）は陽明病に所属する。呉茱萸湯が治療を主宰する。病が上焦（胸、食道）に存在するときは、呉茱萸湯を服用した後（胃が熱するため）、予期に反して嘔吐が激しくなることがある。胃熱が上逆して、上焦の邪気を排除しようとするからである。

注

○呉茱萸　辛温　温中、下気、止痛、欬逆／中悪、心腹痛、逆気。**○人參**　甘微寒　補五藏／調中、止消渇、通血脈、霍乱吐逆。**○生薑**（乾薑）　辛温　欬逆上気、温中、腸澼／霍乱、脹満。**○大棗**　甘平　安中、養脾、平胃気。

二四四　太陽病

寸緩、關浮、尺弱

其人發熱汗出、復惡寒

不嘔、但心下痞者

此以醫下之也

如其不下者

病人不惡寒而渴者

太陽病

寸（口）緩、關（上）浮、尺（中）弱

其の人、發熱し、汗出で、復《ま》た惡寒す

嘔せず、但だ心下痞する者は

此れ醫が之を下すを以てなり

如《も》し其の（医者が）下さざりし者《とき》

（自然の経過に任せた所）病人惡寒せずして渇する者は

此轉屬陽明也
小便數者大便必鞕
不更衣十日無所苦也
渇欲飲水、少少與之
但以法救之
渇者宜五苓散
方三十

此れ陽明に轉屬するなり
小便數《サク》の者は必ず大便は鞕し
更衣（排便）せざること十日なるも苦しむ所無きなり
渇して水を飲まんと欲するときは少少之を與う
但だ法を以て之を救う
渇する者は五苓散に宜し
方三十

訳

太陽病の人が寸緩（寸は表、緩は和）、関浮（関は表裏の中間、浮は邪気なお表にあり）、尺弱（尺は裏、弱は虚）の脈状を呈している。この脈状は、邪気が次第に表から裏に侵入しようとしている状況を示している。この病人が発熱、汗出、悪寒がするのは表がまだ寛解していないからである。

この人に吐き気がなく、心下痞だけがあるのは、自然の経過ではなく、医者が下剤をかけたためである。瀉下によって裏が虚したので、客気が上逆して心下痞を起こしたのである。

医者が瀉下しないで（あるいは下しても瀉下が起こらず）、病が自然の経過を辿ったとき、悪寒が止み（太陽止む）、咽の渇きを訴えるようになった（胃熱）者は、病が陽明に転入したのである。このとき、小便がよく出る（邪熱が小便より去る、一つの自然治癒機転）者は、胃腸管の水分が減るので、大便は硬くなる。病的な便秘ではないので、十日間大便が出なくても、病人には苦痛がない。

咽が渇いて水を飲みたがるときは、少量の水を与える。原則としては胃熱の治療方法に従って処置する（太陽中七〇、七一）。現状で、咽が渇くだけの場合は五苓散を与えて様子をみるのがよい。

注

○多紀元簡は「案ずるに此の条難解」と記している（『傷寒論輯義』）。

五苓散方

猪苓　皮を去る　白朮　茯苓各十八銖　澤瀉一兩六銖　桂枝半兩　皮を去る

右五味、散と為《な》し、白飲に和し、方寸匕《ヒ》（匙）を服す、日に三服す

注

○桂枝（牡桂）辛温　上気、補中益気／温筋通脈、出汗。**○猪苓**　甘平　利水道。**○澤瀉**　甘寒　消水、風寒湿痺／補五労、起陰気、消渇。**○朮**　苦温　消食、風寒湿痺／風眩頭痛、消痰水、風水、霍乱。**○茯苓**　甘平　憂恚驚邪恐悸、胸脇逆気、口焦舌乾、利小便。

二四五　脉陽微而汗出少者
為自和（一作如）也
汗出多者為太過
陽脉實
因發其汗出多者
亦為太過
太過者為陽絶於裏
亡津液、大便因鞕也

脉陽微にして汗出づること少き者は
自ら和（一に如に作る）すと為《な》す
汗出づること多き者は太過《タイカ》と為す
陽脉實
因って其の汗を發して出づること多き者も
亦た太過と為す
太過の者は陽が裏に絶すと為す
津液を亡《うしな》う、大便は因って鞕きなり

訳

脈陽微は陽の邪気が衰えたためである。汗が少ないのは、陽虚あるいは陰実が軽度で、陰陽が調和しているからである。故に自和（自然に調和している）と判断するのである。

脈陽微で汗の出方の多い場合は、発汗過多とする。陽虚あるいは陰実の程度が高く、陰陽の傾斜（アンバランス）が強く、重症である。

脈陽微ではなく、陽脈が実で発汗療法を行い、発汗過多を起こした。これも過剰反応と判定する。汗は水穀の精気である（『素問』評熱病論篇第三十三）。胃の上焦、中焦で作られる津液、精気が原料である。故に多汗は胃の陽気を消耗させ、津液を減少させ、大便を硬くするのである（麻子仁丸の適応、陽明二四七参照）。

注

〇汗　「人之所以汗出者、皆生於穀、穀生於精……汗者精氣也（人の汗出づる所以の者は皆穀より生ず、穀は精を生ず……汗は精氣なり）」（『素問』評熱病論篇第三十三）。

二四六　脈浮而芤

浮為陽、芤為陰

浮芤相搏、胃氣生熱

其陽則絶

脈浮にして芤

浮は陽（胃）と為す、芤は陰（脾）と為す

浮芤相い搏《う》てば胃氣は熱を生ず

其の陽則ち絶す

訳

脈が浮で芤である。

浮の脈は邪気が表にあることを意味するが、ここでは脾の裏に対する表のことで胃を意味する。芤はそれに対して脾の裏を意味する。即ち胃が陽で脾が虚している状態である。

両者がぶつかると、津液を肺に運ぶという脾の機能が弱るために、胃のほうは相対的に陽気が強くなり過ぎて熱を生ずる。そこで陰即ち脾の働きが衰える（そのために大便が乾燥し大便硬や難が起こる）。

注

〇脉浮而芤　浮は病が表にある。芤は「浮大にして軟、中央空、両辺實」（『脉經』脈形状指下秘訣第一）とあり、虚の脈である　**○其陽則絶**　絶とは断絶で糸がプツンと切れることである。陽は一般的には表陽を意味するが、ここは胃の陽気のことであろう。胃気生熱であるから、陽が断絶することはない。ここはむしろ陽気の強盛を意味するのであろう。絶には程度の大きいこと、激しい意味もある。絶対とは対比するものがないことである。絶景とは非常に優れた景色のことである。

二四七　趺陽脉浮而濇　　趺陽の脉浮にして濇《ショク》
浮則胃氣强　　浮なれば則ち胃氣强し
濇則小便數　　濇なれば則ち小便數《サク》
浮濇相搏　　浮濇相搏《う》てば
大便則鞕　　大便は則ち鞕《かた》し
其脾為約　　其の脾は約と為す
麻子仁丸主之　　麻子仁丸之を主る
方三十一　　方三十一

麻子仁丸方
麻子仁二升　芍藥半斤　枳實半斤　炙る　大黄一斤　皮を去る　厚朴一尺　炙って皮を去る　杏仁一升
皮尖を去り熬《い》って別に脂を作る
右※六味、蜜に※和して丸とし梧桐子大の如くす、十丸を飲服す、日に三服す、漸く（次第に）加えて知（反応す）るを以て度と為す

校

※六味　『玉函』巻八にはこの下に「為末煉（末と為し煉る）」の三字がある。

※和　『玉函』巻八は「為」に作る。

訳

趺陽（足背動脈の拍動部）の脈が浮で濇である。浮は胃気が強いことを意味し、濇であれば小便が頻回である。浮と濇が同時に存在する。即ち胃気が強く熱をもち、小便が頻数であるこの場合は腸管の水分が減り、大便が硬くなる。脾の機能が拘束されて、津液の循環が都合良くいかないことを意味する。このときは麻子仁丸が治療を主宰する。

注

○**濇則小便數**　數は頻数で、排尿回数が多いことである。濇だとなぜ小便数となるのか。濇は病が裏、藏に入ったときに現れる脈状であり、浮は胃気を示し、濇は脾虚を示す。脾は津液を肺に運び全身に循環させる機能をもつ。今その機能が衰えているために、胃熱を表から自汗として排除できない。そこで自然治癒機転として小便から排除するために頻数となる。また脾は腸管の機能を主宰する。脾約は腸管の運動障害、ことに軽度の攣縮性便秘を意味する可能性もある。○**麻子仁丸**　厚朴、枳実はしこりを解く、以下の三品は腸管の血液循環を改善して腸管運動を促進し、大黄は腸管の内容を排除する。○**麻子仁**（麻子）　甘平　補中益気／利小便　積血を破り、血脈を復す。○**杏仁**（杏核人）　甘温　欬逆上気、喉痺、下気、寒心奔豚／苦冷　有毒、驚癇心下煩熱、心下急。○**芍藥**　苦辛　血痺を除く、止痛、利小便、益気／通順血脈、散悪血。

二四八　太陽病三日、發汗不解　　太陽病三日、汗を發するも解せず
蒸蒸發熱者屬胃也　　蒸蒸として發熱する者は胃に屬す
調胃承氣湯主之　　調胃承氣湯之を主る
三十二　用前第一方　　三十二　前の第一方を用う

訳

太陽病で三日経過した（病が少陽、陽明へ移行する時期）。発汗療法を行った（表陽虚）が寛解しない（邪熱下陥）。むしむしした熱（類潮熱、胃熱）が出るのは、病が陽明胃経に転属した証拠である。

この場合は調胃承気湯（頓服）が治療を主宰する（大便難、譫語がない、大承気湯より病は浅い）。

二四九　傷寒吐後、腹脹滿者　傷寒吐する後、腹脹満する者は
與調胃承氣湯　調胃承氣湯を與う
三十三　用前第一方　三十三　前の第一方を用う

訳

傷寒の病で（医治として、あるいは自然の経過で）嘔吐した（胃虚）結果、腹部が膨満する（胃虚に向かって客気上逆、腸管麻痺、ガス貯留）場合は、調胃承気湯を与えて様子をみる（胃気を和し、軽い瀉下により上逆を下げるとともに腸管を刺激して麻痺を寛解し通便を計る）。

注

〇調胃承氣湯　大黄四両清酒で洗う、芒消半升、甘草二両炙る、温めて頓服する（陽明病、発熱、譫語、心煩、腹脹満に適用する）。

二五〇　太陽病　太陽病
若吐若下　若しくは吐し、若しくは下し
若發汗後　若しくは汗を發せし後
微煩小便數　微かに煩し、小便數

大便因鞕者
與小承氣湯和之愈
三十四　用前第二方

大便因って鞕き者は
小承氣湯を與えて之を和すれば愈ゆ
三十四　前の第二方を用う

訳

太陽病に罹患し、吐かせる（胃虚）、下す（裏陰虚）、発汗させる（表陽虚）等の治療法のどれかを行った。その後（陽邪内陥または客気上逆）、心下部に少し熱感があって胸苦しくなり（軽い胃熱）、小便が頻数に出る（胃熱の排泄）ようになった。そのために大便が硬い。

この場合には、小承気湯を与えて様子をみる。激しい瀉下ではなく、小承気湯で軽く緩下し胃熱を緩和すれば治癒する。

注

○**小便數、大便因鞕**　胃熱は自汗として表から排除するか、利尿（小便利、あるいは数）として裏から排泄する。胃から大腸に下る糟粕中の水分は、下焦において屎と尿に振り分けられる。排尿が多ければ大便中の水分はその分減るため硬くなる。

二五一　得病二三日、脉弱
無太陽柴胡證
煩躁、心下鞕
至四五日雖能食
以小承氣湯少少與
微和之令小安
至六日與承氣湯一升

病を得て二三日、脉弱く
太陽、柴胡の證無く
煩躁し、心下鞕し
四五日に至れば、能く食すと雖も
小承氣湯を以て少少與えて
微《すこ》しく之を和し、小《すこ》しく安んぜしむ
六日に至れば承氣湯一升を與う

若不大便六七日小便少者
雖不受食（一云不大便）
但初頭鞕、後必溏
未定成鞕、攻之必溏
須小便利、屎定鞕
乃可攻之、宜大承氣湯
三十五　用前第二方

若し大便せざること六七日にして小便少なき者は
食を受けずと雖も（一に不大便に作る）
但だ初頭鞕く後には必ず溏
未だ定めて鞕を成さず、之を攻めれば必ず溏す
小便利し、屎が鞕きに定まるを須《ま》って
乃ち之を攻む可し、大承氣湯に宜し
三十五　前の第二方を用う

訳

発病して二三日経過した。脈は弱で、太陽の脈浮緊、悪寒発熱、頭痛腰痛も少陽柴胡の脈弦、往来寒熱、胸脇苦満もない。ただ心下部の熱感、胸苦しさ、手足の倦怠、運動不安（ばたつく）、心下部の緊張（硬く触れる）がある（胃の熱実、心虚熱）。

経過四五日に至って、依然としてこの症状のあるときは、食欲がある胃熱実の場合でも大いに下すのではなく、小承気湯を（全量ではなく）少しずつ与えて胃熱を緩和し、運動不安を落ち着かせる。

経過六日になってなお前症のあるときは、胃の熱実の程度が強いからなので、承気湯の量を増やして一升を飲ませる。

大便の排泄が六七日なく、小便も少ない場合がある。このとき、食欲がなくて食べられないのは、胃虚のために排便する力がなく、胃中に燥屎が残存しているからである（陽明二一五）。したがってこのようなときには（自然排便のときもあるいは下剤をかけた場合でも）、初めは硬い便が出るが、後になると必ず水分の多い下利便になり、硬い便にはならないのである。下剤をかければ必ず（硬い大便が出ないで）水分の多い下利便になる（だから下してはいけない）。

経過を観察し、心腎の機能が回復し、小便の出がよくなり、大便がはっきり硬くなるのを待って、そこで瀉下療法を行うべきである。その場合には大承気湯が適当である。

二五二　傷寒六七日
目中不了了、睛不和
無表裏證
大便難、身微熱者
此為實也、急下之
宜大承氣湯
三十六　用前第二方

傷寒六七日
目中了了たらず、睛和せず
表裏の證無し
大便難く、身に微熱ある者は
此れ實と為すなり、急に之を下せ
大承氣湯に宜し
三十六　前の第二方を用う
訳

寒（病原細菌）に傷害されて発病し、六七日経過した。目の運動異常があって直視し、視力も減退している。精神の昏迷を来している（胃の邪気上逆）。

悪寒、発熱、頭痛の表証も、潮熱、腹満、譫語の裏証もない。大便の排泄は滑らかにいかず（胃実）、微熱（胃熱）がある。

これは陽明経の上逆で実証的反応である（陽管内毒素による脳障害）。大承気湯で瀉下するのが適当である。
注

○目中不了了、睛不和　了は瞭に同じ。はっきりとわかること。目中不了了は、目がよく見えないこと。睛は眼精で目の力、視力である。**○目**　「五藏六府の精気、皆上って目に注いでその精となる。また目は五藏六府の精なり」（『霊枢』大惑論第八十）。目は太陽膀胱経と陽明胃経の始発点である。ここは陽明経の上逆による眼球運動の異常、視力の減退あるいは精神の昏迷を意味する。譫語と同様に脳神経系の病変であり、大便難、微熱の胃実熱と相まって実的反応と考えられる。故に大承気湯の適応となる。
二五三　陽明病

陽明病

發熱、汗多者
急下之
宜大承氣湯※
三十七　用前第二方　一云大柴胡湯

發熱し汗多き者は
急に之を下せ
大承氣湯に宜し
三十七　前の第二方に用う　一に云う大柴胡湯

注

○汗多者　この汗は、陰（内藏）虚内熱による発汗である。脾胃即ち腸管内の毒素が陽明胃経を障害し、内熱を起こしている。本条の汗は、この毒素を表から排除することから起きている一種の治癒過程である。太陽膀胱経の発汗ではない。しかし病毒が強くて、この発汗では病証は汗解しない。そこで大承気湯で腸管（胃経所属）内の毒素を瀉下して発熱や多汗の原因となるものを排除しようというのである。

校

※宜大承氣湯　『脉經』巻七は「屬大柴胡湯」に作る。

訳

陽明経が障害されている病人で、発熱して発汗の多い者は、早急に瀉下療法を行え。大承気湯で瀉下するのが宜しい。

二五四　發汗不解、腹滿痛者
急下之、宜大承氣湯
三十八　用前第二方

汗を發して解せず、腹滿ちて痛む者は
急に之を下せ　大承氣湯に宜し
三十八　前の第二方を用う

訳

発汗療法を行ったが寛解せず、腹部は膨満して痛む。この場合は急いで瀉下療法を行う。大承気湯を投与するのが適当である。

注

○發汗不解　前条を受けて、汗多者を太陽膀胱経の症状と考えて、桂枝あるいは麻黄で発汗したのであるが、病は太陽膀胱経にはないので無効だった。次の腹満と腹痛の症状から、この汗多は陽明の自汗であることがわかる。そこで陽明胃家実として大承気湯の適用となるのである。

二五五　腹満不減、減不足言　　腹満減《へ》らず、減るも言うに足らず

當下之、宜大承氣湯　　當に之を下すべし、大承氣湯に宜し

三十九　用前第二方　　三十九　前の第二方を用う

訳

前条の腹満痛を受けて瀉下療法を行ったが、効果不十分で軽快せず、腹満も減少しない。この場合は、当然瀉下療法の適応である。更に大承気湯で瀉下するのがよい。

二五六　陽明少陽合病必下利　　陽明と少陽の合病は必ず下利す

其脉不負者為順也　　其の脉負ならざる者は順と為すなり

負者失也　　負は失なり

互相剋賊、名為負也　　互いに相い剋賊するを名づけて負と為すなり

脉滑而數者有宿食也　　脉滑にして數《サク》（頻作）の者は宿食有るなり

當下之、宜大承氣湯　當に之を下すべし、大承氣湯に宜し
四十　用前第二方　　四十　前の第二方を用う

訳

陽明経と少陽経が一緒に侵されたときには、必ず下利が起こる。その脈が負《フ》でない場合を正常という。陽明は土、少陽は木、木剋土である。そこで、少陽木の弦の脈が陽明土の代の脈より強いとき（胆が胃より実している）を正常とする。弦の脈が代の脈より弱いときが負であり、負の場合は異常である。五行の相剋関係で剋されるほうの脈が強く出るものを負とするのである。

陽明と少陽の合病で下利しているとき、脈が滑で数のときは、食べた物が排泄されず、大便として大腸に溜まっているのである。大承気湯で瀉下するのが適当である。

脈の滑は裏（胃腸管）の実熱であり、数も熱を意味する。そこで滑にして数の脈は大腸に宿便があることを示すものである。

注

○負　「互いに相い剋賊《コクゾク》するものを名づけて負と為す」とある。相剋関係にある脈を負という。「少陰負趺陽者為順也」（厥陰三六二）は、少陰水が趺陽土に剋されるのを順としている。即ち趺陽（足背）の脈が少陰の脈（太谿）より強いということである。陽明と少陽についていえば少陽木は陽明土を剋する。よって少陽弦の脈が陽明の代の脈より強いのが不負、陽明の代が少陽の弦より強い場合が負となる。したがって胃の代のほうが強いのが負となる。この文章は前後との繋がりが明瞭でない。下利あるいは宿食の説明に関係するのかもしれないが、はっきりしない。**○下利**　裏寒、脾胃の虚寒である。**○滑而數**　滑は辨脉法一では陽の脈である。平脉法二〇には「緊の浮の名なり、此れ陰實と為す」とある。陰実は裏実である。「傷寒、脉滑にして厥する者は裏に熱有り、白虎湯之を主る」（厥陰三五〇）。数は熱である。滑而数の脈は裏の熱実を意味する。多紀元簡は『傷寒論輯義』に「案ずるに金匱要略に曰く、脉数而滑者實也、此有宿食也、当下之、宜大承氣湯（脉数にして滑なる者は實なり、此れ宿食有るなり、当に之を下すべし、大承氣湯に宜し）」、「乃ち知る、脉滑而以下は正に是れ別条にして、陽明少陽合病と相干せず」という。参考にすべき見解である。一応連続関係にあるものとして訳解した。**○宿食**　「問曰、人病有宿食、何以別之、師曰、寸口脉浮而大、按之反濇、尺中亦微而濇、故知有宿食、大承氣湯主之（問うて曰く、人病んで宿食有るは何を以て之を別つか、師曰く、寸口の脉浮にして大、之を按ずるに濇、尺中も亦微に

して濇、故に宿食有るを知る、大承氣湯之を主る)」(『金匱要略』腹満寒疝宿食二四)。

二五七　病人無表裏證
發熱七八日
雖脉浮數者、可下之
假令已下、脉數不解
合熱則消穀喜飢
至六七日不大便者
有瘀血、宜抵當湯
四十一　用前第二十四方

病人に表裏の證なく
發熱七八日
脉浮數の者と雖も、之を下す可し
假令《もし》已《すで》に下して脉數解せず
熱を合するときは則ち穀を消し喜《よ》く飢ゆ
六七日に至って大便せざる者は
瘀血有り、抵當湯に宜し
四十一　前の第二十四方を用う

訳

病人に太陽膀胱経の表証である悪寒もなく、陽明胃経の裏証である腹満、便秘もない。発熱が七八日続いている。この場合、脈が浮(表)数(熱)で(表熱が)あっても、瀉下療法を行うべきである。その経過日数からいって邪熱は裏、陽明に入っているはずだからである。

既に瀉下して(浮脈はなくなったが)、脈数の熱状が解消せず、むしろ(表邪が内陥して)胃熱が加わり食欲亢進を起こし、六七日経っても大便が出ないという状況を呈するのは、瘀血があるためである。抵当湯を処方するのが適当である。

注

○**發熱七八日、雖脉浮數者、可下之**　発熱七八日で邪が裏にあるとしても浮数の脈で下すには条件不足のように思われる。

○**抵當湯**　この湯の適用は次の通りである。いずれの場合も発狂または喜忘という精神、神経症状がある。本条にはそれがない。消穀善飢と不大便だけで、抵当湯の適応とするには条件不足の感がある。次条の便膿血が加われば適応となる。

①「太陽病六七日、表證仍在……其人發狂者……以太陽隨經、瘀熱在裏故也(太陽病六七日、表証仍在り……其の人狂を發するは……太陽の經に隨い瘀熱裏に在るを以ての故なり)」(太陽中一二四)。

②「陽明證、其人喜忘者、必有畜血、所以然者、本有久瘀血（陽明證、其の人喜く忘れるは必ず畜血有り、然る所以の者は本と久しく瘀血有り）」（陽明二三七）。〇多紀元簡は「此の条亦た明覈《メイカク》ならず」と疑問を呈している。

二五八　若脉數不解而下不止
必協※熱便膿血也

若し脉數解せず、而も下ること止まざるは
必ず協熱して膿血を便するなり

注

〇**協熱**（利）　表証がいまだ解消しないのに、（誤下によって邪熱が内陥して）下利するものをいう（『傷寒論辞典』）。〇**便膿血**　腸管出血。血証の一つである。この場合は抵当湯の適応がある。

校

※協　『玉函』巻三は「挟」に作る。

訳

脈数も解消せず、下利も止まらない、という場合は必ず協熱利して膿血を排便する。

二五九　傷寒發汗已、身目為黄
所以然者
以寒濕※在裏不解故也
以為不可下也
於寒濕中求之

傷寒、汗を發し已《おわ》って身目黄と為る
然る所以の者は
寒濕裏に在りて解せざるを以ての故なり
以て下す可からずと為すなり
寒濕中に於いて之を求む

校

※濕　一に「温」に作る。

訳

傷寒の病で発汗療法を行ったところ、体や目が黄色くなった。その理由は、寒湿の邪気が内藏に残存して解消しないからである。（瘀熱在裏の発黄とは違うので）瀉下療法を行ってはいけない。寒湿の治療を行うべきである。

注

○發汗已身目為黄　発熱汗出者は発黄しない。陽明二三六に「陽明病、發熱、汗出者、此為熱越、不能發黄也……身無汗……小便不利、渴引水漿者此為瘀熱在裏、身必發黄、茵蔯蒿湯主之」とある。

○寒濕在裏　発黄の条件は発熱、無汗、渇、小便不利である。本条はこれらの条件を欠き、発黄が瘀熱によるものではないことがわかる。では寒湿による発黄とは何か。腸管出血等による失血性黄疸等が考えられる。このときは、発汗も瀉下も禁忌であろう。この場合、寒は冷えであり、湿は水分貯留であるので、本条の皮膚黄色は肝炎による黄疸ではない。

二六〇　傷寒七八日
身黄如橘子色
小便不利、腹微滿者
茵蔯蒿湯主之
四十二　用前第二十三方

傷寒七八日
身の黄色きこと橘の子（実）の色の如し
小便利せず、腹微《すこ》しく滿ちる者は
茵蔯蒿湯之を主る
四十二　前の第二十三方を用う

訳

傷寒に罹患して七八日経過して、黄疸を発症した。皮膚の色は橘の実のような鮮やかな黄色を呈している（肝傷害）。小便の排泄は少ない（肝鬱血による腎の尿生成減少による）。腹部は少し膨満している（上腹部なら肝腫脹、全体ならガスあるいは腹水、ここは便秘とガスによるものであろう）。本症は茵蔯蒿湯が主治する。

注

○傷寒七八日　急性肝炎の黄疸は、熱発して発病した後七日前後に発症する。**○茵蔯蒿**　苦平　熱結黄疸／通身発黄、小便不利。**○梔子**　苦寒　胃中の熱気／心中煩悶。**○大黄**　苦寒　瘀血、血閉を下す、腸胃を蕩滌す／心腹脹満。

二六一　**傷寒身黄發熱**　**梔子蘖皮湯主之**　**方四十三**

傷寒、身黄色く發熱するは梔子蘖皮湯之を主る　**方四十三**

梔子蘖皮湯方

肥梔子十五箇　擘く　甘草一兩　炙る　黄蘖二兩

右三味、水四升を以て煮て一升半を取り、滓を去り、分け温めて再服す

訳

傷寒に罹患して黄疸、発熱のあるときは梔子蘖皮湯が治療を主宰する。

注

○黄蘗（蘗木）　苦寒　五藏腸胃中の結熱、黄疸、洩利。

二六二　**傷寒瘀熱在裏、身必黄**※　**麻黄連軺**※**赤小豆湯主之**

傷寒、瘀熱裏に在れば身必ず黄ばむ　**麻黄連軺赤小豆湯之を主る**

方四十四

方四十四

麻黄連軺赤小豆湯方

麻黄二両　節を去る　連軺二両　連翹根是なり　杏仁四十箇　皮尖を去る　赤小豆一升　大棗十二枚　擘く　生梓白皮　切る一升　生薑二両　切る　甘草二両　炙る

右八味、潦水《ロウスイ》一斗を以て、先ず麻黄を煮て再沸せしめ、上沫を去り、諸薬を内れ、煮て三升を取る、滓を去り、分け温めて三服す、半日に服し盡くす

校

※黄『注解傷寒論』巻五にはこの上に「發」の字がある。

※軺『千金翼方』巻九は「翹」に作る。

訳

傷寒に罹患した。瘀熱が内藏（脾胃）にあり、という病変が起こっているときは必ず黄疸を発する。この場合は、麻黄連軺赤小豆湯が治療を主宰する。

注

○麻黄連軺赤小豆湯　発表利水の剤である。諸薬によって裏の瘀熱の煩熱を去るとともに、麻黄で汗、赤小豆で尿から病邪を排泄解消するものである。**○麻黄**　苦温　発表出汗、邪熱気を去る。**○連軺**（連翹）　苦平　寒熱鼠瘻瘰癧。**○杏核人**　甘温　下気／心下煩熱。**○赤小豆**　下水／煩熱を去る。**○梓白皮**　苦寒　主熱。**○潦水**　にわたづみ。庭や路上にたまった雨水。

辨少陽病脉證并治　第九　方一首并見三陽合病法

方一首、并せて三陽合病の法を見る

〇一字低書条文目録

・太陽病不解、轉入少陽、脇下鞕滿、乾嘔、不能食、往来寒熱、尚未吐下、脉沈緊者、與小柴胡湯　第一　七味

二六三　少陽之為病
口苦、咽乾、目眩也

少陽の病為《た》る
口苦く、咽乾き、目眩《くる》めくなり

訳

少陽胆経が邪気に侵されて病になると、口が苦く、咽が乾き（ぱさぱさになり）、目まいがする。

注

〇足少陽之脉　「目の鋭眦《エイサイ》（まなじり）に起こる……其の支の者は耳の後より耳中に入る……其の支の者は……頸を下って缺盆に合し胸中を下り、鬲を貫いて肝に絡し胆に屬す、脇裏に循って氣街に出づ……」（『霊枢』經脉第十）。「胆足少陽之脉……是動則病口苦、善太息、心脇痛、不能転側……是主骨所生病、頭痛、頷痛、目鋭眦痛……脇下腫、馬刀侠癭……（胆、足の少陽の脉……是れ動ずるときは則ち病む、口苦く、善く太息し、心脇痛み、転側する能わず……是れ主骨生ずる所の病は頭痛、頷痛、目の鋭眦痛む……脇の下腫る、馬刀侠癭……）」（『霊枢』經脉第十）。**〇口苦**　少陽胆経の傷害によって生ずる。なお足の少陰でも起こる（『霊枢』雑病第二十六）。「口苦者病名為何、何以得之、岐伯曰、病名曰胆癉、夫肝者中之将也、取決于胆、咽為之使……胆虚、氣上溢而口為之苦（口苦き者は病名づけて何と為すか、何を以て之を得たるか、岐伯曰く、肝は中の将なり、決を胆に取る、咽（食道）は之が使いと為す……胆虚す、氣上に溢れて口之が為に苦し）」（『素問』奇病論篇第

四十七）。○**咽乾**（また嗌乾に作る）厥陰肝経の傷害で起こる。「肝足厥陰之脉……是動《ドウ》するときは則ち病む……甚しきときは則ち嗌《エキ》（のど）乾く……」（『霊枢』經脉第十）。「厥陰終者、中熱嗌乾……（厥陰の終は中熱し嗌乾く……）」（『霊枢』終始第九）。○**目眩**　眩は目がくらむこと。一過性脳虚血発作等で起こる。暈は目が回ること。「上氣不足、脳為之不満、耳為之苦鳴、目為之眩（上氣不足すれば、脳之が為に満たず、耳之が為に苦鳴し、目之が為に眩く）」（『霊枢』口問第二十八）。「目系急則目眩以転矣（目系急なるときは則ち目眩し以て転ず）」（『霊枢』大惑論第八十）。目系は視神経である。

二六四　少陽中風
両耳無所聞、目赤
胸中満而煩者不可吐下
吐下則悸而驚

少陽風に中《あた》り
両耳聞く所無く、目赤く
胸中満ちて煩する者は吐下す可からず
吐下すれば則ち悸して驚《キョウ》（痙攣）す

訳　少陽胆経が風に侵されて罹患した。両耳とも聞こえない。目が赤い。胸がいっぱいに詰った感じで熱っぽく煩わしい。このような者に、吐法や瀉下を行ってはいけない。吐法や瀉下を行うとすぐに動悸がしたり、ハッと驚いたり、あるいはそれに近い軽い痙攣が起こる。

注　○**耳無所聞、目赤、胸中満而煩**　少陽胆経ならびに三焦経は耳と目を経過し、缺盆から胸中に下り、膻中と心包に連絡する。ここに挙げた三つの症状はこの経脈が傷害されて生ずる病変である。難聴は中耳炎による。赤目は結膜炎。胸中満而煩はチフス心炎による不整脈、その他の心傷害による。○**不可吐下**　吐下は陽明病に対する治療法である。本証はまだ少陽に留まっているので施行してはいけない。○**悸**　吐下によって生じた裏虚に対して客気上逆し、心、心包を侵して心悸亢進を起こしたのである。○**驚**　肝胆は表裏の関係にある。驚は肝の傷害時に現れる症状である。「東方……入りて肝に通ず……其の病は驚駭《キョウガイ》を發す」（『素問』生氣通天論篇第三）。また「肝の熱病……熱争うときは則ち狂言し及び驚す」（『素問』刺熱篇第三十二）。

二六五

傷寒、脉弦細
頭痛發熱者屬少陽
少陽不可發汗
發汗則讝語
此屬胃、胃和則愈
胃不和、煩※而悸

傷寒、脉弦細
頭痛發熱する者は少陽に屬す
少陽は汗を發す可からず
汗を發すれば則ち讝語《センゴ》す
此れ胃に屬す、胃和すれば則ち愈《い》ゆ
胃和せざれば則ち煩して悸す

校

※煩　『玉函』巻三にはこの上に「則」の字がある。

訳

寒に侵されて傷寒の病になった。脈は弦細である。頭痛と発熱があり、これは太陽表証の残存である。脈弦は少陽の脈であるため、寒の邪気は既に少陽に侵入している。そこで少陽に属すという。少陽病は中和すべきである。発汗も吐下も適応がなく、頭痛発熱に対して発汗療法を行うと、すぐにうわ言を言うようになる。発汗によっても表邪は寛解せず、かえって表陽が虚するとともに寒邪は内陥して陽明胃経に転属し、これを傷害してうわ言を生ずるのである。

この場合、胃の機能が回復して正常化すれば治癒する。胃の機能が正常化しなければ熱で胸苦しく、また心悸の亢進が起こる。発汗による表陽の虚に対する胃気の上逆が生じて心煩と動悸を生じたのである。病理的には誤治により肝障害が悪化してうわ言（肝性脳症）が生じ、心傷害が進み、不整脈を起こしたのであろう。

二六六

本太陽病不解
轉入少陽者、脇下鞕滿

本《もと》太陽病にして解せず
少陽に轉入する者は脇の下鞕《かた》く滿ち

乾嘔不能食、往来寒熱
尚未吐下、脉沈緊者
與小柴胡湯
方一

乾嘔《カンオウ》して食する能《あた》わず、往来寒熱す
尚未だ吐下せず、脉沈緊の者は
小柴胡湯を與う
方一

小柴胡湯方
柴胡八兩　人參三兩　黄芩三兩　甘草三兩　炙る　半夏半升　洗う　生薑三兩　切る　大棗十二枚　擘く
右七味、水一斗二升を以て煮て六升を取り、滓を去り、再煎して三升を取り、一升を温服す、日に三服す

訳

初めは太陽病であったが寛解せず、表邪が少陽経に転入してきた人は、脇の下が硬く触れ、充満した感じがする（肝脾腫脹）。また、吐き気はするが吐物は出ず（胃障害）、食欲もなく（胃）、悪寒と発熱が交互に起きる（少陽の熱型）というような症状が生ずる。

吐下の治療を受けておらず、脈が沈緊のときは小柴胡湯を与えて様子をみる。

注

○尚未吐下　吐下を受けると裏虚が生じ、陽明胃経に転属したり、厥気の上逆により、煩而悸等の異変が起こり、病変も治療も複雑化する。**○脉沈緊**　沈は病が裏にあることを示す。緊は一般には寒、あるいは痛みを意味するが、弦は浮にして緊の脈である。ここの緊は弦の意味も含むと考えられる。弦は肝の脈である。そこで小柴胡湯を与えるのである。**○柴胡**　苦平　心腹を主る、腸胃中の結気（腫瘤）を去る、寒熱の邪気、推陳致新／心下煩熱。**○黄芩**　苦平　諸熱黄疸、腸澼、悪瘡疽蝕／胃中熱、女子血閉、腹痛。**○半夏**　辛平　頭眩、胸脹欬逆、心下堅、下気／心腹胸中膈痰熱満結。**○人参**　甘微寒　補五藏／心腹逆満、霍乱吐逆、調中、消渇、通血脈。**○乾薑**　辛温　温中、腸澼／生姜、嘔吐。**○大棗**　甘平　安中養脾、平胃気、大驚／補中益気。**○甘草**　甘平　五藏六府寒熱邪気／下気、短気。

二六七　若已吐下發汗温鍼
譫語、柴胡湯證罷
此為壊病
知犯何逆、以法治之

若し已《すで》に吐、下、發汗、温鍼し
譫語して柴胡湯の證罷《や》むものは
此れを壊病と為す
何の逆を犯すかを知り、法を以て之を治す

訳

発病以来、既に発汗（表陽虚）、吐下（裏虚）、温鍼（亡津液）の諸治療法を施行したが、病は寛解せず、うわ言（陽明）を言うようになった。柴胡湯の適応となる症状もなくなった。

このような場合は壊病である。症状が錯雑して、六経脈上のどこに病邪があるのか決めにくい病症である。どこで間違った治療を行ったかを逆算し、原則に基づいて治療法を立て直すことである。

注

○**壊病**　「太陽病三日、已發汗、若吐、若下、若温鍼、仍不解者、此為壊病……觀其脉證、知犯何逆、隨證治之」（太陽上一六）。

二六八　三陽合病
脉浮大上關上
但欲眠睡
目合則汗

三陽の合病
脉浮大、關上に上《のぼ》る
但だ眠睡せんと欲す
目合するときは則ち汗す

訳

太陽、少陽、陽明の三つの経脈が一緒に侵された。脈は浮（表）大（盛）である、その脈状は関上の脈所にまで及んでいる。関上は寸関尺の三部の脈所の中、寸口（陽）の上（陰側）にある。陽邪が陰の部位にまで溢れている状況である（陰陽ともに浮）。症状としてはただ、うとうとと眠るばかりである（陰実）。目蓋が合わさる（陰）とすぐに汗が出てくる（陰実）。

注

○多眠睡　「風温の病為《た》る、脉陰陽倶に浮、自汗出《い》で、身重く、眠睡多し……」（太陽上六）。本条と似た病状である。睡眠は陰実で起こる。覚醒は陽実である。また、ここの自汗は陽虚の汗ではない。陰実の汗である。即ち陽邪が陰にまで及んだ結果、陰気が盛んになったのである。

二六九　**傷寒六七日、無大熱**
其人躁煩者
此為陽去入陰故也

傷寒六七日、大熱無く
其の人躁煩する者は
此れ（邪が）陽を去って陰に入るが故と為すなり

訳

傷寒に罹患して六七日経過した。表には高熱はないが、熱は裏に入り、胸が熱っぽくて胸苦しく（少陰心熱）、じっとしていることができず、手足をばたつかせている（少陰腎経による四肢循環障害）。これは表陽の邪気が三陽を去って、裏陰に陥入したのである。

注

○入陰　ここの陰は少陰心経、腎経である。

二七〇　**傷寒三日**
三陽為盡
三陰當受邪

傷寒三日
三陽盡くと為す
三陰當に邪を受くべし

其人反能食而不嘔

此為三陰不受邪也

其の人反《かえ》って能く食して嘔せざるは

此れ三陰邪を受けずと為すなり

訳

傷寒に罹患して三日経過した。病邪は三陽経を巡り終わって、陰経に侵入する時期である。しかし病人が、食欲も良好で吐き気もないというのは、胃気が正常なことを意味している。これは裏陰が邪気の侵入を受けていないことを示している。

二七一　傷寒三日

少陽脉小者欲已也

傷寒三日

少陽の脉小なる者は已《や》まんと欲するなり

訳

傷寒に罹患して三日経過した。病は少陽から陽明に入る時期である。少陽の脈は弦であるが脈は小である。これは邪気が衰えたことを意味し、邪気が少陽に伝わらなかったのである。即ち病状は寛解に向かっている。

二七二　少陽病欲解時

従寅至辰上※

少陽病の解せんと欲する時は

寅より辰の上に至る

校

※至辰上　『玉函』巻三は「尽辰」に作る。

訳

少陽病の寛解する時刻は寅（午前四時）の刻から辰（午前八時）の上に至る間である。卯（午前六時）を中心とした肝木の旺する時刻で少陽胆経の病も軽快するのである。

仲景全書第六

漢　張仲景述　晉　王叔和撰次
宋　林　億校正
明　趙開美校刻
沈　琳同校

傷寒論　巻第六

辨太陰病脈證并治　第十 合三法 方三首

三法を合す　方は三首

〇一字低書条文目録

・太陰病、脉浮、可發汗、宜桂枝湯　第一　五味　前有太陰病三證

・自利、不渇者、屬太陰、以其藏寒故也、宜服四逆輩　第二　下有利自止一證

・本太陽病、反下之、因腹滿痛、屬太陰、桂枝加芍藥湯主之、大實痛者、桂枝加大黄湯主之　第三　桂枝加芍藥湯五味　加大黄湯六味　減大黄芍藥法附

二七三　**太陰之為病**
腹滿而吐、食不下
※自利益甚、時腹自痛
※若下之、必胸下※結鞕

太陰の病為る
腹滿して吐き、食下らず
自利益々甚だし、時には腹自ら痛む
若し之を下せば必ず胸の下結ぼれて鞕《かた》し

校

※自利　『脉經』巻七、『千金翼方』巻十は「下之」に作る。

※若下之、必　『脉經』巻七、『千金翼方』巻十にはこの四字はない。

※結鞕　『玉函』巻四は「痞堅」に作る。

訳

太陰脾経が病変を起こすと、腹部が膨満して吐く。飲食物が胃から腸へ下っていかないのである。下剤をかけていないのに、自然に下利が生じ、経過とともにだんだん激しくなる。時々自然に腹痛を起こす。

もし下剤をかけると必ず胸の下に（気が）結ぼれて、（腫脹し）

硬くなる（肝腫脹、心下部筋性防御等）。

注

○太陰脾経　足の親指の内側から起こり、下肢を上り腹に入り、脾に属し胃に絡す。その支脈は心中に注ぐ。是動病《ゼドウビョウ》としては嘔吐・腹脹・身重、所生病《ショセイビョウ》としては食不下・煩心・下利・黄疸がある（『霊枢』經脈第十）。**○胸下結鞕**　瀉下によって生じた裏虚に対する厥気の上逆によって起こる。小腸下部病変からの神経性刺激等による。脾の病は消化管全般に及び、胃、大小腸の症状を起こす。陽明胃経上に大小腸の反応点があることからも、この関係はよく知られていたのだと考えられる。ここの脾とは、現代医学の膵藏である。

二七四　太陰中風、四肢煩疼　※陽微陰濇而長者為欲愈

太陰の中風は四肢煩疼す　陽微、陰濇にして長なる者は愈えんと欲すと為す

校

※陽　『太平聖恵方』巻八にはこの上に「其脉」の二字がある。

訳

太陰脾経が風邪に侵された。その結果、手足（脾は四肢を主る）に熱感があって煩わしく、疼痛もある。この際、陽脈（表の邪気）が微（弱）で、陰脈（裏）が濇（痺、慢性化）で長（軽快化）であれば治癒の傾向がある、と判断する。

注

○太陰中風　風は寒より傷害性が少なく弱い。**○四肢煩疼**　四肢は皆気を胃より稟《う》く。しかし胃気は自力で経脈に至ることを得ず、必ず脾に因って乃ち稟くることを得る（『素問』太陰陽明論篇第二十九）。即ち脾は四肢の栄養を主る。**○微**　微脈が治癒傾向を意味することがある（辨脉法一四）。**○濇**　「脈小弱以て濇、之を久病と謂う、脉浮滑にして疾なる者は之を新病と謂う……脉滑は風と曰う、脉濇は痺と曰う」（『素問』平人氣象論篇第十八）、また「滑なるときは則ち生く、濇なるときは則ち死す」（通評虚實論篇第二十八）。濇の脈は慢性で重症のときに現れるものである。ここでは次の長の脈によって、それが緩和されているのであろう。**○長**　「脉は血の府なり、長なるときは則ち氣治《おさ》まる」（『素問』脈要精微論篇第十七）。緩和、軽快の傾向があることを示す。

二七五　太陰病欲解時　太陰病、解せんと欲する時は
從亥至丑上※　亥より丑の上に至る

注

○從亥至丑　子（午後十二時）を中心にした時刻である。子の刻は五行の水の支配する時である。太陰経は脾の経脈である。脾は土に当たり、土は水を剋する。脾土が剋する時刻にその病が軽快する。

校

※至丑上　『玉函』巻四は「尽丑」に作る。

訳

太陰病が寛解する時刻は、亥の刻（午後十時）から丑の刻（午前二時）の間である。

二七六　太陰病　太陰病
脉浮者可發汗　脉浮の者は汗を發す可し
宜桂枝湯　桂枝湯に宜し
方一　方一

桂枝湯方
桂枝三兩　皮を去る　芍藥三兩　甘草二兩　炙る　生薑三兩　切る　大棗十二枚　擘く
右五味、水七升を以て煮て三升を取る、滓を去り一升を温服す、須臾《シュユ》（瞬間）にして熱くて稀（まばらな

薄）い粥一升を啜り、以て藥力を助く、温く覆って汗を取る

訳

太陰病で脈が浮の場合は、発汗療法を行う。桂枝湯が適当である。

注

○脈浮　浮は病が表にあることを示す。このときは原則として、発汗すべきである。発汗を行った後、その反応を診て、本来の太陰病の処置をする。**○桂枝湯**　桂枝には補中益気の作用があり、芍薬は太陰病治療の代表である小建中湯の主薬である。腹痛を主治する。

二七七　自利不渴者屬太陰
以其藏有寒故也
當温之
宜服四逆輩※
二

自利して渇せざる者は太陰に屬す
其の藏に寒有るを以ての故なり
當に之を温めるべし
宜しく四逆輩を服すべし
二

校

※輩　『太平聖恵方』巻八は「湯」に作る。

訳

瀉下療法に拠らず、自然に下利している状況を自利という。これは脾胃に虚寒があることを示す。

この状況で咽の渇きがない。渇は胃熱あるいは脱水によって起こる。したがって、渇がないのは胃熱がないか、脾胃に寒があるためである。これらの症状から病が太陰に係属していることがわかる。

治療法としては当然脾胃を温めるべきであり、乾姜、附子を含ん

だ四逆湯類が適当である。

注

○四逆輩　四逆湯（乾姜、甘草、附子）の仲間である。四逆加人参湯、茯苓四逆湯。**○乾薑**　辛温　温中、下利。**○附子**　辛温　温中、寒湿痿躄、拘攣膝痛。

二七八　傷寒脉浮而緩
手足自温者繫※在太陰
太陰當發身黄
若小便自利者不能發黄
至七八日
雖暴煩
下利日十餘行
必自止※
以脾家實
腐穢當去故也

傷寒、脉浮にして緩
手足自ら温かき者は繫《かか》って太陰に在り
太陰は當に身黄（黄疸）を發すべし
若し小便自ら利する者は發黄する能わず
七八日に至り
暴《にわか》に煩《ハン》し
下利すること日に十餘行なりと雖も
必ず自ら止む
脾家實し
腐穢當に去るべきを以ての故なり

校

※繫　『千金翼方』巻十は「是為」に作る。
※止　『玉函』巻四にはこの下に「所以然者」の四字がある。

訳

傷寒に罹患して、脈が浮で緩である。脈浮は病が表にあることを示し、緩は病勢の緩和を意味する。陽経には異常のないことがわかる。

手足の温は軽度の熱を意味し、手足は諸陽の本である（『素問』陽明脉解篇第三十）。正常なら軽度の温がある。ここが温（熱ではない）なのは、やはり陽に障害のないことを示す。また手足は少陰心、腎経が滙流するところである。そこが温であるのは、循環がほぼ正常で、少陰経にも異常がないからである。

手足の栄養は太陰脾経が担当する。ここが温なのは、脾経に軽度の実熱（機能亢進）があるためであり、そこで病が太陰脾経に所属するというのである。

脾の色は黄であるため、太陰脾経の病では、当然黄疸の生ずる可能性がある。しかし利尿が十分にあるときは、黄疸は発生しない。黄疸を発生させるはずの脾の瘀（湿）熱が、小便によって排除されてしまうからである。

傷寒の病が七八日経過して、急に熱っぽく胸苦しくなり、一日に十数回の下利が生じても必ず自然に止まる。その理由は、脾胃は実しており機能が盛んで、当然排泄されるべき胃腸管の腐敗して汚れた食物残滓《ザンシ》を除去しているからである。一種の治癒機転である。

注

○腐穢　音フワイ。穢はけがれ、よごれ。腐穢で腐敗した汚物である。ここの下利は自然治癒機転である。

二七九　本太陽病
醫反下之
因爾腹滿時痛者
屬太陰也
桂枝加芍藥湯主之
※大實痛者
※桂枝加大黄湯主之
三

本と太陽病
醫反って之を下し
爾《しか》るに因って腹滿し時に痛む者は
太陰に屬するなり
桂枝加芍藥湯之を主る
大いに實し痛む者は
桂枝加大黄湯之を主る
三

桂枝加芍薬湯方

桂枝三両　皮を去る　芍薬六両　甘草二両　炙る　大棗十二枚　擘く　生薑三両　切る

右五味、水七升を以て煮て三升を取る、滓を去り、分け温めて三服す、本※と云う、桂枝湯と、今芍薬を加う

桂枝加大黄湯方

桂枝三両　皮を去る　大黄二両　芍薬六両　生薑三両　甘草二両　炙る　大棗十二枚　擘く

右六味、水七升を以て煮て三升を取る、滓を去り、一升を温服す、日に三服す

校

※大　『千金翼方』巻十は「其」に作る。

※桂枝　『千金翼方』巻十にはこの二字はない。

※本云……今加芍薬　『千金翼方』巻十にはこの九字はない。

訳

太陽病は発汗療法の適応である。医師が原則に反して瀉下療法を行った（裏虚）ために、腹満と間歇的な腹痛が生じた。瀉下によって表熱が裏に陥入すると少陽、陽明が病む。あるいは瀉下によって裏虚となる。陽病が進行して裏陰に入ったり、裏虚によって陰病となる。腹満は腸管の麻痺によるガス貯留であり、時痛は間歇的な腹痛である。いずれも脾胃の虚寒、腸間膜の血流障害で起こるため太陰に属すという。

治療は桂枝加芍薬湯が主宰する。増量した芍薬が腸間膜の血流を改善し（血痺を取る）、腸管の運動不安を寛解する。桂枝と生姜が腸管を温め、大棗が腸管の運動を調整する。これにより腹満と腹痛を和らげるのである。

この状況で便秘して腹痛の激しいときは、桂枝加大黄湯が治療を

主宰する。大黄で腸管の麻痺による便秘を解消するである。その他の薬理は上に同じ。

注

○桂枝（牡桂）辛温　上気、利関節、補中益気／温筋通脈。**○芍薬**　苦平　除血痺、止痛、利小便／通順血脈、散悪血、去水気。**○生薑**　辛温　温中。**○大棗**　甘平　安中、養脾／補中益気。**○甘草**　甘平　補五藏。**○大黄**　苦寒　蕩滌腸胃、瘀血血閉。

二八〇　太陰為病、脉弱
其人續自便利
設當行大黄芍藥者
宜減之
以其人胃氣弱、易動故也
（下利者先煎芍藥三沸）

太陰、病と為り、脉弱
其の人自ら便利す
設《も》し當に大黄、芍薬を行《や》るべき者は
宜しく之を減らすべし
其の人胃氣弱く動じ易《やす》きを以ての故なり
（下利する者は先ず芍藥を煮て三沸せしむ）

訳

太陰病で、脈が弱（虚）である。瀉下療法の結果ではなく、自然に下利が続いている（裏虚寒）。この状態で、もし桂枝加大黄湯を投与すべき適応がある場合は、大黄、芍薬の用量を減らすべきである。

脈弱と自利は脾胃の気の弱りを示しており、また処置に対して反応しやすい状態にあることを意味しているからである。（下利する者は先に芍薬を煮て三回沸騰させる）。

辨少陰病脉證并治　第十一　合二十三法　方一十九首

二十三法を合す　方は一十九首

○一字低書条文目録

・少陰病、始得之、發熱、脉沈者、麻黄細辛附子湯主之　第一　三味　前有少陰病二十證

・少陰病、二三日、麻黄附子甘草湯微發汗　第二　三味

・少陰病、二三日以上、心煩、不得臥、黄連阿膠湯主之　第三　五味

・少陰病、一二日、口中和、其背悪寒、附子湯主之　第四　五味

・少陰病、身體痛、手足寒、骨節痛、脉沈者、附子湯主之　第五　用前第四方

・少陰病、下利便膿血者、桃花湯主之　第六　三味

・少陰病、二三日至四五日、腹痛、小便不利、便膿血者、桃花湯主之　第七　用前第六方　下有少陰病一證

・少陰病、吐利、手足逆冷、煩躁欲死者、呉茱萸湯主之　第八　四味

・少陰病、下利、咽痛、胸滿、心煩者、猪膚湯主之　第九　三味

・少陰病、二三日、咽痛、與甘草湯、不差、與桔梗湯　第十　甘草湯は一味　桔梗湯は二味

・少陰病、咽中生瘡、不能語言、声不出者、苦酒湯主之　第十一　三味

・少陰病、咽痛、半夏散及湯主之　第十二　三味

・少陰病、下利、白通湯主之　第十三　三味

・少陰病、下利、脉微、與白通湯、利不止、厥逆、無脉、乾嘔者、白通加猪膽汁湯主之　第十四　白通湯は用前第十三方　加猪膽汁湯五味

・少陰病、至四五日、腹痛、小便不利、四肢沈重疼痛、自下利、真武湯主之　第十五　五味　加減法附

・少陰病、下利清穀、裏寒外熱、手足厥逆、脉微欲絶、悪寒、或利止脉不出、通脉四逆湯主之　第十六　三味　加減法附

・少陰病、四逆、或欬、或悸、四逆散主之　第十七　四味　加減法附

・少陰病、下利六七日、欬而嘔渇、煩不得眠、猪苓湯主之　第十八　五味

・少陰病、二三日、口燥咽乾者、宜大承氣湯　第十九　四味

・少陰病、自利清水、心下鞕、口乾者、宜大承氣湯　第二十　用前第十九方

・少陰病、六七日、腹滿、不大便、宜大承氣湯　第二十一　用前第

十九方

・少陰病、脈沈者、急温之、宜四逆湯　第二十二　三味

・少陰病、食入則吐、心中温温欲吐、手足寒、脈弦遲、當温之、宜四逆湯　第二十三　用前第二十二方　下有少陰病一證

二八一　少陰之為病　脈微細、但欲寐也

少陰の病為る　脈微細、但だ寐《い》ねんと欲するなり

訳

少陰心経、少陰腎経の病症としては脈が微細であり、症状としてはただ横になりたがるだけである。

注

○少陰　心経および腎経を指す。心経は心から大動脈弓（心系）を経た後、三つの方面に分かれて行く。

一つは、心から頸動脈を経て視神経（目系）に行く。

二つは、胸部大動脈から腹部大動脈を経て上腸管動脈に行き、小腸に連絡する。心は小腸と表裏の関係にあり、血を主る。腸管の動静脈は広範な血管床をもち、肝とともに藏血機関としての機能をもっており、小腸も血行動態に関係する。

三つは、鎖骨下動脈を経て腋下を通り、手の小指の先端の少衝穴に行く。

「是れ動ずるときは則ち病む、嗌（咽）乾き、心痛み、渇して飲まんと欲す……」（『霊枢』經脈第十）。

腎経は足の裏の湧泉穴より起こり、下肢の内側を上り、肛門附近から腹部に入り、脊椎の前を上り、腎に属す。腎から肺中に入り、気管を経て舌に至る。腎経と衝脈とは平行して走っており、衝脈と一体と考えてよい。衝脈は五藏六府の海（『霊枢』逆順肥痩第三十八）であり、また十二経の海である（『霊枢』動輸第六十二）。上肢を除く躯幹の血管系の主幹をなしている。

即ち心経と腎経は血管系である。故にその病も心腎とともに血管系の障害として現れる。脈微は心不全の徴候であり、脈細は緊の軽度のものであろう。「寐ねんと欲する」のは、循環障害の全身症状の一つで、全身倦怠による。

「是れ主腎生ずる所の病は、口熱し、舌乾き、咽腫れ、上氣し、嗌《エキ》（のど）乾き及び痛み、煩心し心痛す……痿厥して臥を嗜む」（『霊枢』經脈第十）。

○脈細　「裏に病有る者は當に脈は沈にして細なるべし」（平脈法

三）。「太陽が病み、關節疼痛して煩し、脉が沈で細の者は此れを濕《シッ》痺《ビ》と名づく、濕痺の候は、其の人は小便不利」（痓濕暍七）。この湿痺は少陰の病である。

二八二　少陰病
欲吐不吐
心煩但欲寐
五六日自利而渴者
屬少陰也
虛故引水自救
若小便色白者
少陰病形悉具
小便白者※
以下焦虛有寒
不能制水※
故令色白也

少陰病
吐かんと欲して吐かず
心煩し、但だ寐ねんと欲す
五六日自利して渴する者は
少陰に屬するなり
虛するが故に水を引き自ら救う
小便の色の白き者は
少陰病の形悉く具《そなわ》る
小便の白き者は
下焦虛して寒有り
水を制すること能わざるを以ての
故に色をして白からしむるなり

校

※小便白者　『玉函』巻四は「所以然者」に作る。
※水　『千金翼方』巻十は「溲」に作る。

訳

少陰病で、吐きそうになるが吐かない（鬱血性胃炎）。胸が熱っぽく煩わしい。ただ横になっていたがる（心虚）。五六日経過して、瀉下療法を行わないのに自然に下利（脱水）して咽が渇く（腎虚）。このような症状を示す者は少陰病に所属する。

心虚で血液の鬱滞があり、腎虚で利尿の障害があり、水分の代謝が不良である。そのために咽が渇く。そこで水を飲んで渇きを止めようとするのである。

尿の色が白ければ、少陰病の症状が全て揃ったことになる。小便の色が白いのは下焦の機能が衰え、循環障害のために鬱血性の冷えがあり、屎尿を分別、生成して正常の尿を作ることができないためである（腎障害により濃黄色の尿が作れず、薄くて白い尿になる）。

注

〇欲吐　心不全による鬱血性胃炎のためである。**〇心煩**　心不全による心悸亢進、その他による煩わしさである。**〇自利**　心腎不全により老廃物を腎より排泄できない。そこで胃腸管より排除しようとするための症状である。欲吐も一部はこれによる。太陽病の汗出と同様一種の自然治癒機転である。**〇渇**　心腎不全により水分の分布異常になった脱水症状である。**〇下焦**　胃の上焦、中焦で営衛を抽出した後の糟粕は大腸で屎尿に分別され、尿は膀胱に輸送される。この機構を下焦という。腎はこの下焦と膀胱の機能を制御しているため、腎が衰えると下焦の働きも不良となる。即ち尿の生成不全が生ずる。

二八三　病人、脈陰陽倶緊

反汗出者亡陽也

此屬少陰

法當咽痛而吐利

病人、脈陰陽倶に緊

反って汗出《い》づる者は亡陽なり

此れ少陰に屬す

法として當に咽《のど》痛み而して吐利すべし

訳

病人で陰の部位の脈も、陽の部位の脈も緊の者は少陰病に属する。少陰病の法則として咽が痛み、嘔吐、下利が起こる。陰病は一般に汗が出ない（太陽下一四八）。この原則に反して汗が出るのは、陽気が虚して発汗機構の締りが弱ったためである。

注

〇反汗出　「脈雖沈緊、不得為少陰病、所以然者、陰不得有汗、今

頭汗出、故知非少陰也（脈沈緊と雖も少陰病と為すことを得ず、然る所以の者は陰は汗有ることを得ざればなり、今頭汗出づ、故に少陰に非ざるを知るなり）」（太陽下一四八）。「反汗出者亡陽也」は注釈的な文章である。括弧で括って読んだほうが良い。**○脈陰陽倶緊**尺寸診では尺中で陰、寸口で陽を診る。脈緊は寒（辨脈法二〇、平脈法二一、平脈法四二）、あるいは陰実（平脈法二〇）を意味する。太陽病、麻黄湯証では、脈は浮緊である。麻黄湯証は太陽から少陰に病変が及んでいる。太陰病には脈緊はない。厥陰病では三五五条の瓜蔕散に脈緊があるのみで他にはない。少陰病では浮沈微緊いずれもあるため、ここの陰緊は少陰の陰実寒としてよいと考える。そこで「脈陰陽倶緊」は少陰病に所属することになる。

二八四　少陰病

欬而下利、譫語者
被火氣劫故也
小便必難
以強責少陰汗也

少陰病
欬して下利し、譫語する者は
火氣を被って劫《おびやか》さるるが故なり
小便必ず難《かた》し
強いて少陰を責めて汗せしむるを以てなり

訳

少陰病で、咳が出て（肺鬱血）下利をし（脾虚）、うわ言（陽明胃熱）を言うのは、お灸や燔鍼等で皮膚に火熱を加えて血を熱し、強制的に発汗させられたからである。

汗は心（少陰）の液であり、心は血を主る。下利と発汗で津液を消耗している上に、火力によって心を熱して汗をかかせたために小便の排泄が困難になったのである。

注

○欬　発汗により表が虚し、少陰の厥気上逆が起こった。肺の鬱血である。**○下利**　腎の排尿障害を補う腸管からの老廃物排泄である。**○譫語**　火逆による胃熱の上衝である。肝性脳症である（太陽中一一〇―一一八参照）。

二八五

少陰病、脉細沈數
病為在裏、不可發汗

少陰病、脈細沈數なるは
病が裏に在りと為す、汗を發す可からず

訳

少陰病で、脈が細で沈（裏）で頻数（熱あるいは虚、弁脈法三二）なのは、病が裏にあると判断し、発汗治療を行ってはいけない。裏の病では原則として発汗不可である。

二八六

少陰病、脉微
不可發汗、亡陽故也
陽已虚、尺脉弱濇者
復不可下之

少陰病、脈微なるは
汗を發す可からず、亡陽の故なり
陽已に虚す、尺脈弱濇の者は
復た之を下す可からず

訳

少陰病で脈が微の場合は、発汗療法を行ってはいけない。衛気は陽気であり、脈微は衛気の衰えである。衰えているところを発汗すれば更に陽気を虚してしまうので、発汗してはいけないのである。尺脈（陰即ち裏）が弱濇《ショク》のときは瀉下療法をやってはいけない。これも裏虚をますます甚だしくするからである。

注

○脉微　「其の脉自ら微……内に津液無きを以てなり」（辨脈法一三）。「寸口の脉微にして濇、微の者は衛氣衰う、濇の者は榮氣不足」（平脉法三四）。衛気虚は陽虚である。故に脈微で発汗すれば重ねて陽気を失うので、不可発汗となる。**○尺脉弱濇**　尺寸診では寸は表陽、尺は裏陰を診る。尺の弱は裏気の虚を意味する。濇は営気不足で循環障害がある。また風の滑脈が急性、一過性で表在性の病を示すのに対して、濇脈は慢性、深在性の病症を意味する。尺脈弱濇は裏陰即ち腸管の虚である。故に瀉下療法の適応がないのである。

二八七

少陰病、脉緊
至七八日自下利
脉暴微、手足反温
脉緊反去者為欲解也
雖煩、下利必愈

少陰病、脉緊
七八日に至って自下利し
脉暴《にわか》に微となり、手足反って温かし
脉緊反って去る者は解せんと欲すと為すなり
煩すと雖も下利は必ず愈《い》ゆ

注

○脉緊　「脈緊は寒。肺裏寒、胃虚冷のときに出る」（平脉法二一）。**○脉微**　「傷寒三日、脉浮數にして微……此れ解せんと欲すと為す」（辨脉法一四）。また、「脉微緩の者は愈えんと欲すと為す」（太陽上二三）。**○脉緊反去者**　「緊去り安に入るは此れ解せんと欲すと為す」（辨脉法三一）。

訳

少陰病で、脈が緊であり、緊は寒を意味する。ここは裏寒で手足も冷たくなる。七八日経過したら自然に（自然治癒機転として）下利が起こり、脈が急に微（邪気の衰え）となった。手足はかえって温かい（少陰の循環障害の軽減）。

脈が微となり、初めの緊の脈が消えたのは、裏寒が緩み、治癒の傾向が出てきたのである。少陰の心煩は残っていても、下利は自然に治癒する（少陰心腎機能の回復）。

二八八

少陰病、下利
若利自止

少陰病、下利す
若し利自ら止み

悪寒而踡臥
手足温者可治

悪寒し踡臥《ケンガ》し
手足の温かき者は治す可し

訳

少陰病で下利（裏虚寒）している。もしこの下利が自然に止まり（裏虚寒緩和）、寒気が（表寒）して背を丸めて横になっている場合、手足が温かい（陽気の回復）者は治療してよい。治癒の可能性があり、予後不良で治療しても意味のないものとは違う。病は裏から表に推し戻されている。

注

○**踡**　音ケン。せぐくまる。背中を丸く曲げること。縮こまること。

二八九　少陰病
悪寒而踡、時自煩
欲去衣被者可治

少陰病
悪寒して踡《せぐく》まり、時に自ら煩す
衣被を去らんと欲する者は治す可し

訳

少陰病で、寒気がして背を丸めている（表虚寒）。時々自然に熱が出て煩わしく感じ（陽気の回復）、衣服を取ろうとする者は治療してよい。治癒する可能性がある。これも陽気が回復し、病が裏から表に浮かんできている。

二九〇　少陰中風　脉陽微陰浮者為欲愈

少陰の中風　脉陽微にして陰浮の者は愈えんと欲すと為す

訳

少陰心経、腎経が風邪に侵された。陽脈が微で、陰脈が浮のときは治癒の可能性がある。

注

〇中風　風の侵襲力は寒より弱く、病症も軽い。予後も佳良のことが多い。**〇陽微**　邪気が弱く、治癒傾向があることを示す。**〇陰浮**　裏陰の脈が浮であるのは邪気が深く入っていないことを意味する。以上、証と脈がいずれも軽症であることを示している。治癒すると判断してよい徴候である。

二九一　少陰病、欲解時　従子至寅上※

少陰病、解せんと欲する時は子より寅の上に至る

校

※至寅上　『玉函』巻四は「盡寅」に作る。

訳

少陰病が治癒する時刻は、子の刻（午後十二時前後）から寅の上（午前三時から四時）である。腎水の旺する時刻である。

二九二　少陰病、吐利

手足不逆冷

反發熱者不死

脉不至者（至一作足）

灸少陰七壮

少陰病、吐利す

手足逆冷せず

反って發熱する者は死せず脉至らざる者（至は一に足に作る）は少陰に七壮を灸す

訳

少陰病で、嘔吐、下利がある（脾胃虚寒）。（脾胃の虚寒が少陰の機能に影響せず）手足に冷えはなく（少陰心腎不衰、血液循環は保たれている）、かえって発熱（陽気回復）する場合は死ぬことはない。予後良好。

手足の厥冷はないが、少陰腎経（も多少障害されて、そ）の脈所である太谿穴（内踝の後）の拍動を触れないときは（少陰腎経の力を補うために）、そこに灸を七壮据えて、血行の回復を図る。

二九三　少陰病、八九日　　少陰病八九日
一身手足盡熱者　　一身手足盡《ことごと》く熱する者は
以熱在膀胱　　熱が膀胱に在るを以てなり
必便血也　　必ず血を便するなり

訳

少陰病で、八九日経過して、体も手足も全て熱をもっているのは、熱が膀胱にあるからである。必ず血尿を出す。

注

○**身手足盡熱**　病邪が少陰経から手足の太陽経（小腸経ならびに膀胱経）に及び、全身の発熱を生じたのである。膀胱炎あるいは腎盂腎炎を起こしたとも考えられる。そこで血尿が発生する。

二九四　少陰病、但厥、無汗
而強發之、必動其血
未知從何道出
或從口鼻或從目出者
是名下厥上竭
為難治

少陰病、但だ厥し、汗無し
而るに強《しい》て之を發すれば必ず其の血を動ず
未だ何の道より出づるかを知らず
或は口鼻よりし、或は目より出づる者は
是れを下厥上竭《ケツ》と名づく
治し難しと為す

訳

少陰病で、手足が冷えている（少陰心腎の機能が衰えて、四肢の循環が不良）だけで他の症状はない。汗も出ない（汗は心の液、無汗は心実による）。この状態で、播鍼切刺や火灸等により皮膚に熱を加えて無理に発汗させると、（脈と血と汗を主る）心を駆動して血行動態を変動させ、少陰の厥逆を生じ出血を起こす。

どこから出るかは決まっていない。口（咽喉、少陰腎経）から出たり、鼻（衝脈は頏顙・鼻咽腔に至る）から出たり、目（心経、衝脈流注）から出たりする。発汗は表を虚し、少陰の厥逆を誘い、頭や胸という上半身から出血させるのである。

この状態を少陰の厥逆により血行の変動を起こし、頭面で出血させて血を消耗するという。少陰心経腎経の傷害によるもので難治である。

注

○厥　冷え、のぼせ。四肢の冷え。**○竭**　尽きること。**○口鼻目**　いずれも小陰心経あるいは少陰腎経、またそれと平行する衝脈が潅流する所である。これらの経脈は血管および血液に関係する。

考

○火逆　本書の太陽中一一〇条から一一九条に関連する記載がある。出血については一一一条、一一四条、一一五条に記されている。火としては灸、その他が挙げられている。

二九五　少陰病

悪寒、身踡而利
手足逆冷者不治

少陰病
悪寒し身踡まって利し
手足逆冷する者は治せず

訳
少陰病で、寒気がし（太陽、表の虚寒）、体を縮こませ（嗜臥の一種、裏の虚寒）、下利（脾胃の虚寒）をする。そして手足が冷え切っている（少陰の厥逆、心不全による四肢の循環障害）者は治療しない。予後不良。

二九六　少陰病、吐利

躁煩四逆者死

少陰病、吐利し
躁煩して四逆する者は死す

訳
少陰病で、嘔吐、下利（脾胃虚寒）がある。胸苦しくて（心不全）手足をばたばたさせ（心不全）、手足は冷え切っている（ともに四肢の循環障害）。このような場合は予後不良で死の転帰を取る。

注
○**煩躁四逆**　いずれも心不全の徴候、死徴である。傷寒の死は少陰病と厥陰病に集中している。煩躁四逆によるものが多い。心死である。

二九七　少陰病

少陰病

下利止而頭眩
時時自冒者死

下利止んで頭眩し
時々自ら冒する者は死す

訳

少陰病で、下利が止まった。水の下泄が止まり、上逆が起こってきた。頭がぐらぐらしたり、目の前が真っ暗になったり（脳虚血発作）、時々は頭にものを被ったような感じ、頭冒感がする（少陰の厥逆）。このようなときは死ぬ。

注

○下利止 下利の止まった理由はわからない。本症では心腎の不全により排尿障害があり、老廃物は下利として排泄されていた。今下利が止まると老廃物が排泄されず、その中毒が起こる。尿毒症であり、ここの脳症はその一部と考えられる。そこで予後不良となるのである。**○眩** 暗黒性眩暈。脳虚血発作で起き、回転性めまいである「暈」より予後は悪い。

二九八　少陰病、四逆
悪寒而身踡
脈不至
不煩而躁者死
（一作吐利而躁逆者死）

少陰病、四逆し
悪寒して身踡《せぐく》まり
脈至らず
煩せざるも躁する者は死す
（一に吐利して躁逆する者は死すに作る）

訳

少陰病で、手足が冷え切っている（陽虚、心虚による四肢循環障害）。寒気がし（陽虚）、体をかがめている（嗜臥）。脈所で脈拍を触れない（心虚）。胸苦しさはないけれど、手足をせわしなくばたばた動かしている（心虚、四肢循環障害）。このような病人は死ぬ。（ある本には、嘔吐、下利して手足をばたつかせ、手足の冷える者は死ぬと書いてある）。

注

○四逆、脉不至、躁　心不全の症状である。予後不良。

二九九　**少陰病六七日**　**少陰病、六七日**
息高者死　**息の高き者は死す**

訳

少陰病で六七日経過した。呼吸音の高いものは死ぬ（意識障害を伴うことが多い）。

注

○息高者　正常な呼吸が困難の状況である。この呼吸困難は心不全より起こる。肺に十分な血液が循環しないため、死の転帰を取る。重症の糖尿病や尿毒症に見られるクスマウル大呼吸もある。原病の状況によっては予後不良である。

三〇〇　少陰病脉微細沈　少陰病、脉微細沈
但欲臥　但だ臥せんと欲す
汗出不煩　汗出て煩せず
自欲吐　自ら吐かんと欲す
至五六日自利　五六日に至って自利し
復煩躁不得臥寐者死　復た煩躁して臥寐するを得ざる者は死す

訳

少陰病で寸口の脈が微（心虚）で、細（虚）で、沈（裏）である。ただ横になっていたがり、汗は出る（心虚）が胸苦しさはない。何もしないのに自然に吐く傾向がある（胃虚寒、鬱血性胃炎）。五六日経つうちに自然に下利が起こる（裏虚寒）。その上、胸苦しさと手足のばたつきが始まり、じっと寝ていることができなくなった（四肢循環障害）。このような人は死ぬ。

注

○脈微細沈　病裏（心腎）にあり、裏虚の脈状である。

①「下之後、復發汗、必振寒、脈微細、所以然者、以内外倶虚故也」（太陽中六〇）。

②「若裏有病者、脈當沈而細」（平脈法三二）。

③「脈浮大、手足温者生、逆冷、脈沈細者不過一日死矣」（傷寒例三〇）。

三〇一

少陰病始得之	少陰病始め之を得
反發熱、脈沈者	反って發熱し、脈沈の者は
※麻黄細辛附子湯主之	麻黄細辛附子湯之を主る
方一	方一

麻黄細辛附子湯方

麻黄二兩　節を去る　細辛二兩　附子一枚　炮《あぶ》って皮を去り八片に破る

右三味、水一斗を以て、先ず麻黄を煮て、二升を減じ、上沫を去り、諸薬を内《い》れ、煮て三升を取り、滓を去り、一升を温服す、日に三服す

校

※麻黄細辛附子湯　『玉函』巻四は「麻黄附子細辛湯」に作る。

訳

　始めから少陰病として発病した。少陰病では一般に発熱することは少ない。それに反して発熱し、脈が沈の場合は麻黄細辛附子湯が治療を主宰する。

注

○始得之　途中から少陰病になったのではなく、初めから少陰病として発病した。**○反發熱**　少陰病では発熱することは少ない。その傾向に反してということである。陽気の残存、発揚を意味する。少陰の表に当たる太陽の熱である。**○脈沈**　病が裏にあるしるしである。発熱の場合は浮数になることが多い。今沈なのは病の根本が裏にあることを示す。**○麻黄細辛附子湯**　本症は邪気は少陰にあり、太陽の発熱を伴うものである。故に麻黄で表を発し、麻黄、細辛、附子で少陰を補うのである。本方は感冒等熱病の初期、発熱する前、悪寒、咽痛等少陰の症状のあるときによく処方され、病を頓挫させる。必ずしも発熱を条件としない。**○麻黄**　苦温　発表出汗、邪熱の気を去る、欬逆上気を止む。**○細辛**　辛温　欬逆、風湿痺痛／温中、下気、喉痺。**○附子**　辛温　欬逆、温中、寒湿踒躄、拘攣膝痛／脚疼冷弱、心腹冷痛。

考

○麻黄は関節痛や水腫、細辛や附子は四肢痛、厥寒に使う等、いずれも少陰に作用点をもつ薬剤である。

三〇二　少陰病、得之二三日
麻黄附子甘草湯微發汗
以二三日※無證故
微發汗也
方二

少陰病、之を得て二三日
麻黄附子甘草湯にて微《かす》かに汗を發す
二三日證無きを以ての故に
微かに汗を發するなり
方二

麻黄附子甘草湯方

麻黄二兩　節を去る　甘草二兩　炙る　附子一枚　炮って皮を去り八片に破る

右三味、水七升を以て、先ず麻黄を煮て一兩沸せしめ、上沫を去り、諸藥を内れ、煮て三升を取り、滓を去り、一升を温服す、日に三服す

校

※無　『玉函』巻四にはこの下に「裏」の字がある。

訳

少陰病に罹患して二三日経過したら、麻黄附子甘草湯で少し発汗する。二三日経過しても、発熱以外の（裏証に当たる）病症が現れないので本方で少し発汗するのである。

注

○少陰病　本方の適応は「他証なし」というだけである。少陰病の症状は本書では、少陰二八一に記されている。しかしこれだけでないことは『霊枢』經脉第十を引用して示しておいた。即ち心経では、咽痛、心痛、渇。腎経では口熱、舌乾、咽腫、咽喉の乾燥疼痛、煩心、嗜臥等である。これらの症状があって、二三日経過して発熱以外の他の経脈の症状が現れないときは、本方で発汗するというのである。**○麻黄附子甘草湯**　前条の麻黄細辛附子湯とは、細辛と甘草の違いである。細辛は温中、甘草は急迫を治する効能がある。したがって前者では悪寒等冷えが強い、後者では疼痛が強い等によって鑑別する。なお麻黄附子湯の処方構成は本方と同じで（麻黄が三両になっている）、水気病に使われている。即ち浮腫も適応になる。

また麻黄、附子の適応病状を勘案して応用範囲を広げることを考えるべきである。

三〇三　少陰病得之二三日以上　少陰病、之を得て二三日以上

心中煩、不得臥
黄連阿膠湯主之
方三

心中煩し、臥することを得ず
黄連阿膠湯之を主る
方三

黄連阿膠湯方
黄連四兩　黄芩二兩　芍藥二兩　雞子黄二枚　阿膠三兩　一に云う三挺と
右五味、水六升を以て、先ず三物を煮て、二升を取り、滓を去り、膠を内れて烊《とか》し盡す、少し冷《さ》まして雞子黄を内れ攪《かきまぜ》て相得しむ、七合を温服す、日に三服す

訳

少陰病に罹患して二三日以上経過したところ、胸の中が熱っぽくて胸苦しく（心熱）、横になることができない。この場合は黄連阿膠湯が治療を主宰する。

注

○心中煩　心傷害による頻数、あるいは不整脈等で心拍動が不安定となり、そのために胸苦しさを感ずるのである。不得臥はその結果である。**○黄連阿膠湯**　苦は心に走る。寒は熱を取る。黄は脾胃の色である。胃腸の働きを補う。故に黄連、黄芩は心と胃の熱を去る。芍薬と阿膠は腹部と手足の血液循環を調整し、心の負担を軽くする。また止血作用があり、出血に対応する。雞子黄は脾胃の煩熱を除く。なお本方の薬物は皆、腹痛、出血に効く。したがって心熱に連係する小腸の熱による胃腸炎の腹痛や下血にも適応がある。**○黄連**　苦寒　熱気、目痛、腹痛下利（陽明）。**○黄芩**　苦平　諸熱黄疸、洩利、下血閉／胃中熱、小腹絞痛（少陽）。**○芍藥**　苦平　除血痺、止痛、利小便／通順血脈、散悪血、緩中（少陰）。**○雞子黄**　雞子　熱火瘡癇痙。**○阿膠**　甘平　心腹内崩、腰腹痛、女子下血／虚労羸痩、腹痛、脚痠不能久立（心肝）。

考

○少陰病は心、腎、血管系に病変が存在する。故にその熱症には苦

寒の薬物が使用される。温補の薬のみ使用されるわけではない。

三〇四　少陰病、得之一二日　少陰病、之を得て一二日、
口中和、其背悪寒者　口中和し、其の背悪寒する者は
當灸之　當に之に灸すべし
附子湯主之　附子湯之を主る
方四　方四

附子湯方
附子二枚　炮る　皮を去り八片に破る　茯苓三兩　人參二兩　白朮四兩　芍藥三兩
右五味、水八升を以て、煮て三升を取り、滓を去り、一升を温服す、日に三服す

訳

少陰病に罹患して一二日経過した。口中には異常がない。背中にぞくぞくと寒気がする。この場合は当然灸を据えて、背部を温めるべきである。処方としては附子湯が治療を主宰する。

注

〇口中和　口熱、舌乾等の異常がない。これは心下の水のためである。以下の文を参照。**〇背悪寒**　背悪寒のときに用いる薬方は三つある。本方と白虎加人參湯（裏熱、背微悪寒）、小青龍湯（背寒冷）である。小青龍湯は『金匱要略』痰飲欬嗽の「夫心下有留飲、其人背寒、冷如手大」とあるのに繫る。心下留飲は少陰の水に関係する。本方の背悪寒も心下水気のためである。故に茯苓、白朮の利水剤と附子の温中で水をさばくのである。**〇灸**　背は太陽膀胱経の支配領域である。背悪寒は太陽の虚寒である。故に灸で温熱を加えて

寒を去るのである。**○附子湯**　少陰は陰経である。本症は陰の邪実であるため寒がある。本症は陰陽ともに寒がある。寒は水と結び付きやすく、そこで利水剤を含む附子湯が処方されている。人参は心とその表である小腸に作用点をもつ。心を補い、腸間膜の血行を賦活する。これにより全身の血行を改善し、心を補強する。芍薬も血痺を除く。内外の血行障害を取り去る。附子は温中で寒を除く。本方は全て少陰の水と血行に関する薬物から構成されている。

○茯苓　甘平　風眩、口焦舌乾、煩満欬逆、心下結痛、胸脇逆気、憂恚驚邪恐悸、利小便。**○白朮**　苦温　風寒湿痺、消食／痰水を消す、風水、霍乱、煖胃消穀。**○人参**　甘微寒　補五藏、精神魂魄を安定する、驚悸を止める、明目、開心益智／微温　胸脇逆満、心腹鼓痛、霍乱、調中、止消渇、通血脈。

三〇五　**少陰病**
身體痛、手足寒、骨節痛
脈沈者
附子湯主之
五　**用前第四方**

少陰病
身體痛み、手足寒《ひ》え、骨節痛む
脈沈の者は
附子湯之を主る
五　**前の第四方を用う**

訳

少陰病で、体（手足も躯幹も）が痛み、手足が冷え切り、関節が痛む、この状況で脈が沈の者は附子湯が治療を主宰する。

注

○身體痛、骨節痛　身は躯幹、体（體）は四肢である。手足背部の痛みである。四肢痛は手足寒の血行障害による。血脈（血管）と骨節はともに少陰に属する。**○脈沈**　病の本体が裏にあることを示す。ここは手足、骨節に寒痛があり、症は少陰の表（骨）にある。附子で中と四肢（表）を温め、芍薬、人参、茯苓で血行を改善し、白朮、附子で骨節の痛みを取る。

三〇六　少陰病　　少陰病
下利便膿血者　　下利して膿血を便する者は
桃花湯主之　　桃花湯之を主る
方六　　方六

桃花湯方
赤石脂一斤　一半は全用、一半は篩末　乾薑一兩　粳米一升
右三味、水七升を以て、米を煮て熟せしめ、滓を去り、七合を温服す、赤石脂末方寸匕を内れ、日に三服す、一服にて愈えれば餘は服する勿れ

訳
少陰病で、下利をし、膿血を排便する者は桃花湯が治療を主宰する。

注
〇便膿血　心は血を生ずる（『素問』陰陽應象大論篇第五）。小腸は心と表裏の関係にある。血便は心、小腸の虚寒で生ずる。膿の生成については『霊枢』玉版第六十に「陰氣不足、陽氣有余、営氣（営血）行かず、乃ち發して癰疽と為る、陰陽通ぜず、兩熱相搏ち乃ち化して膿と為る」とある。同書の癰疽第八十一には「寒邪経絡の中に客《やど》るときは則ち血泣《キュウ》（すすり泣くようにつかえつかえ流れる）す、血泣するときは則ち（なめらかに）通ぜず、通ぜざるときは則ち衛氣これに帰して復た反らず、故に癰腫す、寒氣は化して熱と為る、熱勝つときは則ち肉腐る、肉腐るときは則ち膿と為る」とある。ここで寒気とは病原微生物であり、化膿菌である。感染により血行が障害され炎症性腫瘤ができ、化膿して癰疽、膿瘍を生ずる病理過程が記されている。上記のものは両者ともに体表の化膿巣についての記載であり、発熱を伴うものと考えられる。

本症の膿血は腸管の病原細菌感染により形成されたものである。炎症性発熱よりも腸管出血を主としており、少陰心、小腸の病変、血管障害の関与が強く、裏の虚寒によるものである。故に治療は止血と温中が主となる。

陽明病の瀉心湯類、黄連湯、黄芩湯等は裏の実熱による。発熱や脈の数遅、虚実等の他、少陰（心腎、循環障害）、陽明（脳神経症状）の症状により鑑別すべきである。

○桃花湯　赤石脂は止血、排膿の作用があり、乾姜は胃腸を温め止血する。粳米は石の作用を和らげるものであろう。いずれも血、少陰に作用点をもつ。**○赤石脂**　甘平　黄疸、泄利腸澼（下利）膿血、陰蝕下血赤白、邪気癰腫、疽痔悪瘡。**○乾薑**　辛温　温中、止血、腸澼下利、欬逆、風湿痺。**○粳米**　甘温　補中、益気（『名医別録』）。

三〇七　少陰病
二三日至四五日
腹痛、小便不利
下利不止、便膿血者
桃花湯主之
七　用前第六方

少陰病
二三日より四五日に至り
腹痛み、小便利せず
下利止まず、膿血を便する者は
桃花湯之を主る
七　前の第六方を用う

訳

少陰病に罹患し、二三日から四五日経過した。腹痛、小便の排泄がうまくいかない（乏尿）。下利が止まらず、膿血を排便する。このような病態は桃花湯が治療を主宰する。

注

○腹痛　腸管の化膿性炎症による。小腸の虚寒である。**○小便不利**　利尿障害である。腸管からの水分排泄と少陰腎の障害による。**○下利不止**　腸管の虚寒による。

考

〇本症の諸症状は腸管、主として小腸の虚寒による。故に治療は止血、温中の薬物を使用している。

三〇八　少陰病　下利便膿血者可刺

少陰病　下利して膿血を便する者は刺す可し

訳

少陰病で下利をし、膿血を排便する者は治療に鍼療法を利用すべきである。

注

〇**可刺**　なぜ本症にのみ鍼治療を使用するのか、理由はよくわからない。刺鍼する場合には、少陰腎経の五兪穴より選んで処置すべきであろう。

三〇九　少陰病、吐利
手足逆冷
煩躁欲死者
呉茱萸湯主之
方八

少陰病、(嘔)吐(下)利し
手足逆冷し
煩躁して死せんと欲する者は
呉茱萸湯之を主る
方八

呉茱萸湯方
呉茱萸一升　人參二兩　生薑六兩　切る　大棗十二枚　擘く

右四味、水七升を以て煮て二升を取る、滓を去り、七合を温服す、日に三服す

訳

少陰病で、嘔吐、下利があり、手足が末端から冷え上がってくる、胸苦しくて手足はだるく切なくてばたばた動かしており、死にそうである。このような場合には呉茱萸湯が治療を主宰する。

注

○吐利　脾胃の虚寒による。**○手足逆冷**　少陰心経、腎経は血管系を支配している。その虚寒によって発症する。少陰の厥逆である。**○煩躁**　煩（胸苦しさ）も躁（手足のばたつき）も少陰心虚、腎経厥逆による循環障害の現れである。**○欲死**　「死す」ではない。予後は良好である。本症の病理は心腎虚寒による胃腸症状と心不全、末梢循環障害である。

○呉茱萸湯　温中、調中、安中、及び血痺、血脈の薬からなる。中とは内藏、ここでは胃腸管である。吐利を止める。血痺、血脈は血行改善である。心腎（血管系）に作用する。**○呉茱萸**　辛温　温中、下気、止痛、除血痺／腹内絞痛、諸冷、逆気。**○人参**　微温、調中、胸脇逆満、霍乱吐逆、止消渇、通血脈（『名医別録』）。**○生薑**　辛温　温中、腸澼下利。**○大棗**　甘平　心腹邪気、安中、養脾（脾は現代の膵藏、広く消化器官を意味する）。

三一〇　少陰病
下利、咽痛
胸満、心煩
猪膚湯主之
方九

少陰病
下利し、咽痛み
胸が満ち、心煩するものは
猪膚湯が之を主る
方九

猪膚湯方

猪膚　一片

右一味、水一斗を以て煮て五升を取り、滓を去る、白蜜一升と白粉五合、熬《い》って香ばしくせるものを加え、和《まぜあわ》して相得しめ、温めて分けて六服す

訳

少陰病で、下利、咽の痛み、胸（心下部）の詰った感じ、心藏部の胸苦しさ、このような症状のある場合は猪皮湯が治療を主宰する。

注

○咽痛　少陰心経の一枝は心系（大動脈弓）から上って、咽（食道、咽喉）を挟んで目系（視神経）に繋がる。この経脈が病むと、嗌《エキ》（のど）が乾く。腎経は喉嚨（気管）に循って舌本を挟む。この経脈が病むと咽が腫れる。少陰経の病では、咽喉の病変が起こり、咽痛も生ずる。以下数条の咽痛、咽中痛も同様である。**○猪膚湯**　詳細不明。**○猪膚**　豕の皮である。荒木性次氏の『新古方薬嚢』は豕の表皮を剥いだ後の内皮という。**○白蜜**（石蜜）甘平、心腹邪気、諸驚癇痙、補中益気／心煩、口瘡、止腸澼。**○白粉**『本草綱目』は胡粉だといい、注に炭酸鉛とある。『神農本草經』の粉錫の別名とし、下利止めの効能を認めている。『傷寒論校注』（一九九一年、人民衛生出版社）は「白米粉」としている。実体は不明である。

三一一　少陰病二三日

咽痛者可與甘草湯

不差與桔梗湯

十

少陰病二三日

咽痛む者は甘草湯を與う可し

差《い》えざれば桔梗湯を與う

十

甘草湯方
甘草二兩

右一味、水三升を以て煮て一升半を取る、滓を去り、七合を温服す、日に二服す

桔梗湯方
桔梗一兩　甘草二兩

右二味、水三升を以て煮て一升を取る、滓を去り、分け温めて再服す

訳

少陰病で、発病後二三日経過して、咽の痛む者は甘草湯を与えるべきである。軽快しない場合は桔梗湯を与える。

注

○甘草　甘平　下気、煩満、傷藏、咳嗽（『名医別録』）。**○桔梗**　辛微温　胸脅痛、腹満、腸鳴／苦　治喉咽痛、温中。

三一二　少陰病
咽中傷、生瘡
不能語言、聲不出者
苦酒湯主之
方十一

少陰病
咽の中傷《きず》つき、瘡を生じ
語言すること能わず、聲出でざる者は
苦酒湯之を主る
方十一

苦酒湯方

半夏 洗って破り棗の核の如きもの十四枚※ 雞子一枚 黄みを去り上苦酒を内《い》れ、雞子殻中に着く

右に二味、半夏を内れ、苦酒中に著《つ》け、雞子殻を以て刀環中に置き、火上に安んじ、三沸せしめ、滓を去り、少少含んで之を嚥《の》ましむ、差《いえ》ざれば更に三剤を作る

校

※十四枚 『玉函』巻八にはこの上に「大」の字がある。

訳

少陰病で、咽の中が傷ついて、瘡《きず》ができて、言葉を明瞭に話すことができないだけでなく、聲も出ない場合は、苦酒湯が治療を主宰する。

注

○傷 強く物に打ち当たって傷つくこと。中《あたる》より激しく作用する。**○瘡** 腫れもの、切り傷。**○語言** 語は互いに話し合うこと、会話。言は、ムニャムニャとした不明瞭な物言いではなく、明確な発音で話すこと。**○聲** 人の言葉を音という。物の響きを聲という。ここは人の発する言葉の響き。**○半夏** 辛平 喉咽腫れ痛む、心下堅、胸張欬逆、下気。**○丹雄雞** 雞子 熱火瘡、癇痓を除くを主る。**○卵白** 微寒 目の熱赤痛みを治す、心下の伏熱を除き、煩満を止む（『名医別録』）。**○刀環** 音トウカン。刀は刀形をした古代の貨幣。その柄の部分にある環。この環に卵の殻を立てる。

三一三 少陰病、咽中痛　少陰病、咽の中が痛むものは
半夏散及湯主之　半夏散及湯之を主る

方十二　　　　　方十二

半夏散及湯方

半夏　洗う　桂枝皮を去る　甘草　炙る

右三味等分、各々別に擣《つ》き篩《ふる》い、已《おわ》って合《あわ》せて之を治す、白飲（清水）に和（加え）て方寸匕を服す、日に三服す、若し散服すること能わざる者は水一升を以て煎じて七沸せしめ、散を兩方寸匕内れ、更に煮て三沸せしむ、火より下して小冷せしめ少少之を嚥む、※半夏は毒有り、當に散服すべからず

校

※半夏有毒不當散服　『玉函』巻八にはこの八字はない。

訳

少陰病で、咽の中が痛む者は半夏散及湯が治療を主宰する。

注

○**咽中痛**　少陰三一〇の注参照。○**桂枝**（牡桂）　辛温　喉痺（咽頭炎、扁桃炎）、上気、欬逆、利関節／温筋、通脈。

三一四　少陰病、下利　　　少陰病、下利するものは

白通湯主之　　　白通湯之を主る

方十三　　　方十三

白通湯方

葱白四莖　乾薑一兩　附子一枚　生※、皮を去り八片に破る

右三味、水三升を以て煮て一升を取り、滓を去り、分け温めて再服す

校

※生　『玉函』巻八には下に「用」の字がある。

訳

少陰病で、下利するものは白通湯が治療を主宰する。

注

○**下利**　陽明の下利は裏熱、瀉心湯類の適応。少陰の下利は裏の虚寒による。乾姜、附子、苓朮の適応。心腎の障害、循環不全を伴う。○**葱白**　平　喉痺不通、安中（『名医別録』）。○**附子**　辛温　温中／心腹冷痛、下利赤白。○**乾薑**　辛温　温中、腸澼下利、欬逆上気、風湿痺。

三一五　少陰病

下利、脉微者

與白通湯

利不止、厥逆、無脉

乾嘔、煩者

白通加猪膽汁湯主之

服湯、脉暴出者死

少陰病

下利して脉微の者は

白通湯を與う

利止まず、厥逆し、脉無く

乾嘔し、煩する者は

白通加猪膽汁湯之を主る

湯を服し、脉暴《にわか》に出る者は死す

微続者生
白通加猪膽湯
方十四　白通湯用上方

微《かす》かに続く者は生く
白通加猪膽湯
方十四　白通湯は上の方を用う

白通加猪膽汁湯方
葱白四莖　乾薑一兩　附子一枚　生、皮を去り八片に破る　人尿五合　猪膽汁一合
右五味、水三升を以て煮て一升を取り、滓を去り、膽汁、人尿を内れ、和（加え）て相い得しめ、分け温めて再服す、若し膽無も亦た用う可し

訳

少陰病で、下利（裏の虚寒）をして、脈が微《かす》か（心不全）な者は白通湯を与えて様子をみる。

下利が止まらず（脱水）、手足が冷え上がり、脈を触れず（心不全）、嘔吐を催すが何も出ない（鬱血性胃炎）、胸苦しい（心不全）。このような症状のあるときは白通加猪胆汁湯が治療を主宰する。湯液を服用して、突然脈が打ち出す場合は死ぬ。微かに脈が出てきて打ち続けるときは生きる。

注

○人尿　寒　時行、大熱、狂走を主治す、諸毒を解す、宜しく絶乾せし者を用うべし、擣いて末とし、沸湯を沃《そそ》いで之を服す（『名医別録』）。**○猪膽汁**（豚胆）　傷寒の熱渇を治す（『名医別録』）。

三一六　少陰病

少陰病

二三日不已、至四五日　二三日已《や》まず、四五日に至り
腹痛、小便不利　腹痛み、小便利せず
四肢沈重疼痛　四肢が沈重で疼痛し
自下利者　自ら下利する者は
此為有水氣　此れは水氣有りと為《な》す
其人或欬、或小便利　其の人、或は欬（咳）し、或は小便利し
或下利、或嘔者　或は下利し、或は嘔するときは
※真武湯主之　真武湯之を主る
方十五　方十五

真武湯方
茯苓三兩　芍藥三兩　白朮二兩　生薑三兩　切る　附子一枚　炮って皮を去り八片に破る
右五味、水八升を以て煮て、三升を取り、滓を去り、七合を温服す、日に三服す、若し欬する者は五味子半升、細辛一兩、乾薑一兩を加える、若し小便利する者は茯苓を去る、若し下利する者は芍藥を去り、乾薑二兩を加える、若し嘔く者は附子を去り生薑を加え、前に足して半斤と為す

校
※真　『千金翼方』巻十は「玄」に作る。

訳
少陰病に罹患して二三日経過したが消退しない。四五日経って腹が痛み（裏虚寒）、小便の出が悪い（腎不全）。手足がだる重く感ず

るようになり、疼痛がある（四肢の循環障害）。下剤を使わないのに自然に下利する（裏虚寒）。このような症状が現れるのは水気（心腎不全、浮腫、水腫）があるためである。
この患者が咳をしたり、小便の排泄が多かったり、下利したり、吐き気があったりする場合は真武湯が治療を主宰する。

注

○真武湯　太陽中八二の注参照。

三一七　少陰病
下利清穀裏寒外熱
手足厥冷、脉微欲絶
身反不悪寒、其人面色赤
或腹痛、或乾嘔、或咽痛
或利止脉不出者
通脉四逆湯主之
方十六

少陰病
下利清穀し、裏寒外熱
手足厥冷し、脉微かにして絶えんと欲す
身反って悪寒せず、其の人、面の色赤し
或は腹痛し、或は乾嘔《からえずき》し、或は咽痛み
或は（下）利止んで（しかるに）脉出でざる者は
通脉四逆湯之を主る
方十六

通脉四逆湯方
甘草二両　炙る　附子大なる者一枚　生にて用いる、皮を去り、八片に破る　乾薑三両　強い人は四両とす可し
右三味、水三升を以て煮て一升二合を取り、滓を去り、分け温めて再服す、其の脉即ち（直ちに）出づる者は愈ゆ、面色赤き者は葱九莖を加える、腹中痛む者は葱※を去り芍薬二両を加える、嘔する者は生薑二両

を加える、咽痛む者は芍薬※を去り、桔梗一兩を加える、利止み脈出でざる者は桔梗※を去り、人參二兩を加える、※病の皆、方と相應ずる者は乃ち之を服す

校

※去葱　『玉函』巻八にはこの二字はない。
※去芍藥　『玉函』巻八にはこの三字はない。
※去桔梗　『玉函』巻八にはこの三字はない。
※病の皆……服す　『玉函』巻八にはこの文章はない。

訳

少陰病で、筒下しで、食べた物がそのまま下利便として出てくる（裏虚寒）。裏即ち腹部が寒（冷え）て外（頭）に熱がある病態となり、手足は冷え上がり、脈は微細で触れなくなりそうな打ち方をしている。

しかし体表には冷えがなく寒気はしない（外熱）。顔面の色は赤い（のぼせ）。腹痛があったり、乾嘔があったり、咽の痛みがあったり、あるいは下利は止まったのに脈は触れない、といった症状のあるときは通脈四逆湯が治療を主宰する。

注

○病の皆、方と相應ずる者　病方相応。いわゆる、方証相対の源か。

三一八　少陰病、四逆
其人或欬或悸
或小便不利或腹中痛
或泄利下重者
四逆散主之
方十七

少陰病、四（肢）逆（冷）す
其の人、或は欬し、或は（動）悸し
或は小便不利し、或は腹中痛み
或は泄利下重する者は
四逆散之を主る
方十七

四逆散方

甘草　炙る　枳實　破って水に漬け、炙って乾かす　柴胡　芍藥

右四味、各十分、擣※いて篩い、白飲に和し方寸匕を服す、日に三服す、欬する者は五味子、乾薑各五分を加える、并びに下利を主る、悸する者は桂枝五分を加える、小便不利の者は茯苓五分を加える、腹中痛む者は附子一枚を加える、炮って坼《※タク》（裂く）せしむ、泄利下重の者は先ず水五升を以て薤白三升を煮、煮て三升を取り、滓を去り、散三方寸匕を以て湯中に内れ、煮て一升半を取り、分け温めて再服す

校

※擣篩　『玉函』巻八は「為散」に作る。

※令坼　『玉函』巻八にはこの二字はない。

訳

少陰病で、手足が冷え上がっている（末梢循環障害）。この状態で、咳したり（肺虚寒）、動悸がして心悸亢進（心障害—苦味薬）を起したり、小便の出が悪くなったり（腎障害）、腹の深部が痛んだり（裏熱結—枳実、芍薬、柴胡）、あるいは下利して直腸、肛門部に詰まったような感じがしたりする（裏熱結—枳実、芍薬）ときは四逆散が治療を主宰する。

心腎障害（少陰病）に腹部症状が加わった場合である。

注

〇**枳實**　苦寒　寒熱の結を除く、利を止める／酸微寒　停水を逐う、結実を破る、脹満を消す、胃気を安んず。〇**柴胡**　苦平　腸胃中の邪結気、寒熱の気、推陳致新／心下煩熱、痰熱結実、胸中邪逆。〇**芍藥**　苦平　腹痛、血痺を除く、止痛、堅積を破る、利小便。〇**四逆散**　諸薬の気味は苦平ないし寒。苦は心に働く。寒は熱を取る。また諸薬堅積あるいは結実を除く。即ち心熱及び腹中の結実を取る処方である。『中医大辞典』（李経緯等編纂、人民衛生出版社一九九五年刊）は「肝気鬱滞」の薬方としている。

三一九　少陰病　　少陰病
下利六七日　　下利六七日
欬而嘔渴　　欬して嘔し、渇し
心煩不得眠者　　心煩して眠ることを得ざる者は
猪苓湯主之　　猪苓湯之を主る
方十八　　方十八

猪苓湯方
猪苓　皮を去る　茯苓　阿膠　澤瀉　滑石各一兩
右五味、水四升を以て、先ず四物を煮て、二升を取り、滓を去り、阿膠を内れて烊《とか》し盡くす、七合を温服す、日に三服す

訳

少陰病で、六七日下利が止まらない（裏虚寒、水）。咳（肺寒、水）が出て、吐き気（胃鬱血、水）がし、咽が渇く（胃熱、脱水）。心臓がドキドキして胸苦しい（心虚熱、水）ために眠ることができない。このような場合には、猪苓湯が治療を主宰する。

注

○**猪苓湯**　陽明二二三参照。沢瀉寒、滑石寒で心熱、胃熱を除く。心腎の虚で水分の停滞がある。阿膠以外の諸薬は利水作用がある。

三二〇　少陰病
得之二三日
口燥咽乾者
急下之
宜大承氣湯
方十九

少陰病
之を得て二三日
口燥《かわ》き咽乾く者は
急《いそ》ぎ之を下せ
大承氣湯に宜し
方十九

大承氣湯方
枳實五枚　炙る　厚朴半斤　皮を去り炙る　大黄四兩　酒にて洗う　芒消三合
右四味、水一斗を以て先ず二味を煮て、五升を取り、大黄を内れ更に煮て二升を取り、滓を去り、芒消を内れ、更に火に上せ　一兩沸せしめ、分け温めて再服す、一服して利を得れば後服を止む

訳

少陰病に罹患し、二三日経過し、口が燥《かわ》いて咽が渇く場合は急いで下す。大承気湯を与えるのが適当である。

注

〇口燥咽乾　燥も乾も蒸発して水分が少なくなること。口は脾の竅であり、咽は腎経の通路に当たる。口燥は胃熱、咽乾は腎障害のしるしである。小便不利があると思われる。下剤をかけて腎で処理できないものを腸管から排泄する作戦と考えられる。**〇厚朴**　苦温　頭痛、驚悸、気血痺／大温　温中、下気、霍乱、腹痛、脹満。**〇大黄**　苦寒　蕩滌腸胃、通利水穀、瘀血血閉を下す。**〇芒消**　辛苦大寒　大小便を利す。

三二一　少陰病
※自利清水、色純青
心下必痛
口乾燥者
※可下之
※宜大承氣湯
二十　用前第十九方　一法用大柴胡湯

少陰病
自ら清水を利す、色は純青
心下必ず痛む
口の乾燥する者は
之を下す可し
大承氣湯に宜し
二十　前の第十九方を用う　一法に大柴胡湯を用う

校

※自　『玉函』巻四は「下」に作る。
※可　『玉函』巻四は「急」に作る。
※宜大承氣湯　『脉經』巻七は「屬大柴胡湯承氣湯證」に作る。

訳

少陰病で、自然に、真っ青な色をした水のような下利をしている。心下部には必然的に痛みが生ずる。口が乾燥する場合は下すのがよい。大承気湯が適当である。

注

○自利清水　腎傷害により小便不利があり、腸管から排水している場合であろう。**○心下必痛**　胃腸の虚寒である。栄養物を吸収すべき腸管が利尿器官として機能しているためであろう。**○口乾燥**　利尿障害による一種の脱水症状であろう。

三二二　少陰病、六七日
※腹脹、不大便者

少陰病、六七日
腹脹り、大便せざる者は

急下之

宜大承氣湯

二十一　用前第十九方急ぎ之を下せ

大承氣湯に宜し

二十一　前の第十九方を用う

校

※脹　『千金翼方』巻十は「滿」に作る。

訳

少陰病に罹患して六七日が経過した。腹が脹り（ガスあるいは腹水）大便がない。このような場合は急いで下す。大承気湯が適当である。

注

○腹脹　腸管麻痺によるガス貯留。あるいは心腎傷害による腹水である。下剤によって腸管からの排便と利尿を図るのである。

三二三　少陰病　少陰病
脉沈者急温之　脉沈の者は急ぎ之を温めよ
宜四逆湯　四逆湯に宜し
方二十二　方二十二

四逆湯方
甘草二兩　炙る　乾薑一兩半　附子一枚　生で用いる、皮を去り八片に破る

右三味、水三升を以て煮て一升二合を取り、滓を去り、分け温めて再服す、強い人は大附子一枚、乾薑三兩とす可し

訳

少陰病で、脈が沈の場合は急いで温める。それには四逆湯が適当である。

注

○脈沈　腎は沈が正常（平脈法一）。尺寸ともに沈は少陰が病を受ける（傷寒例一三）。「病發熱し頭痛し、脈反って沈、若し差《いえ》ず、身體疼痛するときは當に其の裏を救うべし、四逆湯に宜し」（太陽中九二）。沈は裏寒を意味する。脾胃の寒なら下利する。手足の厥逆なら四肢厥冷である。いずれにしても乾姜、附子で温めるのが原則である。心腎の機能障害による循環障害、小便不利があると思われる。

三二四　少陰病、飲食入口則吐
心中温温欲吐、復不能吐
始得之手足寒
脈弦遲者此胸中實
不可下也、當吐之
若膈上有寒飲、乾嘔者
不可吐也
當温之、宜四逆湯
二十三　方依上方

少陰病、飲食口に入れば則ち吐く
心中温温として吐かんと欲するも復た吐く能わず
始めに之を得て手足寒《ひ》え
脈弦遲の者は此れ胸中實するなり
下す可からず、當に之を吐すべし
若し膈の上に寒飲が有って乾嘔する者は
吐す可からざるなり
當に之を温めるべし、四逆湯に宜し
二十三　方は上方に依る

訳

少陰病で、食べ物が口に入るとすぐ吐いてしまう。胸から心下にかけてむかむかして吐きそうになるが、それでも吐くことができない。

この嘔吐傾向が始まったとき、手足が冷え（少陰厥逆）、脈が弦（肝鬱血）遅（寒）の者は、胸の中（肝）で邪気が実しているのである。病は腸管にはないので下してはいけない。病は胃から上にあるので吐かせるべきである。

もし横隔膜の上に冷え（胃寒）があって、空えずきをする場合は吐かせてはいけない。温めるべきである。このときは四逆湯が適当である。

三二五　少陰病、下利、脉微濇
嘔而汗出、必數更衣
反少者當温其上、灸之
（脉經云、灸厥陰五十壯）

少陰病、下利し、脉は微濇
嘔して汗出づるものは必ず數《しばしば》更衣す
反って少なき者は當に其の上を温めるべし、之に灸す
（脉經に云う、厥陰に灸すること五十壯、と）

訳

少陰病で、下利をしており（裏虚寒）、脈は微濇である（心虚）。吐き気（胃虚寒）がして汗が出る（心虚）。このような場合はしばしば排便があるのが普通である。排便は頻繁にあるが量が少ないのは、裏の虚寒のためである。腹部の上を温めるべきであり、灸を据える。

注

○汗　汗は心の液である（『素問』宣明五氣篇第二十三）。

辨厥陰病脉證并治　第十二　厥利嘔噦附合一十九法方一十六首

厥利嘔噦附　一十九法を合す　方一十六首

○一字低書条文目録

・傷寒病、蚘厥、靜而時煩、為藏寒、蚘上入膈、故煩、得食而嘔吐蚘者、烏梅丸主之　第一　十味　前後有厥陰病四證、厥逆一十九證
・傷寒、脉滑而厥、裏有熱、白虎湯主之　第二　四味
・手足厥寒、脉細欲絶者、當歸四逆湯主之　第三　七味
・若内有寒者、宜當歸四逆加呉茱萸生薑湯　第四　九味
・大汗出、熱不去、内拘急、四肢疼、下利、厥逆、惡寒者、四逆湯主之　第五　三味
・大汗、若大下利而厥冷者、四逆湯主之　第六　用前第五方
・病人、手足厥冷、脉乍緊、心下滿而煩、宜瓜蔕散　第七　三味
・傷寒、厥而心下悸、宜先治水、當服茯苓甘草湯　第八　四味
・傷寒、六七日、大下後、寸脉沈遲、手足厥逆、麻黄升麻湯主之　第九　十四味　下有欲自利一證
・傷寒、本自寒下、醫復吐下之、若食入口即吐、乾薑黄芩黄連人參湯主之　第十　四味　下有下利一十病證
・下利清穀、裏寒外熱、汗出而厥者、通脉四逆湯主之　第十一　三味
・熱利下重者、白頭翁湯主之　第十二　四味
・下利、腹脹滿、身疼痛者、先温裏、乃攻表、温裏宜四逆湯、攻表宜桂枝湯　第十三　四逆湯用前第五方　桂枝湯　五味
・下利、欲飲水者、以有熱也、白頭翁湯主之　第十四　用前第十二方
・下利、譫語者、有燥屎也、宜小承氣湯　第十五　三味
・下利後更煩、按之心下濡者、虚煩也、宜梔子豉湯　第十六　二味
・嘔而脉弱、小便利、身有微熱、見厥者難治、四逆湯主之　第十七　用前第五方　前有嘔膿一證
・乾嘔、吐涎沫、頭痛者、呉茱萸湯主之　第十八　四味
・嘔而發熱者、小柴胡湯主之　第十九　七味　下有噦二證

三二六

厥陰之為病　厥陰の病為《た》る
消渇　消渇《ショウカチ》す
氣上撞心　氣上《のぼ》って心を撞《つ》き
心中疼熱　心中疼熱す
飢而不欲食　飢えるも食を欲せず
※食則吐蚘　食するときは則ち蚘《カイ》（蛔虫）を吐く
下之利不止　之を下せば利止まず

校

※食則吐蚘　『玉函』巻四には、この上に「甚者」の二字がある。『脉經』巻七では「甚者則欲吐」に作る。

訳

厥陰肝経の部位が病に侵されると以下の症状が起こる。激しい煩渇を生じ水を飲みたがる（肝鬱血）。心藏部に何か突き上がるように感じる（厥気上逆あるいは不整脈）。胸の中（心下、胃、肝の部）がうずくように痛み、熱っぽい（肝熱、胃虚）。腹は減っているが食欲がない（胃虚寒）。物を食べると蛔虫を吐く。下剤をかけると下利が止まらなくなる（脾胃の虚寒）。

注

○**厥陰病**　病位は厥陰肝経にあるが、病変は肝藏にある。傷寒の初期には肝藏の免疫系である網内系の細胞が反応し、充血と相まって肝藏、脾藏の腫脹が生ずる。これが少陽病である。胸脇苦満を起こす。厥陰の病期の病変はチフス菌による肝の化膿と菌血症である。故に発熱と厥冷が交互に起こるようになる。一種の弛張熱である。○**氣上撞心、心中疼熱**　肝に血液が集積して熱がこもり、循環血量が減少し、煩渇が生ずる。また肝藏部に熱感と疼痛が起こる。ここの心は心藏ではない。肝を主として心下、胃の領域である。○**飢而不欲食**　門脈の上流の消化管に鬱血（脾胃虚寒）が起こり、食欲不振、下利となる。蛔虫の吐出は消化管の虚寒による偶発的なものであろう。厥陰病の本質に繫る症状ではない。

三二七　厥陰中風　　厥陰の中風
脉微浮為欲愈　　脉微浮は愈《い》えんと欲すと為す
不浮為未愈　　浮ならざるは未だ愈えずと為す

訳

厥陰肝経が風邪に侵されたとき、脈が微浮であるのは軽快の傾向があると判断する。
脈が浮でない場合はまだ軽快はしないと判定する。

注

○中風　風の侵襲力は寒より弱い。病勢も軽い。**○脉微浮**　微は邪気の力が弱いこと、浮は病が表にあることを意味する。病は表より裏に入る。表の病は裏のものより軽いため、病因の軽微さと相まって予後佳良となる。

三二八　厥陰病欲解時　　厥陰の病の解せんと欲する時は
従丑至卯上※　　丑より卯の上に至る

校

※至卯上　『玉函』巻四は「盡卯」に作る。

訳

厥陰肝経の病が軽快する時刻は丑（午前二時）から卯（午前六時）の間である。

注

○丑至卯上　肝は木に属す。東方、春、卯の時に旺する。故にこの時刻に軽快する。

三二九　厥陰病
渇欲飲水者
少少與之愈

厥陰病
渇して水を飲まんと欲する者には
少少之を與えれば愈ゆ

訳

厥陰肝経の病では、咽が渇いて水を飲みたがるときは、少しずつ与えると楽になる。

注

○**渇**　肝の鬱血による循環血量の減少による。○**愈**　治癒ではない。軽快ないし、煩渇がいくらか楽になる程度のことであろう。○**水**　五行の生剋によれば、水は肝木を生じ、心火（熱）を制す。厥陰の煩渇に水が有効な理由である（柯琴の『傷寒論注』の説）。

三三〇　諸四逆厥者
不可下之
虚家亦然

諸々《もろもろ》の四逆して厥する者は
之を下す可からず
虚家も亦然り

訳

諸々の病で手足の厥冷するものは下してはいけない。体力の衰えている人も同様である。

注

○**四逆厥**　四逆も、厥も、手足の寒冷を生ずる。手足の末端から上方に向かって冷えが及んでいく。手足の経脈は原則として上から下に流れるが、この流れに逆行するので四逆とも厥ともいうのである。四逆厥は手足の循環障害である。心腎の虚でも起こるが、厥陰の厥は熱邪が肝に集中し、手足に及ばないためである。**〇不可下之**　下せば裏、脾胃が虚し、心に負担を掛け、ますます虚を加える。

三三一　傷寒
先厥後發熱而利者
必自止、見厥復利

傷寒
先に厥し、後に發熱し、而して利する者は
必ず自ら止む、厥を見れば復た利す

訳

傷寒の病で、初めに手足の厥冷があり、その後発熱が生じた。このとき下利していても発熱中に必ず自然に止まる。発熱が止んで再び厥冷が現れると下利も生ずる。

注

〇下利と厥　これが一緒に現れるのは裏寒による。発熱とともに消失するのは裏熱による。下利には脾胃の実熱によるもの（炎症、黄連、黄芩の適応）と、虚寒によるもの（鬱血、附子、乾姜）とがある。厥陰の下利は裏の虚寒による。また心腎不全において発汗、利尿の障害があるとき、腸管からの排水によって下利することがある。茯苓、朮の適応である。

三三二①傷寒
始發熱六日
厥反九日而利
凡厥利者當不能食
今反能食者恐為除中

傷寒
始め、發熱六日
厥反って九日にして利す
凡そ厥利する者は當に食する能《あた》わざるべし
今反って能《よ》く食する者は恐らくは除中と為《な》らん

（一云消中）

（一に云う、消中）

訳

傷寒の病に罹患した。始め発熱が六日間続き、その後、厥冷が九日間続いて下利を伴った。

おおよそ手足が厥冷して下利する者は、食欲のないのが普通である（脾胃の虚寒）。この法則に反してよく食べるのは、恐らく除中という病症になっているのであろう（除中については次の第三三三条に述べられている）。

②食以索餅、不發熱者
知胃氣尚在、必愈
恐暴熱来出而復去也
後日※脉之、其熱續在者
期之旦日夜半愈

食するに索餅を以てして發熱せざる者は
胃氣尚《なお》在るを知る、必ず愈ゆ
恐らくは暴《にわか》に熱来り出ずるも亦た去らん
後日之を脉して其の熱續いて在る者は
之を期するに旦日夜半に愈えん

校

※後日　『玉函』巻四は「後三日」に作る。

訳

ただし、ねじり餅を食べさせてみて発熱しないときは（除中ではなく）、胃の正常の消化機能がまだ残存している証拠であるから、この場合は予後が良い。あるいは（胃熱による）急性一過性の発熱が起こるかもしれないが、やがて消退してゆくものである。

さて始めの発熱六日、厥九日の後、脈診をしてみると脈数で、発熱が続く場合は明日の夜半に軽快することが期待できる。

③所以然者、本發熱六日[※]　然る所以の者は本發熱六日
厥反九日、復發熱三日　厥反って九日、復た發熱三日
并前六日、亦為九日　前の六日に并《あわせ》て亦た九日と為す
與厥相應　厥と相應ず
故期之旦日夜半愈　故に之を期するに旦日夜半に愈ゆ

発熱六日、厥九日があった。その後再び発熱が三日あり、始めの六日と合わせて九日になる。厥の日数と発熱の日数が等しくなるので、明日の夜半には軽快するだろうというのである。

校

※所以……夜半愈『玉函』巻四にはこの三十八字はない。

訳

そのように判断する理由は次の通りである。本症の場合、始めに

④後三日　後三日
脉之而脉數　之を脉して脉數《サク》にして
其熱不罷者　其の熱罷《や》まざる者は
此為熱氣有餘　此を熱氣有餘と為す
必發癰膿也　必ず癰膿を發す

訳

ところで発熱九日、厥九日と日数が相応した後、三日目に脈診してみると脈数で、その熱が止まず、続いてあるときは「熱気有余」で、発熱の原因となる病変がなお存在しているのである。必ず膿瘍（熱性化膿）を発生する（内藏か体表か、場所は不明）。

注

○發熱　肝膿瘍による。**○厥**　四肢の厥冷である。肝鬱血により下肢の循環血量が減少して起こり、発熱によって寛解する。

三三三　**傷寒、脉遲六七日**
而反與黃芩湯徹其熱
脉遲為寒
今與黃芩湯復除其熱
腹中應冷、當不能食
今反能食、此名除中
必死

傷寒、脉遲なること六七日
而るに反って黄芩湯を與えて其の熱を徹す
脉遲は寒と為す
今黄芩湯を與えて復た其の熱を除く
腹中應《まさ》に冷ゆべし、當に食する能わざるべし
今反って能く食するは此を除中と名づく
必ず死す

訳

傷寒の病に罹患し、脈遅が六七日続いている。黄芩湯は胃熱を取る処方であるため、この状況で黄芩湯を与えて熱を除こうというのは逆治である。

脈遅は冷えを意味する。この状態で黄芩湯を与えて更に熱を除けば腹中は当然冷え、その結果、食欲がなくなるはずである。ところが、かえってよく食べる者がある。これは除中である。胃の陽気がまさに衰滅しようとして最後の火花を散らしている状況であり、間もなく食べられなくなる。除中の人は必ず死の転帰を取る。

注

○徹　音テツ。突き抜ける。抜き取る。ここは後者の意味。撤去。

三三四　傷寒

先厥後發熱、下利必自止
而反汗出、咽中痛者
其喉為痺
發熱無汗而利必自止
若不止、必便膿血
便膿血者、其喉不痺

傷寒
先に厥して後に發熱するは下利必ず自ら止む
而るに反って汗出でて咽中痛む者は
其の喉《のど》痺《ヒ》（狭窄症）と為《な》る
發熱して汗無く而して利するものは必ず自ら止む
若し止まざれば必ず膿血を便す
膿血を便する者は其の喉痺せず

訳

傷寒の病に罹患した。始めに手足の冷えがあり、後に発熱した。厥に同伴した下利（裏虚寒）は発熱（裏熱）とともに自然に止まる。今汗が出て、咽の奥が痛むのは喉痺、即ち咽頭炎、扁桃炎あるいは咽頭周囲膿瘍である。汗は心の液である（『素問』宣明五氣篇第二三）。少陰心の障害によって出る。喉痺は少陰病である（少陰三一一、同三一三）。少陰の厥逆が上に向かって汗となり、喉痺となったのである。発熱無汗は陽実である。裏も熱して下利は自然に止まる。

発熱無汗で下利が止まらない場合は、膿血便（熱性下利）が出る（熱気有余）。膿血便が出るときは、喉痺は起こらない。邪熱が上に行かず、腸管に入ったのである。

注

〇汗　少陰病で汗の出る場合が三つある。
①少陰二八三「病人脈陰陽倶緊、反汗出者、亡陽也、此屬少陰、法當咽痛而復吐利」。少陰三〇〇「少陰病、脈微細沈、但欲臥、汗出不煩、自欲吐、至五六日自利、復煩躁不得臥寐者死」。
②厥陰三七〇「下利清穀、裏寒外熱、汗出而厥者、通脈四逆湯主之」。
③太陽下一七五「風濕相搏、骨節煩疼……汗出短氣、小便不利……甘草附子湯主之」。

〇便膿血
①少陰三〇六「少陰病、下利便膿血者、桃花湯主之」。
②厥陰三四一「傷寒……四日至七日熱不除者必便膿血」。

三三五　傷寒
一二日至四五日
厥者必發熱
前熱者後必厥
厥深者熱亦深
厥微者熱亦微
厥應下之而反發汗者
必口傷爛赤

傷寒
一二日より四五日に至って
厥する者は必ず發熱す
前に熱する者は後に必ず厥す
厥深き者は熱も亦深し
厥微なる者は熱も亦微なり
厥は應《まさ》に之を下すべし、而るに反って汗を發すれば
必ず口傷つき爛れて赤し

訳

傷寒の病に罹患した。一二日から四五日経過して、手足の厥冷が現れる場合は必ずその後発熱する。初めに発熱したときは、その後に手足の厥冷が生ずる。厥冷が骨髄にまで及ぶものは、熱も深部にまで及ぶ。厥冷の程度が軽いものは、発熱の程度も軽い。熱と厥は相応ずるのである（厥陰三三二）。

厥でも下すべき場合がある。これを反対に汗を出す処方をすると、必ず口内炎を起こして口が爛れて発赤する。

注

○口傷爛赤　発汗によって、厥陰（肝木）の邪気が上逆して口（脾胃土）を傷つけるのである（木剋土）。

三三六　傷寒
病厥五日、熱亦五日

傷寒
厥を病むこと五日、熱も亦た五日

設六日當復厥
不厥者自愈
厥終不過五日
以熱五日、故知自愈

設《も》し六日は當に復た厥すべし
（しかるに）厥せざる者は自ら愈ゆ
厥は終《つい》に五日に過ぎず
熱も五日なるを以ての故に自ら愈ゆるを知る

訳

傷寒の病に罹患した。手足の冷え上る状態が五日間続いた。次に発熱も五日間続いた。このまま病が継続する場合は当然再び手足の寒冷が生ずるはずである。もし手足の寒冷が生じないときは何も処置しなくても自然に軽快する。

結局手足の寒冷が五日間続いただけであり、発熱も五日間で終わっているので、厥陰病の原則的な経過から、この症例が自然に軽快することがわかるのである。

三三七　凡厥者
陰陽氣不相順接
便為厥
厥者手足逆冷者是也

凡そ厥する者は
陰陽の氣相順接せず
便《すなわ》ち厥と為る
厥とは手足逆冷する者是なり

訳

一般的に厥という状態は、陰気と陽気のバランスが取れず、正常に機能していないために生じる現象である。手足の末端において、陰気のみが強いと、血管が収縮した状態が起こり、そのために寒冷が生じる。陽気が極めて弱いと、血管の拡張が弱く熱気が生じないのである。厥とは手足の末端から上方に向かって冷えていく現象である。

三三八①傷寒、脉微而厥
至七八日膚冷
其人躁、無暫安時者
此為藏厥、非蚘厥也
②蚘厥者、其人當吐蚘
③令※病者靜而復時煩者
此為藏寒
④蚘上入其膈
故煩、須臾復止
得食而嘔又煩者
蚘聞食臭出
其人常自吐蚘
⑤蚘厥者烏梅丸主之
又主久利
方一

傷寒、脉微にして厥す
七八日に至って膚冷《ひ》ゆ
其の人躁《さわ》いで暫くも安き時無き者は
此れを藏厥と為す、蚘厥には非ざるなり
蚘厥の者は其の人當に蚘を吐くべし
今、病者靜にして復た時に煩する者は
此れを藏寒と為す
蚘上《のぼ》って其の膈に入る
故に煩す、須臾《シュユ》にして復た止む
食を得て嘔《は》き、又煩する者は
蚘食臭を聞いて出づるなり
其の人は常に自ら蚘を吐く
蚘厥の者は烏梅丸之を主る
又久利を主る
方一

校

※令　『玉函』巻四は「今」に作る。これに従う。

訳

①傷寒に罹患した。脈は微で微かに触れる程度で（心虚）、手足の寒冷がある。七八日経過しているが皮膚が冷たい（心不全による末梢循環障害）。このような状況で、病人が手足をばたつかせて、少

しも安静を保てないものは藏厥と名づける。心不全とそれによる手足の末梢循環障害による現象である。（心）藏の障害による厥なので藏厥という。蛔虫による厥、蚘厥ではない。

②蚘厥の場合は当然蛔虫を吐出する。

③①の状態が続く中で、病人は安静を保っている。躁の症状はない。しかし時々煩、熱っぽく煩わしい症状を起こす。これは藏厥でも、蚘厥でもなく、藏寒である。（肝）藏が寒邪（病原因子）に侵されたために生じた寒熱の症状である。故に厥・膚冷（寒）と煩（熱）がある。厥陰病の厥と熱の軽い場合である。

④（蚘厥の場合は）蛔虫が胃から横隔膜を越えて食道に入ってくることがある。そのために胸苦しく熱っぽくなるが、すぐ消失する（蛔虫はよく上下に移動するからである）。

また食事をすると吐いて（胃に蛔虫がいて、炎症を起こしているからである）、胸が熱っぽくて煩わしい感じがする。これは食事をすると、蛔虫が食物の臭いに反応して胃から出て食道に上ってくるためである。胃や食道が刺激されるために、病人は当然蛔虫を吐き出すことになる。

⑤蚘厥、蛔虫による嘔吐（厥逆）は烏梅丸が治療を主宰する。また慢性の下利にも適応がある。

注

〇この文章を五つに分ける。①は藏厥、③は藏寒についての記述である。蛔厥については②④⑤に記載されている。②と③の順序を逆にすると文意がよく通じる。

烏梅丸方

烏梅三百枚　細辛六兩　乾薑十兩　黄連十六兩　當歸四兩　附子六兩　炮《あぶ》って皮を去る　蜀椒四兩　汗を出す　桂枝　皮を去る　六兩　人參六兩　黄檗六兩

右十味、異（別々）に擣《つ》いて篩《ふる》い、合して之を治す、苦酒を以て烏梅を漬けること一宿《イッシュク》（一晩）、核を去り、之を※五斗米の下に蒸す、飯熟せば擣いて泥と成す、藥を和（加え）て相得しむ、臼の中に内《い》れ、蜜と與《とも》に杵《きね》つくこと二千下（回）、丸めて梧桐子（あおぎりの種）大の如くす、食飲に先だって十丸を服す、日に三服、稍や加えて二十丸に至る、生冷、滑物、臭食等を禁ず

校

※五斗　『玉函』巻八は「五升」に作る。

注

○**烏梅丸**　温中、補中、下気（鎮嘔）の薬から構成されている。胃腸を温めて機能を亢進させ、心煩、嘔気を沈める働きがある。蛔虫を駆除する機能は不明である。黄連、黄檗は胃経に帰経する。蛔虫による胃の炎症性病変を軽減する。○**烏梅**　酸平　下気、熱、煩満を除く、心を安んず／下利、口乾　青梅の燻製。○**細辛**　辛温　欬逆、頭痛、百節拘攣／温中、下気。○**乾薑**　辛温　胸満欬逆上気、温中／腹痛、霍乱、脹満。○**黄連**　苦平　諸熱黄疸、腸澼洩利、下血閉／胃中熱、小腹絞痛。○**當歸**　甘温　婦人漏下、悪瘡瘍／温中、止痛、客血内寒。○**附子**　辛温　欬逆、温中／心腹冷痛、霍乱転筋。○**蜀椒**　辛温　欬逆、温中、下気／心腹留飲、腸澼。○**桂枝**　辛温　欬逆上気、補中益気／心痛、温筋通脈。○**人参**　甘微寒　補五藏／腸胃中冷、心腹鼓痛、霍乱吐逆。○**黄檗**　苦寒　腸胃中の結熱、黄疸、洩利（下利）女子漏下／皮膚熱赤起、目熱、口瘡。

三三九　傷寒、熱少微厥
指（一作稍）頭寒
嘿嘿不欲食、煩躁數日
小便利色白者此熱除也
欲得食、其病為愈
若厥而嘔、胸脇煩滿者
其後必便血

傷寒、熱少なく微しく厥す
指（一に稍に作る）頭寒《ひ》え
嘿嘿として食を欲せず、煩躁數日
小便利し、色白き者は、此れ熱除くなり
食を得んと欲するは其の病愈《い》ゆと為す
若し厥して嘔し、胸脇煩滿する者は
其の後必ず便血す

訳

傷寒に罹患した。発熱は軽く、手足の寒冷も強くない。熱も厥も少なく病変は軽度である。手足の先端の指は冷たい（軽度の厥）。言葉が少なく、食欲もない（胃虚寒）。

胸苦しく、手足を騒がしくばたばたと動かす（心虚熱、心不全）ことが数日続いているが、小便はよく出て、色は白い（裏に熱なし）。これは熱が下がろうとする状況である。食欲が出てきたら病は軽快する。
しかし、もし手足の寒冷が強く（熱も激しく出るはず）、嘔吐し（鬱血性胃炎、虚寒強い）、心下から脇腹にかけて充満して胸苦しい（肝脾腫脹、病変強い）場合は、腸管に熱をもち下血する。

注
○前半は厥陰病の軽症例である。熱も厥も軽微でかつ裏に熱がない。**○厥而嘔胸脇煩満**　胃、肝に病変があり、重症である。

三四〇　**病者手足厥冷**　**言我不結胸**　**小腹滿、按之痛者**　**此冷結在膀胱關元也**

病者、手足厥冷す
我は結胸せずと言う
小腹滿ち、之を按じて痛む者は
此れ冷結が膀胱關元に在るなり

訳
病人の手足が冷えている。
病人は「自分は結胸（心下硬結）していない」と言うが、本人の下腹は膨満している。この部分を押すと痛みを感ずる者は、冷えが膀胱に結合しており、関元穴の部位（臍の下三寸）に反応が出ているのである。

注
○小腹滿　小腹は一般には両側の前上腸骨棘を結んだ線以下の部分をいう。ここは臍から下の下腹部であろう。肝病変によって腸管の鬱血また麻痺を起こし、ガス貯留を生じたものであろう。**○冷結**　この腸管麻痺を寒冷による鬱結と呼んだのである。炎症のように熱は伴わない。膀胱炎ではない。**○按之痛**　腸管の知覚過敏である。

三四一　傷寒
發熱四日、厥反三日
復熱四日
厥少熱多者、其病當愈
四日至七日、熱不除者
必※便膿血

傷寒
發熱四日、厥反って三日
復た熱四日
厥少なく熱多きものは其の病當に愈ゆべし
四日より七日に至って熱除かれざる者は
必ず膿血を便す

校

※必　『注解傷寒論』巻六にはこの上に「其後」の二字がある。

訳

傷寒に罹患し、発熱が四日間あった。その後、手足の寒冷が四日ではなく、三日間続いた。その後、また発熱が四日間あった。即ち手足の寒冷の期間が短くて、発熱の時間が長いので、相対的に陽気が盛んな状態である。故に病は当然治癒するであろう。

　この状態から四日、ないし七日発熱が続く場合は、膿血を排便する。腸管の炎症性の病変が強いためである。

三四二　傷寒
厥四日、熱反三日
復厥五日、其病為進
寒多熱少、陽氣退
故為進也

傷寒
厥四日、熱反って三日
復た厥五日、其の病進むと為す
寒多く熱少なし、陽氣退く
故に進むと為すなり

訳

傷寒に罹患し、手足の厥冷が四日間あった。発熱は四日ではなく、三日間しかなかった。その後、手足の厥冷が五日間続いた。この場合、病勢は進行性である。

冷えが多くて熱が少ないのは、陰気が強くて陽気が少ないということなので、病は表陽から裏陰に進むのが原則である。故に進行性と判断する。

三四三　傷寒六七日
脈微、手足厥冷、煩躁
灸厥陰
厥不還者死

傷寒六七日
脈微、手足厥冷し、煩躁するものは
厥陰に灸す
厥還らざる者は死す

訳

傷寒に罹患して、六七日経過した。脈は微で、微かに触れる程度である（心虚）。手足は冷たくなっており（末梢循環不全）、胸苦しく、手足はじっとしておられず、ばたばたと騒がしく動かしている（心虚）。

厥陰経の適当なツボに施灸し、温熱を加えて陽気の回復を図る。厥冷が止んで陽気が回復し、脈がより盛んにならなければ死の転帰を取る。

三四四　傷寒、發熱※
下利、厥逆
躁不得臥者死

傷寒、發熱し
下利し、厥逆し
躁（手足さわ）いで臥することを得ざる者は死す

校

※發熱　『千金翼方』巻十にはこの二字がない。

訳

傷寒に罹患した。発熱し、下利し（裏虚寒）、手足の厥冷（心虚）がある。この状況で手足をばたつかせ安臥することのできないもの（心虚）は死の転帰を取る。

三四五　傷寒、發熱
下利至甚
厥不止者死

傷寒、發熱し
下利至って甚だしく
厥止まざる者は死す

訳

傷寒に罹患した。発熱し、ひどく激しい下利（裏虚寒、脱水→心虚）をする。この状況で、手足の厥冷が止まないもの（心虚）は、死の転帰を取る。

三四六　傷寒
六七日不利
便發熱而利
其人汗出不止者死
有陰無陽故也

傷寒
六七日利せず
便《すなわ》ち發熱して利す
其の人汗出て止まざる者は死す
陰有って陽無きが故なり

訳

傷寒に罹患した。六七日大便の排泄がなく（胃熱実）、その後、発熱が起こり、下利を生じてきた（裏虚寒）。また、この病人が汗が出て止まらないという状態（陽虚、陰実）になると死の転帰を取る。いずれも陰気があるのみで、陽気がない症状である。ここに陽気とは生命力の意味を含む。

汗は心の液である。脱汗するのは、心虚して制御できない状態になったからなので死ぬ。

三四七　傷寒、五六日
不結胸、腹濡、脈虚
復厥者、不可下
此亡血、下之死※

傷寒、五六日
結胸せず、腹濡《やわら》か、脈は虚
復た厥する者は下す可からず
此れ亡血なり、之を下せば死す

校

※此亡血、下之死　『脈經』巻七、『千金翼方』巻十は「下之亡血死」に作る。

訳

傷寒に罹患した。五六日経過したが、結胸は起こらない。腹はしっとりとして柔かく、脈は虚である。加えて手足の厥冷のある場合は、下剤をかけて下してはいけない。

腹濡（直腹筋の弛緩、裏虚）、脈虚（心虚、血虚）、厥（心虚）は、いずれも心虚であり、血液喪失のしるしである。下せば脱水し、ますます裏虚となる。故に死の転帰を取ることになる。

三四八　發熱※而厥
七日下利者為難治

發熱して厥し
七日下利する者は難治と為す

校

※發熱　『玉函』巻四にはこの上に「傷寒」の二字がある。

訳

発熱して、その後手足の厥冷が生じた病人がいる。この人は七日間下利が続いている。このような状態は治療が難しい。治癒は困難である。

注

○七日下利　厥陰病では発熱と厥が同等の場合が普通である。熱が多ければ治癒、冷えが多ければ予後不良とする。この七日は、恐らく発熱三日、厥四日である。即ち陰気が多い。下利は裏の虚寒である。これも陰気多しである。陽気即ち生気少なく、治癒傾向少なく、難治となる。

三四九　傷寒、脈促、手足厥逆、可灸之（促一作縱）

傷寒、脈促、手足厥逆するものは之に灸す可し（促一に縱に作る）

訳

傷寒に罹患した。脈は促で、手足が逆冷する。このような場合には、施灸するのがよい（促の字は、ある本では「縱」の字に作ってある）。

注

○脈促　「脈の来ること數、時に一たび止まり復た来る者は名づけて促と曰う」（辨脈法六）。「太陽病、之を下して後、脈促、胸滿する者は桂枝去芍藥湯之を主る」（太陽上二一）。脈促は不整脈である。数脈は胃熱（辨脈法一四）、熱煩（平脈法一）の場合は熱。脈数でも、客熱、胃中虚冷（太陽中一二二）、虚寒（辨脈法三二）の場合は寒を意味する。ここの脈促及び手足厥逆は、心虚による裏の虚寒である。故に灸により陽気を加えるのである。

三五〇　傷寒

脉滑而厥者裏有熱

白虎湯主之

方二

傷寒

脉滑にして厥する者は裏に熱有り

白虎湯之を主る

方二

白虎湯方

知母六兩　石膏一斤　碎いて綿に裹《つつ》む　甘草二兩　炙る　硬米六合

右四味、水一斗を以て煮て米を熟し、湯成れば、滓を去り、一升を温服す、日に三服す

訳

傷寒の病で、脈が滑で手足に厥冷のある人は、裏（腹部内藏）に熱がある。この場合は白虎湯が治療を主宰する。

注

○脉滑　陽明胃経の実を意味する。

①「脉浮にして滑、浮は陽と為す、滑は實となす」（辨脉法三三）。

②「陽明病、譫語し、潮熱を發し、脉滑にして疾なる者は小承氣湯之を主る」（陽明二一四）。

③「脉滑にして數の者は宿食あり……大承氣湯に宜し」（陽明二五六）。

○厥陰病は肝の化膿である。発熱と菌血症による厥冷（悪寒の代用症状）を生ずる。滑は陽明の実熱を意味する。故に承気湯で下す適応がある。ところが、本症には厥がある。即ち熱の源が陽明胃ではなく、厥陰肝にある。脾胃はむしろ虚寒の状態にある。そこで下剤の適応がなく、白虎湯によって肝の熱を取り除くのである。**○白虎湯**　肝の熱を取る処方である。**○知母**　苦甘　消渇、熱中／久瘧煩熱、脇下邪気（肝熱）　作用点は肝である。**○石膏**　辛微寒　寒熱、心下逆気、口乾舌焦／甘大寒　身熱、三焦大熱、消渇。**○甘草**　甘平　五藏六府寒熱邪気、解毒／下気、煩満、短気、止渇。**○粳米**　甘苦平　気を益す、煩を止める、洩を止める（『名医別録』）。○

三五一　手足厥寒
脉細欲絶者
當歸四逆湯主之
方三

手足厥寒し
脉細にして絶えんと欲する者は
當歸四逆湯之を主る
方三

當歸四逆湯方
當歸三兩　桂枝三兩　皮を去る　芍藥三兩　細辛三兩　甘草二兩　炙る　通草二兩　大棗二十五枚　擘く、一法十二枚
右七味、水八升を以て煮て三升を取り、滓を去り、一升を温服す、日に三服す

訳

手足が冷《ひ》え上がって冷《つめ》たい。脉が細くて触れなくなりそうな人は当帰四逆湯が治療を主宰する。

注

○脉細　心虚（心炎）による手足の厥寒（末梢循環不全）である。
①「之を下して後、復た汗を發すれば、必ず振寒し脉は微細となる、然る所以の者は内外倶に虚するが故なり」（太陽中六〇）。
②「傷寒、五六日、頭汗出で、微しく悪寒し、手足冷ゆ、心下満ち、口は食を欲せず、大便鞕し、脉細なる者は此れを陽微（汗）結（大便鞕）と為す、必ず表有り、復た裏有るなり」（太陽下一四八）。
③「少陰の病為《た》る脉微細、但だ寐《い》ねんと欲するなり」（少陰二八一）。
○當歸四逆湯　中を温め、手足の血液循環を改善して厥寒を取る。**○當歸**　甘温　欬逆上気、婦人漏下／温中、止痛、客血内塞を除く。**○桂枝**　辛温　欬逆上気、利関節、補中益気／温筋通脈。**○芍藥**　苦平　血痺を除く、堅積を破る、止痛／血脈を通順す、悪血を散す。**○細辛**　辛温　欬逆、頭痛、風湿痺痛／温中、血不行。**○通草**　辛平　九竅、血脈、関節を通利す／噦、耳聾、癰腫、金瘡、鼠

瘻、諸結不消（木通）。

三五二　若其人

内有久寒者

宜當歸四逆加呉茱萸生薑湯

方四

若し其の人

内に久寒有る者は

當歸四逆加呉茱萸生薑湯に宜し

方四

當歸四逆加呉茱萸生薑湯方

當歸三兩　芍藥三兩　甘草二兩　炙る　通草二兩　桂枝三兩　皮を去る　細辛三兩　生薑半斤　切る　呉茱萸二升※　大棗二十五枚　擘く

右九味、水六升を以て、清酒六升に和し（加え）、煮て五升を取り、滓を去り、温め分けて五服す　一方は水酒各四升

校

※二升　『玉函』巻八は「二兩」に作る。

訳

手足厥寒し、脈が微細の者で、腹部に慢性の寒冷による病態のある者は当帰四逆加呉茱萸生姜湯が治療を主宰する。

注

○内有久寒　内は内藏である。ここでは腹部である。腹部の久寒には鬱血等の循環障害、慢性腸炎、子宮、卵巣の障害、胆石、尿路結石等を含む。**○呉茱萸**　辛温　温中、下気、止痛、欬逆、湿血痺を除く／腹内絞痛、諸冷。大塚敬節氏は「疝」に著効あり、婦人科疾患に関係するものが多いという（『傷寒論解説』四六一頁）。疝は下腹部の冷えによる有痛性疾患である。

三五三　大汗出、熱不去
内拘急、四肢疼
又下利厥逆而悪寒者
四逆湯主之
方五

大いに汗出《い》でて、熱去らず
内拘急し、四肢疼く
又下利し、厥逆して悪寒する者は
四逆湯之を主る
方五

四逆湯方
甘草二兩　炙る　乾薑一兩半　附子一枚　生用、皮を去り八片に破る
右三味、水三升を以て煮て一升二合を取り、滓を去り、分け温めて再服す、若し強い人は大附子一枚、乾薑三兩を用う可し

訳

汗が大量に出（表虚、陰実）ている、熱は下がらない（表邪陥下）、腹部が引きつれる（胃寒）、手足が疼く（脾胃虚、肌肉疼痛）。あるいは下利（胃虚寒）があり、手足が冷えて寒気（裏寒）がする。

このような場合には四逆湯が治療を主宰する。

注

○汗 陽虚、あるいは陰実による。ここは陰実である。陰実は内寒するので、内拘急、下利がある。

○悪寒

①「陽脈不足すれば陰往きて之に乗ず……寸口の脈微なるを名づけて陽不足と曰う、陰氣上りて陽中に入れば洒淅《サイセキ》（ぞくぞく）として悪寒す」（辨脈法三）。

②「陰陽相搏《う》つを名づけて動と曰う、陽動ずるとき則ち汗出づ、陰動ずるとき則ち發熱す、形冷え悪寒する者は此れ三焦の傷《やぶ》るるなり」（辨脈法七）。また辨脈法一二参照。

三五四　大汗 大いに汗いで
若大下利 若しくは大いに下利して
而厥冷者 厥冷する者は
四逆湯主之 四逆湯之を主る
六　用前第五方 六　前の第五方を用う

訳

汗が大量に出たり、激しく下利をして手足が強く冷える者は、四逆湯が治療を主宰する。

参考

「病人脉微にして濇、此れ醫の病ましむる所と為すなり、大いに其の汗を發し、又數々大いに之を下して、其の人亡血す、病當に悪寒し、後乃ち發熱し、休止する時無かるべし」（辨脈法二二）。

三五五　病人手足厥冷 病人、手足厥冷し
脉乍緊者 脉乍《たちま》ち緊の者は

邪結在胸中　　邪が結ぼれて胸中に在り
心下満而煩　　心下満ちて煩し
飢不能食者　　飢えるも食する能《あた》わざる者は
病在胸中　　病は胸中に在り
當須吐之　　當に須《すべから》く之を吐くべし
宜瓜蔕散　　瓜蔕散に宜し
方七　　方七

瓜蔕散方
瓜蔕《カテイ》　赤小豆
右二味、各等分、異（別々）に擣《つ》いて篩《ふる》い、合わせて臼の中に内《い》れ、更に之を治す、別に香豉《コウシ》一合を以て、熱湯七合を用い煮て稀糜を作る、滓を去り、汁を取り、散一銭匕に和し、温めて頓服す、吐かざる者は少少加える、快吐を得れば乃ち止む、諸々の亡血虚家には瓜蔕散を與う可からず

訳

手足が冷え上がっている病人で（脈は沈微細が一般的であるが）、脈がたまたま一過性で緊になることのある者は邪気、異常な病態が胸中にある。胸中とは食道、胃の部分であり、心・肺の部位ではない。

この状態で、心下部に充満感があって胸苦しく、腹は減っているのに食欲がない場合、病変は食道、胃にある。その位置からいって吐かせるのがよい。瓜蒂散の適応である。

注

○脉乍緊　乍は「急に」の意味。手足厥冷の脈は沈微細が普通と考えられるが、その経過中に急に緊の脈状を呈するというのである。この脈緊のとき、胃の病変が悪化して刺激状態になり、心下満と煩が出てくる。しばらくするとまた軽減する。この繰り返しの状況と考えられる。そこで吐剤によって胃の内容を排泄させて、胃の刺激状態を軽減しようというのである。**○瓜蔕**　苦寒　下水、病胸腹中にあれば皆之を吐下す。

三五六　傷寒
厥而心下悸宜先治水
當服茯苓甘草湯
却治其厥
不爾、水漬入胃
必作利也
茯苓甘草湯方
方八

傷寒
厥して心下悸するときは宜しく先ず水を治すべし
當に茯苓甘草湯を服すべし
却って其の厥を治す
爾《しか》らざれば水漬かって胃に入り
必ず利を作《おこ》すなり
茯苓甘草湯方
方八

茯苓甘草湯方
茯苓二兩　甘草一兩　炙る　生薑三兩　切る　桂枝二兩　皮を去る
右四味、水四升を以て煮て二升を取り、滓を去り、分け温めて三服す

訳

傷寒に罹患した。手足の冷えと心下部の動悸がある。この心下の動悸は水の停滞によって起こるので、茯苓甘草湯を服用して水の排泄を図るべきである。それから手足の冷えの治療をする。そうしないと胃は水に漬かって虚寒となり、下利を生じる。

注

○水　皮膚、あるいは体腔における水分の貯留を水症という。『金匱要略』の痰飲咳嗽である。心不全あるいは腎不全で生じ、心下悸また短気（息切れ）を起こす。故に茯苓、桂枝で排水を図るのである。

○心下悸

①「太陽病、小便利する者は飲水多きを以てなり必ず心下悸す、小便少なき者は必ず裏急に苦しむ」（太陽中一二七）。

②「水、腎に在れば心下悸す」（『金匱要略』痰飲咳嗽七）。

③「食少なく飲むこと多ければ、水、心下に停《とどま》る、甚だしき者は則ち悸す、微なる者は則ち短氣す（『金匱要略』痰飲咳嗽一二）。

○茯苓　甘平　胸脇逆気、心下結痛、煩満、口焦舌乾、利小便／消渇、水腫。**○桂枝**　辛温　上気、結気、利関節、補中益気／心痛、温筋通脈。**○生薑**　辛温　上気、温中、下利、風湿痺／欬逆、嘔吐。

三五七　傷寒六七日
大下後、寸脉沈而遅
手足厥逆、下部脉不至
喉咽不利、唾膿血
泄利不止者為難治
麻黄升麻湯主之
方九

傷寒六七日
大いに下して後、寸脉沈にして遅
手足厥逆し、下部の脉至らず
喉咽利せず、膿血を唾し
泄利止まざる者は難治と為す
麻黄升麻湯之を主る
方九

麻黄升麻湯方

麻黄二両半　節を去る　※升麻一両一分　當歸一両一分　知母十八銖　黄芩十八銖　萎蕤十八銖（一作菖蒲）芍藥六銖　※天門冬六銖　心を去る　桂枝六銖　皮を去る　茯苓六銖　甘草六銖　炙る　石膏六銖　碎いて綿にて裹《つつ》む　白朮六銖　乾薑六銖

右十四味、水一斗を以て、先ず麻黄を煮て一両沸す、上沫を去り、諸薬を内れ、煮て三升を取り、滓を去り、分け温めて三服す、相去ること三斗の米を炊く如き頃、盡くさしむ、汗出づれば愈ゆ

校

※升麻一両一分、當歸一両一分『玉函』巻七は「升麻一両六銖、當歸一両六銖」に作る。

※天門冬『玉函』巻七、『千金翼方』巻十は「麥門冬」に作る。

訳

傷寒に罹患して六七日経過した（伝経して厥陰肝木に至る）。激しい下剤をかけた後（裏虚）、脈が沈（裏）にして遅（寒、痛）となった。手足は冷え上がり、下部（下肢）の脈は触れない（少陰心虚、厥逆）。咽喉は塞がって飲食物の通りが悪く（少陰咽痛）、膿を含んだ血液（心液）が唾に混じって出る。更に下利が止まらず引き続き存在する（木剋土、脾胃虚寒）者は難治である。麻黄升麻湯が治療を主宰する。

注

○**麻黄升麻湯**　温薬で中を温めて下利を止め、当帰、芍薬で止血と四肢の血行改善を図る。麻黄、升麻、天門冬で咽喉を利す。多紀元簡は「苦（心、血）温の温薬を主とするが、知母、石膏の寒薬も含む。温中、咽喉不利、膿血を主とするように見えるが寒薬の意味が不明である」と証方不対とする。知母、石膏は肝の鬱熱を取る意味であろう。

○**麻黄**　苦温　発表、欬逆、上気、頭痛（太陽病……劇者必衄／太陽中四六）。○**升麻**　甘平　百毒を解す／中悪腹痛、喉痛、口瘡。○**當歸**　甘温　婦人漏下、悪瘡創、金創／温中、止痛、客血を除く。○**知母**　苦寒　消渇、熱中、浮腫、下水／久瘧、脇下邪気、煩熱（肝—血）。○**黄芩**　苦平　諸熱黄疸、腸澼、下血閉、悪瘡疽蝕火瘍／胃中熱。○**萎蕤**　甘平　跌筋結肉、不足／虚熱、心腹結気、目痛眥爛涙出（イズイ、あまどころ）。○**芍薬**　苦平　血痺、止

痛、利小便／悪血、水気。○**石膏**　辛微寒　口乾舌焦、金創／身熱、消渇。○**白朮**　苦温　風寒湿痺／風水、痰水。○**乾薑**　辛温　温中、止血。○**天門冬**　苦平　風湿偏痺／肺気を保定、気力を益す、小便を利す。

三五八　**傷寒四五日、腹中痛**
若轉氣下趣少腹者
此欲自利也

傷寒四五日、腹中痛む
若し轉氣下って少腹に趣《おもむ》く者は
此れ自ら利せんと欲するなり

訳

傷寒に罹患して四五日経過した（病は太陰脾経に至る）。腹部の中が痛む。もし腸内のガスが動いて下腹に下る（裏虚寒、蠕動亢進）場合には、自然に下利となる。

注

○**轉氣**　腸管におけるガスの移動である。腹鳴。放屁となる。陽明二〇九には「轉失気」とある。

三五九　**傷寒本自寒下**
醫復吐下之、寒格
更逆吐下
若食入口即吐
乾薑黄芩黄連人參湯主之
方十

傷寒、本自ら寒下す
醫復た之を吐下す、寒格
更に逆して吐下す
若し食、口に入り即ち吐くものは
乾薑黄芩黄連人參湯之を主る
方十

乾薑黄芩黄連人參湯方

乾薑　黄芩　黄連　人參　各三兩

右四味、水六升を以て煮て二升を取り、滓を去って、分け温めて再服す

訳

傷寒に罹患した。罹患の初めから脾胃の虚寒により自然に下利している。

医師が更に重ねて吐剤で吐かせたり、下剤で下したりした（脾胃の虚寒の増強）。この状況を寒格と呼ぶ。裏の寒が強くなり、飲食物の入るのを阻むようになったのである。そのため、胃では嘔吐が起き、脾では下利を生じる。

この状態で、食物が口に入るとすぐ吐くときは、乾姜黄芩黄連人参湯が治療を主宰する。

注

○**寒格**　格は、堅い物にぶつかって支えること。寒格は裏に寒が支えて口から物が入らない状態であるため吐く。裏の虚寒はそのままなので下利する。『素問』奇病論篇第四十七に「頸膺格するが若し」という症状がある。上空静脈領域の血栓症等で頸部から上胸部に浮腫を生じ、ハイカラーを着けたような状態をいう。○**乾薑黄連黄芩人参湯**　本方は乾姜と人参が中を温める他は少陽（黄芩）、陽明（黄連）の熱を取る薬である。方意（熱を取る）と病理（裏の虚寒）が合わない。多紀元簡は「此の条必ず誤脱あるべし」といっている。本方は胃熱の嘔吐と腸寒の下利の処方ではないかと考える。○**黄連**　苦寒　熱気、腸澼腹痛／調胃、厚腸、益胆。○**人参**　甘微寒　補五藏／微温　調中、腸胃中冷。

三六〇　下利、有微熱而渇　下利、微熱有りて渇し

脉弱者、今自愈　　脉弱の者は今自ら愈ゆ

訳

下利をして微熱（陽気残存）があり、咽喉が乾燥（胃熱）し、脈が弱（邪気弱）の場合は自然に治癒する。

注

〇下利　厥陰の下利で脾胃の虚寒によるものであろう。微熱と胃熱の渇から陽気が回復する傾向を認める。脈の弱は邪気の減衰を意味する。この二つの所見から下利の軽快を予想している。

三六一　下利
脉數、有微熱
汗出、今自愈
設復緊為未解
（一云設脉浮復緊）

下利して
脉數にして微熱有り
汗出づるは今自ら愈ゆ
設《も》し復た緊なるは未だ解せずと為す
（一に云う、設し脉浮復た緊、と）

訳

下利をしていて、脈は数（熱）である。微熱（陽気）があって汗（表熱汗解）が自然に出ている。この場合、自然に下利は治癒する。もし脈が再び緊（寒）となるようなときは、治癒しない。陽気の回復が十分でないからである。

注

〇汗出　熱病の自汗は治癒機転である。故に自愈という。

三六二　下利

手足厥冷、無脈者
灸之不温、若脉不還
反微喘者死
少陰負趺陽者為順也

下利して
手足厥冷し、脉無き者
之に灸するも温まらず、若しくは脉還らず
反って微喘する者は死す
少陰、趺陽《フヨウ》に負《し》く者は順と為すなり

訳

下利（脾虚）をして、手足は冷え上がっている（循環障害）。脈は触れず（心虚）、お灸をしても温まらない。この状態で脈が触れるようにならず（心虚）、かえって微かにでも喘鳴（肺鬱血）を起こす者は死ぬ。

少陰（太谿穴）の脈の打ち方が趺陽（衝陽穴）より弱いのは正常である。趺陽は胃経のツボであり、胃気即ち生命力がなお強く存在していると認められる。土剋水。

三六三　下利

寸脉反浮數
尺中自濇者
必清膿血

下利
寸脉反って浮數
尺中自ら濇の者は
必ず膿血を清《セイ》す

訳

下利をしていて、病は裏にあるので、脈は沈になる。ところが今寸口（陽の部位の状態を示す）の脈はかえって浮（表）数（熱）を示している。尺中（陰の部位）は、濇《ショク》（裏虚、慢性化）である。このような場合には膿血（熱）を排泄する。

注

〇浮數　表熱である。**〇膿血**　表熱の邪気が汗解をなさず、裏の虚に乗じて下利を起こしている。裏虚は慢性化しているため、清血ではなく膿血となったものである。**〇清**　圊。便所である。排便の意。〇多紀元簡は本証に対する処方として白頭翁湯また黄連阿膠湯を擬している。

三六四　下利、清穀
不可攻表
汗出必脹満

下利、清穀するものは
表を攻める可からず
汗出づれば必ず脹満す

訳

下利をして完穀下利のとき（裏の虚寒）は、発汗等表の邪気を発泄するような治療（表の虚）をしてはいけない。汗が出ると（表虚に乗じて厥気が上逆し、裏の気虚が起こり）必ず腹にガスが溜まって膨張が起こる。また発汗により津液を失い脾胃を虚の状態にする。ガスの貯留はこれによっても生じる。

注

〇対症処方として『傷寒論輯義』は通脈四逆湯を挙げる。

三六五　下利
脉沈弦者下重也
脉大者為未止
脉微弱數者為欲自止
雖發熱不死

下利
脉沈弦の者は下重なり
脉大の者は未だ止まずと為す
脉微弱にして數の者は自ら止まんと欲すと為す
發熱すと雖も死せず

訳

下利して脈が沈（裏）弦（緊、急）の者は、裏急後重（裏急）を起こす。

脈が大なのは邪気が強く、病がいまだ進行中のしるしである。故に下利はまだ止まらない。

脈が微弱（邪気衰微）数（熱、陽気）の者では、下利は自然に止まる。そのため、発熱があっても邪気が衰えているので死ぬことはない（脈状が変われば話は別である）。

三六六　下利
脈沈而遅
其人面少赤、身有微熱
下利清穀者
必鬱冒汗出而解
病人必微厥
所以然者其面戴陽
下虚故也

下利して
脈沈にして遅
其の人面少しく赤く、身に微熱有り
下利清穀の者は
必ず鬱冒し汗出でて解す
病人は必ず微厥す
然る所以の者は其の面戴陽して
下虚するが故なり

訳

下利をしていて、脈は沈（裏）で遅（寒）である。その人の顔面（胃経）には赤み（胃気の上衝）が差しており、体には微熱（陽気）がある。下利は完穀下利（裏虚寒）である。このような場合には、必ず頭は何か被ったようでうっとうしい感じがするが（厥気の上衝）、汗が出ると寛解する（陽気の上衝が汗により寛解する）。

手足は少し冷える（下虚）。顔面の赤みは戴陽で、下部の陽気の上衝であるために手足は虚して冷えるのである。

注

○鬱冒汗出而解　「太陽病、先ず之を下して愈えず、因って復た汗を発す、此を以て表裏俱に虚す、其の人因って冒を致す、冒家汗出づれば自ら愈ゆ、然る所以の者は汗出づれば表和するが故なり」

（太陽中九三）。**○戴陽**　戴はものを頭の上に載せること。戴陽は陽気が頭に上っている様。ここでは顔面の赤み。陽明胃経の厥逆である。なお、戴白とは白髪を戴く老人のことである。

三六七　下利
脉數而渴者今自愈
設不差、必清膿血
以有熱故也

下利
脉數にして渇する者は、今自ら愈ゆ
設し差《い》えざれば必ず膿血を清《セイ》（排泄）す
熱有るを以ての故なり

訳

下利をしていて脈は数（熱）、咽喉が乾燥している（胃熱）。これは自然治癒の傾向がある（陽気の残存）。もし治癒に向かわない場合は膿血を排泄する。裏に熱があるためである（邪気が強い）。

三六八　下利後
脉絶、手足厥冷
晬時脉還
手足温者生
脉不還者死

下利の後
脉絶え、手足厥冷す
晬時《サイジ》に脉還り
手足温かなる者は生く
脉還らざる者は死す

訳

下利をした後、脈が触れず（心虚）、手足が冷え上がっている（厥冷）。一昼夜経って脈が触れるようになり、手足が温かくなれば生きる（陽気回復）。脈が触れるようにならなければ死ぬ。

注

○晬　音サイ。時の一巡り。丸一日経過すること。

三六九　傷寒　　　　　　　　　傷寒

下利日十餘行　　　　下利日に十餘行

脉反實者死　　　　　脉反って實の者は死す

訳

傷寒に罹患し、下利が日に十数回ある。病状からいうと裏の虚である。脈は当然、微や弱、あるいは虚になるはずである。ところが実であるのは、形（症状）と気（脈状）が相失する者である。このような場合は予後不良で死ぬ。

注

○脉反實者死　下利という症状（形）と脈状（気）が相反する。故に予後不良となる。「形と気と相失する、之を難治と謂う……熱を病んで脈静、泄（下利）して脈大、脱血して脈実、皆難治なり」（『素問』玉機眞藏論篇第十九）。

三七〇　下利清穀　　　下利して穀を清（圊）し

裏寒外熱　　　　裏寒外熱

汗出而厥者　　　汗出でて厥する者は

通脉四逆湯主之　通脉四逆湯之を主る

方十一　　　　　方十一

通脉四逆湯方
甘草二兩　炙る　附子大なる者一枚　生、皮を去り八片に破る　乾薑三兩　强い人は四兩可なり
右三味、水三升を以て煮て一升二合を取り、滓を去り、分け温めて再服す、其の脉即ち出づる者は愈ゆ

訳

完穀下利をしている。この下利は裏（腸管）の虚寒による。しかしこの病人には体表部に熱がある。表熱は汗が出て汗解の傾向があるが、しかし手足が冷え上がっている。心の虚による四肢の循環障害である。この場合には通脈四逆湯が治療を主宰する。

注

○**通脉四逆湯**　「少陰病、下利清穀、裏寒外熱、手足厥逆、脉は微にして絶せんと欲す、身反って悪寒せず、其の人面色赤し……通脉四逆湯主之」（少陰三一七）。厥陰三五四では汗と厥で四逆湯の、厥陰三七〇では下利と汗で本方の、厥陰三六六では戴陽で本方の適応があると考える。

三七一　熱利下重者　白頭翁湯主之　方十二

熱利し下重き者は　白頭翁湯之を主る　方十二

白頭翁湯方
白頭翁二兩　黄檗三兩　黄連三兩　秦皮三兩

右四味、水七升を以て煮て二升を取り、滓を去り、一升を温服す、愈えざれば更に一升を服す

訳

下利をして肛門部の熱感を伴った渋り腹の者は白頭翁湯が治療を主宰する。

注

○熱利下重 厥陰の下利は裏の虚寒によるものが多いと考えられ、ここの下利は裏の熱による。また肛門部の熱感を伴う。故に苦（心・小腸、黄・脾胃）寒の薬剤で熱を取る。白頭翁は血を駆逐し、黄連、黄蘗には止血の効能がある。

○白頭翁 苦温 温瘧寒熱、血を逐い痛を止める／鼻衄。**○黄連** 苦寒 熱気、目痛、腸澼腹痛、婦人陰中腫痛／口瘡、洩澼膿血、大驚。**○黄蘗**（蘗木）苦寒 腸胃中の結熱、黄疸、洩利、女子漏下／目熱赤痛、口瘡、心腹百病。**○秦皮** 苦微寒 風寒湿痺、熱を除く／身熱。

三七二 下利

腹脹滿、身體疼痛者

先温其裏、乃攻其表

温裏宜四逆湯

攻表宜桂枝湯

十三 四逆湯 用前第五方

下利

腹脹滿（裏虚寒）し、身體疼痛（表寒）する者は

先に其の裏を温め、乃ち其の表を攻む

裏を温めるには四逆湯に宜し

表を攻めるには桂枝湯に宜し

十三 四逆湯 前の第五方を用う

桂枝湯方

桂枝三兩 皮を去る 芍藥三兩 甘草二兩 炙る 生薑三兩 切る 大棗十二枚 擘く

右五味、水七升を以て煮て三升を取り、滓を去り、一升を温服す、須臾にして熱稀粥一升を啜り、以て藥力を助く

訳

下利をしている。腹がガスによって膨満している。また体が痛む。このようなときには、先に裏の虚寒による下利と腹脹満の治療をする。その後に、表の寒による身体疼痛の治療をする。裏を温めるには四逆湯が適当である。表の治療には桂枝湯が適当である。

注

○**桂枝**　辛温　上気、補中益気／温筋、通脈、出汗。○**芍薬**　苦平　腹痛、除血痺／血脈を通順す、悪血を散す。○**生薑**　辛温　温中、下利／寒冷腹痛、霍乱。

三七三　下利欲飲水者以有熱故也
白頭翁湯主之
十四　用前第十二方

下利水を飲まんと欲する者は熱有るを以ての故なり
白頭翁湯之を主る
十四　前の第十二方を用う

訳

下利をして水を飲みたがる者は、裏（脾胃）に熱をもっているからである。白頭翁湯が治療を主宰する。

三七四　下利　　　　下利して

讝語者有燥屎也　　讝語する者は燥屎有るなり

宜小承氣湯　　　　小承氣湯に宜し

方十五　　　　　　方十五

小承氣湯方

大黄四兩　酒にて洗う　**枳實三枚**　炙る　**厚朴二兩**　皮を去り炙る

右三味、水四升を以て煮て一升二合を取り、滓を去り、分けて二服す、初め一服して讝語止み、若しくは更衣する者は後服を停《とど》む、爾らざれば盡《ことごと》く之を服す

訳

下利をしてうわ言（陽明胃経の熱実）を言う者は、腸管内に乾燥（熱燥）した大便（便秘）があるためである。治療法としては小承気湯を与えるのが適当である。

注

○**讝語**　意識障害である。肝障害、細菌代謝産物中毒等による。

○**小承氣湯**　腸内物質を強制的に排除し、中毒物質を減らすとともに血液を下方に誘導し、脳の障害を減弱しようとする手段である。○**大黄**　苦寒　瘀血を下す、腸胃を蕩滌す／心腹脹満。○**枳實**　苦寒　寒熱結／結実を破る、脹満を消す、胃気を安んず。○**厚朴**　苦温　頭痛、寒熱、驚悸／温中、下気、腹痛、脹満。

三七五　下利後更煩　　下利の後、更に煩す
按之心下濡者　　之を按ずるに心下濡（軟）なる者は
為虚煩也　　虚煩と為すなり
宜梔子豉湯　　梔子豉湯に宜し
方十六　　方十六

梔子豉湯方
肥梔子十四箇　擘く　香豉四合　綿にて裹《つつ》む
右二味、水四升を以て先ず梔子を煮る、二升半を取り、豉を内れ、更に煮て一升半を取る、滓を去り、分けて再服す、一服して吐を得れば、後服を止む

訳

下利を起こした（裏虚）上に、熱感（表熱下陥）で胸苦しい（心虚熱）。心下部を押えると柔かい（心下痞硬はない）。これは心下部の胃や肝等に病変があって熱をもち胸苦しいのではないので、虚という。煩は心の障害と、それによる縦隔洞の循環障害であろう。梔子豉湯で胸部の熱煩を取るのが適当である。

注

○梔子　苦寒　胃中熱気、酒皰皶鼻。**○香豉**　苦寒　煩躁、満悶、頭痛（『名医別録』）。

三七六　嘔家有癰膿者　　嘔家に癰膿有る者は
不可治嘔　　嘔を治す可からず
膿盡自愈　　膿盡くれば自ら愈ゆ

訳

吐き気があり、膿性の吐物を出す人には嘔気の治療をしてはいけない。膿が出尽くせば自然に止まる。

注

○癰膿　癰は化膿性の出来物である。普通は体表の皮膚、筋肉にできる。その場合は嘔と癰膿は別個の病であるので、嘔の治療を止める理由はない。本症の嘔吐は、呼吸器の化膿性炎症があって、喀痰の排泄に伴って起こった吐き気の場合がある。このときは、喀痰の排出が終われば吐き気は止む。胃の化膿性の炎症、胃潰瘍、胃癌の場合は、吐物が一旦はなくなっても、また吐き気が起こるのではないか。本症はどのような病症を述べているのか不明である。

三七七　嘔而脉弱　　嘔して脉弱
小便復利　　小便復た利し
身有微熱　　身に微熱有り
見厥者難治　　厥を見る者は難治なり
四逆湯主之　　四逆湯之を主る
十七　用前第五方　　十七　前の第五方を用う

訳

嘔吐（胃虚、脱水）があって、脈は弱（心虚）である。小便はよく出て（脱水）、体を触ると微熱（陽気残存）がある。このような状態で手足の冷え上がりがある（少陰の厥逆）場合は治療が難しい。四逆湯（附子、乾姜で温中、四肢の少陰を温める、甘草は少陰を補う）が治療を主宰する。

三七八　乾嘔吐涎沫※　　乾嘔して涎沫を吐し
頭痛者　　頭の痛む者は
呉茱萸湯主之　　呉茱萸湯之を主る
方十八　　方十八

呉茱萸湯方
呉茱萸一升　湯で七遍洗う　人參三兩　大棗十二枚　擘く　生薑六兩　切る
右四味、水七升を以て煮て二升を取り、滓を去り、七合を温服す、日に三服す

校

※沫　『玉函』巻四にはこの下に「而復」の二字がある。

訳

吐き気（胃虚寒）はあるが、胃からの吐物を出さない。涎（胃）や唾（胃）を吐く。そして頭痛がある（胃気上逆）者は、呉茱萸湯が治療を主宰する。

注

○涎　胃中熱有るときは則ち虫動く、虫動くときは則ち胃緩む、胃緩むときは則ち廉泉開く、故に涎下る（『霊枢』口問第二十八）**○唾**　中熱するときは則ち胃中穀を消す、穀を消すときは則ち虫上下に作《おこ》る、腸胃郭を充たす、故に胃緩む、胃緩むときは則ち氣逆す、故に唾が出る（『霊枢』五癃津液別第三十六）。**○涎と唾**　『霊枢』では、胃熱と、虫の動きと、胃が緩むことが条件になって出てく

る。本症ではこの条件はない。胃の異常刺激で廉泉（唾液腺）が開いて出てくるものであろう。○**呉茱萸湯**「穀を食して嘔かんと欲するものは陽明に属するなり、呉茱萸湯之を主る」（陽明二四三）。「少陰病、吐利し、手足逆冷し、煩躁して死せんと欲する者は呉茱萸湯之を主る」（少陰三〇九）。呉茱萸、生姜で胃を温め、人参、大棗で中（脾胃）を調える。○**呉茱萸**　辛温　温中、下気／腹内絞痛、逆気。○**生薑**　辛温　温中、上気。○**人参**　甘微寒　補五藏、驚悸／霍乱吐逆、調中、消渇、通血脈。○**大棗**　甘平　安中、養脾／補中益気。

三七九　嘔而發熱者　　**嘔して發熱する者は**

小柴胡湯主之　　**小柴胡湯之を主る**

方十九　　**方十九**

小柴胡湯方

柴胡八兩　黄芩三兩　人參三兩　甘草三兩　炙る　生薑三兩　切る　半夏半升　洗う　大棗十二枚　擘く

右七味、水一斗二升を以て煮て六升を取り、滓を去り、更に煎じ三升を取り、一升を温服す、日に三服す

訳

吐き気がし、発熱を伴うときは小柴胡湯が治療を主催する。

注

○**小柴胡湯**　傷寒の邪気が肝を襲うと、肝脾の腫脹を起こす（往来寒熱、胸脇苦満）。肝脾の腫脹は、門脈の上流にある胃腸に血気の鬱滞を生じさせる。そのため、心煩喜嘔、腹痛、下利等の消化器症状が起こる。小柴胡湯の適応である。なおここの脾は脾藏であり、膵藏ではない。

①「太陽病、十日以て去る……設《も》し胸満ち脇痛む者は小柴胡湯」（太陽中三七）。

②「傷寒五六日、中風、往来寒熱し、胸脇苦満す、嘿嘿として飲食

を欲せず、心煩し喜《しば》ば嘔く……小柴胡湯」(太陽中九六)。

三八〇　傷寒、大吐大下之、極虚
復極汗者、其人外氣怫鬱
復與之水以發其汗、因得噦
所以然者、胃中寒冷故也

傷寒、大いに吐き、大いに之を下し、虚を極む
復た汗を極むる者、其の人、外氣怫鬱す
復た之に水を與えて以て汗を發し、因って噦を得
然る所以は胃中寒冷するが故なり

訳

傷寒の病に罹患し、吐剤や下剤を与えて激しい嘔吐や下利を起こしたために脾胃、腸管に甚だしい虚を生じた(裏虚)。更に強い発汗療法を行った。そこで体表を支配する陽気は異常に興奮して、流通が渋滞し機能が虚弱化(表虚)したが、その上に水を飲ませて発汗を促す処置をした結果、噦《エッ》(しゃっくり)が生じた。

その理由は吐下で裏が虚し、水で胃が冷え、そこで虚寒に陥った胃気が、発汗で虚した表に向って逆上したからである。

三八一　傷寒
噦而腹滿
※視其前後
知何部不利
利之即愈

傷寒
噦《エッ》して腹滿す
其の前後を視て
何の部の不利なるかを知り
之を利すれば即ち愈ゆ

校

※視　『玉函』巻四は「問」に作る。

訳

傷寒の病に罹患し、しゃっくりが出る。これは胃の虚寒による胃気の上逆である。腹部が膨満するのは腸管の虚寒によるガス、あるいは腹水の貯留である。このため、腸管の麻痺による大便不通や小便不利を起こす。大小便どちらの不利かを判断し、それに応じて通利を図れば軽快する。

傷寒論　巻第七

漢　張仲景述
晉　王叔和撰次
宋　林　億校正
明　趙開美校刻
沈　琳同校

仲景全書第七

辨霍亂病脉證并治 第十三 合六法 方六首

六法を合す、方は六首

○一字低書条文目録

・悪寒、脉微而利、利止者、亡血也、四逆加人參湯主之　第一　四味　前有吐利三證

・霍亂、頭痛、發熱、身疼、熱多飲水者、五苓散主之　寒多不用水者、理中丸主之　第二　五苓散　五味　理中丸　四味　作加減法附

・吐利止、身痛不休、宜桂枝湯小和之　第三　五味

・吐利汗出、發熱、悪寒、四肢拘急、手足厥冷者、四逆湯主之　第四　三味

・吐利、小便利、大汗出、下利清穀、内寒外熱、脉微欲絶、四逆湯主之　第五　用前第四方

・吐已下斷、汗出而厥、四肢不解、脉微絶、通脉四逆加猪膽湯主之　第六　四味　下有不勝穀氣一證

三八二　**問曰　病有霍亂者何**　**答曰　嘔吐而利**　**此名霍亂**

問うて曰く　病に霍亂有りとは何ぞや
答えて曰く　嘔吐して利す
此を霍亂と名づく

訳

質問していう。霍乱という病気があるが、どのような病か。

答。

嘔吐して下利をする。このような症状をもった病を霍乱と名づける。

注 ○**霍** 音カク。状態が急激に変化する様。「にわかに」の意。○**亂** 秩序がなくなり、統一が取れない状態。○**霍亂** 劇症の急性嘔吐下利症。例えば感染性嘔吐下痢症やコレラ等。

三八三

問曰
病發熱、頭痛
身疼、悪寒、吐利者
此屬何病
答曰
此名霍亂
霍亂自吐下又利止
復更發熱也

問うて曰く
病んで發熱し、頭痛み
身疼き、悪寒し、吐利する者は
此れ何の病に屬するか
答えて曰く
此れ霍亂と名づく
霍亂は自ら吐下し、又た利止み
復た發熱するなり

訳 質問していう。病気になって、発熱、頭痛、体の疼《うずき》、寒気があり、嘔吐、下利を起こす場合は何病に分類されるのか。

答。この病は霍乱と名づける。霍乱という病気では医療の処置に拠らないで、自然の経過として嘔吐、下利が起こる。吐利は経過中に止まることがあり、そして再び発熱することがある。

三八四①傷寒、其脉微濇者
本是霍亂、今是傷寒
却四五日、至陰經上
轉入陰必利
本嘔下利者不可治也
欲似大便而反失氣
仍不利者此屬陽明也
便必鞕、十三日愈
所以然者、經盡故也

傷寒、其の脉微濇《ビショク》の者
本《もと》是れ霍亂、今是れ傷寒
却って四五日、陰經上に至り
轉じて陰に入れば必ず利す
本嘔して下利する者は治す可からざるなり
大便するに似たらんと欲して反って失氣（放屁）し
仍《なお》利せざる者は此れ陽明に屬するなり
便は必ず鞕《かた》し、十三日にして愈《い》ゆ
然る所以は經盡きるが故なり

訳

傷寒に罹患し、脈状が微細で濇（渋）で、整斉と打っていない。この人は始めは霍乱として発症し、嘔吐と下利があった。その症状、経過から傷寒と診断されている。今から四五日前、傷寒の邪気が陽経から陰経に到達した。邪気が表陽から裏陰に転入すると、必ず下利が起こる。初発からの嘔吐下利症は治療が難しい。陰に転入しても大便が出そうであるにもかかわらず、放屁だけで下利を起こさない場合は陽明病に所属している。大便は必ず硬い。このときは十三日経過すると治癒する。その理由は十二経脈（手足の三陰三陽経）を巡り終わり、それ以上発展しないからである。

②下利後、當便鞕
鞕則能食者愈
今反不能食

下利の後は當に便は鞕かるべし
鞕くして則ち能く食する者は愈ゆ
今反って食する能わず

到後經中、頗能食　後の經（脉）中に到って頗《やや》能く食す
復過一經能食　復た一經を過ぎて能く食す
過之一日當愈　之を過ぎること一日にして當に愈ゆべし
不愈者不屬陽明也　愈えざる者は陽明に屬せざるなり

訳

下利の後では、大便は硬くなる傾向がある。大便が硬くなって食欲のあるときは治癒する。反対に食欲がないときでも、その後の経過で食欲の出てくることがある。例えば一つの経脈を経過した後に食欲が出てきた場合、その経脈を経過した後一日目に治癒するはずである。治癒しないときは陽明病ではない。

注

○頗　稍と同意。『広雅』巻三下に「頗少也（頗は少しなり）」とある。

三八五　悪寒　悪寒し
脉微（一作緩）而復利　脉微（一に緩に作る）にして復た利す
利止、亡血也　利止むは亡血なり
四逆加人參湯主之　四逆加人參湯之を主る
方一　方一

四逆加人參湯方
甘草二兩　炙る　附子一枚　生、皮を去り八片に破る　乾薑一兩半　人參一兩

右四味、水三升を以て煮て一升二合を取る、滓を去り、分け温めて再服す

訳

寒気（表陽虚）がして脈は微（心虚）である。その上、下利（裏虚寒）がある。下利が止まったのは亡血（脱水による心虚）のためであり、四逆加人参湯が治療を主宰する。

注

○四逆加人参湯　本方は裏の虚寒による下利と、心虚に対する処方である。附子、乾姜で温中、調中、止利し、甘草、人参で心虚を補う。**○甘草**　味甘平　五藏六府寒熱邪気、長肌肉、解毒／温中、下気、通経脈、利血氣。**○附子**　味辛温　温中、痿躄、膝痛／霍乱、下利、強陰。**○乾薑**　味辛温　温中、下利、風湿痺／腹痛下利、生姜（止嘔吐）。**○人参**　味甘微寒　補五藏、止驚悸／調中、霍乱、止消渇、通血脈。

三八六　霍亂
頭痛、發熱、身疼痛
熱多欲飲水者
五苓散主之
寒多不用水者
理中丸主之※
二

霍亂
頭痛み、發熱し、身疼痛す
熱多く水を飲まんと欲する者は
五苓散之を主る
寒多く水を用いざる者は
理中丸之を主る
二

五苓散方

猪苓　皮を去る　白朮　茯苓各十八銖　桂枝半兩　皮を去る　澤瀉一兩六銖

右五味、散と為《な》し、更《こもごも》之を治し、白飲に和し、方寸匕を服す、日に三服す、多く煖水《ダンスイ》を飲む、汗出づれば愈ゆ

理中丸方　下に湯を作り、加減法有り

人參　乾薑　甘草　炙る　白朮各三兩

右四味、※擣《つ》き篩《ふる》い、蜜に和し（加え）て丸と為す、雞子黄許《ばか》りの大の如くす、沸湯數合を以て一丸を和し、研碎《ケンサイ》して之を温服す、日に※三四、夜に二服す、腹中未だ熱せざれば益して三四丸に至る、然れども湯に及ばず、湯法、四物を以て兩數に依って切り、水八升を用いて煮て三升を取る、滓を去り、一升を温服す、日に三服す、若し臍上築（動悸）する者は腎氣の動なり、朮を去り桂四兩を加う、吐多き者は朮を去り生薑三兩を加う、下多き者は還《かえ》って朮を用う、悸する者は茯苓二兩を加う、渴して水を得んと欲する者は朮を加え、前に足して四兩半と成す、腹中痛む者は人參を加え、前に足して四兩半と成す、寒《ひえ》る者は乾薑を加え、前に足して四兩半と成す、腹滿の者は朮を去り、附子一枚を加う、服湯の後、食頃の如くして熱粥一升許を飲み、微かに自ら温む、衣被を發掲すること勿れ

校

※理中丸　『玉函』巻四は「理中湯」に作る。

※擣篩　『玉函』巻八は「為末」に作る。

※三四　『玉函』巻八は「三服」に作る。

訳

霍乱で嘔吐と下利を起こしている。頭痛、発熱、身体の疼痛がある。熱候が多く、咽が渇いて、水を飲みたがるときは五苓散が治療を主宰する。

冷えが強く下利をしやすく、水を欲しがらないときは理中丸が治療を主宰する。

注

○**猪苓**　甘平　利水道。○**茯苓**　甘平　利小便、口焦舌乾、胸脇逆気／消渇、風眩、驚悸。○**白朮**　苦温　風寒湿痺、消食／霍乱、風水結腫、風眩。○**澤瀉**　甘寒　消水、風寒湿痺／起陰気、五労。○**桂枝**　辛温　上気欬逆、喉痺、補中益気／心痛、温筋通脈、出汗。

三八七　吐利止　　吐利止み

而身痛不休者　　而れども身痛休《や》まざる者は

當消息和解其外　　當に消息して其の外を和解すべし

宜桂枝湯小和之　　宜しく桂枝湯にて小《すこ》しく之を和すべし

方三　　方三

桂枝湯方

桂枝三兩　皮を去る　芍藥三兩　生薑三兩　甘草二兩　炙る　大棗十二枚　擘く

右五味、水七升を以て、煮て三升を取り、滓を去り、一升を温服す

訳

嘔吐と下利は止まった（裏症は消失）が、身痛（体表の手足や背中の痛み）が続いている。このような場合は当然状況を勘案して、身痛という体の外部に起こっている症状を寛解するように処置する

べきである。それには桂枝湯を用いて、少しその身痛を緩和するのが適当である。

注

○其外　身痛を指す。桂枝湯は表の痛みを寛解する。一般に頭と四肢、体表（皮肉筋骨からなる）を外という。胸腹腔の内藏を内という。

三八八　吐利汗出、發熱惡寒
四肢拘急、手足厥冷者
四逆湯主之
方四

吐利して汗出《い》で、發熱惡寒し
四肢拘急し、手足厥冷する者は
四逆湯之を主る
方四

四逆湯方
甘草二兩　炙る　乾薑一兩半　附子一枚　生、皮を去り八片に破る
右三味、水三升を以て煮て一升二合を取る、滓を去り、分け温めて再服す、強人は大附子一枚、乾薑三兩にて可なり

訳

嘔吐、下利し（裏虚寒）、汗が出る（表虚）。発熱と悪寒がある（表証）。手足の筋肉が引きつれる（血虚）。また手足の強い冷えがある（少陰心経腎経の厥冷）。

このような患者は四逆湯が治療を主宰する。

注

○四逆湯　乾姜、附子で裏虚寒、少陰経の厥冷を温める。表証はそ

の後に処置する。

三八九　既吐且利　　既に吐し且つ利し
小便復利而大汗出　　小便復利し而して汗大いに出づ
下利清穀、内寒外熱　　下利清穀す、内寒外熱
脉微欲絶者　　脉微にして絶えんと欲する者は
四逆湯主之　　四逆湯之を主る
五　用前第四方　　五　前の第四方を用う

訳

これまでの経過で、嘔吐、下利、尿量多く（裏虚寒、脱水）、その上、汗が大量に出ており（表虚、脱水）、完穀下利がある。内裏には虚寒があり、外表には熱がある。脈は微弱でほとんど触れない状態である（心虚）。この場合には、四逆湯（強心、温中）が治療を主宰する。

三九〇　吐已下斷、汗出而厥　　吐已《や》み、下斷ち、汗出て厥す
四肢拘急不解　　四肢の拘急解せず
脉微欲絶者　　脉は微にして絶えんと欲する者は
通脉四逆加猪膽湯主之　　通脉四逆加猪膽湯之を主る
方六　　方六

通脉四逆加猪膽汁湯方

甘草二兩　炙る　乾薑三兩　强人は四兩も可　附子大なる者一枚　生、皮を去り八片に破る　猪膽汁半合

右四味、水三升を以て煮て一升二合を取る、滓を去り、猪膽汁を内れ、分け温めて再服す、其の脉即ち来る、猪膽無きときは羊膽を以て之に代う

訳

嘔吐が止んで下利も止まった（脱水、陰虚内熱）。汗が出て、手足が冷える（少陰の厥冷）。手足の引きつれは寛解せず、引き続いて存在する（血虚）。脈は微弱でほとんど触れないくらいである（心虚）。このような病症は通脈四逆加猪胆汁湯が治療を主宰する。

注

○**猪膽汁**　豚胆―傷寒の熱渇を治す（『名医別録』）。脱水によ陰虚内熱を除く。苦味による強心作用も期待できるか。○**通脉四逆加猪膽湯**　附子、乾姜で裏陰を温める。少陰心腎を賦活し、心拍動を強化し、手足の循環障害を緩和する。

三九一　**吐利發汗**

脉平、小煩者

以新虛不勝穀氣故也

吐し利し汗を發す

脉は平、小しく煩する者は

新たに虚し、穀氣に勝《たえ》ざるを以ての故なり

訳

嘔吐し、下利をし（裏虚、脱水）、発汗した（表虚、脱水）。表裏ともに虚し脱水の可能性があるが、脈は平常で特に心障害の徴候はない。この人が少し胸苦しい煩わしさを訴える。少し煩わしいのは、裏虚により、食事に当たって穀物の消化が正常にできず、胃に異常を覚えたためである。

吐利発汗による表裏の虚は生じたばかりで、なお体力を消耗していない。それで脈も平であり、煩も小なのである。

辨陰陽易差後勞復病脉證并治　第十四　合六法 方六首

六法を合す、方六首

注

○差後　治癒を意味するときの差の音はサイ。差は愈と同意。差後は「治癒後」の意。

○一字低書条文目録

・傷寒陰易病、身重、少腹裏急、熱上衝胸、頭重不欲擧、眼中生花、焼褌散主之　第一　一味
・大病差後、勞復者、枳實梔子湯主之　第二　三味　下有宿食加大黄法附
・傷寒、差以後、更發熱、小柴胡湯主之　第三　七味
・大病差後、從腰以下有水氣者、牡蠣澤瀉散主之　第四　七味
・大病差後、喜唾、久不了了、胸上有寒、當以丸藥温之、宜理中丸　第五　四味
・傷寒解後、虛羸少氣、氣逆欲吐、竹葉石膏湯主之　第六　七味
下有病新差一證

三九二　傷寒陰※易之為病
其人身體重、少氣
少腹裏急、或引陰中拘攣
熱上衝胸、頭重不欲擧
眼中生花（花一作眵）
膝脛拘急者焼褌散主之
方一

傷寒陰易の病為《た》る
其の人身體重く（脾）、少氣し（肺）
少腹裏急す（腎）、あるいは陰中に引いて拘攣し（肝）
熱上って胸を衝く（腎）、頭重くして擧ぐるを欲せず
眼中花を生ず（花は一に眵に作る）（肝）
膝脛拘急する（胃経）者は、焼褌《コン》散之を主る
方一

焼褌散方
婦人中褌の隠處に近きもの、取り焼いて灰と作《な》す
右一味、水にて方寸匕を服す、日に三服す、小便即ち利す、陰頭微《かす》かに腫る、此れ愈《い》ゆると為す、婦人病むときは男子の褌を取り焼いて服す

校

※陰易『玉函』巻四は「陰陽易」に作る。

訳

傷寒病が軽快した後、体力がまだ十分回復する前に房事等で体力を消耗すると陰陽易の病になる。

症状としては、全身的には体が重く倦怠感がある。息切れがする（胸）。下腹や下腹部から外性器にかけて引きつれる（肝腎）。熱感が胸に突き上がる（少陰上逆感）。頭が重くて上がらない（心、腎、肝）。目は火花がちらちらし（閃輝暗点、肝）、膝や脛も引きつれる（下肢循環障害）。

治療としては、焼褌散《ショウコンサン》が治療を主宰する。

注

○陰陽易　従来の解説によれば「大病が一応鎮静化してきたとき、房事を犯して病が再発すること」としている。症状から見ると、少陰心腎、厥陰肝の障害によるもののようである。再発の原因は房事に限らず、各種の原因によると思われる。そもそも陰陽易を房事とする根拠が明瞭でない。『素問』評熱病論篇第三十三に陰陽交という病症がある。熱病で汗衰をなさず、復発熱し、狂言して不能食となる。陰陽交錯するので陰陽交という。伝染病の後遺症や再発症である。陰陽易はこれに類する病症ではないかと考えられる。**○眼中生花**　閃輝暗点あるいは光視症である。閃輝暗点は発作性に視野の一部に閃光を感ずる現象である。それがきらきらした光りの波になって、両眼に同側半盲様に視野周辺に広がり、その内部が見えなくなる。この現象は後頭葉視覚領の動脈収縮によって起こる。ついで動脈が拡張し、閃輝暗点と反対側の拍動性頭痛を生じ、持続性頭痛に移行する。悪心、嘔吐を伴うことがある。光視症は光刺激がないのに起こる視感覚である。網膜が光り以外の刺激を受けたときに認められる。両眼性の場合は一種の幻視と考えられている。光りの

点、閃光、あるいは形をもった発光体として感じる。**○焼褌散**　薬理不明。一種のホルモン剤としての効能が考えられる。**○褌**　ふんどし、こしまき。

三九三　大病差後勞復者　枳實梔子湯主之　方二

大病差《いえ》し後、勞復する者は枳實梔子湯之を主る　方二

枳實梔子湯方

枳實三枚　炙る　梔子十四箇　擘く　豉一升　綿にて裹《つつ》む

右三味、清漿水※七升を以て空煮《からに》して四升を取り枳實、梔子を内れ、煮て二升を取る、豉を下し更に煮て五六沸、滓を去り、温め分けて再服す、覆って微《すこ》しく汗に似たらしむ、若し宿食有る者は大黄、博碁子（さいころ）の如きもの五六枚を内れる、之を服すれば愈ゆ

校

※清漿水　『千金翼方』巻十は「酢漿」に作る。

訳

大病が軽快に向かった後、労作（無理な体の動かし方をすること）によって病勢が再発（再発熱）したときは、枳実梔子湯が治療を主宰する。（処方から逆算すると少腹裏急、熱上衝胸等の症状があって、心胸部に病変があると考えられる）。

注

○差　音サイ。同じにならないでふぞろいな様。ここは病が癒えること。病状がいくらか変わって良い方に向かってきたこと。瘥《サイ》（い

える）と同じ。**〇勞復**　勞は消耗性の仕事により疲れること。復は再発である。**〇枳實梔子湯**　苦は心に走る。寒は熱を去る。心胸部の煩悶、熱感、腹部の脹満を取る処方である。**〇枳實**　味苦寒　寒熱結を除く／酸微寒、胸脇の淡癖、結実を破る、脹満、逆気。**〇梔子**　味苦寒、胃中の熱気、酒皶鼻／目熱赤痛、心中煩悶、胃中の熱気。**〇豉**　苦寒　頭痛、寒熱、煩躁、虚労、両脚疼冷（『名医別録』）。

三九四　傷寒差以後更發熱
小柴胡湯主之
脉浮者以汗解之
脉沈實（一作緊）者
以下解之
方三

傷寒差えて以後、更に發熱するものは
小柴胡湯之を主る
脉浮の者は汗を以て之を解す
脉沈實（一は緊に作る）の者は
下を以て解す
方三

小柴胡湯方
柴胡八兩　人參三兩　黄芩三兩　甘草三兩　炙る　生薑三兩　半夏半升　洗う　大棗十枚　擘く
右七味、水一斗二升を以て、煮て六升を取る、滓を去り、再煎して三升を取る、一升を温服す、日に三服す

訳
傷寒の病が軽快に向かった後、熱が再発した場合は小柴胡湯が治療を主宰する。（熱源は肝藏にある病原因子）。脈が浮（表）のときは発汗によって寛解する。脈が沈（裏）実（ある本は緊に作る）の

場合は瀉下によって寛解する。

注

○小柴胡湯「往来寒熱、胸脇苦満……心煩喜嘔」（太陽中九六）。**○柴胡** 味苦平 腸胃中結気、寒熱邪気／心下煩熱、胸中邪逆。**○黄芩** 味苦平 諸熱黄疸／胃中熱、少腹絞痛。**○半夏** 味辛平 喉咽腫痛、胸脹欬逆、心下堅、腸鳴、下気。**○人参** 味甘微寒 心腹鼓痛、胸脇逆満、霍乱吐逆、調中、消渇、通血脈。

三九五　大病差後　　大病差《い》えし後

従腰以下有水氣者　　腰より以下に水氣の有る者は

牡蠣澤瀉散主之　　牡蠣澤瀉散之を主る

方四　　方四

牡蠣澤瀉散方

牡蠣　熬る　澤瀉　蜀漆　煖水に洗い腥を去る　葶藶子　熬る　商陸根　熬る　海藻　洗って鹹を去る

括樓根　各等分

右七味、異《べつべつ》に擣《つ》き篩《ふるい》に下して散と為す、更に臼の中に於いて治す、白飲に和して方寸匕を服す、日に三服す、小便利すれば後服を止む

訳

大病が軽快した後、腰から下に水気（浮腫）のあるものは牡蛎沢瀉散が治療を主宰する。

注

○腰以下有水氣 心不全による水腫である。浮腫による脱水、煩渇があると考えられる。**○牡蠣沢瀉散** 牡蛎、沢瀉、括樓根は消渇、

煩満に有効で脱水、煩熱を取る。蜀漆、葶藶は強い下剤である。腸管からの水分排泄により利尿を補助する。商陸、海藻は利水。浮腫による血中水分の減少がある。下剤、利水剤により利尿を図るとともに、水分の血中への還流を図る処方である。〇**牡蠣**　味鹹平　驚恚怒気　拘緩を除く／煩満、心痛気結、止渇。〇**澤瀉**　味甘寒　消水／虚損、五労、消渇、膀胱三焦の停水を逐う。〇**蜀漆**　味辛平　腹中癥堅、積聚。〇**葶藶子**　味苦寒　癥瘕積聚結気、堅を破る、水道を通利す。〇**商陸根**　味辛平　水脹、疝瘕／水腫。〇**海藻**　味苦寒　十二水腫を下す、癥瘕、癭瘤気。〇**括樓根**　味苦寒　消渇、煩満／唇乾口燥。

三九六　大病差後　　大病差えし後
喜唾久不了了　　喜唾し、久しく了了たらず
※胸上有寒　　胸の上に寒有るは
當以丸藥温之　　當に丸藥を以て之を温むべし
宜理中丸　　理中丸に宜し
方五　　方五

理中丸方
人參　白朮　甘草　炙る　乾薑　各三兩
右四味、擣いて篩い蜜に和して丸と為し、雞子黄許の大きさの如くにす、沸湯數合を以て一丸を和し、研砕し、之を温服す、日に三服す

校

※胸　『注解傷寒論』巻七は「胃」に作る。

訳

大病が軽快した後、唾がだらだら出て久しく止まらない。これは胸の上（心）に冷えがあるためである。丸薬で温めるのが適当である。理中丸を適用するのがよい。

注

○唾　唾液である。耳下腺（胆経）、顎下腺、舌下腺（心経、腎経）から分泌される。

①『霊枢』の根結第五には「少陰（腎経）は湧泉に根し廉泉に結ぶ」とあり、同書の脹論第三十五には「廉泉、玉英は津液の道なり」とある。廉泉は唾液腺である。

②『經脉』第十には「腎、足の少陰の脉は……是れ動ずるときは則ち病む……欬唾するときは則ち血有り」とある。また『素問』宣明五氣篇第二十三、五藏化液には「腎は唾と為す」とある。

③『霊枢』五癃津液別第三十六には「中熱し胃緩るむときは則ち唾と為る」とあり、また同書の口問第二十八には「胃中に熱有るときは則ち虫動く、虫動くときは則ち胃緩む、胃緩むときは則ち廉泉開く、故涎下る、足の少陰を補う」とある。

涎は唾である。即ち涎は胃の異常によっても出る。しかしその処置には少陰腎経を使っている。以上により本条の唾は心経、腎経及び胃の障害によって出ていると考えられる。

○胸上有寒　ここの胸上は心と胃である。心と胃の寒により唾液腺が障害され、喜唾を生じているのである。理中丸の人参は心、小腸に作用点があり、その機能を補強している。他の諸薬は温中、温胃により胃の機能を補助している。**○理中丸**　中を調理する薬方である。ここに中とは小腸である。心と表裏の関係にあり、心は舌、廉泉を通じて唾、涎と連繫する。構成する諸薬は小腸、心に作用点をもっている。**○人参**　甘微寒　微温、腸胃中冷、調中。**○白朮**　味苦温　風寒湿痺、消食／消痰水、暖胃。**○乾薑**　味辛温　温中／生薑、止嘔吐。**○甘草**　味甘平　温中、下気、煩満。

三九七　傷寒解後　虚羸少氣　氣逆欲吐

傷寒解せる後　虚羸《キョルイ》して少氣し　氣逆して吐せんと欲するものは

竹葉石膏湯主之　竹葉石膏湯之を主る

方六　　方六

竹葉石膏湯方

竹葉二把　石膏一斤　半夏半升　洗う　麥門冬一升　心を去る　人參二兩　甘草二兩　炙る　粳米半升

右七味、水一斗を以て煮て六升を取る、滓を去り、粳米を内れ、米を煮て熟せしむ、湯成りて米を去り、一升を温服す、日に三服す

訳

傷寒の病が寛解した後、体が弱り、痩せ、息切れがする。厥気の上逆があり、咳き込んだり吐き気がする。このときは竹葉石膏湯が治療を主宰する。

注

〇**氣逆欲吐**　気逆はのぼせである。一般には血管運動神経の異常で顔面潮紅や目まい等を起こすが、咳き込みもその一つである。肺気の上逆であるが、多くの場合その背後に少陰の厥逆がある。欲吐は胃気の上逆である。胃自体の障害でも起こるが、咳き込みにつられて生じることもある。ここの気逆は咳き込みと胃気の上逆と考えられる。〇**竹葉石膏湯**　本方は白虎湯から知母を去り、竹葉等の諸薬を入れた処方だとする解説がある。胃気を調え熱邪を散らすという。しかし、ここには熱候はない。脾胃の虚とともに気逆がある。著者は麦門冬湯の生姜、大棗を竹葉、石膏に代えたものと考える。麦門冬湯は大逆上気に適応があり、麦門冬が羸痩短気、虚労の効用をもつのがその根拠である。

〇**麥門冬**　甘平　羸痩短気／虚労、肺気を定む、調中、燥渇。〇**竹葉**　味苦平　欬逆上気／煩熱、嘔逆。〇**石膏**　辛微寒　心下逆気、驚喘、口乾舌焦／身熱、消渇、暴気喘息。〇**半夏**　味辛平　下気、喉咽腫痛、胸脹欬逆。〇**人參**　甘微寒　補五藏／胸脇逆満、霍乱吐逆、調中。

三九八　病人※
脉已解而日暮微煩
以病新差、人強與穀
脾胃氣尚弱、不能消穀
故令微煩
損穀則愈

病人
脉已《すで》に解す、而るに日暮に微煩す
病新たに差え、人強いて穀を與うるも
脾胃の氣尚弱く、穀を消す能わざるを以てなり
故に微煩せしむ
穀を損《へら》せば則ち愈ゆ

校
※病人　『玉函』巻四は「傷寒」に作る。

訳
病人の脈状はすでに寛解して正常化しているのに、日暮れ時になると少し熱感があり、胸苦しくなることがある。これは病気が直ったばかりのとき、まだ自発的にはあまり食欲がないのに、無理に食べ物を与えたからである。
病気のために消化機能が回復せず、弱っているところに食物を与えられ、駑馬に鞭打つ状況で、脾胃は無理に働かされて胃熱を生じた。このため、日暮微煩を生じたのである。食物を減らせば治癒する。

注
○日暮　過食により脾胃（土）に虚熱が生じ、土生金で、その余熱が金に及んだ。金は西、日暮れに当たる。日西して陽気が衰える時節である。そこで高熱ではなく、微煩となったのである。

辨不可發汗病脈證并治 第十五 一法方本闕

一法　方本と闕く

○一字低書条文目録

・汗家不可發汗、發汗必恍惚心亂、小便已、陰疼、宜禹餘粮丸。第一。方本闕前後有二十九病證

一　夫以為疾病至急
倉卒尋按、要者難得
故重集諸可與不可方治
比之三陰三陽篇中、此易見也
又時有不止是三陽三陰
出在諸可與不可中也

夫《そ》れ以為《おもう》に疾病の至るや急にして
倉卒に尋ね按ずるも要（領）を得ること難し
故に重ねて諸々《もろもろ》の可と不可の方治を集む
之を三陰三陽中に比べれば此れは見易きなり
又時には是の三陽三陰に止まらざるもの有り
出《い》でて諸々の可と不可の中に在るなり

訳

思うに、そもそも病気というものは思いがけずいきなり起こってくるので、にわかに処方や治療法を探し求めても上手に要点を捕まえることは難しい。

そこで本書の諸篇の中から可と不可の治療法を集めて再編した。三陰三陽篇の中にあるものに比べると要点が見つけやすくなっている。

また、三陰三陽篇の文章だけではないものも含んでおり、それも可と不可篇のなかに出してある。

注

○以為　以は音イ。思う。以為で「思えらく、思うに」あるいは

「以て……と為す」と読む。○**倉卒**　にわか。あわただしい。思いがけないこと。

二　少陰病、脉細沈數、病為在裏、不可發汗（少陰二八五）

三　脉浮緊者、法當身疼痛、宜以汗解之、假令尺中遲者、不可發汗、何以知然、以榮氣不足、血少故也（太陽中五十）

四　少陰病、脉微、不可發汗、亡陽故也（少陰二八六）

五　脉濡而弱
弱反在關、濡反在巔
微反在上、濇反在下
微則陽氣不足、濇則無血
陽氣反微
中風汗出而反躁煩

脉は濡《ジュ》（軟）にして弱
弱が反って關に在り、濡が反って巔に在り
微は反って上に在り、濇《ショク》は反って下に在り
微なるときは則ち陽氣不足、濇なれば則ち血が無し
陽氣は反って微にして
風に中れば、汗が出て反って躁煩す

濇則無血、厥而且寒　濇なるときは則ち血が無く、厥して且つ寒《ひ》ゆ
陽微發汗、躁不得眠　陽微に汗を發すれば、躁して眠るを得ず

注

〇**反**　「反対に」である。正に「さからう」ことである。ここの正は三部平等である。反は三部平等ではなく、それぞれの部位だけが弱とか濇を示すということである。〇**巓**　山の頂上である。ここは関上の脈所での脈拍の頂上のことで、軽く按じて触れる意味である。〇**濇**　渋と同意。滑の反対で、不整脈ぎみのとろとろとした脈拍である。風（初期急性軽症）の滑に対して痺（後期慢性重症）の脈状である。〇**厥**　音ケツ。四肢の逆冷である。〇**躁**　騒がしい、荒々しい。医学的には「手足をばたつかせて苦悶状を呈する」ことである。心傷害で四肢の循環障害があるとき等に現れる。重症のしるしで、「煩躁」と熟することが多い。

訳

脈が軟で弱で、弱は関上にだけある。軟は浮で関上にだけあり、微は寸口にだけある。濇は尺中にだけある。

寸口は陽で、ここが微なのは陽気の不足を意味する。尺中は陰で、ここが濇なのは陰血の不足を意味する。

陽気が微弱であれば、風に侵されて汗が出て、手足の循環が悪くなって煩躁が起こる。濇のときは陰血不足で手足は厥冷を生じて冷える。陽気が微弱の状態で発汗させれば、手足をばたつかせて落ち着かず、眠ることができなくなる。

六　動氣在右、不可發汗　動氣が右に在れば汗を發す可からず
發汗則衄而渴　汗を發すれば則ち衄《ジク》（鼻血）して渴き
心苦煩、飲即吐水　心は煩に苦しむ、飲めば即ち水を吐く

訳

臍の右で動悸がするときは発汗してはいけない。発汗すると鼻血（鼻は肺の協同器官）が出て咽（肺）が渇く。心は胸苦しい。水を飲むとすぐに吐いてしまう（胃に納まらない、胃の虚冷）。

注

○**動氣在右**　『難経』十六難に「肺脈を得、其の外證……、其の内證は齊（臍）の右に動氣有り」とある。「動氣在右」とは肺の病を意味する。○**衄**　鼻血。○**煩**　胸苦しい、わずらわしい。

七

動氣在左、不可發汗　　動氣が左に在れば汗を發す可からず

發汗則頭眩　　汗を發すれば則ち頭眩す

汗不止、筋惕肉瞤　　汗が止まざれば筋惕《テキ》し肉瞤《ジュン》す

訳

臍の左で動悸がするときは発汗してはいけない。発汗するとすぐに頭がぐらぐらして、目の前が真っ暗になる（眩は少陽胆経の病状）。汗が止まらず、筋肉（肝の協同器官）がぶるぶると痙攣する。

注

○**動氣在左**　『難経』十六難に「肝脈を得……其の外證……其の内證は齊の左に動氣有り」とある。「動氣在左」とは肝の障害である。○**惕**　おそれること。ここは恐れて筋肉がびくびくと震えること。○**瞤**　まぶたがぴくぴく引きつれること。ここは筋肉の痙攣。

八

動氣在上、不可發汗　　動氣が上に在れば汗を發す可からず

發汗則氣上衝　　汗を發すれば則ち氣が上衝し

正在心端　　正に心の端に在り

訳

臍の上で動悸がするときは発汗してはいけない。発汗するとすぐに動悸が下から衝き上がってきて、正しく心藏の尖端を侵す。

注

○**動氣在上**　『難經』十六難に「心脉を得……其の外證……其の内證は齊の上に動氣有り」とある。「動氣在上」とは心の障害である。

九

動氣在下、不可發汗　動氣が下に在れば汗を發す可からず

發汗則無汗　汗を發すれば則ち汗無し

心中大煩、骨節苦疼　心中大いに煩し、骨節は苦《はなは》だ疼く

目運惡寒　目は運《めぐ》り惡寒す

食則反吐、穀不得前　食すれば則ち反って吐き、穀は前《すす》むを得ず

訳

臍の下で動悸がするときは発汗してはいけない。発汗するとすぐに無汗となる。胸の中がひどく胸苦しく、骨、関節（腎の協同器官）はひどく疼く。目がぐるぐると回り、目まいがする。物を食べるとすぐに吐く。食べた穀物が胃腸に下って行かないのである。

注

○**動氣在下**　『難經』十六難に「腎脉を得……其の外證……其の内證は齊の下に動氣有り」とある。「動氣在下」とは腎の障害である。

一〇

咽中閉塞、不可發汗　咽の中が閉塞するときは汗を發す可からず

發汗則吐血　汗を發すれば則ち血を吐く

氣微※絶、手足厥冷　氣は微にして絶し、手足は厥冷す

欲得踡臥　　踡臥《ケンガ》（せぐくまる）することを得んと欲す
不能自温　　自ら温めること能わず

校
※微『注解傷寒論』巻七は「欲」に作る。

訳
咽の中が塞がっているときは発汗してはいけない。発汗するとすぐに血を吐く。陽気は微弱となり、手足は冷え上がり、背を丸くして横になって寝たがる。手足の冷えを自分から温めることができない。

注
○氣微絶　発汗によって体表の陽気が消耗して微弱となる。**○踡臥**　踡は「せぐくまる、背中を丸める」。臥は「うつ伏せに寝る」。

一一　諸脉得動數微弱者　　諸々の脉が動數微弱を得る者は
不可發汗　　汗を發する可からず
發汗則大便難　　汗を發すれば則ち大便が難《かた》し
腹中乾、胃躁※而煩　　腹の中が乾燥し、胃が燥いて煩《わずら》わし
其形相象、根本異源　　其の形は相い象（似）るも根本は源を異《こと》にす

校
※躁『注解傷寒論』巻七は「燥」に作る。是。

訳
諸々の脈診で動数（陽熱）微弱（陰虚）の脈状を得た場合は、発汗してはいけない。発汗するとすぐに大便の排泄が困難になる。胃

腸が発汗による脱水で乾燥するからである。胃が乾いて煩わしい。この症状は陽明胃経の病気に似ているが病理発生の機転が違うものである（動数は陽の脈、微弱は陰の脈である／辨脈法一）。

一二　脉濡而弱
弱反在關、濡反在巓
弦反在上、微反在下
弦為陽運、微為陰寒
上實下虚、意欲得温
微弦為虚、不可發汗
發汗則寒慄、不能自還

脉が濡にして弱
弱は反って關に在り、濡は反って巓に在り
弦は反って上に在り、微は反って下に在り
弦は陽が運ると為し、微は陰が寒ると為す
上實下虚にて意《こころ》に温を得んと欲す
微弦は虚と為す、汗を發す可からず
汗を發すれば則ち寒慄し自ら還（帰）る能わず

訳

脈状は軟にして弱である。

弱脈は関上だけに現れる。軟脈は関上でだけ軽く按じて触れる。弦の脈は寸口（陽）だけで触れる。微の脈は尺中だけで触れる。

弦の脈は陽気が上半身で盛んなことを意味し、微の脈は下半身が虚して冷えていることを示す。即ち上実下虚で、病人は温まりたいと思っている。寸口の脈が微弦なのは陽虚と判断する。このようなときには発汗してはいけない。発汗すればすぐに悪寒戦慄（陽虚寒）が起こり、自然には回復しない。

注

○弦為陽運　弦は春、肝の脈である。陽気が発生し上昇するときの脈状である。これを陽が運《めぐる》とした。ここに陽は上半身も意味する。**○微為陰寒**　微は陰虚である。陰寒の陰は下半身である。陰寒は下半身の冷えである。**○發汗則寒慄**　発汗により、陽気が虚し、陰寒は更に増強され、悪寒戦慄が起こる。

一三　欬者則劇
數吐涎沫、咽中必乾
小便不利、心中飢煩
晬時而發、其形似瘧
有寒無熱、虚而寒慄
欬而發汗、踡而苦滿
腹中復堅

欬する者《こと》則ち劇しければ
數《しばし》ば涎沫を吐き、咽中必ず乾く
小便は不利、心中は飢えて煩わし
晬時《サイジ》にして發し、其の形は瘧に似る
寒が有って熱が無く、虚にして寒慄す
欬して汗を發すれば踡って滿に苦しむ
腹の中も復た堅し

訳

激しく咳をするときはしばしば涎沫、喀痰や唾液を吐く。そのため咽の中が乾く。（気の上逆により）小便は出にくくなり、（咳き込みで）胸の中は空っぽな感じで胸苦しくなる。発作は一日中起こり、症状は瘧、マラリアに似ているが、悪寒だけあって発熱はない。陽気が虚して悪寒戦慄がある。

咳をしているときに発汗すると、（肺虚となって）背中を丸めてうずくまり、胸満に苦しむ。腹部もまた硬くなる。

注

○晬時　晬は（時が）めぐる。丸一日経過すること。晬時で一日中。

一四　厥、脉緊、不可發汗
發汗則聲亂、咽斷
舌萎、聲不得前

厥して脉の緊なるは汗を發す可《か》からず
汗を發すれば聲は亂れ咽は斷れ
舌は萎《な》え、聲は前《い》だすことを得ず

訳　手足が逆冷して脈が緊（寒）のときは発汗してはいけない。発汗するとすぐに声が変わり、咽がかすれ、舌が萎びてきて、声が出ないようになる。

注　**○厥**　手足の逆冷。少陰腎経の障害で起こる。**○嘶**　音セイ。声がかすれる、かれること。嗄は音サ。声がかれること。「嘶嗄」と熟して声のかれる意味。**○聲亂咽嘶**　声の発生については『霊枢』の憂恚無言第六十九に詳しく述べられている。咽喉、喉嚨《コウロウ》（気管）、会厭、唇、舌、懸雍垂、頏顙（鼻咽腔）、横骨（舌骨）の各器官が関係している。ここは少陰腎経の流注する所である。その傷害によって「聲亂、咽嘶」の諸症が起こる。

一五　諸逆發汗
病微者難差、劇者言亂
目眩者死
（一云讝言目眩睛亂者死）
命將難全

諸々の逆は、汗を發すれば
病の微なる者は差《い》え難く、劇しき者は言が亂る
目が眩《くら》む者は死す
（一に云う、讝言して目眩し睛亂れる者は死す、と）
命は將《まさ》に全《まった》きこと難からんとす

訳　諸々の厥逆のものを発汗すると、軽症のものは重症化して治癒が困難になり、重症のものは一層悪化して言語が乱れ、意識の障害が現れる。目の前が真っ暗になる一過性脳虚血発作の場合は、死の転帰を取る。生命の予後は保証しがたくなる。

注　**○差**　病の癒えること。病状が変わっていくらか良くなること。「いゆ」と読む。**○睛亂**　睛は目睛で「ひとみ」。睛亂は精神錯乱を意味する。

一六　太陽病、得之八九日、如瘧狀、發熱惡寒、熱多寒少、其人不嘔、清便續（欲）自可、※一日二三度發、脉微而惡寒者、此陰陽俱虛、※不可更發汗也（太陽上二三）

校

※一日二三度發　太陽上二三にはこの下に「脉微緩者為欲愈也」がある。

※不可更發汗　太陽上二三にはこの下に「更下更吐」がある。

一七　太陽病、發熱惡寒、熱多寒少、脉微弱者、無陽也、※不可發汗（太陽上二七）

校

※不可發汗　太陽上二七にはこの下に「宜桂枝二越婢一湯」がある。

一八　咽喉乾燥者、不可發汗（太陽中八三）

一九　亡血不可發汗、發汗則寒慄而振（太陽中八七）

二〇　衄家不可發汗、汗出必額上陷脉急緊、直視不能眴《シュン》、不得眠（太陽中八六）

二一　汗家不可發汗、發汗必恍惚心亂、小便已陰疼、宜禹餘粮丸
（汗家、重發汗、必恍惚心亂、小便已陰疼、與禹餘粮丸／太陽中八八）

二二　淋家不可發汗、發汗必便血（太陽中八四）

二三　瘡家雖身疼痛、不可發汗、汗出則痓（太陽中八五）

二四　下利不可發汗、汗出必脹滿
（下利清穀、不可攻表、汗出必脹滿／厥陰三六四）

二五　欬而小便利　　欬して小便利し

若小便失者　　若しくは小便失する者は

不可發汗　　汗を發す可からず

汗出則四肢厥逆冷　　汗出づれば則ち四肢は厥逆して冷ゆ

訳

咳嗽のある人で小便の出が良過ぎたり、あるいは尿の失禁があるとき（津液消失）は発汗してはいけない。発汗すると（津液消失）すぐに手足が冷え上がる。

注

○汗出則四肢厥逆冷　利尿と発汗により脱水が起こる。このために精気が消耗して四肢を栄養できなくなり、厥逆が生ずる。

二六　傷寒一二日至四五日、厥者必發熱。※前厥者後必熱、厥深者熱亦深、厥微者熱亦微、厥應※不之而反發汗者、必口傷爛赤（厥陰三三五）

校

※前厥者後必熱　厥陰三三五は「前熱者後必厥」に作る。

※不　厥陰三三五は「下」に作る。是。

二七　傷寒、脉弦細、頭痛發熱者、屬少陽、少陽不可發汗（少陽二六五）

二八

傷寒頭痛
翕翕發熱
形象中風
常微汗出自嘔者
下之益煩
心懊憹如飢
發汗則致痓
身強難以屈伸
熏之則發黄
不得小便
久則發欬唾

傷寒にて頭痛し
翕翕《キュウキュウ》として發熱す
形は中風に象《かたど》り
常に微汗出て自ら嘔く者
之を下せば益々煩わしく
心は懊憹し飢えるが如し
汗を發すれば則ち痓《シ》（痙）を致す
身強《こわば》り以て屈伸し難し
之を熏ずれば則ち發黄し
小便を得ず
久しければ則ち欬唾を發す
訳

傷寒の病で、頭痛がし、ポッポッと盛んに発熱し、中風に似た症状を呈し、常に小量の発汗があり、自然に嘔吐が起きる。

この状態で瀉下療法を行うと（裏が虚し、客気の上逆が生じて胸を衝き）、一層胸苦しさが増し、胸の中が空っぽの感じで苦しくなる。


発汗すると（脱水により亡血し血虚となる、血虚は筋急し）、すぐに痙攣が起こる。体が強ばって自由に屈伸ができなくなる。

熏即ち燻蒸法によって熱を加えると、血液が留滞して瘀熱を生じ、小便不利、発黄となる。

慢性化すると肺炎を起こし、咳嗽、喀痰を生ずるようになる。

注

○翕翕　翕は、あつまる、集って勢い盛んなこと。翕翕で「勢い良く、盛んに」の意となる。**○懊憹**　懊は音オウ。悩む意。憹は音ドウ。思い悩む。

二九　太陽與少陽併病、頭項强痛、或眩冒、時如結胸、心下痞鞕者、不可發汗

（太陽與少陽併病、頭痛强痛、或眩冒、時如結胸、心下痞鞕者、當刺大椎第一間肺兪肝兪、愼不可發汗、發汗則讝語、脉弦、五日讝語不止、當刺期門／太陽下一四二）

三〇　太陽病、發汗※因致痓（痓濕暍五）

三一　少陰病、欬而下利、讝語者、此被火氣劫故也、小便必難、以强責少陰汗也（少陰二八四）

校
※發汗　痓濕暍五は「發汗太多」に作る。

三二　少陰病、但厥無汗、而强發之、必動其血、未知從何道出、或從口鼻、或從目出者、是名下厥上竭、為難治

（少陰二九四）

辨可發汗病脉證并治　第十六　合四十一法　方一十四首

四十一法を合す　方一十四首

○一字低書条文目録

・太陽病、外證未解、脉浮弱、當以汗解、宜桂枝湯　第一　五味前有四法

・脉浮而數者可發汗、屬桂枝湯證　第二　用前第一方一法用麻黄湯

・陽明病、脉遲、汗出多、微悪寒、表未解也、屬桂枝湯證　第三　用前第一方下有可汗二證

・病人、煩熱、汗出解、又如瘧狀、脉浮虚者、當發汗、屬桂枝湯證　第四　用前第一方

・病常自汗出、此榮衛不和也、發汗則愈、屬桂枝湯證　第五　用前第一方

・病人、藏無他病、時發熱汗出、此衛氣不和也、先其時發汗則愈、屬桂枝湯證　第六　用前第一方

・脉浮緊、浮為風、緊為寒、風傷衛（氣）、寒傷榮（血）、榮衛俱病、骨節煩疼、可發汗、宜麻黄湯　第七　四味

・太陽病不解、熱結膀胱、其人如狂、血自下愈、外未解者、屬桂枝湯證　第八　用前第一方

・太陽病、下之微喘者、表未解也、宜桂枝加厚朴杏子湯　第九　七味

・傷寒、脉浮緊、不發汗、因衄者、屬麻黄湯證　第十　用前第七方

・陽明病、脉浮、無汗而喘者、發汗愈、屬麻黄湯證　第十一　用前第七方

・太陰病、脉浮者可發汗、屬桂枝湯證　第十二　用前第一方

・太陽病、脉浮緊、無汗、發熱、身疼痛、八九日表證在、當發汗、屬麻黄湯證　第十三　用前第七方

・脉浮者、病在表、可發汗、屬麻黄湯證　第十四　用前第七方　一法用桂枝湯

・傷寒、不大便六七日、頭痛、有熱者、與承氣湯、其小便清者、知不在裏、續在表、屬桂枝湯證　第十五　用前第一方

・下利、腹脹滿、身疼痛者、先温裏、乃攻表、温裏宜四逆湯、攻表宜桂枝湯　第十六　四逆湯三味　桂枝湯用前第一方

・下利後、身疼痛、清便自調者、急當救表、宜桂枝湯　第十七　用前第一方

・太陽病、頭痛、發熱、汗出、悪風寒者、屬桂枝湯證　第十八　用前第一方

・太陽中風、陽浮陰弱、熱發汗出、悪寒、悪風、鼻鳴、乾嘔者、屬桂枝湯證　第十九　用前第一方

・太陽病、發熱、汗出、此為榮弱衛强、屬桂枝湯證　第二十　用前第一方

・太陽病、下之、氣上衝者、屬桂枝湯證　第二十一　用前第一方

・太陽病、服桂枝湯、反煩者、先刺風池風府、却與桂枝湯愈　第二十二　用前第一方

・燒鍼、被寒、鍼處核起者、必發奔豚氣、與桂枝加桂湯　第二十三　五味

・太陽病、項背强几几、汗出、悪風者、宜桂枝加葛根湯　第二十四　七味　注見第二巻中

・太陽病、項背强几几、無汗、悪風者、屬葛根湯證　第二十五　用前方

・太陽陽明合病、自利、屬葛根湯證　第二十六　用前方　一云用後第二十八方

・太陽陽明合病、不利、但嘔者、屬葛根加半夏湯　第二十七　八味

・太陽病、桂枝證、反下之、利遂不止、脉促者、表未解也、喘而汗出、屬葛根黄芩黄連　第二十八　四味

・太陽病、頭痛、發熱、身疼、悪風、無汗、屬麻黄湯　第二十九　用前第七方

・太陽陽明合病、喘而胸滿者、不可下、屬麻黄湯證　第三十　用前第七方

・太陽中風、脉浮緊、發熱、悪寒、身疼、不汗而煩躁者、大青龍湯主之　第三十一　七味　下有一病證

・陽明中風、脉弦浮大、短氣、腹滿、脇下及心痛、鼻乾、不得汗、嗜臥、身黄、小便難、潮熱、外不解、過十日、脉浮者、與小柴胡湯、脉但浮、無餘證者、與麻黄湯　第三十二　小柴胡湯七味　麻黄湯　用前第七方

・太陽病、十日以去、脉浮細、嗜臥者、外解也、設胸滿、脇痛者、與小柴胡湯、脉但浮、與麻黄湯　第三十三　並用前方

・傷寒、脉浮緩、身不疼、但重、乍有輕時、無少陰證、可與大青龍湯發之　第三十四　用前第三十一方

・傷寒、表不解、心下有水氣、乾嘔、發熱而欬、或渴、或利、或噎、或小便不利、或喘、小青龍湯主之　第三十五　八味　加減法附

・傷寒、心下有水氣、欬而微喘、發熱、不渴、屬小青龍湯證　第三十六　用前方

・傷寒五六日、中風、往来寒熱、胸脇苦滿、不欲飲食、心煩、喜嘔者、屬小柴胡湯證　第三十七　用前第三十二

・傷寒四五日、身熱、悪風、頸項强、脇下滿、手足温而渴、屬小柴胡湯證　第三十八　用前第三十二方

・傷寒六七日、發熱、微悪寒、支節煩疼、微嘔、心下支結、外證未去者、柴胡桂枝湯主之第三十九　九味

・少陰病、得之二三日、麻黄附子甘草湯少發汗　第四十　三味

・脉浮、小便不利、微熱、消渇者、與五苓散　第四十一　五味

三三　大法、春夏宜發汗　大法、春夏には宜しく汗を發すべし

訳

原則として、春夏の陽気の盛んな季節には発汗法が適当である。

注

○大法　法とは「決まったやり方」、原則である。大は重要性、根本的な意味。

三四　凡發汗
欲令手足倶周
時出似漐漐然
一時間許益佳
不可令水流離
若病不解當重發汗
汗多者必亡陽
陽虛不得重發汗也

凡そ汗を發するには
手足をして倶に周《あまね》からしめんことを欲す
時に出づること漐漐然《チュウチュウゼン》たるに似て
一時《いっとき》の間許《ばか》りなれば益々佳し
水の流離たるが如くす可からず
若し病が解せざれば當に重ねて汗を發すべし
汗が多き者は必ず亡陽す
陽が虛するときは重ねて發汗することを得ざるなり

訳

発汗法を行う場合には、手足全体にわたって汗が出るようにする。じとじとと肌にべとつく程度で、二時間ほどの間に出るのが一番良い出方である。水があふれるように流れ出るのは良くない。

発汗しても軽快しないときはもう一度発汗する。汗が出過ぎると陽気が消耗して異変が生ずる。陽気が虚したときは、その上発汗してはいけない。

注

〇**漐漐然**　漐の音はチュウ。汗が出てべとべとと肌につくこと。

三五　凡服湯發汗中病便止
不必盡劑也

凡そ湯を服して發汗し病に中《あた》れば便《すなわ》ち止《とど》む
必ずしも劑を尽くさざるなり

訳

薬湯を服用して発汗し、治療が的中して軽快したときは、そこで服薬を中止する。用意した薬湯をいつも飲み尽くす必要はない。

三六　凡云可發汗
無湯者丸散亦可用
要以汗出為解
然不如湯随證良驗

凡そ汗を發す可しと云うとき
湯が無きときは丸散も亦た用う可し
要は汗が出づるを以て解と為す
然れども湯の證に随って良驗あるに如かず

訳

発汗を行うべき場合に、薬湯がないときは丸薬や散薬を使用してもよい。大切なことは汗が出て病が軽快することである。しかしながら丸散薬は、湯液を証に随って使用した場合の良好な治験には及ばない。

三七　太陽病、外證未解、脉浮弱者、當以汗解、宜桂枝湯（太陽中四二）

方一　桂枝湯方（略）

三八　脉浮而數者可發汗（太陽中五二）屬桂枝湯證（太陽中五二は麻黄湯）二　用前第一方　一法用麻黄湯

三九　陽明病、脉遲、汗出多、微悪寒者、表未解也、可發汗、屬桂枝湯證（陽明一三四）三　用前第一方

四〇　夫病脉浮大　夫れ病んで脉浮大

問病者言但便鞕耳　病者に問うに（病者は）但だ（大）便鞕きのみと言う

設利者為大逆　設《も》し利する者は大逆と為す

鞕為實　鞕きは實と為す

汗出而解、何以故　（脉浮大は）汗が出でて解す、何を以ての故に

脉浮當以汗解　脉が浮は當に汗を以て解すべければなり

訳

病人の脈が浮大である。病人に質問すると、ただ大便が硬いだけだという。この場合、瀉下法を行うのは大きな間違いである。大便が硬いのは裏実である。

しかしこの場合は汗が出れば寛解する。なぜかというと、脈浮は病がなお表にあることを示しているからである。故に汗を出せば軽快するのである。

四一　傷寒、其脉不弦緊而弱、弱者必渴、被火必譫語、弱者發熱、脉浮、解之當汗出愈（太陽中一一三）

四二　病人煩熱、汗出即解、又如瘧狀、日晡所發熱者、屬陽明也、脉浮虛者當發汗、屬桂枝湯證（陽明二四〇）

四　用前第一方

四三　病常自汗出者、此為榮氣和、榮氣和者、外不諧、以衛氣不共榮氣諧和故爾、以榮行脉中、衛行脉外、復發其汗、榮衛和則愈、屬桂枝湯證（太陽中五三）　五　用前第一方

四四　病人藏無他病、時發熱自汗出、而不愈者、此衛氣不和也、先其時發汗則愈、屬桂枝湯證（太陽中五四）

六　用前第一方

四五　脉浮而緊、浮則為風、緊則為寒、風則傷衛、寒則傷榮、榮衛倶病、骨節煩疼、可發其汗、宜麻黄湯（辨脉法二〇）方七　麻黄湯方（略）

四六　太陽病不解、熱結膀胱、其人如狂、血自下、下者愈、其外未解者、尚未可攻、當先解其外、屬桂枝湯證（太陽中一〇六）八　用前第一方

四七　太陽病下之微喘者、表未解也、宜桂枝加厚朴杏子湯（太陽中四三）方九　桂枝加厚朴杏子湯方（略）

四八　傷寒、脉浮緊、不發汗、因致衄者、屬麻黄湯證（太陽中五五）十　用前第七方

四九　陽明病、脉浮、無汗而喘者、發汗則愈、屬麻黄湯證（陽明二三五）十一　用前第七方

五〇　太陰病、脉浮者、可發汗、屬桂枝湯證（太陰二七六）　十二　用前第一方

五一　太陽病、脉浮緊、無汗、發熱、身疼痛、八九日不解、表證仍在、當復發汗、服湯已微除、其人發煩目瞑、劇者必衄、衄乃解、所以然者、陽氣重故也、屬麻黄湯證（太陽中四六）　十三　用前第七方

五二　脉浮者、病在表、可發汗、屬麻黄湯證（太陽中五一）　十四　用前第七方　一法用桂枝湯

五三　傷寒不大便六七日、頭痛有熱者、與承氣湯、其小便清者（一云大便青）知不在裏、續在表也、當須發汗、若頭痛者必衄、屬桂枝湯證（太陽中五六）　十五　用前第一方

五四　下利腹脹滿、身體疼痛者、先温其裏、乃攻其表、温裏宜四逆湯、攻表宜桂枝湯（厥陰三七二）　十六　用前第一方　四逆湯方（略）

五五　下利後、身疼痛、清便自調者、急當救表、宜桂枝湯發汗
（傷寒、醫下之、續得下利清穀不止、身疼痛者、急當救裏、後身疼痛、清便自調者　急當救表、救裏宜四逆湯、救表宜桂枝湯／太陽中九一）　十七　用前第一方

五六　太陽病、頭痛發熱汗出、惡風寒者、屬桂枝湯證（太陽上一三）　十八　用前第一方

五七　太陽中風、陽浮而陰弱、陽浮者熱自發、陰弱者汗自出、嗇嗇惡寒、淅淅惡風、翕翕發熱、鼻鳴乾嘔者、屬桂枝湯證（太陽上一二）　十九　用前第一方

五八　太陽病、發熱汗出者、此為榮弱衛强、故使汗出、欲救邪風、屬桂枝湯證（太陽中九五）　二十　用前第一方

五九　太陽病、下之後、其氣上衝者、屬桂枝湯證（太陽上一五）　二十一　用前第一方

六〇　太陽病、初服桂枝湯、反煩不解者、先刺風池風府、却與桂枝湯則愈（太陽上二四）　二十二　用前第一方

六一　燒鍼令其汗、鍼處被寒、核起而赤者、必發奔豚、氣從少腹上衝心者、灸其核上、各一壯、與桂枝加桂湯（太陽中一一七）　方二十三　桂枝加桂湯方（略）

六二　太陽病、項背強几几、反汗出惡風者、宜桂枝加葛根湯（太陽上一四）　方二十四　桂枝加葛根湯方（略）

六三　太陽病、項背強几几、無汗惡風者、屬葛根湯證（太陽中三一）　二十五　用前第二十四方

六四　太陽與陽明合病、必自下利、不嘔者、屬葛根湯證（太陽中三二）　二十六　用前方　一云用後第二十八方

六五　太陽與陽明合病、不下利、但嘔者、宜葛根加半夏湯（太陽中三三）方二十七　葛根加半夏湯方（略）

六六　太陽病、桂枝證、醫反下之、利遂不止、脉促者、表未解也、喘而汗出者、宜葛根黄芩黄連湯（太陽中三四）方二十八　促作縱　葛根黄芩黄連湯方（略）

六七　太陽病、頭痛發熱、身疼腰痛、骨節疼痛、悪風、無汗而喘者、屬麻黄湯證（太陽中三五）二十九　用前第七方

六八　太陽與陽明合病、喘而胸滿者、不可下、屬麻黄湯證（太陽中三六）三十　用前第七方

六九　太陽中風、脉浮緊、發熱、悪寒、身疼痛、不汗出而煩躁者、大青龍湯主之、若脉微弱、汗出悪風者、不可服之、服之則厥逆、筋惕肉瞤、此為逆也　大青龍湯方（太陽中三八）三十一　大青龍湯方（略）

七〇　陽明中風、脉弦浮大、而短氣、腹都滿、脇下及心痛、久按之氣不通、鼻乾、不得汗、嗜臥、一身及目悉黃、小便難、有潮熱、時時噦、耳前後腫、刺之小差、外不解、過十日、脉續浮者、與小柴胡湯、脉但浮、無餘證者、與麻黃湯　用前第七方　不溺、腹滿加噦者、不治（陽明二三一―二三二）　三十二　小柴胡湯方（略）

七一　太陽病、十日以去、脉浮而細、嗜臥者、外已解也、設胸滿脇痛者、與小柴胡湯、脉但浮者、與麻黃湯（太陽中三七）　三十三　並用前方

七二　傷寒、脉浮緩、身不疼、但重、乍有輕時、無少陰證者、可與大青龍湯發之（太陽中三九）　三十四　用前第三十一方

七三　傷寒、表不解、心下有水氣、乾嘔、發熱而欬、或渴或利或噎或小便不利、少腹滿、或喘者、宜小青龍湯（太陽中四〇）　方三十五　小青龍湯方（略）

七四　傷寒、心下有水氣、欬而微喘、發熱、不渴、服湯已渴者、此寒去欲解也、屬小青龍湯證（太陽中四一）

三十六　用前方

七五　中風往来寒熱※、傷寒五六日以後、胸脇苦滿、嘿嘿不欲飲食、煩心、喜嘔、或胸中煩而不嘔、或渴、或腹中痛、或脇下痞鞕、或心下悸、小便不利、或不渴、身有微熱、或欬者、屬小柴胡湯證（太陽中九六）　三十七

用前第三十二方

校

※中風往来寒熱、傷寒五六日　太陽中九六は「傷寒五六日、中風往来寒熱」に作る。

七六　傷寒四五日、身熱、悪風、頸項強、脇下滿、手足温而渴者、屬小柴胡湯證（太陽中九九）　三十八　用前第三十二方

七七　傷寒六七日、發熱、微悪寒、支節煩疼、微嘔、心下支結、外證未去者、柴胡桂枝湯主之（太陽下一四六）

方三十九　柴胡桂枝湯方（略）

七八　少陰病、得之二三日、麻黄附子甘草湯、微發汗、以二三日無證故微發汗也（少陰三〇二）　四十　麻黄附子甘草湯方（略）

七九　脉浮、小便不利、微熱、消渴者、與五苓散、利小便發汗（太陽中七一）　四十一　五苓散方（略）

仲景全書第八

漢　張仲景述　晉　王叔和撰次

宋　林　億校正

明　趙開美校刻

沈　琳同校

傷寒論　巻第八

辨發汗後病脉證并治　第十七　合二十五法 方二十四首

二十五法を合す　方二十四首

○一字低書条文目録

・太陽病、發汗、遂漏不止、惡風、小便難、四肢急、難以屈伸者、屬桂枝加附子湯　第一　六味　前有八病證

・太陽病、服桂枝湯、煩不解、先刺風池風府、却與桂枝湯　第二　五味

・服桂枝湯、汗出、脉洪大者、與桂枝湯、若形似瘧、一日再發者、屬桂枝二麻黄一湯　第三　七味

・服桂枝湯、汗出後、煩渴不解、脉洪大者、屬白虎加人參湯　第四　五味

・傷寒、脉浮、自汗出、小便數、心煩、惡寒、脚攣急、與桂枝攻表、得之便厥、咽乾、煩躁、吐逆、作甘草乾薑湯、厥愈、更作芍藥甘草湯、其脚即伸、若胃氣不和、與調胃承氣湯。若重發汗、加燒鍼者、與四逆湯。第五　甘草乾薑湯、芍藥甘草湯並二味　調胃承氣湯、四逆湯並三味

・太陽病、脉浮緊、無汗、發熱、身疼、八九日不解、服湯已、發煩必衄、宜麻黄湯　第六　四味

・傷寒、發汗、已解、半日復煩、脉浮數者、屬桂枝湯證　第七　用前第二方

・發汗後、身疼、脉沈遲者、屬桂枝加芍藥生薑各一兩人參三兩新加湯　第八　六味

・發汗後、不可行桂枝湯、汗出而喘、無大熱者、可與麻黄杏子甘草石膏湯　第九　四味

・發汗過多、其人、叉手自冒心、心下悸、欲得按者、屬桂枝甘草湯　第十　二味

・發汗後、臍下悸、欲作奔豚、屬茯苓桂枝甘草大棗湯　第十一　四味　甘爛水法附

・發汗後、腹脹滿者、屬厚朴生薑半夏甘草人參湯　第十二　五味

・發汗、病不解、反惡寒者虚也、屬芍藥甘草附子湯　第十三　三味

・發汗後、不惡寒、但熱者實也、當和胃氣、屬調胃承氣湯證　第十四　用前第五方

・太陽病、發汗後、大汗出、胃中乾、煩躁不得眠、若脉浮、小便不利、渴者、屬五苓散　第十五　五味

・發汗已、脉浮數、煩渴者、屬五苓散證　第十六　用前第十五方

・傷寒、汗出而渴者、宜五苓散、不渴者、屬茯苓甘草湯　第十七　四味

・太陽病、發汗、不解、發熱、心悸、頭眩、身瞤動、欲擗地者、屬

真武湯　第十八　五味
・傷寒、汗出解之後、胃中不和、心下痞、乾噫、腹中雷鳴、下利者、屬生薑瀉心湯　第十九　八味
・傷寒、汗出不解、心中痞、嘔吐、下利者、屬大柴胡湯　第二十　八味
・陽明病、自汗、若發其汗、小便自利、雖鞕不可攻、須自欲大便、宜蜜煎、若土瓜根、猪膽汁為導　第二十一　蜜煎一味　猪膽方二味
・太陽病三日、發汗、不解、蒸蒸發熱者、屬調胃承氣湯　第二十二　用前第五方
・大汗出、熱不去、（腹）内拘急、四肢疼、又下利、厥逆、惡寒者、屬四逆湯證　第二十三　用前第五方
・發汗後、不解、腹滿痛者、急下之、宜大承氣湯　第二十四　四味
・發汗多、亡陽、讝語者、不可下、與柴胡桂枝湯、和其榮衛、後自愈　第二十五　九味

八〇　二陽併病、太陽初得病時、發其汗、汗先出不徹、因轉屬陽明、續自微汗出、不惡寒、若太陽病證不罷者、不可下、下之為逆、如此可小發汗、設面色緣緣正赤者、陽氣怫鬱在表、當解之熏之、若發汗不徹、不足言、陽氣怫鬱不得越、當汗不汗、其人煩躁、不知痛處、乍在腹中、乍在四肢、按之不可得、其人短氣、但坐、以汗出不徹故也、更發汗則愈、何以知、汗出不徹、以脉濇故知也（太陽中四八）

八一　未持脉時、病人手叉自冒心、師因教試令欬、而不即欬者、此必兩耳聾無聞也、所以然者、以重發汗、虛故如此（太陽中七五前半）

八二　發汗後、飲水多必喘、以水灌之亦喘（太陽中七五後半）

八三　發汗後、水藥不得入口為逆、若更發汗、必吐下不止（太陽中七六前半）

八四　陽明病、本自汗出、醫更重發汗、病已差、尚微煩不了了者、必大便鞕故也、以亡津液、胃中乾燥、故令大便鞕、當問小便日幾行、若本小便日三四行、今日再行、故知大便不久出、今為小便數少、以津液當還入胃中、故知不久必大便也（陽明二〇三）

八五　發汗多、若重發汗者、亡其陽、讝語、脉短者死、脉自和者不死（陽明二一一）

八六　傷寒發汗已、身目為黄、所以然者、以寒濕在裏不解故也、以為不可下也、於寒濕中求之（陽明二五九）

八七　病人有寒、復發汗、胃中冷、必吐蚘《カイ》（蛔虫）（太陽中八九）

八八　太陽病、發汗、遂漏不止、其人悪風、小便難、四肢微急、難以屈伸者、屬桂枝加附子湯（太陽上二〇）方一　桂枝加附子湯方（略）

八九　太陽病、初服桂枝湯、反煩不解者、先刺風池風府、却與桂枝湯則愈（太陽上二四）方二　桂枝湯方（略）

九〇　服桂枝湯、大汗出、脉洪大者、與桂枝湯如前法、若形似瘧、一日再發者、汗出必解、屬桂枝二麻黄一湯（太陽上二五）方三　桂枝二麻黄一湯方（略）

九一　服桂枝湯、大汗出後、大煩渇不解、脉洪大者、屬白虎加人參湯（太陽上二六）方四　白虎加人參湯方（略）

九二　傷寒、脉浮、自汗出、小便數、心煩、微悪寒、脚攣急、反與桂枝、欲攻其表、此誤也、得之便厥、咽中乾、煩躁、吐逆者、作甘草乾薑湯與之、以復其陽、若厥愈足温者、更作芍藥甘草湯與之、其脚即伸、若胃氣不和讝語者、少與調胃承氣湯、若重發汗、復加燒鍼者、與四逆湯（太陽上二九）　五　甘草乾薑湯方　芍藥甘草湯方　調胃承氣湯方　四逆湯方（各処方は省略する）

九三　太陽病、脉浮緊、無汗、發熱、身疼痛、八九日不解、表證仍在、此當復發汗、服湯已微除、其人發煩目瞑、劇者必衄、衄乃解、所以然者、陽氣重故也、宜麻黄湯（太陽中四六）　方六　麻黄湯方（略）

九四　傷寒、發汗已解、半日許復煩、脉浮數者、可更發汗、屬桂枝湯證（太陽中五七）　七　用前第二方

九五　發汗後、身疼痛、脉沈遲者、屬桂枝加芍藥生薑各一兩人參三兩新加湯（太陽中六二）　方八　桂枝加芍藥生薑各一兩人參三兩新加湯方（略）

九六　發汗後、不可更行桂枝湯、汗出而喘、無大熱者、可與麻黃杏子甘草石膏湯（太陽中六三）　方九　麻黃杏子甘草石膏湯方（略）

九七　發汗過多、其人叉手自冒心、心下悸、欲得按者、屬桂枝甘草湯（太陽中六四）　方十　桂枝甘草湯方（略）

九八　發汗後、其人臍下悸者、欲作奔豚、屬茯苓桂枝甘草大棗湯（太陽中六五）　方十一　茯苓桂枝甘草大棗湯方（略）

九九　發汗後、腹脹滿者、屬厚朴生薑半夏甘草人參湯（太陽中六六）　方十二　厚朴生薑半夏甘草人參湯方（略）

一〇〇　發汗病不解、反惡寒者、虛故也、屬芍藥甘草附子湯（太陽中六八）　方十三　芍藥甘草附子湯方（略）

一〇一　發汗後、惡寒者虚故也、不惡寒但熱者實也、當和胃氣、屬調胃承氣湯證（太陽中七〇）　十四　用前第五方　一法用小承氣湯

一〇二　太陽病、發汗後、大汗出、胃中乾、煩躁、不得眠、欲得飲水者、少少與飲之、令胃氣和則愈。若脉浮、小便不利、微熱、消渴者、屬五苓散（太陽中七一）　方十五　五苓散方（略）

一〇三　發汗已、脉浮數、煩渴者、屬五苓散證（太陽中七二）　十六　用前第十五方

一〇四　傷寒、汗出而渴者、宜五苓散、不渴者、屬茯苓甘草湯（太陽中七三）　方十七　茯苓甘草湯方（略）

一〇五　太陽病、發汗、汗出不解、其人仍發熱、心下悸、頭眩、身瞤動、振振欲擗地者、屬真武湯（太陽中八二）　方十八　真武湯方（略）

一〇六　傷寒、汗出解之後、胃中不和、心下痞鞕、乾噫食臭、脇下有水氣、腹中雷鳴下利者、属生薑瀉心湯（太陽下一五七）方十九　生薑瀉心湯方（略）

一〇七　傷寒、發熱、汗出不解、心中痞鞕、嘔吐而下利者、屬大柴胡湯（太陽下一六五）方二十　大柴胡湯方（略）

一〇八　陽明病、自汗出、若發汗小便自利者、此為津液内竭、雖鞕不可攻之、須自欲大便、宜密煎導而通之、若土瓜根及大猪膽汁、皆可為導（陽明二三三）二十一　密煎方（略）

一〇九　太陽病三日、發汗不解、蒸蒸發熱者屬胃也、屬調胃承氣湯證（陽明二四八）二十二　用前第五方

一一〇　大汗出、熱不去、内拘急、四肢疼、又下利厥逆而悪寒者、屬四逆湯證（厥陰三五三）二十三　用前第五方

一一一　發汗後不解、腹滿痛者、急下之、宜大承氣湯（陽明二五四）　方二十四　大承氣湯方（略）

一一二　發汗多　　汗を發すること多く
亡陽譫語者不可下　　亡陽、譫語する者は下す可からず
與柴胡桂枝湯　　柴胡桂枝湯を與え
和其榮衛以通津液　　其の榮衛を和し以て津液を通ず
後自愈　　後自ら愈ゆ
方二十五　柴胡桂枝湯方　　方二十五　柴胡桂枝湯方（略）

訳

発汗過多で亡陽し、うわ言を言う者は瀉下療法を行ってはいけない。柴胡桂枝湯を与えて栄気と衛気を調和させ、津液（体液）の流通をよくすれば、その後、自然に治癒する。

辨不可吐　第十八 合四證

四證を合す

一一三　太陽病、當惡寒發熱、今自汗出、反不惡寒、發熱、關上脉細數者、以醫吐之過也、若得病一二日吐之者、腹中飢、口不能食、三四日吐之者、不喜糜粥、欲食冷食、朝食暮吐、以醫吐之所致也、此為小逆（太陽中一二〇）

一一四　太陽病吐之、但太陽病、當惡寒、今反不惡寒、不欲近衣者、此為吐之内煩也（太陽中一二一）

一一五　少陰病、飲食入口則吐、心中温温欲吐、復不能吐、始得之、手足寒、脉弦遲者、此胸中實、不可下也※、若膈上有寒飲、乾嘔者、不可吐也、當温之（少陰三二四）

校

※不可下也　少陰三二四はこの下に「當吐之」の三字あり。

一一六　諸四逆厥者、不可吐之、虚家亦然（厥陰三三〇）

辨可吐第十九 合二法 五證

二法を合す　五證

一一七　大法、春宜吐　　大法、春は宜しく吐すべし

訳　原則として春には吐法が適当である。

注　○春　春は気の上昇する季節である。故に吐法を適当とする。

一一八　凡用吐湯　　凡そ吐湯を用いるには
中病便止　　病に中《あた》れば便ち止む
不必盡劑也　　必ずしも劑を盡くさざるなり

訳　一般的に吐法に湯液を用いる場合、うまく的中して嘔吐が起こったときは、直ちに服用を止める。用意した薬剤を飲み尽くす必要はない。

注　○便　すなわち。直ちに。

一一九　病如桂枝證、頭不痛、項不強、寸脉微浮、胸中痞鞕、氣上撞咽喉不得息者、此※為有寒、當吐之　一云此以内有久痰宜吐之（太陽下一六六）

校

※比為有寒　太陽下一六六では「比為胸有寒」に作る。

一二〇　病胸上諸實（一作寒）　病んで胸上に諸實（一に寒に作る）あるときは
胸中鬱鬱而痛、不能食　胸中が鬱々として痛み、食する能わず
欲使人按之　人をして之を按ぜしめんと欲す
而反有涎唾　而るに反って涎唾が有り
下利日十餘行　下利が日に十餘行す
其脉反遲、寸口脉微滑　其の脉は反って遲、寸口の脉は微滑
此可吐之　此れは之を吐す可し
吐之、利則止　之を吐すれば利は則ち止む

訳

発病して胸のあたりから心下にかけて（中焦）、充実したもの、「しこり」（あるいは「冷え」）（邪気）があり、胸の中がひどくうっとうしく、また痛む。食欲がなく食事ができない。胸のあたりを人に押してもらいたがる。

しかし（押してもらうと）、かえって痰や唾が出てくるし（中焦からの邪気の上逆）、下利が一日に十数回も起こる（中焦からの邪気の下行）。

中焦の脈は本来浮緩であるが、脈は遅となっており、邪気は裏にある。しかし陽の脈所である寸口の脈は微滑である。微は正邪ともに微弱なことを示しており、滑は陽気（発揚性）の残存を意味する。

このような状況は吐法が適応する。吐かせると中焦の邪気は吐出され、邪気の下行解消して下利が止まる。

注

○**胸**　前胸部から心下にかけて陥凹した部分。肺、肝、脾胃等の臓器がある場所である。

一二一　少陰病、飲食入口則吐、心中温温欲吐、復不能吐者、宜吐之※（少陰三二四）

校

※宜吐之　少陰三二四にはこの三字はなく、この下に「始得之、手足寒、脉弦遲者、此胸中實、不可下也」の十八字がある。

一二二　宿食在上管※者、當吐之　宿食が上管に在る者は當に之を吐すべし

校

※管　『注解傷寒論』巻八は「脘」に作る。

注

○**宿食**　宿は一夜留めておくこと。宿食は一晩胃に留まっていた食物で、宿便のこと。○**上管**　胃の上脘に同じ。胃は上脘、中脘、下脘に分ける。上脘は胃の上端に当たる。

訳

宿便が胃の上脘にあるものは当然吐き出させるべきである。

一二三　病手足逆冷、脉乍結、以客氣在胸中、心下滿而煩、欲食不能食者、病在胸中、當吐之

（病人手足厥冷、脉乍緊者、邪結在胸中、心下滿而煩、飢不能食者、病在胸中、當須吐之、宜瓜蔕散／厥陰三五五）

仲景全書第九

漢　張仲景述

晉　王叔和撰次

宋　林　億校正

明　趙開美校刻

沈　琳同校

傷寒論　巻第九

辨不可下病脉證并治　第二十 合四法 方六首

四法を合す　方六首

○一字低書条文目録

・陽明病、潮熱、大便微鞕、與大承氣湯、若不大便六七日、恐有燥屎、與小承氣湯和之　第一　大承氣湯四味　小承氣三味　前有四十病證

・傷寒、中風、反下之、心下痞、醫復下之、痞益甚、屬甘草瀉心湯　第二　六味

・下利、脉大者虚也、以强下之也、設脉浮革。腸鳴者、屬當歸四逆湯　第三　七味　下有陽明病二證

・陽明病、汗自出、若發汗、小便利、津液内竭、雖鞕不可攻、須自大便、宜蜜煎、若土瓜根、猪膽汁導之　第四　蜜煎一味　猪膽二味

一二四　脉濡而弱
弱反在關、濡反在巔
微反在上、濇反在下
微則陽氣不足、濇則無血
陽氣反微
中風、汗出而反躁煩
濇則無血、厥而且寒
陽微則不可下
下之則心下痞鞕

脉濡にして弱
弱が反って關に在り、濡は反って巔に在り
微は反って上に在り、濇は反って下に在り
微なれば則ち陽氣不足、濇なれば則ち血が無し
陽氣が反って微なれば
風に中れば汗が出て反って躁煩す
濇なれば則ち血が無く、厥して且つ寒（冷）ゆ
陽が微なれば則ち下す可からず
之を下せば則ち心下痞鞕す

訳

脈が軟で弱である。弱は関上にだけ、軟は浮で関上にだけ、微は寸口にだけ、濇は尺中にだけにある。

寸口は陽であり、ここが微なのは陽気の不足を意味する。尺中は陰であり、ここが濇なのは陰血の不足を意味する。

陽気が微弱であれば、風に侵されて汗が出て、手足の循環が悪くなって煩躁が起こる。また、濇のときは陰血不足で手足には厥冷を生じて冷える。

陽気が微弱の状態では瀉下を行ってはいけない。瀉下を行うとすぐに心下部が痞えて硬くなる（不可發汗の五参照）。

注

○**陽微則不可下、下之則心下痞鞕**　「太陽病、外證未だ除かれざるに数々之を下し、遂に協熱して利し、利下止まず、心下痞鞕す、表裏解せざる者は桂枝人參湯之を主る」（太陽下一六二）を参考。

一二五　動氣在右、不可下　下之則津液内竭　咽燥鼻乾、頭眩、心悸也

動氣が右に在れば下す可からず　之を下せば則ち津液は内に竭《つ》く　咽が燥《かわ》き鼻が乾き、頭眩し、心悸するなり

訳

動悸が臍の右側にあるときは（肝障害）、瀉下療法を行ってはいけない。瀉下を行うとすぐに体液が消耗して、咽や鼻が乾燥する。頭がぐらぐらして、心悸亢進が起こる。

注

○**頭眩**　眩は暗黒眩暈である。一過性脳虚血発作等で生じる。

一二六　動氣在左、不可下

動氣が左に在れば下す可からず

下之則腹内拘急
食不下、動氣更劇
雖身有熱、臥則欲踡

之を下せば則ち腹の中が拘急す
食は下らず、動氣は更に劇し
身に熱が有りと雖も臥すれば則ち踡まらんと欲す

訳

動悸が臍の左にあるときは（肺障害）、瀉下療法を行ってはいけない。瀉下を行うと腹部の拘急、痙攣が起こり、食物は胃から腸に下って行かない（裏虚）。臍の傍らの動悸は一層激しくなる。体に熱があるけれども、静かに横に伏せないで、寒気があるように背中を丸めて寝ようとする。

注

○腹内拘急　肺は大腸と表裏をなす。故に瀉下により腸管の傷害を起こす。

一二七

動氣在上、不可下
下之則掌握熱煩
身上浮冷、熱汗自泄
欲得水自灌

動氣が上に在れば下す可からず
之を下せば則ち掌握熱煩す
身の上は浮冷し、熱汗が自ら泄《も》る
水を得て自ら灌《そそ》がんと欲す

訳

動悸が臍の上にあるときは（心障害）、瀉下療法を行ってはいけない。瀉下を行うと掌中が熱して煩わしく、体の表面は冷たいのに、熱い汗が自然に溢れ出て、自分で水をかぶろうとする。

注

○掌握熱煩　握は「中央」である。掌中は厥陰心包経が流注する。心と一体の構造物であるため熱煩がある。**○熱汗**　汗は心の液である。今、心の障害で心熱を生じ、汗も熱するのである。

一二八　動氣在下、不可下
　　　　下之則腹脹滿
　　　　卒起頭眩
　　　　食則下清穀、心下痞也

動氣が下に在れば下す可からず
之を下せば則ち腹は脹滿し
卒《にわか》に起てば頭眩す
食すれば則ち清穀を下し、心下は痞するなり

訳

動悸が臍の下にあれば（腎障害）、瀉下療法を行ってはいけない。瀉下を行うと腹が張って充満してくる。急に立ち上がると目の前が真っ暗になり（立ちくらみ）、物を食べると不消化物を下す。また、心下部が痞える。（以上はいずれも少陰腎経上の症状である）。

注

○**清穀**　清は圊。かわや、便所である。転じて排泄の意味。消化不良性の下利である。

一二九　咽中閉塞、不可下
　　　　下之則上輕下重
　　　　水漿不下、臥則欲踡
　　　　身急痛、下利日數十行

咽の中が閉塞するものは下す可からず
之を下せば則ち上が輕く下が重し
水漿は下らず、臥すれば則ち踡まらんと欲す
身は急（引きつ）れ痛み、下利が日に數十行す

訳

咽が閉塞したときは、瀉下療法を行ってはいけない。瀉下を行うと、上が軽くなり下が重くなる。飲み物は咽に痞えて飲み込めない。横になると背中を丸めたがり、体の筋肉が引きつって痛む。下利が一日に数十回も起こる。

注

〇咽中閉塞　咽喉は少陰腎経の流注領域である。腎経は足心に起こり、下肢の内側を上り、腎に属し膀胱に連絡して腹部を通過し、胸中に入って咽喉に及ぶ。咽喉の閉塞は腎経の障害による。**〇下之則上輕下重**　瀉下によって陽気も邪気も下陥する。陽気の下陥で上が虚し、水漿不下と身急痛が起こり、邪気の下陥で踡臥と下利が生じる。

一三〇　諸外實者、不可下　　**諸々の外が實する者は下す可からず**
下之則發微熱　　**之を下せば則ち微熱を發す**
亡脉厥者、當齊握熱　　**亡脉にして厥する者は當に齊（臍）握が熱すべし**

訳

邪気が外で盛んなものは、瀉下療法を行ってはいけない。瀉下を行うと微熱が起こる。脈が触れなくなり、手足の逆冷を生じ、臍の中が熱くなる。

注

〇外實　頭と四肢と体表を外という。内は胸腹腔内の内藏である。実は邪気が盛んなこと。**〇下之則發微熱**　外邪が瀉下によって内陥すると、表陽が虚し、客気が上逆して微熱を生じる。**〇亡脉厥**　亡は無である。なくなること。亡脈は脈が沈で微弱で触れないことである。瀉下によって心虚となって亡脈となり、腎虚によって厥となり四肢の循環障害を起こす。厥は手足の逆冷である。**〇齊握**　握は「中央」である。臍の中心。臍の拍動は腎経上に起こる。

一三一　諸虚者不可下　　**諸々の虚する者は下す可からず**
下之則大渇　　**之を下せば則ち大いに渇く**

求水者易愈　水を求める者は愈え易《やす》し
悪水者劇　水を悪む者は劇し

訳
精気の消耗している虚証に、瀉下療法を行ってはいけない。瀉下を行うとすぐにひどく咽が渇く。水を欲しがる者は直りやすい。体内に陽気が残存していて胃熱があるからである。水を嫌がるものは体内に冷えがあるからで、病勢は強い。予後不良である。

注
○虚　精気の衰えた状態である。

一三二

①脉濡而弱　脉が濡にして弱
弱反在關、濡反在巔　弱が反って關に在り、濡が反って巔に在り
弦反在上、微反在下　弦が反って上に在り、微が反って下に在り
弦為陽運、微為陰寒　弦は陽運と為す、微は陰寒と為す
上實下虛、意欲得温　上が實し下が虛し、意《こころ》に温を得んと欲す

訳
略す（不可發汗一二と同文。請参照）。

②微弦為虛、虛者不可下也
微則為欬、欬則吐涎
下之則欬止而因利不休
利不休則胸中如蟲齧
粥入則出、小便不利
兩脇拘急、喘息為難

微弦は虛と為す、虛なる者は下す可からざるなり
微は則ち欬と為す、欬すれば則ち涎を吐く
之を下せば則ち欬は止むも因って利は休《や》まず
利が休まざれば則ち胸中は蟲が齧《か》むが如し
粥が入れば則ち出し、小便は利せず
兩脇は拘急し、喘息して難を為す

訳

脈が微で弦の者は精気の衰弱である。これは下してはいけない。陽気が微弱であると、表虚に向かって客気が上逆して咳が起こる。咳をすると痰涎を吐く。

下すと（胸中の邪気が下行して）咳は止むが、下したことで下利が止まらなくなる。下利が止まらないと胸の中も虚して虫が噛むような不快な感じがする。粥を食べてもすぐにもどしてしまう。また、下利で体液が腸管に回って小便の出が悪くなる。

脈弦は肝の脈である。両脇は少陽胆経が流注し、胆と肝は表裏関係にある。瀉下によって客気が胆経を侵すと拘急となり、上逆して肺を侵し喘息が激しくなる。

③頸背相引、臂則不仁
極寒反汗出、身冷若冰
眼睛不慧、語言不休
而穀氣多入、此為除中
口雖欲言、舌不得前

頸と背相い引き、臂《ヒ》（うで）は則ち不仁となる
極寒なるに反って汗が出て身の冷えること冰の若し
眼睛は慧《さと》からず、語言は休《や》まず
而るに穀氣が多く入るは此を除中と為す
口は言わんと欲すと雖も舌は前《すす》むことを得ず

訳

頸と背中が互いに引き合って引きつれ、腕は知覚麻痺となる（神経障害）。冷えがひどいのに汗が出て、体は氷のように冷たい（循環障害）。視力は明瞭でなく、休みなくうわ言を言う（意識障害）。心身が衰弱しているにもかかわらず、食欲が亢進しているのは除中の症状である。ものを言おうとするが舌が動かず、声にならない。

注

○不仁　知覚麻痺。運動麻痺は不用という。**○臂**　音ヒ。腕。上腕を臑《ジュ》といい、臂は前腕をいう。**○眼睛不慧**　眼精はひとみ。慧は「さとい」。慧眼は眼力、洞察力。ここは視力が明瞭でないことである。**○語**　うわ言。**○穀氣多入**　食欲亢進。**○除中**　除の漢音はチョ、ジョは呉音。「のぞく」、「押しのける」意。中は腹部、消化器。除中で消化機能が廃絶した状態。疾病の末期で、精気の減衰に反して異常な食欲亢進を示す。

一三三

①脉濡而弱
弱反在關、濡反在巓
浮反在上、數反在下
浮為陽虚、數為無血
浮為虚、數生熱
浮為虚、自汗出而悪寒
數為痛、振而寒慄

脉が濡にして弱
弱が反って關に在り、濡は反って巓に在り
浮は反って上に在り、數は反って下に在り
浮は陽虚と為す、數は血が無しと為す
浮は虚と為す、數は熱を生ず
浮は虚と為す、自汗が出て悪寒す
數は痛と為す、振るって寒慄す

訳

脈が軟で弱である。弱脈は関上の部位にだけ現れ、軟脈は関上だけで軽く按じて触れる。浮脈は寸口だけで触れて、数脈は尺中だけで触れる。

寸口の浮脈は陽虚を意味し、尺中の数脈は血虚を意味する。浮脈は虚と判定する。数は熱が発生するときの脈である。

浮脈が虚と判定される陽虚のときは自汗が出て、悪寒がする。数脈は痛みと判定する。体が震えて悪寒戦慄を起こす。

注

○**数**　頻数の脈である。一般には熱のときに現れる。また心が虚すると、一回の拍出量が減るために頻数になる。痛みの程度によっては数脈になることもある。

②微弱在關、脇下為急
喘汗而不得呼吸
呼吸之中、痛在於脇
振寒相摶、形如瘧狀
醫反下之、故脉令數
發熱、狂走見鬼
心下為痞、小便淋漓
少腹甚鞕、小便則尿血也

微弱が關に在れば、脇の下が急と為る
喘して汗いでて呼吸することを得ず
呼吸の中にて痛が脇に在り
振寒して相摶ち形は瘧狀の如し
醫が反って之を下し、故に脉を數ならしむ
發熱し、狂い走って鬼を見る
心下は痞と為り小便が淋漓す
少腹が甚だ鞕く、小便すれば則ち尿血するなり

訳

微弱な脈が関上にあるときは、脇の下が引きつれるようになる。ゼイゼイと息ぜわしくて、汗が出て呼吸が十分にできない（喘息性発汗）。呼吸をすると脇が痛む（肋間神経痛）。悪寒戦慄でガタガタ震えてマラリアのような症状である。

関上の微弱な脈は陽虚である。医師が原則に反してこれを下すと心虚を起こして、数脈が現れる。瀉下によって裏が虚すると、客気が上逆して発熱と精神の異常を起こし、無闇に走り回ったり鬼を見たりする。また瀉下によって心下部が痞え、小便がたらたらと洩れるようになる。下腹部が硬く触れ、血尿が出る。

注

○**振寒相摶、形如瘧狀**　マラリア発作の初期には激しい悪寒戦慄が起こる。それが収まると高熱が生ずる。

一三四

①脉濡而緊
濡則衛氣微、緊則榮中寒
陽微衛中風、發熱而惡寒
榮緊胃氣冷、微嘔心内煩

脉が濡にして緊
濡なれば則ち衛氣は微、緊なれば則ち榮は寒に中る
陽が微にして衛が風に中れば發熱して惡寒す
榮が緊なれば胃氣が冷え、微嘔して心内煩す

訳

脈が（寸口、表陽が）軟で、（尺中、裏陰が）緊である。軟脈は衛気が微弱であることを示す。緊脈は栄気が寒に侵されていることを意味する。

陽の微弱は衛気が風に侵されていることを示し、その結果発熱して悪寒がする。栄気が寒に侵されて脈が緊になっているときは、胃が冷えて少し吐き気があり胸の中が煩わしい。

注

○衛　胃の上焦で作られ経脈の外周を循行する。神経機能をもつ。衛気という。**○榮**　営とも書く。胃の中焦で作られ左の鎖骨下静脈に入り血となり、経脈の中を循環する。栄血という。

②醫謂有大熱、解肌而發汗
亡陽虚煩躁、心下苦痞堅
表裏俱虚竭、卒起而頭眩

醫は大熱有りと謂いて解肌《ゲキ》して汗を發す
亡陽して虚し煩躁し心下の痞堅に苦しむ
表裏が俱に虚竭し卒《にわか》に起てば頭眩す

訳

医師は大熱があると判断し、発汗して、皮膚の邪気を解消する療法を行った。その結果、陽気が消耗して（心不全を起こし）、胸苦しくなり、手足をばたつかせるようになった。また、心下部が硬く

痞えて重苦しい。表も裏も正気が消耗し、急に立ち上がると頭がくらくらして目の前が真っ暗になる。

③客熱在皮膚、悵怏不得眠
不知胃氣冷、緊寒在關元
技巧無所施、汲水灌其身

客熱が皮膚に在れば悵怏として眠ることを得ず
胃氣が冷えて緊寒が關元に在るを知らず
技巧は施すに所が無し、水を汲んで其の身に灌ぐ

訳

邪気による熱が表の皮膚にあり、むかむかとしてうっとうしく眠ることができない。しかし医師は内裏で胃が冷えて、下腹部には寒気があって硬くしこっていることを知らないために、適切な医療を施すことなく、皮膚の熱に対して井戸から汲んだ冷水を体に注いだりする。

注

〇客熱　生体に本来備わる熱ではなく、外から客のように侵入してきた邪気による熱。**〇悵怏**　悵は音チョウ。思いが長く残ること。怨む、悼む。怏の漢音はヨウ。呉音はオウ。心が押さえつけられた感じ。うっとうしい。晴れ晴れしないこと。**〇關元**　臍の下、三寸にある任脈上のツボ、経穴。

④客熱應時罷、慄慄而振寒
重被而覆之、汗出而冒巓
體惕而又振、小便為微難
寒氣因水發、清穀不容間
嘔變反腸出、顛倒不得安
手足微為逆、身冷而内煩

客熱は應に時に罷《や》むべく慄慄として振寒す
被を重ね之を覆えば汗が出て冒巓す
體は惕して又振え、小便は微難と為る
寒氣が水に因って發し、清穀は間を容《い》れず
嘔變して反って腸出《い》で顛倒して安を得ず
手足は微に逆を為し身は冷えて内煩す

遲欲從後救、安可復迫還　遲く後より救はんと欲するも安《いづく》んぞ復た迫還す可けん

訳

邪気による発熱は経過中に下がる場合があり、逆に悪寒戦慄が起こる。そのときに、衣服を重ねて体を覆うと、汗が出て頭冒感や頭痛、眩暈等の頭の症状が起きる。

体はピクピクと震え、小便の出が少し悪くなった。

潅水によって寒気が生じ、（腹も冷えて）完穀下利が間を置かないで始まった。上では嘔吐があり、下では腸管が脱出し、異常な現象が継起して心身の休まるときがない。手足は少し厥冷し、体は冷えて腹は煩わしい感じがする。

後から救おうとしても、早急に元の健全な状態に戻すことができようか（今適切に対応しなければ手遅れになる）。

注

〇本章はもともと不可発汗にあるべき内容である。錯簡ではないかと考えられる。〇**應**　再読文字。「まさに……すべし」と読み、「きっと……となる（推測）」。また「……すべきである（当然、認定）」と訳す。更に、願望（……したい）、勧誘（……してやりなさい）もある。ここは推定。〇**冒巓**　冒は「おおう」、「かぶる」。ここは頭冒感で頭に何かを被ったような感じをいう。巓は頭の病気。頭痛や眩暈等を含む。〇**體惕而又振**　惕は音テキ。恐れる。何か起こりはしないかとひやひやする。振は振寒で悪寒戦慄である。〇**迫還**　迫は「せまる」。還は「元へ戻る」。

一三五

①脉浮而大　脉が浮にして大
浮為氣實、大為血虛　浮は氣實と為す、大は血虛と為す
血虛為無陰　血虛は無陰と為す
孤陽獨下陰部者　孤陽獨り陰部に下るときは

小便當赤而難、胞中當虚　小便は當に赤くして難かるべく、胞中は當に虚なるべし
今反小便利而大汗出　今反って小便が利して大いに汗が出づ
法應衛家當微　法として衛家は當に微なるべきに應ず

訳

脈が（寸口が）浮で、（尺中が）大である。寸口の脈が浮は、衛気の実である。尺中の脈が大は、血虚である。血虚は陰（血の）虚である。

実している陽気（衛気）が下腹部に降下すると膀胱に熱をもち、小便が赤くなり、排尿が障害され、膀胱の機能が低下するはずである。

しかし今、この原則に反して小便の出がよくて汗が大量に出るのは、衛気の機能が低下（陽虚）しているからである。

②今反更實　今反って更に實すれば
津液四射、榮竭血盡　津液は四《よも》に射し、榮は竭き血は盡く
乾煩而不※眠　乾き煩して眠らず
血薄肉消　血が薄《せま》り肉が消し
而成暴（一云黑）液　而して暴（一に黑と云う）液を成す
醫復以毒藥攻其胃　醫が復た毒藥を以て其の胃を攻む
此為重虚、客陽去有期　此れを重虚と為す、客陽が去るに期有り
必下如※汗泥而死　必ず汗泥の如きを下して死す

校

※不眠　『注解傷寒論』巻九は「不得眠」に作る。
※汗泥　『注解傷寒論』巻九は「汚涅」に作る。

訳

ところが、邪気が更に実すれば、その結果体液は四方に射出し、汗や喀痰、涙液となり、大小便となって排出する。そのため体液を生成する栄気は消耗し血液は減少する。そこで咽が乾いて暑苦しく、眠ることができなくなる。血流は（薄くなって）切迫し、筋肉は痩せ衰え、暴液（未詳）を形成する。

医師がまた毒薬を用いて胃を攻めるのは、虚に虚を重ねることになり、正気は間もなく消耗し、汚泥のようなものを排泄しながら死の転帰を取ることになる。

注

○今反更實　陽虚の状態から実に変更するので「反」とする。「更」は「改める、代える」意味。「更實」は「実に改まる、代える」こと。何が変わるのか、あるいは誰が代えるのかが問題である。訳では邪気が代えるとしたが、医師が実になるような処置をしたと読めないわけではない。ことに「醫が復た」とあり、毒薬を投与する前に何らかの処置をしていたことを示していることを考えると、後者の場合もありうる。**○血薄**　薄は「うすい」と「迫る」の意味がある。血が薄いという表現は今までに見たことがない。ここは血流が激しく切迫していることであると考える。**○暴（一云黑）液**　暴は「荒々しく、ぶち壊す」、「にわか」、「さらす」の意味があるが、暴液はいずれを取っても意味をなさない。黒液は瘀血の変色等として考えられる。**○客陽**　生理的な陽気ではなく、邪気によって傷害された陽気という意味であろう。見かけない表現である。

一三六　脉浮而緊
浮則為風、緊則為寒
風則傷衛、寒則傷榮
榮衛倶病、骨節煩疼
當發其汗而不可下也
（可發汗四五、辨脉法二〇）

脉が浮にして緊
浮は則ち風と為す、緊は則ち寒と為す
風は則ち衛を傷《やぶ》る、寒は則ち榮を傷る
榮衛が倶に病めば骨節は煩疼す
當に其の汗を發すべし、下す可からざるなり

一三七　趺陽脉遲而緩、胃氣如經也。趺陽脉浮而數、浮則傷胃、數則動脾、此非本病、醫特下之所為也。榮衛内陷、其數先微、脉反但浮、其人必大便鞕、氣噫而除。何以言之、本以數脉動脾、其數先微、故知脾氣不治、大便鞕、氣噫而除。今脉反浮、其數改微、邪氣獨留、心中則飢。邪熱不殺穀、潮熱發渇、數脉當遲緩、脉因前後度數如法、病者則飢、數脉不時、則生悪瘡也（辨脉法二一）

一三八　脉數者久數不止　　脉が數の者、久しく數が止まず
止則邪結　　止めば則ち邪が結ぶ
正氣不能復　　正氣は復する能わず
正氣却結於藏　　正氣は却って藏に結ぶ
故邪氣浮之、與皮毛相得　　故に邪氣は之に浮いて皮毛と相い得
脉數者、不可下　　脉が數の者は下す可からず
下之必煩、利不止　　之を下せば必ず煩し、利は止まず

訳
数脈は熱であり、熱は陽である。これが長い間続いて止まない者がある。数脈が止んで遅に変わるとき、邪気は裏陰に入って「しこり」を作る。
久数が止まないときは、正気は傷害されて正常状態に回復せず、表裏に循行することができない。そこで表を去って内藏に停滞してしまう。正気が表から内部に入ってしまうので、邪気はその虚に乗じて表に浮かび出てきて皮膚に附着する。
そこで数脈の場合は、邪気が皮膚にあるのだから発汗すべきで、これを下してはいけない。下すと裏が虚して、邪気はまた内陷して心煩を起こし、下利が止まらなくなる。

一三九　少陰病、脉微、不可發汗、亡陽故也、陽已虚、尺中弱濇者、復不可下之（少陰二八六）

一四〇　脉浮大、應發汗

醫反下之、此為大逆也

脉が浮大のものは應《まさ》に汗を發すべし

醫が反って之を下すは此れを大逆と為すなり

訳

脈が浮大のもの（病は表にある）は、発汗療法を行うべきである。医師が反対に瀉下を行うのは大変な逆療法である（障害を生じる）。

一四一　脉浮而大、心下反鞕、有熱屬藏者攻之、不令發汗。屬府者不令溲數、溲數則大便鞕、汗多則熱愈、汗少則便難、脉遲尚未可攻（辨脉法二三）

一四二　二陽併病、太陽初得病時而發其汗、汗先出不徹、因轉屬陽明、續自微汗出、不惡寒、若太陽證不罷者、不可下、下之為逆（太陽中四八）

一四三　結胸證、脉浮大者、不可下、下之即死（太陽下一三二）

一四四　太陽與陽明合病、喘而胸滿者、不可下（宜麻黄湯）（太陽中三六）

一四五　太陽與少陽合病者、心下鞕、頸項強而眩者、不可下（太陽下一七二）

一四六　諸四逆厥者、不可下之、虚家亦然（厥陰三三〇）

一四七　病欲吐者、不可下　病、吐せんと欲する者は下す可からず

訳
吐き気（胃気の上逆）のある病人は下してはいけない（病勢に逆らうことになる）。

一四八　太陽病、有外證未解、不可下、下之為逆（太陽中四四）

一四九　病、發於陽而反下之、熱入因作結胸、病、發於陰而反下之、因作痞（太陽下一三一）

一五〇　病、脉浮而緊、而復下之、緊反入裏、則作痞（太陽下一五一）

一五一　夫病陽多者熱、下之則鞕　夫れ病に陽多き者は熱す、之を下せば則ち鞕し

訳
熱のある病人は陽気が盛んである。これを下すと陽熱が内陥して裏に入り、心下痞硬を起こす。

一五二　本虛、攻其熱必噦

（陽明病、不能食、攻其熱必噦、所以然者、胃中虛冷故也、以其人本虛、攻其熱必噦／陽明一九四）

一五三　無陽陰強、大便鞕者　無陽強陰にして大便の鞕き者は
下之必清穀腹滿　之を下せば必ず清穀し腹滿す

訳
表陽が虚すると自汗が出て津液が減少する。裏陰が盛んであると寒気が強い。いずれの場合も大便は硬くなる。陽を補い陰を温めるべきである。これを下すと裏陰は虚して寒はますますひどくなる。そのために完穀下利となり、腹部は膨滿する。

一五四　太陰之為病、腹滿而吐、食不下、自利益甚、時腹自痛、下之必胸下結鞕（太陰二七三）

一五五　厥陰之為病、消渴、氣上撞心、心中疼熱、飢而不欲食、食則吐蚘、下之利不止（厥陰三二六）

一五六　少陰病、飲食入口則吐、心中温温欲吐、復不能吐、始得之、手足寒、脉弦遲者、此胸中實、不可下也（少陰三二四）

一五七　傷寒五六日、不結胸、腹濡、脉虚、復厥者、不可下、此亡血、下之死（厥陰三四七）

一五八　傷寒　　傷寒にて

發熱、頭痛、微汗出　　發熱し、頭痛して微かに汗が出づ

發汗則不識人　　汗を發すれば則ち人を識らず

熏之則喘　　之を熏《クン》ずれば則ち喘し

不得小便、心腹滿　　小便を得ず、心腹が満つ

下之則短氣、小便難　　之を下せば則ち短氣し、小便難し

頭痛、背強　　頭痛して背が強《こわ》ばる

加温鍼則衄　　温鍼を加えれば則ち衄す

訳

傷寒に罹患して発熱、頭痛があり、少し汗が出る（悪寒がない陽実証、表を冷やすべきである）。この病人に発汗療法を行うと（陽虚となり、客気が上逆して心を侵し）、意識障害を起こす。人事不省となる。

燻蒸法を行うとすぐに喘鳴を生じ、小便が出なくなり（客気上逆）、下腹（膀胱）が膨満する。これを下すと息切れがし、小便が出にくくなる（陽邪内陥）。頭痛がして背中が強ばる（表陽の虚に客気が上逆する）。

温鍼を加えると鼻血が出る（血の妄行）。

一五九

①傷寒、脉陰陽倶緊　傷寒、脉が陰陽倶に緊にして

悪寒發熱、則脉欲厥　悪寒發熱するときは則ち脉は厥せんと欲す

厥者　厥する者は

脉初来大、漸漸小　脉が初めに来ること大にして漸漸に小となる

更来漸大、是其候也　更に来ること漸く大となる、是れ其の候なり

訳

傷寒の病で、脈が陰（尺中）も陽（寸口）もどちらも緊である。症状としては悪寒発熱（陽虚）がある。緊は寒である。脈が陰陽ともに寒であるので、手足の厥冷が起こってくる。

手足の厥冷の場合、脈の初めは大きく手に触れるが、だんだん小さくなり、またただんだん大きくなる、という脈状を呈する。

②如此者、悪寒甚者　此の如き者、悪寒が甚だしき者は

翕翕汗出、喉中痛　翕翕として汗が出、喉の中が痛む

若熱多者　若し熱の多き者は

目赤脉多、睛不慧　目が赤く脉が多く、（眼）睛は慧ならず

醫復發之、咽中則傷　醫が復た之を發すれば咽の中が則ち傷《やぶ》る

若復下之、則兩目閉　若し復た之を下せば則ち兩目が閉づ

寒多便清穀、熱多便膿血　寒多ければ清穀を便し、熱多ければ膿血を便す

若熏之、則身發黃　若し之を熏ずれば則ち身に發黃す

若熨之、則咽燥
若小便利者、可救之
若小便難者、為危殆

若し之を熨すれば則ち咽が燥く
若し小便が利する者は之を救う可し
小便が難き者は危殆と為す

訳

このように悪寒の甚だしい者はじとじとと汗が出、喉の中が痛む。もし熱の強いときは、毛細血管が増えて目が赤くなり、視力が落ちる。医師が繰り返し発表療法を行うとすぐに咽の中が痛む。

もしこれを下すと目が開かなくなる。冷えの多い場合には完穀下利となり、熱の多いときには膿血便が出る。

もし熨蒸法を行うと全身が黄色くなり、温罨法を行うとすぐに咽が燥《かわ》く。小便の出がよいものは救うことができ、予後佳良。小便の出が悪いものは危険であり、予後不良。

注

○**熨**　音ウツは「ひのし・アイロン」。音イは「温罨法」。

一六〇

①傷寒、發熱
口中勃勃氣出
頭痛、目黄
衄不可制
貪水者必嘔
惡水者厥

傷寒にて發熱し
口の中に勃勃として氣が出づ
頭痛がし目が黄の者は
衄して制す可からず
水を貪る者は必ず嘔す
水を惡む者は厥す

訳

傷寒の病で、発熱し、口の中にボツボツと発疹ができた（ヘルペス性口内炎）。頭痛（上気）がして目の黄色い者（黄疸か）は鼻血が出て止まらない。

無闇に水を欲しがる者（胃熱）は必ず嘔吐を起こし、水を飲みたがらない者（胃寒）は、手足の冷え、のぼせが起こる。

②若下之、咽中生瘡
假令手足温者
必下重便膿血
頭痛目黄者
若下之則目閉

若し之を下せば咽の中に瘡を生ず
假令《もし》手足が温かなる者は
必ず下が重く膿血を便す
頭痛して目の黄の者は
若し之を下せば則ち目を閉ず

訳

下した場合（裏虚）は、咽の中に潰瘍が生じる（少陰腎経の厥逆）。手足の温かい者は、必ず下腹部に圧重感があって化膿性の血便を下す。頭痛がして目の黄色い者は、これを下すようなことがあれば目が開けていられなくなる。

③貪水者
若下之其脉必厥
其聲嚶、咽喉塞
若發汗
則戰慄、陰陽俱虚

水を貪る者は
若し之を下せば其の脉は必ず厥し
其の聲は嚶《オウ》し、咽喉は塞がる
若し汗を發すれば
則ち戰慄し、陰陽は俱に虚す

訳

無闇に水を欲しがる者は、これを下すと厥の脈状を示すようになる。鳥の囀りのようなか細い声になり、咽喉が塞がる（少陰腎経の上逆）。発汗すると（陽虚）、すぐに悪寒戦慄が起こる。それは陰陽ともに虚するからである。

注

〇嚶　鳥が鳴く様。

---

④悪水者
若下之則裏冷
不嗜食、大便完穀出
若發汗則口中傷
舌上白胎、煩躁
脉數實、不大便六七日
後必便血
若發汗則小便自利也

水を悪《にく》む者は
若し之を下せば則ち裏が冷える
食を嗜まず、大便は完穀を出す
若し汗を發すれば則ち口の中が傷る
舌の上に白胎し煩躁（燥か）す
脉が數實にして大便せざること六七日なれば
後に必ず便血す
若し汗を發すれば則ち小便は自ら利するなり

訳

水を嫌がる者を下すと、すぐに腹部が冷える（虚寒）。そのために食欲がなくなり、完穀下利を出すようになる。もし発汗すると（陽虚、脱水）、すぐに口の中に傷害（口内炎）が生じる。舌の上には白苔が生じ、手足をばたつかせて煩わしい（口が燥いて煩わしい）。

脈が頻数（熱）で実の場合は六七日大便が出ず（裏実）、その後に必ず血便（裏熱）を出す。もし発汗すると、小便が自然とたくさん出るようになる（理由未詳）。

一六一　得病二三日、脉弱、無太陽柴胡證、煩躁、心下痞、※至四日、※雖能食、※以承氣湯、少少與、微和之、令小安、至六日、與承氣湯一升、若不大便六七日、小便少、雖不大便、※但頭鞕、後必溏、未定成鞕、攻之必溏、須小便利、屎定鞕、乃可攻之※（陽明二五一）

校

※痞　陽明二五一は「鞕」に作る。
※四　陽明二五一には下に「五」の字がある。
※以　陽明二五一には下に「小」の字がある。
※雖不大便　陽明二五一に「雖不受食（一云不大便）」に作る。
※但　陽明二五一には下に「初」の字がある。
※乃可攻之　陽明二五一には、この下に「宜大承氣湯」の五字がある。

一六二　藏結、無陽證、不往来寒熱、其人反靜、舌上胎滑者、不可攻也（太陽下一三〇）

一六三　傷寒、嘔多、雖有陽明證、不可攻之（陽明二〇四）

一六四　陽明病、潮熱、大便微鞕者、可與大承氣湯、不鞕者、不可與之。若不大便六七日、恐有燥屎、欲知之法、少與小承氣湯、湯入腹中、轉失氣者、此有燥屎也、乃可攻之。若不轉失氣者、此但初頭鞕、後必溏、不可攻之、攻之必脹滿不能食也。欲飲水者、與水則噦。其後發熱者、大便必復鞕而少也、宜小承氣湯和之。不轉失氣者、愼不可攻也、大承氣湯（陽明二〇九） 方一 大承氣湯方、小承氣湯方（略）

一六五 傷寒中風、醫反下之、其人下利、日數十行、穀不化、腹中雷鳴、心下痞鞕而滿、乾嘔、心煩、不得安。醫見心下痞、謂病不盡、復下之、其痞益甚、此非結熱、但以胃中虛、客氣上逆、故使鞕也、屬甘草瀉心湯（太陽下一五八） 方二 甘草瀉心湯方（略）

一六六 下利、脉大者虛也
以强下之故也
設脉浮革、因爾腸鳴者
屬當歸四逆湯
方三 當歸四逆湯方（略）

下利して脉が大の者は虛なり
强いて之を下せるを以ての故なり
設し脉が浮革、爾《しか》るに因って腸鳴する者は
當歸四逆湯に屬す
方三

訳

下利して脈が大の者は（裏）虚である。下すべきでないものを下したために起きた症状である。脈が浮革となり、腸鳴を起こした場合は、当帰四逆湯の適応である。

注

○**當歸四逆湯** 「手足厥寒、脉細欲絶者、當歸四逆湯主之」（厥陰三五一）。○**脉大** ここの大は浮で締りのない、空虚な脈であるため、虚とする。○**脉浮革** 革については辨脉法一〇に「脉弦にして大、弦は則ち減と為し、大は則ち芤と為す、減は則ち寒と為し、芤は則ち虚と為す、寒と虚が相搏つ、此を名づけて革と為す、婦人なるときは則ち半産、漏下、男子は則ち亡血、失精」とある。虚寒の脈である。浮も大と同様に空虚の脈である。〇**腸鳴**　腸管の虚寒により、ガスが溜り、これを排除するために蠕動亢進を起しているのである。

一六七　陽明病、身※合色赤、不可攻之、必發熱、色黄者、小便不利也（陽明二〇六）

校

※身　陽明二〇六は「面」に作る。

一六八　陽明病、心下鞕滿者、不可攻之、攻之、利遂不止者死、利止者愈（陽明二〇五）

一六九　陽明病、自汗出。若發汗、小便自利者、此為津液内竭、雖鞕不可攻之。須自欲大便、宜蜜煎導而通之、若土瓜根及猪膽汁、皆可為導（陽明二三三）　方四　蜜煎導方（略）

辨可下病脉證并治　第二十一　合四十四法　方一十一首

四十四法を合す　方一十一首

○一字低書条文目録

・陽明病、汗多者急下之、宜大柴胡湯　第一　加大黄八味　一法用小承氣湯　前別有二法

・少陰病、得之二三日、口燥咽乾者、急下之、宜大承氣湯　第二　四味

・少陰病、六七日、腹滿、不大便者、急下之、宜大承氣湯　第三　用前第二方

・少陰病、下利清水、心下痛、口乾者、可下之、宜大柴胡、大承氣湯　第四　大柴胡湯用前第一方　大承氣湯用前第二方

・下利、三部脉平、心下鞕者、急下之、宜大承氣湯　第五　用前第二方

・下利、脉遲滑者内實也、利未止、當下之、宜大承氣湯　第六　用前第二方

・陽明少陽合病、下利、脉不負者順也、脉滑數者、有宿食、當下之、宜大承氣湯　第七　用前第二方

・寸脉浮大、反濇、尺中微而濇、故知有宿食、當下之、宜大承氣湯　第八　用前第二方

・下利、不欲食者、以有宿食、當下之、宜大承氣湯　第九　用前第二方

・下利差、至其年月日時復發者、以病不盡、當下之、宜大承氣湯　第十　用前第二方

・病、腹中滿痛、此為實、當下之、宜大承氣、大柴胡湯　第十一　大承氣用前第二方　大柴胡用前第一方

・下利、脉反滑、當有去所（宿食）、下乃愈、宜大承氣湯　第十二　用前第二方

・腹滿、不減、減不足言、當下之、宜大柴胡、大承氣湯　第十三　大柴胡用前第一方　大承氣用前第二方

・傷寒後、脉沈、沈者内實也、下之解、宜大柴胡湯　第十四　用前第一方

・傷寒、六七日、目中不了了、睛不和、無表裏證、大便難、身微熱者實也、急下之、宜大承氣、大柴胡湯　第十五　大柴胡用前第一方　大承氣用前第二方

・太陽病、未解、脉陰陽俱停、先振慄、汗出而解、陰脉微者下之解、宜大柴胡湯　第十六　用前第一方　一法用調胃承氣湯

・脉雙弦而遲者、心下鞕、脉大而緊者、陽中有陰也、可下之、宜大承氣湯　第十七　用前第一方

・結胸者、項亦强、如柔痓狀、下之和　第十八　結胸門用大陷胸丸

・病人、無表裏證、發熱七八日、雖脉浮數、可下之、宜大柴胡湯　第十九　用前第一方

・太陽病、表證仍在、脉微而沈、不結胸、發狂、少腹滿、小便利、下血愈、宜下之、以抵當湯　第二十　四味

・太陽病、身黃、脉沈結、少腹鞕、小便自利、其人如狂、血證諦、屬抵當湯證　第二十一　用前第二十方

・傷寒、有熱、少腹滿、應小便不利、今反利、為有血、當下之、宜抵當丸　第二十二　四味

・陽明病、但頭汗出、小便不利、身必發黃、宜下之、茵蔯蒿湯　第二十三　三味

・陽明證、其人喜忘、必有畜血、大便色黑、宜抵當湯下之　第二十四　用前第二十方

・汗出、譫語、以有燥屎、過經可下之、宜大柴胡、大承氣湯　第二十五　大柴胡用前第一方　大承氣用前第二方

・病人、煩熱、汗出、如瘧狀、日晡發熱、脉實者可下之、宜大柴胡、大承氣湯　第二十六　大柴胡用前第一方　大承氣用前第二方

・陽明病、譫語、潮熱、不能食、胃中有燥屎、若能食、但鞕耳、屬大承氣湯證　第二十七　用前第二方

・下利譫語者、有燥屎也、屬小承氣湯　第二十八　三味

・得病二三日、脉弱、無太陽柴胡證、煩躁、心下痞、小便利、屎定鞕、宜大承氣湯　第二十九　用前第二方　一云大柴胡湯

・太陽中風、下利、嘔逆、表解乃可攻之、屬十棗湯　第三十　二味

・太陽病不解、熱結膀胱、其人如狂、宜桃核承氣湯　第三十一　五味

・傷寒七八日、身黃、如橘子色、小便不利、腹微滿者、屬茵蔯蒿湯證　第三十二　用前第二十三方

・傷寒、發熱、汗出不解、心中痞鞕、嘔吐、下利者、屬大柴胡湯證　第三十三　用前第一方

・傷寒十餘日、熱結在裏、往来寒熱者、屬大柴胡湯證　第三十四　用前第一方

・但結胸、無大熱、水結在胸脇也、頭微汗出者、屬大陷胸湯　第三十五　三味

・傷寒六七日、結胸、熱實、脉沈緊、心下痛者、屬大陷胸湯證　第三十六　用前第三十五方

・陽明病、多汗、津液外出、胃中燥、大便必鞕、譫語、屬小承氣湯證　第三十七　用前第二十八方

・陽明病、不吐下、心煩者、屬調胃承氣湯　第三十八　三味

・陽明病、脉遲、雖汗出、不惡寒、身必重、腹滿而喘、有潮熱、大便鞕、大承氣湯主之。若汗出多、微發熱、惡寒、桂枝湯主之。熱不潮、腹大滿、（大便）不通、與小承氣湯　第三十九　大承氣湯用前第二方　小承氣湯用前第二十八方　桂枝湯五味

・陽明病、潮熱、大便微鞕、與大承氣湯。若不大便六七日、恐有燥屎、與小承氣湯。若不轉氣、不可攻之、後發熱、大便復鞕者、宜以小承氣湯和之　第四十　並用前方

・陽明病、譫語、潮熱、脉滑疾者、屬小承氣湯證　第四十一　用前

第二十八方

・二陽併病、太陽證罷、但發潮熱、汗出、大便難、讝語者、下之愈、宜大承氣湯　第四十二　用前第二方

・病人、小便不利、大便乍難乍易、微熱喘冒者、屬大承氣湯證　第四十三　用前第二方

・大下、六七日不大便、煩不解、腹滿痛者、屬大承氣湯證　第四十四　用前第二方

一七〇　大法、秋宜下　**大法、秋は宜しく下すべし**

訳

原則として、秋は瀉下法を行うのが適当である。

注

○秋　農産物を収穫する、収斂の季節である。陽気が下行し陰気が萌すときである。この陽気の下ることを取って、瀉下法の時期としたものである。

一七一　凡可下者、用湯勝丸散　中病便止、不必盡劑也　**凡そ下す可き者は湯を用いるのが丸散に勝《まさ》る　病に中れば便ち止め、必ずしも劑を盡くさざるなり**

訳

一般的に瀉下療法を行う場合、その効用は湯液のほうが丸薬や散剤より優れている。また薬が病に的中して寛解したときは、必ずしも全部飲み尽くす必要はない。

一七二　陽明病、發熱、汗多者、急下之、宜大柴胡湯[※]（陽明二五三）　方一　一法用小承氣湯[※]　大柴胡湯方（略）

校

※大柴胡湯　陽明二五三は「大承氣湯」に作る。

※一法用小承氣湯　陽明二五三は「用前第二方、一云大柴胡湯」に作る。

一七三　少陰病、得之二三日、口燥咽乾者、急下之、宜大承氣湯（少陰三二〇）　方二　大承氣湯方（略）

一七四　少陰病六七日、腹滿、不大便者、急下之、宜大承氣湯（少陰三二二）　三　用前第二方

一七五　少陰病、下利清水、色純青、心下必痛、口乾燥者、可下之、宜大柴胡湯[※]、大承氣湯　四　用前第二方

校

※大柴胡湯　少陰三二一では大柴胡湯を欠く。

一七六　下利、三部脉皆平
按之心下鞕者、急下之
宜大承氣湯
五　用前第二方

下利して三部の脉が皆平
之を按じて心下が鞕き者は急に之を下せ
大承氣湯に宜し
五　前の第二方を用う

訳

下利をしていて寸関尺の三部の脈が皆虚実に偏っていない場合は、熱実の下利である。心下部を押さえて硬く触れるときは裏実である。ただちに下すべきである。下すには大承気湯が適当である。

一七七　下利
脉遲而滑者、内實也
利未欲止、當下之
宜大承氣湯
六　用前第二方

下利して
脉が遲にして滑の者は内實なり
利が未だ止まんと欲せざれば當に之を下すべし
大承氣湯に宜し
六　前の第二方を用う

訳

下利をしていて脈が遅で滑の場合は、裏の熱実である。下利が止みそうもないときは、当然下すべきである。大承気湯の適応である。

注

○**脉遲而滑**　「脈遅は病が藏にある」（辨脉法一八）。「滑脉は實」（辨脉法三三）であり、また「裏熱」（厥陰三五〇）である。

一七八　陽明少陽合病、必下利。其脉不負者為順也、負者失也。互相剋賊、名為負也。脉滑而數者、有宿食、當下之、宜大承氣湯（陽明二五六）七　用前第二方

一七九　問曰
人病有宿食、何以別之
師曰
寸口脉浮而大、按之反濇
尺中亦微而濇
故知有宿食、當下之
宜大承氣湯
八　用前第二方

問うて曰く
人が病みて宿食が有るは何を以て之を別《わか》つか
師の曰く
寸口の脉が浮にして大、之を按ずるに反って濇
尺中も亦微にして濇
故に宿食が有るを知る、當に下すべし
大承氣湯に宜し
八　前の第二方を用う

訳

質問。

病人に宿食があることをどのように判断するのか。

先生の言葉。

寸口の脈が浮で大（表実）である。押してみると（裏）、浮にして大から予想される病態とは違って濇（渋）（虚）である。尺中の脈（陰）もまた微で濇（裏虚）である。これにより、宿食のあることがわかる。まさに下すべきであり、それには大承気湯が適当である。

注

○浮而大　寸口は陽の脈である。浮大は病が表にあり、実の状態にあることを示している。ところが、「按ずるに反って濇」である。濇は虚であるので、浮大は力強い実ではなく、空虚で締まりのない

虚の脈状であることになる。**○濇**　渋る脈で、とろとろと不整脈ぎみに、渋るように触れる脈である。風病の初期軽症の脈は滑で、これが治癒せずに慢性化すると痺病になる。痺の脈が濇であり、尺中濇で腹部に虚のあることがわかる。腸管の運動低下による宿食が発生する。

一八〇　下利、不欲食者以有宿食故也當下之宜大承氣湯
九　用前第二方

下利して食を欲せざる者は宿食が有るを以ての故なり當に之を下すべし大承氣湯に宜し
九　前の第二方を用う

訳

下利をしていて食欲がないのは、宿食があるためである。まさに下すべきである。下すには大承気湯が適当である。

注

○下利、不欲食者　大承気湯が適応する下利、即ち熱実による下利である。不欲食も胃の邪熱による。

一八一　下利差、至其年月日時復發者、以病不盡故也當下之、宜大承氣湯
十　用前第二方

下利が差《い》え、其の年月日時に至って復た發する者は病が盡きざるを以ての故なり當に之を下すべし
十　前の第二方を用う

訳

一度治癒した下利が、翌年の同じ月日時刻になって再び発症するのは、病の原因となる病変が残存しているためである。まさに下すべきであり、大承気湯の適応である。

注

○**至其年月日時**　翌年の同じ月日時刻に至ることである。○**病不盡**　その季節に病変が起こりやすい体質があると考えられる。痼疾の存在や病源の残存もありうるが、体質の問題もある。

一八二　病腹中滿痛者、此為實也　病んで腹の中が滿ちて痛む者は此れを實と為すなり

當下之　當に之を下すべし

宜大承氣、大柴胡湯　大承氣、大柴胡湯に宜し

十一　用前第一、第二方　十一　前の第一、第二方を用う

訳

腹中滿痛を病むものは実と判定する。まさに下すべきである。大承気湯、大柴胡湯の適応である。

注

○**腹中滿痛者此為實也**　『金匱要略』腹滿寒疝宿食二に「病者腹滿、之を按じて痛まざる者は虛と為す、痛む者は實と為す」とある。

一八三　下利、脉反滑　下利して脉が反って滑なるは

當有所去、下乃愈　當に去る所が有るべし、下せば乃ち愈ゆ

宜大承氣湯　大承氣湯に宜し

十二　用前第二方　十二　前の第二方を用う

訳

虚寒の下利は沈遅濇等である。今、脈滑は実で宿食により、下せばだんだんと軽快してゆく。大承気湯の適応である。

注

○脉反滑　『脉經』巻八、平腹滿寒疝宿食脉證第十一に「脉滑にして數の者は實なり、宿食有り、當に之を下す可し」とある。**○當有所去**　取り去るべきもの、即ち宿食である。

一八四　腹滿不減、減不足言、當下之、宜大柴胡、大承氣湯（陽明二五五）　十三　用前第一、第二方

一八五　傷寒後、脉沈
沈者内實也
下之解
宜大柴胡湯
十四　用前第一方

傷寒の後、脉が沈なり
沈は内實なり
之を下せば解す
大柴胡湯に宜し
十四　前の第一方を用う

訳

傷寒の後、脈が沈である。沈は内実と判定し、これを下せば寛解する。大柴胡湯の適応である。

注

○沈者内實也　本書の陰陽易差後勞復の第三九四条に「傷寒差えて以後、更に發熱するものは小柴胡湯が之を主る、脉浮の者は汗を以て之を解す、脉沈實の者は下を以て之を解す」とある。

一八六　傷寒六七日、目中不了了、睛不和、無表裏證、大便難、身微熱者、此為實也。急下之、宜大承氣、大柴胡湯（陽明二五二）　十五　用前第一、第二方

一八七　太陽病未解、脉陰陽倶停、必先振慄、汗出而解、但陰脉微者、下之而解、宜大柴胡湯（太陽中九四）　十六　用前第一方一法用調胃承氣湯

一八八　脉雙弦而遲者必心下鞕　脉が雙《ならん》で弦にして遲の者は必ず心下鞕し
脉大而緊者陽中有陰也　脉が大にして緊の者は陽の中に陰が有るなり
可下之　之を下す可し
宜大承氣湯　大承氣湯に宜し
十七　用前第二方　十七　前の第二方を用う

訳

脈が左右とも弦で、遅の者は必ず心下が硬く触れる（心下には肝、脾胃がある。その病変や腸管の病変による腹筋の防御性緊張もありうる）。

脈が大（寸口、陽実）で、緊（尺中、裏寒）であるのは、陽中に陰があることを示しており、これを下すべきである。大承気湯の適応である。

注

○雙　二つ並んだもの。ペアをなすこと。ここは左右両方の脈をい

う。〇**脉雙弦**　『金匱要略』痰飲咳嗽に「脉雙弦の者は寒なり」とある。〇**弦而遲**　弦は浮にして緊であり、緊は寒である。遲は病が藏にあるため、心下が冷えて硬くなる。〇**脉遲**　辨脉法一八に「遲は藏に在りと為す」、また同一八に「遲は無陽と為す」とある。平脉法二八には「遲の者は榮中が寒ゆ、榮は血と為す、血寒えれば則ち發熱す」とある。

一八九　結胸者、項亦强、加柔痓狀、下之則和（太陽下一三一）　十八　（結胸門用大陷胸丸）

一九〇　病人無表裏證、發熱七八日、雖脉浮數者、可下之、宜大柴胡湯（陽明二五七）　十九　用前第一方

一九一　太陽病、六七日表證仍在、脉微而沈、反不結胸。其人發狂者、以熱在下焦、少腹當鞕滿、而小便自利者、下血乃愈。所以然者、以太陽隨經、瘀熱在裏故也。宜下之以抵當湯（太陽中一二四）　方二十　抵當湯方

（略）

一九二　太陽病、身黃、脉沈結、少腹鞕滿、小便不利者、為無血也。小便自利、其人如狂者、血證諦、屬抵當湯證（太陽中一二五）　二十一　用前第二十方

一九三　傷寒有熱、少腹滿、應小便不利、今反利者、為有血也、當下之、宜抵當丸（太陽中一二六）　方二十二　抵當丸方（略）

一九四　陽明病、發熱、汗出者、此為熱越、不能發黃也。但頭汗出、身無汗、劑頸而還、小便不利、渴引水漿者、以瘀熱在裏、身必發黃。宜下之以茵蔯蒿湯（陽明二三六）　方二十三　茵蔯蒿湯方（略）

一九五　陽明證、其人喜忘者、必有畜血。所以然者、本有久瘀血、故令喜忘。屎雖鞕、大便反易、其色必黑、宜抵當湯下之（陽明二三七）　二十四　用前第二十方

一九六　汗出讝語者、以有燥屎在胃中、此為風也。須下者、過經乃可下之。下之若早者、語言必亂、以表虛裏實故也。下之愈、宜大柴胡、大承氣湯（陽明二一七）　二十五　用前第一、第二方

一九七　病人煩熱、汗出則解。又如瘧狀、日晡所發熱者、屬陽明也。脉實者可下之、宜大柴胡、大承氣湯（陽明

二四〇） 二十六 用前第一、第二方

一九八 陽明病、讝語、有潮熱、反不能食者、胃中有燥屎五六枚也。若能食者、但鞕耳、屬大承氣湯證（陽明二一五） 二十七 用前第二方

一九九 下利讝語者、有燥屎也、屬小承氣湯（厥陰三七四） 方二十八 小承氣湯方（略）

二〇〇 得病二三日、脉弱、無太陽柴胡證、煩躁、心下痞。至四五日、雖能食、以承氣湯、少少與微和之、令小安。至六日、與承氣湯一升。若不大便六七日、小便少者、雖不大便、但初頭鞕、後必溏、此未定成鞕也。攻之必溏。須小便利、屎定鞕、乃可攻之、宜大承氣湯（陽明二五一） 二十九 用前第二方 一云大柴胡湯

二〇一 太陽病、中風、下利、嘔逆、表解者、乃可攻之。其人漐漐汗出、發作有時、頭痛、心下痞鞕滿、引脇下

痛、乾嘔則短氣、汗出不悪寒者、此表解、裏未和也、屬十棗湯（太陽下一五二）方三十　十棗湯方（略）

二〇二　太陽病不解、熱結膀胱、其人如狂、血自下、下者愈。其外未解者、尚未可攻、當先解其外。外解已、但少腹急結者、乃可攻之、宜桃核承氣湯（太陽中一〇六）方三十一　桃核承氣湯方（略）

二〇三　傷寒七八日、身黄如橘子色、小便不利、腹微滿者、屬茵蔯蒿湯證（陽明二六〇）三十二　用前第二十三方

二〇四　傷寒、發熱、汗出不解、心中痞鞕、嘔吐而下利者、屬大柴胡湯證（太陽下一六五）三十三　用前第一方

二〇五　傷寒十餘日、熱結在裏、復往来寒熱者、屬大柴胡湯證（太陽下一三六）三十四　用前第一方

二〇六　但結胸、無大熱者、以水結在胸脇也、但頭微汗出者、屬大陷胸湯（太陽下一三六）方三十五　大陷胸湯方（略）

二〇七　傷寒六七日、結胸熱實、脉沈而緊、心下痛、按之石鞕者、屬大陷胸湯證（太陽下一三五）三十六　用前第三十五方

二〇八　陽明病、其人多汗、以津液外出、胃中燥、大便必鞕、鞕則譫語、屬小承氣湯證（陽明二一三）三十七　用前第二十八方

二〇九　陽明病、不吐不下、心煩者、屬調胃承氣湯（陽明二〇七）方三十八　調胃承氣湯方（略）

二一〇　陽明病、脉遲、雖汗出不惡寒者、其身必重、短氣、腹滿而喘、有潮熱者、此外欲解、可攻裏也。手足濈然汗出者、此大便已鞕也、大承氣湯主之。若汗出多、微發熱惡寒者、外未解也、桂枝湯主之。其熱不潮、未

可與承氣湯。若腹大滿不通者、與小承氣湯、微和胃氣、勿令至大泄下（陽明二〇八）　三十九　大承氣湯用前第二方　小承氣用前第二十八方　桂枝湯方（略）

二一一　陽明病、潮熱、大便微鞕者、可與大承氣湯。不鞕者、不可與之。若不大便六七日、恐有燥屎、欲知之法、少與小承氣湯、湯入腹中、轉失氣者、此有燥屎也、乃可攻之。若不轉失氣者、此但初頭鞕、後必溏、不可攻之、攻之必脹滿不能食也。欲飲水者、與水則噦、其後發熱者、大便必復鞕而少也、宜以小承氣湯和之。不轉失氣者、慎不可攻之（陽明二〇九）　四十　並用前方

二一二　陽明病、讝語、發潮熱、脉滑而疾者、小承氣湯主之。因與承氣湯一升、腹中轉氣者、更服一升。若不轉氣者、勿更與之。明日又不大便、脉反微濇者裏虛也、為難治、不可更與承氣湯（陽明二一四）　四十一　用前第二十八方

二一三　二陽併病、太陽證罷、但發潮熱、手足漐漐汗出、大便難而讝語者、下之則愈、宜大承氣湯（陽明二二〇）　四十二　用前第二方

二一四　病人小便不利、大便乍難乍易、時有微熱、喘冒不能臥者、有燥屎也、屬大承氣湯證（陽明二四二）四十三
用前第二方

二一五　大下後、六七日不大便、煩不解、腹滿痛者、此有燥屎也、所以然者、本有宿食故也、屬大承氣湯證（陽明
二四一）四十四　用前第二方

傷寒論　卷第十

仲景全書第十

漢　張仲景述
晉　王叔和撰次
宋　林　億校正
明　趙開美校刻
沈　琳同校

辨發汗吐下後病脉證并治　第二十二　合四十八法 方三十九首

四十八法を合す　方三十九首

○一字低書条文目録

・太陽病八九日、如瘧狀、熱多寒少、不嘔、清便、脉微而惡寒者、不可更發汗吐下也、以其不得小汗、身必癢、屬桂枝麻黄各半湯　第一　七味　前有二十二病證

・服桂枝湯、或下之、仍頭項、強痛、發熱、無汗、心下滿痛、小便不利、屬桂枝去桂加茯苓白朮湯　第二　六味

・太陽病、發汗不解、而下之、脉浮者、為在外、宜桂枝湯　第三　五味

・下之後、復發汗、晝中煩躁、夜安靜、不嘔、不渴、無表證、脉沈微者、屬乾薑附子湯　第四　二味

・傷寒、若吐下後、心下逆滿、氣上衝胸、起則頭眩、脉沈緊、發汗則身為振搖者、屬茯苓桂枝白朮甘草湯　第五　四味

・發汗、若下之、病不解、煩躁者、屬茯苓四逆湯　第六　五味

・發汗吐下後、虚煩不眠、若劇者、反覆顛倒、心中懊憹、屬梔子豉湯。少氣者梔子甘草豉湯、嘔者、梔子生薑豉湯　第七　梔子豉湯二味　梔子甘草豉湯、梔子生薑豉湯並三味

・發汗、下之而煩熱、胸中窒者、屬梔子豉湯證　第八　用上初方

・太陽病、過經十餘日、心下欲吐、胸中痛、大便溏、腹滿、微煩、先此時極吐下者、與調胃承氣湯　第九　三味

・太陽病、重發汗、復下之、不大便五六日、舌上燥而渴、日晡潮熱、心腹鞕滿痛、不可近者、屬大陷胸湯　第十　三味

・傷寒五六日、發汗、復下之、胸脇滿微結、小便不利、渴而不嘔、頭汗出、寒熱、心煩者屬柴胡桂枝乾薑湯　第十一　七味

・傷寒、發汗、吐下解後、心下痞鞕、噫氣不除者、屬旋復代赭湯　第十二　七味

・傷寒、下之、復發汗、心下痞、惡寒、表未解也、表解乃可攻痞、解表宜桂枝湯、攻痞宜大黄黄連瀉心湯　第十三　桂枝湯用前第三方　大黄瀉心湯二味

・傷寒、吐下後、七八日不解、熱結在裏、表裏俱熱、惡風、大渴、舌上燥而煩、欲飲水數升者、屬白虎加人參湯　第十四　五味

・傷寒、吐下後、不解、不大便至十餘日、日晡發潮熱、不惡寒、如見鬼狀、劇者不識人、循衣摸牀、惕而不安、微喘、直視、發熱、讝語者、屬大承氣湯　第十五　四味

・三陽合病、腹滿、身重、口不仁、面垢、讝語、遺尿、發汗則讝語、下之則額上汗、手足逆冷、自汗出者、屬白虎湯　第十六　四味

・陽明病、脉浮緊、咽燥、口苦、腹滿而喘、發熱、汗出、反惡熱、身重、若發汗則讝語、加温鍼、必怵惕、煩躁、不眠、若下之則心中懊憹、舌上胎者、屬梔子豉湯證　第十七　用前第七方

・陽明病、下之、心中懊憹而煩、胃中有燥屎、可攻、宜大承氣湯第十八　用前第十五方

・太陽病、吐下發汗後、微煩、小便數、大便鞕者、與小承氣湯和之第十九　三味

・大汗、大下而厥者、屬四逆湯　第二十　三味

・太陽病、下之、氣上衝者、與桂枝湯　第二十一　用前第三方

・太陽病、下之後、脉促、胸滿者、屬桂枝去芍藥湯　第二十二　四味

・若微寒者、屬桂枝去芍藥加附子湯　第二十三　五味

・太陽、桂枝證、反下之、利不止、脉促、喘而汗出者、屬葛根黃芩黃連湯　第二十四　四味

・太陽病、下之、微喘者、表未解也、屬桂枝加厚朴杏子湯　第二十五　七味

・傷寒、不大便六七日、頭痛、有熱者、與承氣湯、小便清者（一云大便青）、知不在裏、當發汗、宜桂枝湯　第二十六　用前第三方

・傷寒五六日、下之後、身熱不去、心中結痛者、屬梔子豉湯證　第二十七　用前第七方

・傷寒、下後、心煩、腹滿、起臥不安、屬梔子厚朴湯　第二十八三味

・傷寒、以丸藥下之、身熱不去、微煩者、屬梔子乾薑湯　第二十九二味

・傷寒、下之、續得下利不止、身疼痛、急當救裏、後身疼痛、清便自調者、急當救表、救裏宜四逆湯、救表宜桂枝湯　第三十　並用前方

・太陽病、過經十餘日、二三下之、柴胡證仍在、與小柴胡、嘔止、小安、鬱鬱微煩者、可與大柴胡湯　第三十一　八味

・傷寒、十三日不解、胸脇滿而嘔、日晡發潮熱、微利、潮熱者、實也、先服小柴胡湯、以解外、後以柴胡加芒消湯主之　第三十二八味

・傷寒十三日、過經、讝語、有熱也、若小便利、當大便鞕、而反利者、知以丸藥下之也、脉和者、内實也、屬調胃承氣湯證　第三十三　用前第九方

・傷寒八九日、下之、胸滿煩驚、小便不利、讝語、身重、不可轉側者、屬柴胡加龍骨牡蠣湯　第三十四　十二味

・火逆、下之、因燒鍼、煩躁者、屬桂枝甘草龍骨牡蠣湯　第三十五四味

・太陽病、脉浮而動數、頭痛、發熱、盜汗、惡寒、反下之、膈内拒痛、短氣、躁煩、心中懊憹、心下因鞕則為結胸、屬大陷胸湯證第三十六　用前第十方

・傷寒五六日、嘔而發熱者、小柴胡湯證具、以他藥下之、柴胡證仍在者、復與柴胡湯、必蒸蒸而振、却發熱、汗出而解、若心滿而鞕痛者、此為結胸、大陷胸湯主之、但滿而不痛者、為痞、屬半夏瀉心湯　第三十七　七味

・本以下之、故心下痞、其人、渴而口燥煩、小便不利者、屬五苓散　第三十八　五味
・傷寒、中風、下之、其人下利、日數十行、腹中雷鳴、心下痞鞕、乾嘔、心煩、復下之、其痞益甚、屬甘草瀉心湯　第三十九　六味
・傷寒、服藥、下利不止、心下痞鞕、復下之、利不止、與理中(丸)、利益甚、屬赤石脂禹餘粮湯　第四十　二味
・太陽病、外證未除、數下之、遂協熱而利、利不止、心下痞鞕、表裏不解、屬桂枝人參湯、第四十一　五味
・下後、不可更行桂枝湯、汗出而喘、無大熱者、屬麻黄杏子甘草石膏湯　第四十二　四味
・陽明病、下之、外有熱、手足温、心中懊憹、飢不能食、但頭汗出、屬梔子豉湯證　第四十三　用前第七方
・傷寒、吐後、腹脹滿者、屬調胃承氣湯證　第四十四　用前第九方
・病人、無表裏證、發熱七八日、脉雖浮數、可下之、假令已下、脉數不解、不大便者、有瘀血、屬抵當湯　第四十五　四味
・本太陽病、反下之、腹滿痛、屬太陰也、屬桂枝加芍藥湯　第四十六　五味
・傷寒六七日、大下、寸脉沈而遲、手足厥、下部脉不至、喉咽不利、唾膿血者、屬麻黄升麻湯　第四十七　十四味
・傷寒、本自寒下、復吐下之、食入口即吐、屬乾薑黄芩黄連人參湯　第四十八　四味

二一六　師曰、病人脉微而濇者、此為醫所病也。大發其汗、又數大下之、其人亡血、病當惡寒、後乃發熱、無休止時。夏月盛熱、欲著複衣、冬月盛寒、欲裸其身、所以然者、陽微則惡寒、陰弱則發熱。此醫發其汗、使陽氣微、又大下之、令陰氣弱、五月之時、陽氣在表、胃中虛冷、以陽氣內微、不能勝冷、故欲著複衣。十一月之時、陽氣在裏、胃中煩熱、以陰氣內弱、不能勝熱、故裸其身。又陰脉遲濇、故知亡血也（辨脉法二二）

二一七　寸口脉浮大、而醫反下之、此為大逆。浮則無血、大則為寒、寒氣相搏、則為腸鳴。醫乃不知、而反飲冷水、令汗大出、水得寒氣、冷必相搏、其人則䭇《エッ》（辨脉法二五）

二一八　太陽病三日、已發汗、若吐、若下、若温鍼、仍不解者、此為壞病、桂枝不中與之也、觀其脉證、知犯何逆、隨證治之（太陽上一六前半）

二一九　脉浮數者、法當汗出而愈。若下之、身重、心悸者、不可發汗、當自汗出乃解。所以然者、尺中脉微、此裏虛、須表裏實、津液和※、便自汗出愈（太陽中四九）

校

※津液和　太陽中四九は「津液自和」に作る。

二二〇　凡病、若發汗、若吐、若下、若亡血、無津液※、陰陽脉自和※者、必自愈（太陽中五八）

校

※無　太陽中五八は「亡」に作る。

※脉　太陽中五八にはなし。

二二一　大下之後、復發汗、小便不利者、亡津液故也、勿治之、得小便利、必自愈（太陽中五九）

二二二　下之後、復發汗、必振寒、脉微細。所以然者、以内外倶虚故也（太陽中六〇）

二二三　本發汗、而復下之、此為逆也。若先發汗、治不為逆。本先下之、而反汗之、為逆。若先下之、治不為逆（太陽中九〇）

二二四　太陽病、先下而不愈、因復發汗。以此表裏倶虚、其人因致冒、冒家汗出自愈。所以然者、汗出表和故也。得表和※、然後復下之（太陽中九三）

校

※得表和　太陽中九三は「裏未和」に作る。

二二五　得病六七日、脈遲浮弱、惡風寒、手足温、醫二三下之、不能食而脇下滿痛、面目及身黄、頸項強、小便難者、與柴胡湯、後必下重。本渴飲水而嘔者、柴胡不中與也、食穀者噦（太陽中九八）

二二六　太陽病二三日、不能臥、但欲起、心下必結、脈微弱者、此本有寒分也。反下之、若利止、必作結胸。未止者、四日復下之、此作協熱利也（太陽下一三九）

二二七　太陽病、下之、其脈促、不結胸者、此為欲解也。脈浮者、必結胸。脈緊者、必咽痛。脈弦者、必兩脇拘急。脈細數者、頭痛未止。脈沈緊者、必欲嘔。脈沈滑者、協熱利。脈浮滑者、必下血（太陽下一四〇）

二二八　太陽少陽併病、而反下之、成結胸。心下鞕、下利不止、水漿不下、其人煩心（太陽下一五〇）

二二九　脈浮而緊、而復下之、緊反入裏、則作痞。按之自濡、但氣痞耳（太陽下一五一）

二三〇　傷寒、吐下發汗後、虛煩、脉甚微、八九日心下痞鞕、脇下痛、氣上衝咽喉、眩冒、經脉動惕者、久而成痿（太陽下一六〇）

二三一　陽明病、能食※、下之不解者、其人不能食、若攻其熱必噦。所以然者、胃中虛冷故也、以其人本虛、攻其熱必噦（陽明一九四）

校
※能食下之不解者其人　陽明一九四にはこの九字はない。

二三二　陽明病、脉遲、食難用飽。飽則發煩頭眩、必小便難、此欲作穀疸、雖下之、腹滿如故。所以然者、脉遲故也（陽明一九五）

二三三　夫病陽多者熱、下之則鞕、汗多※、極發其汗亦鞕（不可下一五一）

校

※汗多、極發其汗亦鞕（汗多く、其の汗を發することを極むるも亦た鞕し）不可下一五一にはこの八字を欠く。

二三四　太陽病、寸緩、關浮、尺弱、其人發熱汗出、復悪寒、不嘔、但心下痞者、此以醫下之也（陽明二四四）

二三五　太陰之為病、腹滿而吐、食不下、自利益甚、時腹自痛。若下之、必胸下結鞕（太陰二七三）

二三六　傷寒、大吐、大下之、極虚、復極汗者、其人外氣怫鬱、復與之水、以發其汗、因得噦。所以然者、胃中寒冷故也（厥陰三八〇）

二三七　吐利發汗後、脉平、小煩者、以新虚不勝穀氣故也（霍亂三九一）

二三八　太陽病、醫發汗、遂發熱悪寒。因復下之、心下痞。表裏倶虚、陰陽氣並竭、無陽則陰獨。復加燒鍼、因胸

煩、面色青黄、膚瞤者、難治。今色微黄、手足温者、易愈（太陽下一五三）

二三九　太陽病、得之八九日、如瘧狀、發熱悪寒、熱多寒少、其人不嘔、清便欲自可、一日二三度發。脉微緩者、為欲愈也。脉微而悪寒者、此陰陽倶虚、不可更發汗、更下、更吐也。面色反有熱色者、未欲解也、以其不能得小汗出、身必癢、屬桂枝麻黄各半湯（太陽上二三）　方一　桂枝麻黄各半湯方（略）

二四〇　服桂枝湯、或下之、仍頭項强痛、翕翕發熱、無汗、心下滿微痛、小便不利者、屬桂枝去桂加茯苓白朮湯（太陽上二八）　方二　桂枝去桂加茯苓白朮湯方（略）

二四一　太陽病、先發汗不解、而下之、脉浮者不愈、浮為在外、而反下之、故令不愈。今脉浮、故在外、當須解外則愈、宜桂枝湯（太陽中四五）　方三　桂枝湯方（略）

二四二　下之後、復發汗、晝日煩躁不得眠、夜而安靜、不嘔、不渴、無表證、脉沈微、身無大熱者、屬乾薑附子湯

（太陽中六一）　方四　乾薑附子湯方（略）

二四三　傷寒、若吐若下後、心下逆滿、氣上衝胸、起則頭眩、脉沈緊、發汗則動經、身為振振搖者、屬茯苓桂枝白朮甘草湯（太陽中六七）　方五　茯苓桂枝白朮甘草湯方（略）

二四四　發汗、若下之後、病仍不解、煩躁者、屬茯苓四逆湯（太陽中六九）　方六　茯苓四逆湯方（略）

二四五　發汗吐下後、虛煩不得眠、若劇者、必反覆顛倒、心中懊憹、屬梔子豉湯。若少氣者、梔子甘草豉湯。若嘔者、梔子生薑豉湯（太陽中七六）　七　梔子豉湯方（略）梔子甘草豉湯方（略）梔子生薑豉湯方（略）

二四六　發汗、若下之、而煩熱、胸中窒者、屬梔子豉湯證（太陽中七七）　八　用前初方

二四七　太陽病、過經十餘日、心下温温欲吐而胸中痛、大便反溏、腹微滿、鬱鬱微煩。先此時極吐下者、與調胃承氣湯。若不爾者、不可與。但欲嘔、胸中痛、微溏者、此非柴胡湯證、以嘔故知極吐下也、調胃承氣湯（太陽中一二三）方九　調胃承氣湯方（略）

二四八　太陽病、重發汗而復下之、不大便五六日、舌上燥而渴、日晡所小有潮熱、從心下至少腹鞕滿而痛、不可近者、屬大陷胸湯（太陽下一三七）方十　大陷胸湯方（略）

二四九　傷寒五六日、已發汗而復下之、胸脇滿微結、小便不利、渴而不嘔、但頭汗出、往来寒熱、心煩者、此為未解也、屬柴胡桂枝乾薑湯（太陽下一四七）方十一　柴胡桂枝乾薑湯方（略）

二五〇　傷寒、發汗、若吐若下、解後、心下痞鞕、噫氣不除者、屬旋復代赭湯（太陽下一六一）方十二　旋復代赭湯方（略）

二五一　傷寒、大下之復發汗、心下痞、悪寒者、表未解也、不可攻痞、當先解表、表解乃攻痞。解表宜桂枝湯、用前方。攻痞宜大黄黄連瀉心湯（太陽下一六四）　方十三　大黄黄連瀉心湯方（略）

二五二　傷寒、若吐下後、七八日不解、熱結在裏、表裏倶熱、時時悪風、大渴、舌上乾燥而煩、欲飲水數升者、屬白虎加人參湯（太陽下一六八）　方十四　白虎加人參湯方（略）

二五三　傷寒、若吐、若下後、不解、不大便五六日、上至十餘日、日晡所發潮熱、不悪寒、獨語如見鬼狀。若劇者、發則不識人、循衣摸牀、惕而不安、微喘直視、脉弦者生、濇者死。微者、但發熱、讝語者、屬大承氣湯（陽明二一二）　方十五　大承氣湯方（略）

二五四　三陽合病、腹滿、身重、難以轉側、口不仁、面垢（陽明二一九）

二五五　讝語、遺尿、發汗則讝語、下之則額上生汗、若手足逆冷、自汗出者、屬白虎湯（陽明二一九）　十六　白

虎湯方（略）

二五六　陽明病、脉浮而緊、咽燥、口苦、腹滿而喘、發熱汗出、不惡寒、反惡熱、身重。若發汗則躁、心憒憒而反讝語。若加温鍼、必怵惕煩躁不得眠。若下之、則胃中空虚、客氣動膈、心中懊憹、舌上胎者、屬梔子豉湯證（陽明二二一）　十七　用前第七方

二五七　陽明病、下之、心中懊憹而煩、胃中有燥屎者、可攻。腹微滿、初頭鞕、後必溏、不可攻之。若有燥屎者、宜大承氣湯（陽明二三八）　第十八　用前第十五方

二五八　太陽病、若吐若下、若發汗後、微煩、小便數、大便因鞕者、與小承氣湯、和之愈（陽明二五〇）　方十九　小承氣湯方（略）

二五九　大汗、若大下而厥冷者、屬四逆湯（厥陰三五四）　方二十　四逆湯方（略）

二六〇　太陽病、下之後、其氣上衝者、可與桂枝湯。若不上衝者、不得與之（太陽上一五）二十一　用前第三方

二六一　太陽病、下之後、脉促、胸滿者、屬桂枝去芍藥湯（太陽上二一）方二十二　促一作縱　桂枝去芍藥湯方（略）

二六二　若微寒者、屬桂枝去芍藥加附子湯（太陽上二二）方二十三　桂枝去芍藥加附子湯方（略）

二六三　太陽病、桂枝證、醫反下之、利遂不止、脉促者、表未解也。喘而汗出者、屬葛根黄芩黄連湯（太陽中三四）方二十四　促一作縱　葛根黄芩黄連湯方（略）

二六四　太陽病、下之微喘者、表未解故也、屬桂枝加厚朴杏子湯（太陽中四三）方二十五　桂枝加厚朴杏子湯方（略）

二六五　傷寒、不大便六七日、頭痛有熱者、與承氣湯。其小便清者、知不在裏、仍在表也、當須發汗、若頭痛者必衄、宜桂枝湯（太陽中五六）　二十六　用前第三方

二六六　傷寒、五六日、大下之後、身熱不去、心中結痛者、未欲解也、屬梔子豉湯證（太陽中七八）　二十七　用前第七方

二六七　傷寒、下後、心煩、腹滿、臥起不安者、屬梔子厚朴湯（太陽中七九）　方二十八　梔子厚朴湯方（略）

二六八　傷寒、醫以丸藥大下之、身熱不去、微煩者、屬梔子乾薑湯（太陽中八〇）　方二十九　梔子乾薑湯方（略）

二六九　傷寒、醫下之、續得下利清穀不止、身疼痛者、急當救裏。後身疼痛、清便自調者、急當救表。救裏宜四逆湯、救表宜桂枝湯（太陽中九一）　三十　並用前方

二七〇　太陽病、過經十餘日、反二三下之、後四、五日、柴胡證仍在者、先與小柴胡。嘔不止、心下急、鬱鬱微煩者、為未解也、可與大柴胡湯、下之則愈。（太陽中一〇三）　方三十一　大柴胡湯方（略）

二七一　傷寒、十三日不解、胸脇滿而嘔、日晡所發潮熱、已而微利。此本柴胡、下之不得利、今反利者、知醫以丸藥下之、此非其治也。潮熱者實也。先服小柴胡湯以解外、後以柴胡加芒消湯主之（太陽中一〇四）方三十二　柴胡加芒消湯方（略）

二七二　傷寒十三日、過經、讝語者、以有熱也、當以湯下之。若小便利者、大便當鞕、而反下利、脉調和者、知醫以丸藥下之、非其治也。若自下利者、脉當微厥、今反和者、比為内實也。屬調胃承氣湯證（太陽中一〇五）　三十三　用前第九方

二七三　傷寒八九日、下之、胸滿、煩驚、小便不利、讝語、一身盡重、不可轉側者、屬柴胡加龍骨牡蠣湯（太陽中一〇七）　方三十四　柴胡加龍骨牡蠣湯方（略）

二七四　火逆下之、因焼鍼煩躁者、屬桂枝甘草龍骨牡蠣湯（太陽中一一八）　方三十五　桂枝甘草龍骨牡蠣湯方（略）

二七五　太陽病、脉浮而動數、浮則為風、數則為熱、動則為痛、數則為虛。頭痛、發熱、微盜汗出、而反悪寒者、表未解也。醫反下之、動數變遲、膈内拒痛、胃中空虛、客氣動膈、短氣、躁煩、心中懊憹、陽氣内陷、心下因鞕、則為結胸、屬大陷胸湯證。若不結胸、但頭汗出、餘處無汗、劑頸而還、小便不利、身必發黄（太陽下一三四）　三十六　用前第十方

二七六　傷寒五六日、嘔而發熱者、柴胡湯證具、而以他藥下之、柴胡證仍在者、復與柴胡湯、此雖已下之、不為逆、必蒸蒸而振、却發熱汗出而解、若心下滿而鞕痛者、此為結胸也、大陷胸湯主之。用前方。但滿而不痛者、此為痞、柴胡不中與之、屬半夏瀉心湯（太陽下一四九）　方三十七　半夏瀉心湯方（略）

二七七　本以下之、故心下痞、與瀉心湯、痞不解。其人渴而口燥煩、小便不利者、屬五苓散（太陽下一五六）　方三十八　一方云、忍之一日乃愈　五苓散方（略）

二七八　傷寒、中風、醫反下之、其人下利、日數十行、穀不化、腹中雷鳴、心下痞鞕而滿、乾嘔心煩不得安。醫見心下痞、謂病不盡、復下之、其痞益甚、此非結熱、但以胃中虛、客氣上逆、故使鞕也、屬甘草瀉心湯（太陽下一五八）　方三十九　甘草瀉心湯方（略）

二七九　傷寒、服湯藥、下利不止、心下痞鞕、服瀉心湯已、復以他藥下之、利不止。醫以理中與之、利益甚。理中理中焦、此利在下焦、屬赤石脂禹餘粮湯。復不止者、當利其小便（太陽下一五九）　方四十　赤石脂禹餘粮湯方（略）

二八〇　太陽病、外證未除而數下之、遂協熱而利、利下不止、心下痞鞕、表裏不解者、屬桂枝人參湯（太陽下一六三）　方四十一　桂枝人參湯方（略）

二八一　下後、不可更行桂枝湯。汗出而喘、無大熱者、屬麻黄杏子甘草石膏湯（太陽下一六二）　方四十二　麻黄杏子甘草石膏湯方（略）

二八二　陽明病、下之、其外有熱、手足温、不結胸、心中懊憹、飢不能食、但頭汗出者、屬梔子豉湯證（陽明二二八）四十三　用前第七初方

二八三　傷寒、吐後、腹脹滿者、屬調胃承氣湯證（陽明二四九）四十四　用前第九方

二八四　病人無表裏證、發熱七八日、脉雖浮數者、可下之。假令已下、脉數不解、今熱則消穀喜飢、至六七日、不大便者、有瘀血、屬抵當湯（陽明二五七）方四十五　抵當湯方（略）

二八五　本太陽病、醫反下之、因爾腹滿時痛者、屬太陰也、屬桂枝加芍藥湯（太陰二七九）方四十六　桂枝加芍藥湯方（略）

二八六　傷寒六七日、大下、寸脉沈而遲、手足厥逆、下部脉不至、喉咽不利、唾膿血、泄利不止者、為難治、屬麻黄升麻湯（厥陰三五七）方四十七　麻黄升麻湯方（略）

二八七　傷寒、本自寒下、醫復吐下之、寒格、更逆吐下。若食入口即吐、屬乾薑黃芩黃連人參湯（厥陰三五九）

方四十八　乾薑黃芩黃連人參湯方（略）

傷寒論後序

夫治傷寒之法
歴観諸家方書
得仲景之多者惟孫思邈
猶曰見大醫治傷寒
惟大青知母等諸冷物投之
極與仲景本意相反
又曰尋方之大意不過三
一則桂枝、二則麻黄、三則青龍
凡療傷寒不出之也
嗚呼是未知法之深者也
奈何仲景之意
治病發於陽者
以桂枝、生薑、大棗之類
發於陰者
以乾薑、甘草、附子之類
非謂全用温熱藥
蓋取素問辛甘發散之説

夫れ傷寒を治するの法
諸家の方書を歴観するに
仲景の多きを得る者は惟《た》だ孫思邈のみ
猶曰く、大醫の傷寒を治するを見るに
惟だ大青、知母等の諸々の冷物を之に投ずるのみ
極めて仲景の本意と相い反す
又曰く、方の大意を尋ぬるに三に過ぎず
一は則ち桂枝、二は則ち麻黄、三は則ち青龍なり
凡そ傷寒を療するは之を出《い》でざるなりと
嗚呼是は未だ法の深きを知らざる者なり
仲景の意は奈何《いかん》
病の陽に發する者を治するには
桂枝、生薑、大棗の類を以てし
陰に發する者は
乾薑、甘草、附子の類を以てす
全く温熱の藥のみを用いよと謂うには非ず
蓋し素問の辛甘（の藥）は發散すとの説を取るなり

且風與寒、非辛甘不能發散之也
而又中風自汗用桂枝
傷寒無汗用麻黄
中風見寒脉、傷寒見風脉、用青龍
若不知此、欲治傷寒者
是未得其門矣
然則此三方、春冬所宜用之
若夏秋之時、病多中暍
當行白虎也
故陰陽大論云
脉盛身寒、得之傷寒
脉虚身熱、得之傷暑
又云
五月六月陽氣已盛
為寒所折、病熱則重
別論云
太陽中熱、暍是也
其人汗出悪寒、身熱而渇
白虎主之
若誤服桂枝麻黄輩

且つ風と寒とは辛甘に非ざれば之を發散する能わず
而して又中風の自汗には桂枝を用い
傷寒の無汗には麻黄を用う
中風に寒の脉を見、傷寒に風の脉を見るときは青龍を用う
若し此を知らずして傷寒を治せんと欲する者は
是れ未だ其の門を得ざるなり
然らば則ち此の三方は春冬に宜しく之を用うべき所なり
夏秋の時の若《ごと》きは病に中暍が多し
當に白虎を行《や》るべきなり
故に陰陽大論に云う
脉が盛んで身の寒《ひ》ゆるは之を傷寒に得
脉が虚にして身の熱するは之を傷暑に得たりと
又云う
五月六月は陽氣は已《すで》に盛んなり
寒の折《セツ》する所と為れば病熱は則ち重しと
別論に云う
太陽の中熱は暍是れなり
其の人は汗が出て悪寒がし身が熱して渇く
（この場合は）白虎（湯）が之を主る
若し誤って桂枝麻黄の輩《やから》を服すれば

未有不黄發斑出
脱血而得生者
此古人所未至
故附於巻之末云

發黄、斑（点）出、脱血せざること有らずして
而して生を得る者は未だ有らず
此れ古人の未だ至らざる所なり
故に巻の末に附すると云う

訳

傷寒病の治療法について諸家の処方書をいろいろ並べて調べてみると、張仲景の本来の意見をある程度認識しているのはただ孫思邈がいるだけである。

それでもやはりこんなことを言っている。

名医が傷寒を治療する方法を見るに、ただ大青や知母のような諸々の冷やす薬を投与するだけである、と。

これは仲景の本来の考え方とは大いに違っている。

またこんなことも言う。

処方の大意を調べてみると大体三つに過ぎない。一は桂枝湯、二は麻黄湯、三は青竜湯である。一般的に言って、傷寒の治療法はこの三つの処方の適応範囲を出ない、と。

ああ何ということか。これはいまだ本当の治療法の根本的な原則を知らない者の言葉である。

仲景の本来の考え方は何か。

病が表陽に発するもの、太陽、陽明、少陽の経脈が侵されたときは、桂枝（辛温）、生姜（辛温）、大棗（甘平）の仲間を使って治療する。これは発表である。

病が裏陰に発するもの、太陰、少陰、厥陰の経脈が侵されたときは、乾姜（辛温）、甘草（甘平）、附子（辛温）の仲間を使って治療する。これは温裏である。

これは、すべて温熱性の薬だけを使うということではない。『素問』の陰陽應象大論にある「辛甘発散為陽（辛甘は発散の作用があり、表陽の病に適応する）」の説によるものである。

それに（中）風と（傷）寒の病は辛甘の気味をもった薬でなければ発散させることはできないのである。

そしてまた、中風の自汗の証には桂枝湯を用いる、傷寒の無汗には麻黄湯を使う、中風で寒の脈である浮緊の場合と傷寒で風の脈である浮緩の脈のときに青竜湯を処方する。

これが傷寒治療の原則である。

この原則を知らないで傷寒を治療しようとするのは、傷寒治療の初歩にも達していない者である。

この三つの処方は早春や厳冬の寒気の強い季節に用いるのが適当である。

真夏や初秋の熱気の強い時節には中暍（熱中症）の病が多い。この季節には清熱作用のある白虎湯が適応となる。

故に『陰陽大論』では次のようにいっている。

「脈が浮緊で悪寒がするのは寒に傷られたもの（傷寒）である（桂枝、麻黄の温薬が適応する）。脈が虚で身熱のあるのは暑気に傷られたもの（中暑）である（知母、石膏の寒薬が適応となる）」と。

また「五月、六月はすでに陽気が盛んになっている。寒邪に侵されると重症化する」ともいう。

『別論』にいう。

「太陽中熱暍是也（太陽膀胱経が熱に中って発病したものは暍、熱中症である。病人は自然に汗が出て、悪寒がし、身熱があって渇がある。白虎湯の適応である）」と。

この中暍で、桂枝湯や麻黄湯のような熱薬を服用すれば、黄疸や発疹、出血等の副作用が起こって死亡を免れない状況になる。

以上、桂麻による発表と白虎による清熱の違いは昔の医師たちの知らなかったことである。そこで巻末に記して注意を喚起する次第である。

注

○大青　味苦寒、主治　時気頭痛、大熱、口瘡（『名医別録』）。藍の一種。

あとがき

私は薬屋の子供です。父は東海道は保土ヶ谷町の街道筋で薬局を経営していました。家の中は漢方薬だらけで、天井板の間にも、紙袋に入れられて、ぶら下がっていました。子供たちは寝ながら天井を見て薬の名前を覚えました。

私は中学一年生のころ、医者になって漢方の勉強をしようと考えました。

昭和三十一年、内科医院を開業しました。直ちに本郷春木町に龍野一雄先生をお訪ねして、漢方のご指導をお願いしました。先生のお許しを得て、毎月、龍野邸にお伺いして、『傷寒論』や『素問』の講読を受けました。家でも漢方薬を使用して診療を行いました。その後、井上恵理先生について鍼灸も勉強しました。

五十年に及ぶ開業医としての診療で、一番役に立ったのは鍼灸です。簡便で極めて有効な医療技術だと考えています。漢方は鍼灸に比べると使用方法が難しいと思いました。

昭和六十年頃、雪村八一郎先生、徳里政助先生に勧められて「傷寒論を読む会」を始めました。毎月一回、二時間の講読です。読み終えるのに五年ほどかかりました。その後、もう一度この本の講読を行っています。

今回の『傷寒論訳注』はこの当時の講義録を改訂したものです。

一、漢代の医学書を読むには二つの知識が必要です。

一つは古代漢語の知識です。

私は柴崎保三先生のご指導により、藤堂明保先生の古代漢語学によって漢代の医学書を読んできました。この『傷寒論訳注』でも言葉の解説に使用しています。

二つには現代医学の知識です。

漢代医学は二千年前の医学です。こんな古い時代にそんなに優れた医学があるはずがない、と一般には考えられているかもしれません。しかしそうではありません。

漢代医学は現代医学に匹敵する優秀な内容をもっています。両者に共通しているのは解剖学、ことに病理解剖に基づいて、合理的な臨床医学を構築したことです。漢代医学の特徴は正確な病理解剖に裏付けられた優秀な生理学をもっていること、それに基づいて臨床医学を築いたことです。その例証は『傷寒論』、『金匱要略』の至るところに見出すことができます。

一、『傷寒論』は全文を読むべきです。

三陰三陽篇のみを読んでも条文の意味も、処方の方意も理解できません。まして処方の書いてある条文しか読まないのでは、その条文の意味すら理解できません。

一、弁脈法、平脈法は脈の解説です。これを読まなければ三陰三陽篇の脈は正しく解釈できません。脈状は病理を意味しています。脈は病位（浮沈）、病因（滑濇）、病情（陰陽、血気、栄衛の動態）、病勢（虚実）、予後（生死）を指示します。

一、傷寒例は傷寒総論です。気象医学、地理病理（風土病）、傷寒の経過、予後、診断治療法にわたって概説しています。傷寒という病を理解する上で必読の文章です。

一、漢代医学には五つの文献があります。『素問』、『霊枢』、『傷寒論』、『金匱要略』、『神農本草經』です。この五経は一貫した思想に支えられています。漢代の科学的実証的合理的精神です。『傷寒論』を理解するには、これらの文献を全て読む必要があります。『素問』と『霊枢』を読まなければ、弁脈、平脈、傷寒例は理解できません。ここが理解できなければ、傷寒論は正しく読むことができません。

私の『素問訳注』、『霊枢訳注』（医道の日本社刊）を読んでいただければと思います。

一、『傷寒論』には文体の異なる文章が混在しております。これについて日中の傷寒論研究者が、これは張仲景の本にあらず、後人の文である、あるいは衍文である等、いろいろに評価して解釈しています。これはあまり意味がありません。全文を仲景が編纂した『傷寒論』として理解することが必要だと思います。

本書の完成につきましては多くの方々にお世話になりました。「傷寒論を読む会」を開くようにお勧めくださった雪村八一郎先生、徳里政助先生、そして会に参加してくださった皆様に感謝いたします。

本書の出版について緑書房をお薦めくださった中村謙介先生に御礼を申し上げます。

緑書房の真名子漢氏、久保田大祐氏のお二方には大変お世話になりました。原稿を提供したのは私ですが、本として完成してくださったのは緑書房の皆様です。心から感謝いたします。

ありがとうございました。

平成二十四年十二月一日

家本誠一

【著者略歴】

家本《いえもと》　誠一《せいいち》

1923年11月、神奈川県横浜市に生まれる。

1947年９月、千葉医科大学卒業。

1951年４月、千葉大学医学部病理学教室に入局。４年間在籍して医学博士の学位を得る。

1956年８月、横浜市において内科医院を開設。龍野一雄先生に就き、『傷寒論』、『金匱要略』を学ぶ。

1960年４月より、井上恵理先生に就き、鍼灸、経絡治療を学ぶ。

1971年10月より、柴崎保三先生に就き、『素問』、『霊枢』を学ぶ。

1982年、東京で「中国古典医学研究会」を設立し、『素問』、『霊枢』、『鍼灸資生経』、『銅人兪穴鍼灸図経』を読む。横浜で「素問を読む会」を設立し、『素問』を読む。その後、「傷寒論を読む会」を設立し、『傷寒論』、『金匱要略』、『神農本草經』を読む。

2003年、「間中賞」(医道の日本社主催)を受賞。

2008年５月、『霊枢訳注』を医道の日本社より出版。

2009年４月、『素問訳注』を医道の日本社より出版。

傷寒論訳注《しょうかんろんやくちゅう》

Midori Shobo Co.,Ltd

2013年２月１日　第１刷発行

著　者　家本《いえもと》　誠一《せいいち》

発行者　森田《もりた》　猛《たけし》

発行所　株式会社 緑書房《みどりしょぼう》
〒103-0004
東京都中央区東日本橋２丁目８番３号
ＴＥＬ 03-6833-0560
http://www.pet-honpo.com

印刷所　株式会社アイワード

ISBN 978-4-89531-749-8　Printed in Japan